BLUE BOOK

MANUAL PRÁTICO INDISPENSÁVEL

DOENÇAS GASTROINTESTINAIS

BLUE BOOK
MANUAL PRÁTICO INDISPENSÁVEL

DOENÇAS GASTROINTESTINAIS

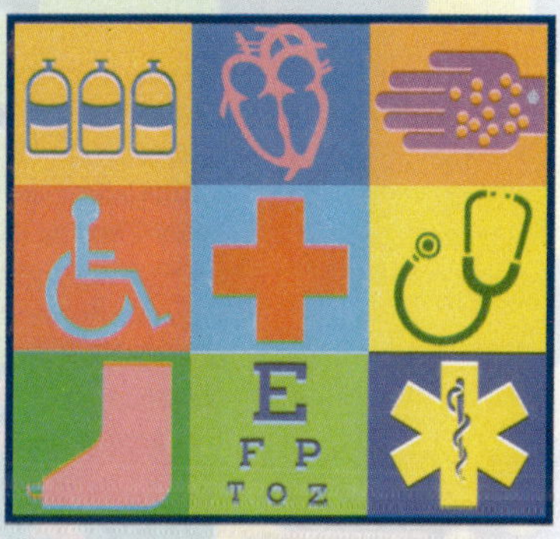

Revisão Técnica
CARLOS EDUARDO RODRIGUES SANTOS
Cirurgião Oncológico do Hospital do Câncer I – Instituto Nacional de Câncer (INCA)
Professor-Assistente Mestre de Cirurgia da Faculdade de Medicina da UNIGRANRIO, RJ
Mestrado em Cirurgia Geral Abdominal pelo HUCFF – UFRJ
Doutorando em Oncologia pelo Instituto Nacional de Câncer (INCA)
Especialização em Cirurgia Videolaparoscópica e em Cirurgia Hepatobiliar pela Faculdade de Medicina de Paris-Sud e Autosuture Europe e Centro Hepato-Biliar do Hospital Universitário Paul Brousse

DAVID W. HAY, MD
Adjunct Assistant Professor of Community and Family Medicine
Dartmouth Medical School
Maine General Medical Center
Waterville, Maine

Editor da Série
DANIEL K. ONION, MD, MPH, FACP
Professor of Community and Family Medicine
Dartmouth Medical School
Director of Maine-Dartmouth Family Practice Residency Program
Augusta, Maine

REVINTER

Blue Book – Manual Prático Indispensável: Doenças Gastrointestinais

ISBN 85-372-0060-3

Tradução:
EDIANEZ CHIMELLO (Caps. 1, 2, 8, 13, 14 e 16 ao 19)
Tradutora, SP

BÁRBARA DE ALENCAR LEÃO MARTINS (Caps. 3 ao 7, 9 ao 12 e 15)
Médica-Oncologista, RJ

Revisão Técnica:
CARLOS EDUARDO RODRIGUES SANTOS
Cirurgião Oncológico do Hospital do Câncer I –
Instituto Nacional de Câncer (INCA)
Editor-Chefe da Revista Eletrônica de Cirurgia
www.cirurgiaonline.com.br
Professor-Assistente Mestre de Cirurgia da Faculdade de Medicina da UNIGRANRIO, RJ
Mestrado em Cirurgia Geral Abdominal pelo HUCFF – UFRJ
Doutorando em Oncologia pelo Instituto Nacional de Câncer (INCA)
Especialização em Cirurgia Videolaparoscópica e em Cirurgia Hepatobiliar pela Faculdade de Medicina de Paris-Sud e Autosuture Europe e Centro Hepato-Biliar do Hospital Universitário Paul Brousse
Membro Fundador e Secretário Geral do Capítulo Brasileiro da International Hepato Pancreato Biliary Association (CB-IHPBA)
Membro Titular da Sociedade Brasileira de Cirurgia Oncológica (SBCO)

AUDREY TSUNODA
Médica-Residente em Cirurgia Oncológica do
Instituto Nacional de Câncer (INCA)

Título original:
Blackwell's Primary Care Essentials: Gastrointestinal & Liver Disease

Rua do Matoso, 170 – Tijuca
20270-135 – Rio de Janeiro – RJ
Tel.: (21) 2563-9700 – Fax: (21) 2563-9701
livraria@revinter.com.br – www.revinter.com.br

Dedicatória

Aos meus pais, William Hay (1927–1998) e Elizabeth Bethune Hay, que me deram cada oportunidade e me ensinaram o valor da gentileza.

Aos meus filhos, Gillian e Colin, que me trazem orgulho e satisfação.

Prefácio

Esta obra tem a intenção de tornar-se uma fonte prática na atenção primária em saúde para adultos e adolescentes. As muitas patologias gastrointestinais, tratadas de modo eficaz neste âmbito, foram comentadas com maior profundidade. Algumas afecções são incomuns e complexas, enquanto outras requerem as habilidades cognitivas ou mesmo os procedimentos realizados por um gastroenterologista. Estas doenças foram revisadas concisamente, mas com detalhes suficientes para o clínico geral compreender a patologia e a abordagem do especialista.

Espero que este livro também possa ter valor para estudantes de medicina e residentes em rodízios de gastroenterologia ou de medicina interna. Não é difícil ler todo o volume durante um período típico de internato.

A primeira seção aborda os problemas clínicos comuns, como a dor abdominal, a hemorragia gastrointestinal e a icterícia. Para cada situação, é sugerida uma abordagem diagnóstica prática. Cada doença é referida separadamente no restante do texto. Há muitas referências cruzadas para levar o leitor da queixa (p. ex., dor abdominal) até o diagnóstico específico (p. ex., cólica biliar).

Para cada capítulo, listei um ou dois artigos de revisão, geralmente os que julguei serem os mais válidos no entendimento do tópico e que foram amplamente utilizados como referências ao escrever o capítulo. *Blue Book – Manual Prático Indispensável: Doenças Gastrointestinais* segue o formato conciso da Blackwell's Primary Care Essentials Series.

O último capítulo é uma pequena lista de "pérolas" da gastroenterologia clínica. Cada pérola está referenciada ao capítulo apropriado para que o leitor possa entender as evidências nas quais as mesmas estão baseadas.

Gostaria de agradecer e reconhecer o trabalho daqueles que me ajudaram a completar este projeto. Esta tarefa teria sido impossível sem a experiência e o bom humor incansável da bibliotecária Cora Damon. Agradeço à Nancy Belanger, por sua grande assistência na preparação dos manuscritos e tabelas. O texto foi amplamente melhorado pelas revisões sugeridas por Diane Brandt, Michael Saletta, Stephen Frost e Michael Griffin. Sou grato a Dan Onion, por oferecer-me a oportunidade de escrever o texto e por suas diversas sugestões práticas. A experiência editorial de Julia Casson, Irene Herlihy e Erin Whitehead na Blackwell Science, Inc. é imensamente reconhecida. A muitos outros, incluindo Steve Diaz e os funcionários da Mid Maine Gastroenterology, sincera gratidão pela assistência, pelo encorajamento e pelos conselhos.

David W. Hay

Abreviaturas

5'NT	=	5'nucleotidase
5-HIAA	=	ácido 5-hidroxi-indol-acético
5-HT	=	5-hidroxi-triptofano
6-MP	=	6-mercaptopurina
AAM	=	anticorpo antimitocondrial
AAML	=	anticorpo antimúsculo liso
AAS	=	ácido acetilsalicílico
Ac	=	anticorpo
ACG	=	Colégio Americano de Gastroenterologia
ACS	=	Sociedade Americana de Câncer
ACTH	=	hormônio adrenocorticotrópico
ADH	=	hormônio antidiurético
AFP	=	alfa-fetoproteína
Ag	=	antígeno
AGA	=	Associação Americana de Gastroenterologia
AHCPR	=	Agência Norte-Americana de Pesquisa e Políticas de Saúde
AINE	=	droga antiinflamatória não-esteroidal
ALA	=	5-amino-levulinato
ALT	=	TGP, alanina aminotransferase
AMPc	=	AMP cíclico
ANA (FAN)	=	anticorpo antinuclear (fator antinuclear)
ANCA	=	auto-anticorpo citoplasmático antineutrófilo
ARH2	=	antagonista do receptor de histamina-2
ASGE	=	Sociedade Americana de Endoscopia Gastrointestinal
AST	=	TGO, aspartato aminotransferase
ATPase	=	adenosina trifosfatase
Ba	=	bário
BAR	=	bacilos acidorresistentes
BM	=	evacuação
Bx	=	biópsia
C&A	=	cultura e antibiograma
Ca	=	câncer ou cálcio
CBP	=	cirrose biliar primária
CCK	=	colecistoquinina
CCR	=	câncer colorretal
CE	=	corpo estranho
CEA	=	antígeno carcinoembrionário

CEP = colangite esclerosante primária
CIVD = coagulação intravascular disseminada
Cl = cloro
cm^3 = centímetro cúbico
CMV = citomegalovírus
CNE = cateter nasoenteral
Cp = comprimido
CPER = colangiopancreatografia endoscópica retrógrada
CPK = creatina-fosfoquinase
Cr = creatinina
CREST = calcinose, Raynaud, refluxo esofágico, esclerodactilia, telangiectasias
CTHP = colangiografia trans-hepática percutânea
Cu = Cobre
DAC = doença arterial coronariana
DAD = doença articular degenerativa
DD = dose dobrada (utilizada para sulfametoxazol-trimetoprim)
DEH = doença hepática alcoólica
DHL = desidrogenase láctica
DII = doença inflamatória intestinal
DLN = dentro dos limites normais
DMID = *diabetes mellitus* insulinodependente
DNA = ácido desoxirribonucléico (ADN)
DNU = dispepsia não-ulcerosa
DPOC = doença pulmonar obstrutiva crônica
DRGE = doença do refluxo gastroesofágico
DST = doenças sexualmente transmissíveis
DUP = doença ulcerosa péptica
Dx = diagnóstico
DxD = diagnóstico diferencial
EB = enema baritado
EBDC = enema baritado de duplo contraste
EBV = vírus Epstein-Barr
ECA = enzima conversora de angiotensina
ECG = eletrocardiograma
EDA = endoscopia digestiva alta
EED = espasmo esofagiano difuso
EEI = esfíncter esofágico inferior
EF = exame físico
ELISA = ensaio imunossorvente ligado à enzima
EMG = eletroneuromiografia
Epidem = epidemiologia
EUA = Estado Unidos da América
EVAG = ectasia vascular antral gástrica
F = feminino ou Fahrenheit

FA	=	fosfatase alcalina
FAP	=	polipose adenomatosa familial
FDA	=	Administração de Drogas e Alimentos dos EUA
Fe	=	ferro
Fisiopatol	=	fisiopatologia
FOBT	=	teste de sangue oculto fecal
G	=	grama(s)
GE	=	gastroesofágico
GEP	=	gastrostomia endoscópica percutânea
GGT	=	gama-glutamil transpeptidase
GHP	=	gastropatia da hipertensão portal
GI	=	gastrointestinal
H	=	hora(s)
H&F	=	história e exame físico
HAI	=	hepatite auto-imune
HAS	=	hipertensão arterial sistêmica
Hb	=	hemoglobina
HBIG	=	globulina imune da hepatite B
HCC	=	carcinoma hepatocelular
HCO_3	=	bicarbonato
HE	=	hematoxilina e eosina
Hep	=	hepatite
HF	=	história familiar
Hg	=	mercúrio
HIV	=	vírus da imunodeficiência humana
HLA	=	antígeno leucocitário humano
HMG	=	hemograma completo
HMG-CoA	=	hidroximetilglutaril-coenzima A
HNPCC	=	câncer de cólon hereditário não-polipose
Hp	=	*Helicobacter pylori*
HSV	=	vírus herpes simples
Ht	=	hematócrito
IAM	=	infarto agudo do miocárdio
IBP	=	inibidor da bomba de próton
ICC	=	insuficiência cardíaca congestiva
Ig	=	imunoglobulina
IM	=	intramuscular
INR	=	razão normalizada internacional (RNI)
ITU	=	infecção do trato urinário
IV	=	intravenoso
K	=	potássio
Kg	=	quilograma
L	=	litro
LES	=	lúpus eritematoso sistêmico

LEV = ligadura endoscópica de varizes
M = masculino
MAI = *mycobacterium avium intracellulare*
MAV = malformação arteriovenosa
mEq = miliequivalente
Mg = magnésio
mg = miligrama
Min = minuto
mOsm = miliosmol(óis)
μ = mícron
NA = sódio
NASH = esteato-hepatite não-alcoólica
NG = nasogástrico
NH_3 = amônia
NNT = número necessário para tratar
NPT = nutrição parenteral total
Osm = osmóis (l)
P = pulso
PA = pancreatite aguda
PA = pressão arterial
PAC = polipose adenomatosa colônica
PBE = peritonite bacteriana espontânea
PCR = reação em cadeia da polimerase
PET = tomografia por emissão de pósitron
PFBG = porfobilinogênio
PFH = provas de função hepática (bilirrubina, AST/ALT, FA, albumina)
PG = prostaglandina
PIA = porfiria intermitente aguda
PIV = pielograma intravenoso
PMC = perfil metabólico completo (veja nota de rodapé)
PMN = leucócitos polimorfonucleares
PO_4 = fosfato
PTI = púrpura trombocitopênica idiopática
PVC = pressão venosa central
QID = quadrante inferior direito
QIE = quadrante inferior esquerdo
RAST = teste radioalergossorvente
RCT = ensaio controlado e randomizado
RCU = retocolite ulcerativa
RIA = radioimunoensaio
RIBA = ensaio por radioimunoblot
RNA = ácido ribonucléico
RNM = ressonância nuclear magnética
RR = risco relativo

RS = revisão de sistemas
RSA = raios X simples de abdome (rins-ureteres-bexiga ou RUB)
Rx tórax = radiografia de tórax
S/Tm = sulfametoxazol/trimetoprim
SARA = síndrome da angústia respiratória do adulto
SBFT = estudo do trânsito de intestino delgado
SC = subcutâneo
SHR = síndrome hepatorrenal
SHU = síndrome hemolítico-urêmica
Sig flex = sigmoidoscopia flexível
SII = síndrome do intestino irritável
SN = salina normal (SF0,9%)
Sn = se necessário
SNC = sistema nervoso central
SPEP = eletroforese de proteínas do soro
Staph = *staphylococcus*
Sx = sintomas
TC = tomografia computadorizada
TG = triglicerídeos
TGI = trato gastrointestinal superior
TIBC = capacidade de fixação do Fe sérico
TIPS = *shunt* portossistêmico intra-hepático transjugular
TNM = tumor, linfonodos, metástases
TP = tempo de protrombina
TSH = hormônio estimulante da tireóide
Tto = tratamento
TTPa = tempo da tromboplastina parcial
TVP = trombose venosa profunda
U = unidades
UA = urinálise (EAS)
UD = úlcera duodenal
UDCA = ácido ursodesoxicólico
UEI = úlcera esofágica idiopática
UG = úlcera gástrica
UI = unidade internacional
Uréia = uréia sérica
US = ultra-sonografia
USE = ultra-sonografia endoscópica
VCI = veia cava inferior
VCM = volume corpuscular médio
VCS = veia cava superior
VIP = peptídeo intestinal vasoativo
VO = via oral
VR = via retal

Vs	=	*versus*
ZE	=	síndrome de Zollinger-Ellison
Zn	=	zinco
>	=	maior que
>>	=	muito maior que
<	=	menos que
<<	=	muito menor que

Nota de rodapé: PMC ou perfil metabólico completo consiste de glicose, eletrólitos, albumina, proteínas totais, Ca^{++}, uréia, Cr, bilirrubina, fosfatase alcalina e transaminases.

Abreviaturas dos Periódicos

A maioria das abreviaturas dos periódicos aparecem no formato usado pela National Library of Medicine. Freqüentemente, os periódicos têm usado abreviaturas mais concisas:

Am Fam Phys	American Family Physician
Am J Med	American Journal of Medicine
Am J Surg	American Journal of Surgery
Arch IM	Archives of Internal Medicine
BMJ	British Medical Journal
Clin Perspect Gastro	Clinical Perspectives in Gastroenterology
Curr Gastro Rep	Current Gastroenterology Reports
Curr Opin Gastro	Current Opinion in Gastroenterology
Dig Dis Sci	Digestive Diseases and Sciences
Dis Mo	Disease-a-Month
GE	Gastroenterology
Hepatogastro	Hepatogastroenterology
Jama	Journal of the American Medical Association
Nejm	New England Journal of Medicine

Nota: A medicina é uma ciência em constante evolução. À medida que novas pesquisas e experiências ampliam os nossos conhecimentos, são necessárias mudanças no tratamento clínico e medicamentoso. Os autores e o editor fizeram verificações em fontes que se acredita sejam confiáveis, em seus esforços para proporcionar informações acuradas e, em geral, de acordo com os padrões aceitos no momento da publicação. No entanto, em vista da possibilidade de erro humano ou mudanças nas ciências médicas, nem os autores e o editor nem qualquer outra parte envolvida na preparação ou publicação deste livro garantem que as instruções aqui contidas são, em todos os aspectos, precisas ou completas, e rejeitam toda a responsabilidade por qualquer erro ou omissão ou pelos resultados obtidos com o uso das prescrições aqui expressas. Incentivamos os leitores a confirmar as nossas indicações com outras fontes. Por exemplo e em particular, recomendamos que verifiquem as bulas em cada medicamento que planejam administrar para terem a certeza de que as informações contidas nesta obra são precisas e de que não tenham sido feitas mudanças na dose recomendada ou nas contra-indicações à administração. Esta recomendação é de particular importância em conjunto com medicações novas ou usadas com pouca freqüência.

Sumário

BLUE BOOK

MANUAL PRÁTICO INDISPENSÁVEL

DOENÇAS GASTROINTESTINAIS

1 Abordagem de Problemas Clínicos Freqüentes

1.1 DOR ABDOMINAL

Sintomas: A história é a base do diagnóstico eficiente da dor abdominal. Existem muitas maneiras diferentes de se obter uma história e cada um desenvolve um estilo pessoal. O melhor é iniciar permitindo ao paciente descrever a dor sem ser induzido. Pergunte ao paciente: "Conte-me toda a história sobre sua dor começando pela primeira vez na vida em que sentiu uma dor como esta." Muitos pacientes vão contar uma história nítida, cronológica e outros vão divagar. É válido dar ao paciente um certo tempo para apresentar a história com suas próprias palavras, mas freqüentemente é necessário direcioná-lo para estabelecer os seguintes pontos:

- *Período:* Quando a dor iniciou? Qual a sua freqüência? Quanto tempo dura quando ocorre um episódio? O paciente se sente inteiramente bem entre um episódio e outro, ou a dor está sempre presente, em algum grau? A dor ocorre nas 24 horas do dia, sete dias por semana? Uma dor presente durante anos, provavelmente não é maligna. Uma dor no abdome superior, que incide com crises discretas é mais provavelmente de origem biliar. Uma dor constante é freqüentemente funcional (por exemplo, a síndrome do cólon irritável em um quadro de abuso sexual) ou é prontamente diagnosticada com estudos de imagens, história e exame físico (por exemplo, malignidades, dor musculoesquelética, inflamação ou infecção intra-abdominal).
- *Tipo:* Pedir ao paciente para descrever a dor. Se o paciente considera a dor indescritível, pode-se oferecer uma lista de múltipla escolha, tal como, "A dor é aguda, surda, contínua, em queimação ou em pontada?" Pedir ao paciente para caracterizar a dor é útil na avaliação dos pacientes com múltiplas queixas, já que cada dor pode ser descrita em separado.

- *Irradiação:* Pergunte ao paciente se a dor apresenta alguma irradiação. Dor abdominal superior com irradiação para dorso é sugestiva de cólica biliar, doença péptica ulcerosa ou fonte esofágica. A perfuração aguda de víscera oca pode causar dor no ombro. Já a dor irradiada para a região inguinal ou testicular sugere origem urinária. A dor irradiada para a cervical ou membro superior sugere causa cardíaca.
- *Fatores de alívio ou de exacerbação:* Perguntar ao paciente, "Existe alguma coisa que piore, de modo previsível, a dor, como a ingestão de alimentos, evacuações, situações de estresse ou alguma posição ou atividade?" Identifique os fatores que previsivelmente trazem alívio, como remédios de venda livre. Estes pontos ajudam a estabelecer se a dor é de origem GI e se está mais provavelmente relacionada com cólon ou aparelho GI superior.
- *Sintomas associados:* É necessária uma revisão de sistemas completa. Dependendo da natureza dos sintomas, é importante estabelecer se houve ou não perda de peso, febre, anorexia, náuseas, melena ou hematoquezia.
- *Medicamentos:* Diversos sintomas abdominais estão relacionados com medicações, inclusive as de venda livre. A duração do uso deve ser determinada.
- *História clínica pregressa e história familiar:* Estes dados ajudam a estabelecer fatores de risco para distúrbios específicos e a segurança e a indicação de testes invasivos.

Sinais: O exame físico completo inclui a avaliação dos sinais vitais, pele, linfonodos, pescoço, coração, pulmões, articulações e, onde indicado, avaliação neurológica. De modo geral, a parte do exame clínico que mais fornece informações para o diagnóstico diferencial é o abdome.

- *Exame clínico do abdome:* Os ruídos intestinais são avaliados. Seu aumento sugere a possibilidade de infecção ou de obstrução precoce. Os sons intestinais podem estar ausentes na presença de íleo adinâmico ou de calamidade intra-abdominal. Pesquisa-se dor abdominal à percussão, cujo achado sugere irritação peritoneal durante a palpação, procuram-se massas ou sensibilidade. Se o paciente parece reagir com exagero surpreendente, o exame pode prosseguir "enquanto é distraído com perguntas". Se o abdome está doloroso, pede-se ao paciente para erguer a cabeça e os ombros a alguns centrímetros da mesa de exame para avaliar se a dor à palpação se modifica. A dor que não modifica ou aumenta com a tensão dos músculos abdominais freqüentemente é de origem intra-abdominal. Os rebordos costais devem ser cuidadosamente avaliados por meio de palpação firme, à procura de evidências da síndrome da costela dolorida (p. 283). A aorta deve ser palpada na pesquisa de dor ou aumento.

- *Inflamação e peritonite:* A sensibilidade à percussão, dor à descompressão ou dor ao chacoalhar da pélvis são sugestivas de irritação peritoneal. O **sinal do psoas** (dor à extensão da coxa com o paciente deitado de lado sobre o quadril oposto) pode ocorrer nos casos de inflamação retroperitoneal. O **sinal do obturador** (dor com a rotação interna da coxa flexionada) pode indicar processo inflamatório na pélvis. O **sinal de Murphy** (a parada abrupta da inspiração quando o examinador está palpando o quadrante superior direito (QSD) (devido ao agravamento da dor) é fortemente sugestivo de colecistite.
- *Fígado e baço:* A hepatomegalia pode ser avaliada por meio da percussão e da palpação. A percussão da borda superior deve ser firme e a inferior de menor consistência. O fígado normal mede cerca de 12-15 cm na linha hemiclavicular, podendo ser palpável às inspirações profundas. É freqüentemente mais fácil palpar a borda do fígado com ambas as palmas das mãos sobre a parede torácica e os dedos em gancho na borda da margem costal. Técnica semelhante é útil para examinar o baço. O baço é em geral impalpável, e a percussão no quadrante superior esquerdo (QSE) pode revelar sua margem inferior.
- *Estigmas da doença hepática:* Ver p. 35.
- *Exames retal e pélvico* são freqüentemente necessários, dependendo do diagnóstico diferencial em estudo.

Abordagem da Dispepsia: A dor crônica ou recorrente no abdome superior é geralmente descrita como dispepsia. Diversos destes pacientes apresentam doença do refluxo gastresofágico (DRGE), cuja suspeita advém de queixas como dor em queimação retroesternal, regurgitação maciça ou disfagia para sólidos. Alguns pacientes portadores de DRGE apresentam sintomas exclusivamente no epigástrio, demandando endoscopia digestiva alta (EDA), teste terapêutico com inibidor da bomba de prótons (PPI) ou pHmetria para diagnóstico (p. 43). Cerca de 15-25% dos pacientes com sintomas dispépticos apresentam doença ulcerosa péptica (p. 91) (GE1998; 114:579). Cerca de 60% dos pacientes com dispepsia não apresentam causa orgânica e diz-se que são portadores de dispepsia não-ulcerosa (p. 102). Os demais diagnósticos diferenciais encontram-se listados no Quadro 1.1. A síndrome do arco costal doloroso (p. 283) pode ser facilmente identificada no exame físico, mas freqüentemente passa despercebida.

Os pacientes devem realizar hemograma completo, bioquímica completa, dosagem de amilase e lipase. A AGA publicou orientações relativas à avaliação da dispepsia (GE 1998; 114:579). Nos pacientes com mais de 45 anos de idade, com dispepsia de início recente, a EDA está indicada para excluir câncer gástrico. Os pacientes com "sintomas de alerta" que incluem perda de peso, vômitos recorrentes, disfagia, sangramento ou

Quadro 1.1 Causas de Dispepsia

Condição	*Discutido na página*
Doença do refluxo gastresofágico	43
Doença ulcerosa péptica	91
Dispepsia não-ulcerosa	102
Pancreatite	248
Cólica biliar	266
Gastroparesia	104
Câncer pancreático	260
Intolerância à lactose	136
Aerofagia	12
Giardíase	217
Outros tumores intra-abdominais	–
Doença de Crohn	140
Síndrome do cólon irritável	121
Disfunção do esfíncter de Oddi	279
Doença celíaca	158
Isquemia mesentérica crônica	243
Porfiria	323
Envenenamento por chumbo	–
Síndrome da costela dolorida	283
Outras parasitoses	225
Angina	–
Distúrbios somáticos	–

anemia também devem ser submetidos à EDA. Os pacientes com menos de 45 anos de idade sem características de alerta devem realizar pesquisa para *Helicobacter pylori* (Hp) (p. 85) através de sorologia ou teste respiratório. Se o resultado for positivo, são tratados e submetidos a EDA apenas se os sintomas não cederem ou recidivarem dentro de oito semanas. Se um paciente jovem é negativo para o *H. pylori*, pode-se optar pelo tratamento empírico de 4-8 semanas com IBP antagonista do receptor da histamina 2 (ARH2). A EDA só é realizada se o paciente não melhora ou se os sintomas retornam logo após o tratamento. Não há indicação de estudo contrastado com bário uma vez que não é sensível o bastante para ser um teste negativo confiável, e o exame positivo que evidencia úlcera gástrica ou possível câncer exige a realização de EDA.

Caso a etiologia dos sintomas não seja esclarecida com a EDA, recomenda-se utilizar o bom senso para decidir o quanto se deve investir na pesquisa do diagnóstico diferencial. A TC, a ultra-sonografia do abdome, o estudo do esvaziamento gástrico, a pHmetria de 24 horas, o trânsito de delgado, a pesquisa de giárdia e outros parasitas ou testes nutricioniais podem ser seletivamente indicados.

Abordagem das Crises de Dor no Abdome Superior: Se a dor incide em crises leves, entre as quais o paciente se sente bem, pode-se considerar a possibilidade de cólica biliar (p. 266). Os exames indicados nestes casos são hemograma completo, perfil metabólico, amilase e lipase e ultra-sonografia do abdome superior. Se o resultado da USG for negativo, pode ser necessário investigar causas de dispepsia (Quadro 1.1). Se os estudos subseqüentes não revelarem uma causa convincente para a dor, deve-se considerar a possibilidade de que a ultra-sonografia apresentou resultado falso-negativo. Em torno de 80% dos pacientes com uma "boa história" consistente com cólica biliar, ultra-sonografia negativa, e sem outras causas evidentes de dispepsia terão alívio dos sintomas com a realização da colecistectomia (Am J Surg 1997; 63:769). Cintilografia (p. 270) com fração de ejeção < 35% (em resposta ao estímulo com CCK – colescitoquinina) é considerada anormal. No entanto, não existem evidências de alta qualidade (ou seja, um RCT – estudo randomizado controlado – demonstrando que a cintilografia é capaz de melhorar os resultados neste grupo de pacientes).

Abordagem da Dor Abdominal Aguda: A história sugere que quando a dor é inteiramente nova (e não há exacerbação de um problema crônico) e que tem início muito recente (tipicamente horas), as considerações no diagnóstico diferencial são distintas (Quadro 1.2). A apendicite tipicamente se apresenta com uma dor abdominal moderada que posteriormente se move para o QID (quadrante inferior direito), mas pode ser variável. Cólica biliar, colecistite, pancreatite e colangite geralmente se apresentam com dor aguda em abdome superior. A obstrução intestinal apresenta-se com dor intensa em cólicas e distensão, geralmente no paciente com história prévia de cirurgia abdominal. Na isquemia mesentérica aguda, a dor é intensa e desproporcional aos achados iniciais do exame físico. Na colite isquêmica, há dor no abdome inferior, tipo cólica, com diarréia sanguinolenta. No aneurisma dissecante da aorta abdominal pode haver massa pulsátil e hipotensão, mas estes achados não são universais. Na diverticulite, a dor é geralmente (mas não sempre) no quadrante inferior esquerdo (LLD) e está associada a febre. A dor da cólica renal é freqüentemente no flanco e pode irradiar para a virilha, no paciente com abdome inocente. Outras considerações incluem úlcera perfurada, gestação ectópica, cisto ovariano roto, abscesso ovariano ou torção, síndrome de abstinência e apresentações agudas da doença de Crohn.

Em geral, devemos solicitar hemograma completo, uma bioquímica completa e exame de urina. A radiografia simples do abdome pode evidenciar sinais de obstrução. Em alguns casos a incidência simples em AP, centralizada no diafragma, é realizada na procura de ar livre. Dependen-

Quadro 1.2 Causas de Dor Abdominal Aguda

Categoria	*Condição*	*Discutido na página*
Gastrointestinal	Apendicite	138
	Úlcera péptica	91
	Obstrução intestinal	162
	Isquemia mesentérica aguda	242
	Colite isquêmica	244
	Gastrenterite infecciosa	205
	Diverticulite	130
	Perfuração intestinal	–
	Formas de apresentação aguda da doença de Crohn	140
Biliar e pancreática	Cólica biliar	266
	Colecistite	266
	Colangite	274
	Pancreatite	248, 256
Urológica	Cólica renal	–
	Pielonefrite	–
	Infecção do trato urinário	–
Ginecológica	Gestação ectópica	–
	Doença inflamatória pélvica	–
	Cisto ovariano roto	–
	Abscesso ovariano	–
	Torção ovariana	–
Retroperitoneal	Hemorragia retroperitoneal	–
	Aneurisma dissecante da aorta	247
	Abscesso do psoas	–
Torácica	Infarto do miocárdio	–
	Pneumonia do lobo inferior	–
Outras	Uso de drogas	–
	Uso de narcóticos	–
	Cetoacidose diabética	–

do da gravidade dos sintomas, estudos, como a TC, podem ser realizados. Estas considerações são revistas separadamente em cada entidade patológica.

Abordagem da Dor Abdominal Inferior: A dor localizada no abdome inferior freqüentemente tem origem no cólon. Dor em cólicas, diarréia, alívio da dor com as evacuações, mudança no ritmo intestinal e sangramento retal são características sugestivas de origem colônica. A dor do cólon é na maioria das vezes causada pela síndrome do cólon irritável (p. 121) ou constipação (p. 15). Sangramento retal, perda de peso ou mudança nos hábitos intestinais (freqüência ou calibre das evacuações) podem sugerir um tumor colorretal (p. 173). A diverticulite em geral se apresenta com dor aguda, mas em alguns pacientes, o início dos sintomas pode ser mais gradual (p. 130). Se a diarréia for proeminente, a colite infecciosa é uma possibilidade, apesar de a maioria dos pacientes com colite infecciosa se apresentar com sintomas agudos. Diarréia crônica sanguinolenta e perda de peso são sugestivas de colite ulcerativa (p. 150) ou a colite de Crohn (p. 140).

Se a dor parece não-relacionada com as evacuações, devemos considerar causas dos tratos urinário e ginecológico. As causas musculoesqueléticas da dor são geralmente evidentes pela história e pelo exame.

Se a história sugere alta probabilidade de câncer ou de doença inflamatória intestinal, deve-se realizar colonoscopia. A abordagem para cólon irritável e constipação são discutidas em seções separadas.

Abordagem da Dor Crônica Difusa: Os pacientes com doença crônica difusa que ocorre durante 24 horas por dia, sete dias por semana, constituem um grande desafio. É possível subdividi-los em dois grupos. O primeiro grupo compreende pacientes com doenças malignas intra-abdominais ou inflamatórias em que os estudos com imagens ou o exame físico estabelecem o diagnóstico. O segundo grupo é mais difícil, compreende pacientes com dor abdominal crônica, tipicamente com queixas múltiplas, muitas consultas médicas e muitos exames diagnósticos sem conclusão. A história cuidadosa e o exame físico são realizados para categorizar as queixas. É essencial obter registros de *todas* as avaliações prévias antes de realizar qualquer estudo novo. Muitos destes pacientes apresentam distúrbios funcionais ou psiquiátricos. É importante não negligenciar a relação entre o padrão de queixas, as avaliações clínicas e a história de abuso físico ou sexual (p. 128). É importante para o paciente ver que o médico considerou cada queixa cuidadosamente. Não negligenciar ou considerar as dificuldades do paciente.

1.2 DISFAGIA E ODINOFAGIA

Sinais e Sintomas: Disfagia é a sensação de que o alimento engolido forma um bolo que adere ao tórax. Pergunte ao paciente: "Se eu lhe der um pedaço de carne, pão ou maçã para comer e disser que você precisa engolir, esta comida ficaria presa no seu tórax?" Os pacientes podem sentir dificuldade para deglutir na altura do nó esternal mesmo que o alimento se encontre na junção gastresofágica. Às vezes, a sensação tem

Quadro 1.3 Causas de Disfagia e Odinofagia

Disfagia	*Encontrada na página*	*Odinofagia*	*Encontrada na página*
Estenoses esofágicas e anéis	58	Esofagite pela ingestão de comprimidos	–
Doença do refluxo gastresofágico sem estenose	43		
Câncer de esôfago	63	Esofagite herpética	79
Compressão extrínseca	–	Esofagite por cândida	78
Tumores benignos do esôfago	82, 83	Esofagite por CMV	80
Divertículo de Zenker	76	Úlcera esofágica idiopática	81
Outras estenoses esofágicas	77		
Estenose esofágica congênita	60		
Acalásia	69		
Espasmo esofágico difuso	73		
Outros distúrbios espásticos	73		
Causas na orofaringe	–		

alívio com a ingestão de líquido ou ao erguer os braços acima da cabeça ou com outras mudanças de posição do corpo. Surpreendentemente, alguns pacientes não identificam o alimento como estando preso, mas em vez disso reclamam de dor ou de salivação excessiva. Os pacientes freqüentemente não relatam estes episódios a menos que sejam especificamente questionados. Alguns pacientes têm disfagia para líquidos assim como para sólidos. Eles podem apresentar regurgitação nasal. Muitos destes pacientes apresentam distúrbios motores do esôfago. Um outro grupo tem problemas com as fases iniciais da deglutição, chamada de **disfagia orofaríngea.** Os sintomas são localizados geralmente acima do nó esternal, às vezes com aspiração, tosse ou com a salivação. O exame físico em geral não é útil na avaliação da deglutição, exceto no sentido de revelar doença neurológica em alguns pacientes com disfagia orofaringeana.

Odinofagia, ou deglutição dolorosa, é menos freqüente que a disfagia. A odinofagia aguda sugere a possibilidade de infecções (cândida, herpes, CMV) ou esofagite pela ingestão de comprimidos. Pode haver evidência, em alguns pacientes, de aftas ou de infecção por herpes na orofaringe.

Diagnóstico Diferencial: As causas de **disfagia** estão relacionadas no Quadro 1.3. As estenoses causadas pela doença do refluxo gastresofágico e os anéis esofágicos (anéis de Schatzki) são as causas mais freqüentes. Na disfagia causada pela doença do refluxo gastresofágico sem estenose, os sintomas são geralmente breves e não estão associados à impactação alimentar prolongada. O câncer de esôfago geralmente está associado à perda de peso. A compressão extrínseca do esôfago é em geral causada por doença maligna. O divertículo de Zencker, por estar associado à massa no pescoço ou à tosse com resíduos alimentares horas após sua ingestão. Na estenose esofágica congênita, o paciente refere sempre comer lentamente.

A disfagia para líquidos sugere acalasia, espasmo esofágico difuso e distúrbios espásticos relacionados. A avaliação da disfagia orofaríngea em geral resulta no diagnóstico de distúrbio neuromuscular ou outro, não relacionado com o trato GI, e não será mais discutida neste texto (ver GE 1999; 116:455 para uma revisão mais abrangente).

A esofagite pela ingestão de comprimidos é uma causa freqüente de **odinofagia.** Os principais comprimidos envolvidos são a doxiciclina, o alendronato, a quinidina, a aspirina e os comprimidos de potássio (J Clin Gastroenterol 1999; 28:298). A esofagite provocada por Cândida, herpes ou CMV freqüentemente se apresenta com deglutição dolorosa. A úlcera esofágica idiopática é encontrada na infecção pelo HIV. As outras causas relacionadas de disfagia também devem ser consideradas nos pacientes com deglutição dolorosa.

Diagnóstico e Tratamento: A maioria dos pacientes com disfagia intermitente aos alimentos sólidos é mais bem avaliada com a EDA para estabelecer o diagnóstico e o possível tratamento com dilatação esofágica. Os pacientes com sintomas graves e aqueles com história sugestiva de divertículo de Zencker apresentam estenoses complexas, e o bário oral ajuda o endoscopista a decidir sobre como realizar a dilatação. O divertículo de Zencker apresenta risco de perfuração durante a endoscopia, já que pode ser difícil atravessar o aparelho além do divertículo. Se não for possível realizar a EDA, imediatamente, um bom método de detecção de estenose e para excluir a presença de massa é deglutir um comprimido de 13 mm de bário. No entanto, a ingestão do bário não é terapêutica e não é sensível para esofagite. Os pacientes com sintomas sugestivos de um distúrbio motor podem ser candidatos à manometria esofágica, após a exclusão de anormalidade estrutural.

Os pacientes que estão aguardando a avaliação devem ser orientados a ingerir alimentos cortados em pedaços pequenos e a mastigar cuidadosamente para evitar impactação alimentar. Se houver sintomas sugestivos de doença de refluxo gastresofágico, é razoável iniciar um inibidor da bomba de prótons enquanto se aguarda um exame diagnóstico.

1.3 NÁUSEAS E VÔMITOS

GE 2001; 120:263

Diagnóstico Diferencial: A náusea é um sintoma inespecífico com diversos diagnósticos diferenciais. As náuseas agudas e os vômitos sem dor abdominal substancial estão na maioria das vezes relacionados com gastrenterite infecciosa, intoxicação alimentar, drogas, infecção sistêmica, anormalidades metabólicas, enxaqueca, aumento da pressão intracraniana, labirintite ou qualquer causa de dor aguda. Muitas outras doenças agudas podem causar vômitos com dor (por exemplo, obstrução), mas em geral estas são possibilidades óbvias. Na maioria dos casos, a causa de náuseas agudas e vômitos pode ser prontamente determinada.

A náusea crônica pode ser um problema mais difícil. O vômito aumenta a probabilidade da existência de uma causa estrutural. Algumas das muitas causas de náuseas e vômitos estão relacionadas no Quadro 1.4. O enjôo matutino não deve ser negligenciado. Diversos medicamentos provocam náuseas. Entre eles encontram-se a quimioterapia para câncer, analgésicos, preparações hormonais, antibióticos, antivirais e medicamentos cardiovasculares. As doenças estruturais do estômago, como a obstrução do esvaziamento gástrico por neoplasia maligna ou patologia ulcerosa, estão geralmente associadas à dor ou perda de peso. A gastroparesia não está clara e esta entidade não deve ser aceita como causa sem a exclusão de outras doenças. A doença do refluxo gastresofágico está associada a náuseas e os pacientes podem interpretar a regurgitação importante como vômito. Os distúrbios do labirinto estão geralmente associados à alterações no exame ou na história, como vertigem ou nistagmo. A síndrome dos vômitos cíclicos que pode ser um equivalente da enxaqueca ocorre nas crianças (Dig Dis Sci 1999; 44:238). Enquanto muitas outras doenças podem apresentar-se com náuseas e vômitos (obstrução intestinal, pancreatite, colecistite, hepatite, insuficiência adrenal, insuficiência renal, distúrbios eletrolíticos, abstinência de narcóticos), raramente deixam de apresentar outras pistas clínicas ou laboratoriais substanciais para o diagnóstico.

Diagnóstico e Tratamento: A abordagem mais eficiente se torna em geral evidente depois de uma história cuidadosa, do exame físico e do uso seletivo dos exames laboratoriais (hemograma completo, bioquímica completa, teste de gravidez, amilase, lipase). Na maioria dos casos, a causa pode ser identificada e tratada. Se o diagnóstico não está evidente depois da avaliação inicial, um tratamento empírico com antiemético ou procinético, como a metoclopramida, pode ser adequado para alguns pacientes.

Quadro 1.4 Causas de Náuseas e Vômitos

Categoria	*Distúrbio*	*Encontrado na página*
Gastrointestinal	Gastrenterite infecciosa	205
	Intoxicação alimentar	228
	Obstrução do esvaziamento gástrico	10
	Gastroparesia	104
	Doença do refluxo gastresofágico	43
	Dispepsia não-ulcerosa	102
	Obstrução intestinal	162
	Inflamação intra-abdominal	–
	Neoplasia maligna intra-abdominal	–
	Gastrenterite eosinofílica	171
	Volvo gástrico	108
	Pseudo-obstrução	166, 167
Medicamentos	Quimioterapia para câncer	–
	Antiinflamatórios não-esteróides	–
	Antibióticos	–
	Digoxina	–
	Diversos	–
Sistema nervoso central	Distúrbios alimentares	–
	Síndrome da ruminação	77
	Enxaqueca	–
	Aumento da pressão intracraniana	–
	Distúrbios psiquiátricos	–
Endócrina e metabólica	Distúrbios hidroeletrolíticos	–
	Porfiria aguda intermitente	323
	Hipertireoidismo	–
	Doença de Addison	–
	Insuficiência renal	–
Pós-operatório	Pós-operatório	–
Outras	Infecção sistêmica	–
	Enjôo matutino	–

Muito poucos estudos compararam esquemas **antieméticos**. Os anticolinérgicos (escopolamina) e os anti-histamínicos (meclizina, difenidramina, hidroxizina) são populares para as náuseas de viagem e distúrbios do labirinto. As fenotiazinas (por exemplo, a proclorperazina 5-10 mg via oral três a quatro vezes ao dia ou supositórios duas vezes ao dia ou 2,5-10 mg IV a cada três a quatro horas até um máximo de 40 mg por dia) são eficazes em muitos casos de náuseas e vômitos.

Outras fenotiazinas incluem prometazina, trietilperazina, clorpormazina e perfenazina. Os antagonistas da serotonina (por exemplo, ondansetron e outros) são eficazes, caros e utilizados amplamente nos pacientes em quimioterapia. A escolha dos pró-cinéticos é limitada, e a metoclopramida (5-10 mg via oral quatro vezes ao dia), é a mais freqüentemente utilizada.

Para muitos pacientes, o tratamento empírico não é apropriado e há necessidade de mais avaliações. O uso da EDA, altamente seletivo, o estudo do esvaziamento gástrico, a TC do abdome, as radiografias simples do abdome, a RNM da SNC, o trânsito de delgado e uma avaliação psiquiátrica podem estar indicados. A natureza, a duração e a gravidade das queixas orientam a intensidade da avaliação.

1.4 ERUCTAÇÃO

Postgrad Med 1997; 101:263

Diagnóstico Diferencial: A eructação é a expulsão involuntária de ar do esôfago e do estômago. A regurgitação do ar deglutido pelo estômago é um evento fisiológico normal. Alguns pacientes deglutem ar pelo esôfago/hipofaringe e o expelem imediatamente em uma eructação. Diversos distúrbios orgânicos podem estar associados à eructação, inclusive a doença do refluxo gastresofágico (p. 43), gastroparesia (p. 104), obstrução do esvaziamento gástrico por neoplasia maligna (p. 109), doença ulcerosa péptica (p. 91) e acalásia (p. 69). A aerofagia (deglutição do ar) é um hábito inconsciente ou relacionado com ansiedade, com mascar chicletes, tabaco, rinorréia, DPOC, asma ou próteses com má-fixação. A aerofagia também pode ser uma resposta à dor no estômago ou esôfago.

Diagnóstico e Tratamento: Se a história ou o exame físico forem sugestivos de uma etiologia orgânica, há necessidade de realizar mais testes. Podemos considerar um teste com um inibidor da bomba de prótons para a possibilidade de doença do refluxo gastresofágico (p. 48). Se uma etiologia orgânica não for provável, a deglutição do ar deve ser discutida com o paciente. Isto é mais eficaz se o médico for capaz de acompanhar a eructação do paciente durante a consulta.

Os pacientes com suspeita de aerofagia devem ser orientados no sentido de reduzir a deglutição de ar ao evitar mascar chicletes, balas duras, fumo e bebidas gasosas. Os pacientes devem ser orientados no sentido de que seus sintomas não são causados pela produção de gás no estomago. Diz-se que prender um lápis entre os dentes é capaz de reduzir a deglutição, mas a utilidade desta técnica foi cientificamente questionada (Am J Gastroenterol 1998; 93:2276).

1.5 PLENITUDE

Clin Perspect Gastro 2000; July:209; Postgrad Med 1997; 101:263

Diagnóstico Diferencial: A sensação de plenitude pode ser um sintoma associado a diversas doenças orgânicas, inclusive a doença do refluxo gastresofágico, gastroparesia, doença ulcerosa péptica, doença pancreática, disabsorção, infecção intestinal, constipação, doença diverticular, efeitos colaterais de medicamentos e neoplasia maligna intra-abdominal. Apesar de ser uma lista muito grande, raramente a plenitude é um sintoma isolado nestes distúrbios. A sensação de plenitude, como sintoma isolado (ou associado a desconforto generalizado) geralmente não está relacionada com a produção excessiva de gás (Gut 1991; 32:662), mas provavelmente é uma manifestação da síndrome do cólon irritável (p. 121). Estes pacientes podem-se beneficiar de orientação dietética para minimizar a produção de gás, pois apresentam sensibilidade anormal a volumes de gás que não provocam desconforto nos pacientes sem síndrome do cólon instável.

Diagnóstico e Tratamento: A história e o exame físico são usados para determinar se existem pistas que **orientem** o médico em uma direção diferente da do cólon irritável. A história alimentar como foi detalhada para os pacientes com flatulência (ver adiante) está indicada. Na ausência de outro diagnóstico, a abordagem é a delineada para a síndrome do cólon irritável (p. 121). Podem-se tentar as medidas para diminuir a flatulência (ver a seguir).

1.6 FLATULÊNCIA

Clin Perspect Gastro 2000; July:209; Postgrad Méd 1997; 101:263

Diagnóstico Diferencial: Os indivíduos normais produzem até 2.500 ml de flatos por dia que são eliminados em até 20 vezes. O gás retal é uma combinação de ar deglutido (rico em nitrogênio) e o gás produzido pelo metabolismo das bactérias colônicas, que produz hidrogênio, metano e gases de enxofre (Gut 1998; 43:100). Alguns pacientes vão referir eliminação freqüente de flatos devido a um tônus esfincteriano ruim. Um pequeno número de pacientes apresenta excesso de gás devido a graves doenças desabsortivas (p. 26), como doença celíaca, excesso de crescimento bacteriano no intestino delgado e insuficiência pancreática. O restante dos pacientes apresenta intestino anatomicamente normal e o excesso de gás é causado pela deglutição de ar ou gás produzido pela fermentação bacteriana dos carboidratos.

O excesso da produção colônica de gás pode ter uma variedade de fontes dietéticas. A intolerância à **lactose** é uma causa freqüente (p. 136). A **frutose** (encontrada em alta concentração em figos, tâmaras, ameixas, pêras, maçãs, uvas, alguns vegetais e em refrigerantes adoçados com xarope de milho rico em frutose) pode provocar flatulência porque sua absorção é menos eficiente que a dos outros açúcares. O **sorbitol** (encontrado em "gomas de mascar sem açúcar", diversas balas, alimentos adoçados para diabéticos, maçãs, ameixas e pêras) tem absorção mínima e provoca desconforto devido à fermentação bacteriana (Gut 1988; 29:44). Os legumes (como feijões, brócolis, repolho e couve-flor) apresentam carboidratos complexos que não podem ser totalmente digeridos porque os humanos não têm a α-galactosidase. Os amidos e as fibras dietéticas também fornecem substratos para a produção de gás intestinal.

Diagnóstico e Tratamento: A história e o exame físico são utilizados na procura de pistas de doenças graves subjacentes e para avaliar o tônus retal. Deve-se obter a história alimentar para lactose, frutose, sorbitol, legumes e fibras. O paciente é observado quanto a evidências de deglutição de ar. Se existem pistas sugestivas de doença grave, deve-se prosseguir com a investigação (ver disabsorção, p. 26). Os pacientes com tônus esfincteriano ruim são educados quanto à natureza de seu problema, e a incontinência é tratada (p. 234). É anormal quando há eliminação de flatos mais de 20 vezes por dia. Deve-se suspeitar de fermentação colônica se os flatos forem especialmente mal cheirosos, noturnos ou relacionados com a alimentação. O paciente pode ser avaliado quanto à intolerância à lactose (p. 136) e pode receber dieta pobre em carboidratos. Os pacientes com flatos inodoros, eructação e sensação de plenitude sugerem deglutição de ar, mas é válido realizar testes dietéticos. A distinção entre coleção de gás retal e deglutição de ar (flatos com alto teor em nitrogênio) da fermentação colônica (alto teor de metano e hidrogênio) foi descrita, mas não é prática para utilização indiscriminada (Am J Gastroenterol 1998; 93:2276).

O uso oral do carvão ativado não tem benefício (Am J Gastroenterol 1999; 94:208), mas um travesseiro com revestimento de carvão (filtro para flatulência) é eficaz na redução de mau odor (Gut 1998; 43:100). Beano, um preparado de α-galactosidase, disponível comercialmente, é eficaz na redução da flatulência associada à ingestão de legumes.

1.7 CONSTIPAÇÃO

GE2000; 119:1766 Cleve Clin J Med 1999; 66:41

Sintomas: Constipação é um termo empregado pelos pacientes para descrever uma grande variedade de queixas relativas à defecação. Para o médico, a constipação é geralmente definida como freqüência de evacuações inferior a três vezes por semana. Existem definições mais complexas, mas não são de uso prático exceto em estudos científicos (Gut 1999; 45[suppl 2]:II43). Os pacientes podem utilizar o termo constipação para significar um esforço excessivo, defecação dolorosa, fezes duras, dor abdominal ou a não-eliminação de fezes diárias. Deve-se registrar a qualidade e o período de cada queixa. O emprego de meios mecânicos (pressão vaginal ou perineal, a colocação de um dedo no reto, uso de enemas) para eliminar fezes é sugestivo de uma disfunção do assoalho pélvico (ver a seguir). A história dietética é fundamental, já que em diversos casos a ingestão de fibras é insuficiente. Sugere-se pedir ao paciente para descrever suas refeições típicas. É importante determinar a quantidade de cereal, pão integral, arroz ou massas, vegetais e frutas como um método bruto de determinar a ingestão de fibras. Muitos pacientes vão ingerir apenas uma ou duas porções de alimentos ricos em fibras por dia e a causa mais provável de seus sintomas se torna rapidamente evidente.

Sinais: O exame retal é feito para pesquisar sinais de massas, fissuras, estenoses, espasmo doloroso do esfíncter ou fecalonia. Pedimos ao paciente para fazer força, simulando a defecação, enquanto o médico observa a presença de prolapso ou de contração paradoxal do esfíncter anal. A contração paradoxal do esfíncter na simulação da defecação é sugestiva de disfunção do assoalho pélvico. A retocele é detectada pelo exame vaginal. O exame neurológico pode estar seletivamente indicado.

Diagnóstico Diferencial: (Am J Gastroenterol 1999; 94:567): As causas comuns de constipação estão relacionadas no Quadro 1.5. Existem dois mecanismos **primários** para a constipação. Na **constipação com trânsito lento,** as fezes deslocam-se lentamente do ceco para o reto devido à diminuição das contrações. Podem ocorrer, também, contrações descoordenadas do cólon esquerdo, que agem como uma barreira funcional. Na **disfunção do assoalho pélvico,** as fezes são armazenadas no reto por um período excessivo devido à falta de mecanismos coordenados para o esvaziamento retal. Existem diversas causas secundárias de constipação. A ingestão inadequada de fibras, a hidratação insuficiente e ignorar a vontade de evacuar são causas freqüentes. A constipação pode ser secundária a lesões estruturais, drogas, síndrome do cólon irritável, doenças neurológicas ou causas metabólicas.

Quadro 1.5 Causas de Constipação

Causa	*Exemplo*
Constipação por trânsito lento	–
Disfunção do assoalho pélvico	–
Alimentar	Quantidade de fibras e líquido inadequada
Comportamental	Ignorar a vontade de evacuar
	Doença psiquiátrica
Estrutural	Câncer de cólon
	Estenose de cólon
	Volvo
	Fissura anal com espasmo
	Prolapso retal
	Retocele
Sistêmica	Hipercalcemia
	Hipotireoidismo
	Hipocalemia
	Diabetes
	Doença de Addison
	Esclerodermia
Neurológica	Doença de Parkinson
	Esclerose múltipla
	Lesão medular
	Neuropatia autonômica
	Doença de Hirschsprung
Medicamentos	Causas diversas, inclusive:
	Ferro
	Narcóticos
	Colestiramina
	Bloqueadores dos canais do cálcio
	Anticolinérgicos
Funcional	Síndrome do cólon irritável

Diagnóstico: A história e o exame físico são utilizados para avaliar a probabilidade de uma causa secundária de constipação. Em geral, deve-se excluir câncer de cólon obstrutivo em paciente de mais de 40 anos com constipação recente e em pacientes mais jovens selecionados. A colonoscopia tem a vantagem de, nos pacientes mais idosos, permitir o rastreamento eficaz dos cânceres de cólon e reto (pela detecção e remoção de pólipos incidentais), mas a sigmoidoscopia flexível e o clister opaco são bons métodos se a única intenção for excluir obstrução. O clister opaco isolado não é apropriado devido a má visualização do reto e imagens limitadas das alças sobrepostas do cólon sigmóide. Deve-se solicitar uma dosagem de TSH, eletrólitos e Ca^{2+} sérico de rotina, outros exames laboratoriais podem ser seletivamente necessários.

Se uma causa secundária de constipação não é encontrada, é apropriado iniciar o tratamento empírico com 2,5 g de fibra alimentar, seis copos com 230 ml de água por dia, exercícios moderados e um horário planejado para as evacuações (15 min duas vezes por dia). Se os pacientes não responderem a estas medidas, deve-se realizar o **estudo de trânsito dos cólons**. Os pacientes recebem uma cápsula gelatinosa contendo 20 anéis radiopacos (disponível comercialmente nos EUA como Sitzmarks [Lafayette Pharmacal, Texas]) e depois de seis dias é feita uma radiografia simples do abdome (Gut 1969; 10:842). Se houverem quatro ou menos marcadores durante o exame, o trânsito está normal. Existem diversas variações deste exame, em que os marcadores são ingeridos em diversos dias para permitir o cálculo do trânsito dos cólons de modo a calcular o tempo de trânsito para os cólons direito e esquerdo. Isto pode acrescentar informações diagnósticas adicionais (GE 1987; 92:40). Se o trânsito intestinal estiver normal, a "constipação" pode ser causada pela síndrome do cólon irritável (p. 121) ou o problema pode ser de origem psicogênica. A constipação por trânsito lento é diagnosticada quando mais de quatro marcadores estão espalhados pelo cólon. Há suspeita de disfunção do assoalho pélvico quando os marcadores se encontram agrupados no retossigmóide. Outras pistas da disfunção do assoalho pélvico incluem esforço excessivo, aperto paradoxical do esfíncter com tentativas de simular a defecação no exame físico e tentativas manuais com pressão ou um dedo para eliminar as fezes. Alguns pacientes apresentam características de ambos os distúrbios.

Alguns centros especializados realizam **manometria anorretal**, **testes de expulsão do balonete** e **defecografia baritada** para avaliar a disfunção do assoalho pélvico, retocele e doença de Hirschsprung. Estas técnicas não estão amplamente disponíveis e seu papel na seleção do tratamento não foi bem estabelecido (GE 1999; 116:735).

Tratamento:

- *Medidas gerais:* Os pacientes são orientados a aumentar gradativamente a ingestão de fibras até 25 g por dia. Eles podem apresentar sensação de plenitude ou gases no início, mas geralmente ela melhora. É fornecida uma lista de alimentos ricos em fibras e estimulamos a leitura dos rótulos dos alimentos. Um diário da digestão de fibras e das evacuações pode ser útil na obtenção do objetivo. Nos pacientes que não conseguem atingir o objetivo com dieta, podemos fornecer suplementos de fibras. As escolhas mais populares incluem o psyllium (por exemplo, Metamucil, uma medida, via oral, até três vezes ao dia, fornece 3 g de fibra/dose) metilcelulose (por exemplo, Citrucel, colher de sopa via oral até três vezes ao dia, que fornece 2 g de fibra/dose) e policarbofil (por exemplo, FiberCon, comprimidos de 500 mg, até 6 g/dia). Os pacientes devem ser orientados a ingerir ao menos seis copos de 230 ml de água por dia. Deve-se estimular a prática de exercícios moderados diariamente e o planejamento dos horários das evacuações (15 minutos, duas vezes ao dia).

- *Laxativos osmóticos:* Os laxativos osmóticos são usados nos pacientes que não melhoram com as medidas gerais. Estes agentes causam retenção de líquido na luz do intestino. O leite de magnésio 1-2 colheres de sopa via oral, duas vezes ao dia é um medicamento barato, mas o sabor é desagradável e está contra-indicado na insuficiência renal. O sorbitol (geralmente de 1-2 colheres de sopa duas vezes ao dia, via oral) e a lactulose (1-3 colheres de sopa via oral, até três vezes ao dia) são eficazes, mas provocam flatulência, cólicas e o sabor é muito adocicado. O sorbitol é mais barato que a lactulose. O glicol polietileno (17-90 ml/dia) é altamente eficaz, mas é caro. É encontrado em dose única, palatável, o MiraLax (17 g de pó em 22 ml de líquido diariamente, no ínicio).
- *Laxativos estimulantes:* Promovem a motilidade e a secreção colônica. Existem evidências sugestivas de que estes agentes podem lesar o sistema nervoso entérico (Dis Colon Rectum 1973; 16:455). Por este motivo, são a última opção para uso crônico. As escolhas mais freqüentes são sene (por exemplo, Senokot dois comprimidos diariamente a quatro comprimidos duas vezes ao dia), e bisacodil (por exemplo, dulcolax 5 mg, via oral diariamente). Nos pacientes refratários, o Misoprostol 300 mcg via oral quatro vezes ao dia é uma outra alternativa (Dig Dis Sci 1994; 39:929).
- *Biofeedback:* Esta modalidade pode ser usada para treinar os pacientes a relaxar o assoalho pélvico durante a evacuação. Não existem programas disponíveis imediatamente e requer um trabalho intensivo. Contudo, são métodos seguros e freqüentemente eficazes (Dig Dis Sci 1993; 38:1953). O *biofeedback* deve ser utilizado antes da cirurgia no caso da disfunção do assoalho pélvico.
- *Cirurgia:* Em pacientes cuidadosamente selecionados com sintomas crônicos, incapacitantes de constipação por trânsito lento refratária ao tratamento clínico e sem evidências de pseudo-obstrução (p. 167) podem ser tratados com um procedimento cirúrgico, como a anastomose ileorretal, com bons resultados (Ann Surg 1991; 214:403). Os pacientes com evidências de disfunção do assoalho pélvico em geral conseguem alívio com a cirurgia, mas o esforço ainda é comum no pós-operatório (Gut 1988; 29:969).

1.8 DIARRÉIA AGUDA

Dis Mo 1999; 45:268; Am J Gastroenterol 1997; 92:1962

Sinais e Sintomas: Esta discussão concentra-se na conduta face à diarréia aguda em adultos nos países desenvolvidos. A diarréia aguda refere-se ao início abrupto da eliminação freqüente de fezes malformadas. Trata-se de uma doença com menos de duas semanas de duração, mas que pode chegar até um mês. Apenas os pacientes com doença mais grave precisam de avaliação médica. Os sinais sugestivos de doença grave incluem a eliminação profusa de fezes líquidas com desidratação, disenteria (a eliminação de muitas fezes de volume pequeno com sangue e freqüentemente com pus), temperatura > 38,3°C, doença por mais de 48 horas, mais de seis evacuações por dia, dor intensa, e doença em paciente idoso ou imunossuprimido.

A história médica ou epidemiológica orienta a avaliação. É importante determinar: (1) duração e gravidade dos sintomas, (2) história de uso recente de antibióticos, (3) história de viagens, (4) medicamentos usuais, especialmente os de venda livre e medicamentos recentes, (5) práticas homossexuais, (6) se a doença faz parte de um surto, (6) qual é a fonte da água que o paciente ingere, (7) ingestão recente de alimentos suspeitos ou de carne malcozida, e (8) se o paciente é imunossuprimido.

No exame, o estado volêmico do paciente deve ser avaliado (sinais vitais posturais, membranas mucosas). Os achados abdominais devem ser observados e o exame retal deve excluir impactação, quando é possível ser realizada a pesquisa de sangue oculto nas fezes.

Diagnóstico Diferencial: A diarréia aguda é freqüentemente infecciosa. As infecções e outras causas comuns da diarréia aguda estão relacionadas no Quadro 1.6. A intoxicação alimentar é em geral de curta duração e está freqüentemente associada à dor e diarréia sanguinolenta. Muitas drogas causam diarréia. Nos indivíduos passivos de relação sexual anal com sintomas de proctite (fezes freqüentes e pequenas, sensação de espasmo retal doloroso e esvaziamento incompleto), deve-se considerar a possibilidade de gonorréia, herpes, *Chlamydia* e sífilis. A diarréia nos pacientes portadores do HIV é discutida na p. 224.

Diagnóstico: Os pacientes com doença leve não precisam de avaliação adicional. Nos pacientes que se apresentam com febre elevada, sangue nas fezes ou outros sinais sugestivos de patógenos invasivos, é razoável realizar a cultura das fezes e tratar de modo presuntivo, com uma quinolona para patógenos bacterianos. Alguns autores preferem não realizar coprocultura nestas circunstâncias, apesar de a cultura positiva orientar o tratamento se o paciente não evoluir bem ou recidivar. Atualmente, a maioria dos laboratórios realiza de rotina a pesquisa da *E. coli*

Quadro 1.6 Causas de Diarréia Aguda

Distúrbio	*Agente*	*Encontrado na página*
Intoxicação alimentar	Diversos	228
Infecções virais	Diversos	224
Infecções bacterianas	*Salmonella*	211
	Campylobacter	209
	Shigella	212
	E. coli O157:H7	213
	Yersinia	216
	Aeromonas	217
	Plesiomonas	217
	Outras *E. coli*	216
Infecções por protozoários	*Amebíase*	219
	Giardia	217
	Cyclospora	222
	Cryptosporidium	220
	Isospora	223
Doenças sexualmente transmitidas		–
Drogas		–
Suboclusão intestinal		162
Fecaloma		238
Colite isquêmica		244
Supercrescimento bacteriano		226

O157:H7 nas amostras de fezes recebidas, mas é importante verificar com o laboratório. Este patógeno deve ser estudado na diarréia sanguinolenta (especialmente na ausência de febre ou se esta for de baixo grau), após ingestão de hambúrgueres malcozidos, nos surtos, ou quando há evidências de síndrome hemolítico-urêmica (p. 213). Alguns autores usam leucócitos nas fezes ou a lactoferrina nas fezes para selecionar os pacientes para a cultura de fezes ou tratamento empírico, mas o mau desempenho é uma característica destes exames (Ped Infect Dis J 1996; 15:486) e sua realização é questionável. Se a epidemiologia for sugestiva de giárdia ou a doença persistir por mais de duas semanas, é adequado realizar a cultura de fezes para o antígeno da giárdia. É necessário realizar estudo nas fezes para *C. difficile* se houver história de uso recente de antibióticos e considerar-se realizar tratamento empírico segundo o resultado se o paciente estiver doente. No paciente com diarréia por mais de duas semanas, é válido pesquisar a presença de *Cryptosporidia* e *Cyclospora*. O exame parasitológico de fezes não é muito útil na diarréia aguda. Pode ser adequada para os pacientes que retornam de áreas endêmicas.

Tratamento:

- *Hidratação e dieta:* Líquidos para reposição de sais minerais, suco de fruta diluído, caldos de carne ou sopas enriquecidas com biscoito salgado geralmente são para suprir as necessidades em sal e líquidos. Nos pacientes substancialmente desidratados, as soluções para reidratação podem ser empregadas, mas para alívio efetivo as soluções endovenosas são comumente utilizadas. Quando o quadro ceder, acrescentar-se espaguete, arroz, batatas, vegetais cozidos, bananas e iogurte. A cafeína é evitada e os derivados de leite são controlados, embora a deficiência aguda do lactase não seja freqüente.
- *Tratamento empírico para infecção invasiva:* É razoável considerar o tratamento empírico dos pacientes com características sugestivas de diarréia invasiva (temperatura > 38,3°C, disenteria, sangue oculto nas fezes positivo, presença de leucócitos ou lactoferrina se for realizado), pois o tratamento encurta a duração da doença em torno de um dia (Clin Infect Dis 1996; 22:1019; Arch IM 1990; 150:541). As escolhas comuns são a ciprofloxacina 500 mg via oral duas vezes ao dia ou norfloxacina 400 mg via oral duas vezes ao dia por três a cinco dias. Se a suspeita é de *E. coli* O157:H7, os antibióticos são evitados (p. 215).
- *Tratamento antimotilidade:* Loperamida na dose de 4 mg seguido por 2 mg após cada evacuação, em uma dose máxima de 16 mg por 24 horas é administrada na maioria dos casos, para alívio sintomático. Havia uma certa preocupação de que os pacientes com patógenos invasivos pudessem piorar com a administração de agentes antimotilidade (Jama 1973; 226:1525), mas isto é raro. A loperamida deve ser evitada na presença de *E. coli* O157:H7 porque seria possível induzir síndrome urêmica hemolítica (p. 215) (J Pediatr 1990; 116:859).
- *Diarréia do viajante* (Nejm 1993; 328:1821): As pessoas que viajam para áreas de alto risco devem tomar precauções alimentares e só comer comida cozida no vapor, bebidas gasosas (sem gelo), alimentos secos (pão), alimentos ácidos (cítricos) e alimentos ricos em açúcar (geléias e xaropes). Já que a maior parte dos episódios são causados por patógenos bacterianos, o viajante deve levar quinolona e loperamida. O tratamento deve ser iniciado imediatamente se houver diarréia. A quimioprofilaxia não é recomendada de rotina para os viajantes hígidos, a menos que uma diarréia de curta duração seja intolerável. Muitos pacientes, em uma viagem de férias, obtida com dificuldade, podem preferir evitar diarréia e solicitar profilaxia. Os indivíduos clinicamente enfermos e os pacientes fazendo uso de inibidor da bomba de prótons (que reduz o conteúdo ácido gástrico e predispõe à infecção) devem receber a profilaxia. O subsalicilato de bismuto, na dose de dois comprimidos via oral, quatro vezes ao dia é 65% eficaz (Jama 1987; 257:1347).

Uma única dose de quinolona por dia (por exemplo, ciprofloxacina, 500 mg via oral, quatro vezes ao dia) é > 90% eficaz.

1.9 DIARRÉIA CRÔNICA

GE 1999; 116:1464; Nejm 1995; 332:725

Sinais e Sintomas: A diarréia crônica é em geral definida como sendo uma diarréia com duração maior que quatro semanas e que se caracteriza por quatro ou mais evacuações de fezes moles por dia. As fezes geralmente pesam acima de 250 g/dia. A lista de diagnóstico diferencial é longa e pode ser substancialmente reduzida pela história e exame físico. A história é usada para categorizar amplamente os sintomas. O clínico deve avaliar se os sintomas são sugestivos de uma doença (1) funcional, (2) estrutural (por exemplo, doença inflamatória intestinal), (3) colônica, (4) disabsorção/intestino delgado, (5) infecciosa, (6) relacionada a fatores psiquiátricos ou psicossociais importantes, ou (7) presente em uma pessoa com HIV ou imunocomprometida.

A freqüência das fezes e seu aspecto são determinados. Os períodos de constipação que se alternam com diarréia são sugestivos de doença funcional, como síndrome do cólon irritável ou dieta pobre em fibras. A presença de sangue nas fezes, perda de peso e diarréia noturna falam contra uma causa funcional. As manifestações extra-intestinais da doença inflamatória pélvica (sintomas articulares, doença perianal, pele ou sintomas oculares (p. 142)) podem ser sintomas úteis. A presença de fezes freqüentes, de pequeno volume, dor no abdome inferior em cólicas e a sensação de evacuação incompleta podem sugerir processo no cólon distal. A diarréia, com dor em cólicas, na porção média do abdome, fezes volumosas, sensação de plenitude e borburigmo (ruídos intestinais audíveis à distância) são sugestivos de causa intestinal ou de etiologia disabsortiva. A presença de fezes oleosas, gordurosas e difíceis de dar descarga podem conter gordura, sugestiva de disabsorção. O início agudo dos sintomas, com diarréia de grande volume e febre pode sugerir etiologia infecciosa. A anamnese deve incluir perguntas sobre estresse, depressão e abuso sexual (p. 128).

História Dietética é crucial. Determinar o consumo de lactose (leite, sorvete iogurte e outros produtos derivados de leite), sorbitol (*spray* para o hálito, gomas de mascar sem açúcar, maçãs, pêras, ameixas, pêssegos, alimentos para diabéticos), frutose (figos, tâmaras, maçãs, pêras, uvas e refrigerantes adoçados com xarope de milho rico em frutose) e fibra dietética.

O exame físico identifica a presença de dor localizada, massas e evidência de doença sistêmica. O exame retal é crucial na avaliação do tônus do

Quadro 1.7 **Causas de Diarréia Crônica**

Causas freqüentes	*Encontrado na página*
Síndrome do cólon irritável	121
Incontinência fecal	235
Fecaloma	238
Infecção crônica	Ver Quadro 1.6
Doença inflamatória intestinal	140, 150
Medicamentos	–
Dieta	–
Disabsorção	26
Câncer de cólon	173
Colite colagenosa	156
Colite microscópica	157
Uso sub-reptício de laxativos	–
Neuropatia diabética	–
Diarréia pós-gastrectomia	96
Enterite pós-radioterapia	169
Disabsorção de sais biliares	23
Hipertireoidismo	–
Tumores secretores de hormônios	263, 115, 201
Infecção pelo HIV	224
Esclerodermia	–
Amiloidose	–
Carcinóide	201
Mastocitose	–

esfíncter e de fecaloma. A queixa de "diarréia crônica" consiste, muitas vezes, em incontinência não-diagnosticada.

Diagnóstico Diferencial: As causas de diarréia crônica estão relacionadas no Quadro 1.7. As causas alimentares incluem excesso de cafeína, lactose (p. 136), sorbitol (p. 14) e frutose (p.14). As causas de disabsorção são discutidas na p. 26. Sem o exame retal adequado, não é estabelecido o diagnóstico de incontinência fecal (p. 235) ou de fecaloma (p. 238). A disabsorção de sais biliares pode ocorrer como resultado de defeitos no transporte dos sais biliares ileal (J Clin Invest 1997; 99:1807) ou devido à ressecção ileal. Os sais biliares com disabsorção provocam diarréia nos pacientes com cólon intacto devido ao estímulo da secreção de líquido pelos cólons.

Diagnóstico: A doença é caracterizada e a abordagem varia conforme os sinais e sintomas:

- *Sinais e sintomas sugestivos de causas funcionais:* Se os sintomas parecem estar relacionados com a dieta ou são os da síndrome do cólon irritável de longa duração, considerar realizar hemograma completo, bioquímica completa e teste de sangue oculto nas fezes. As alterações da dieta (exclusivo de produtos derivados do leite, cafeína, sorbitol, considerar a administração de fibras se a diarréia for alternada com períodos de constipação) e o acompanhamento regular no consultório são medidas adequadas. Se os sintomas persistirem, é apropriado fazer uma avaliação adicional e o tratamento como descrito na seção referente à síndrome do cólon irritável (p. 121). Pode ser necessário avaliar o uso de laxativos (ver a seguir).
- *Sinais e sintomas sugestivos de doença inflamatória intestinal:* Se os sintomas forem sugestivos de doença inflamatória intestinal, geralmente é necessário realizar colonoscopia e trânsito de delgado, para estabelecer o diagnóstico e avaliar a extensão e a gravidade da doença. A abordagem está descrita nas seções referentes à doença de Crohn (p. 140) e na colite ulcerativa (p. 150).
- *Sinais e sintomas sugestivos de causas colônicas:* Os sintomas colônicos são os de dor abdominal em cólicas na região inferior do abdome, sensação desconfortável de espasmo retal (tenesmo) e fezes freqüentes com baixo volume. As principais hipóteses são doença inflamatória intestinal ou síndrome do cólon irritável. Considerar hemograma completo, bioquímica, dosar o TSH, coprocultura com antibograma e colher fezes para pesquisar o *C. diff.* Se estes exames forem negativos, pode ser necessária a realização de colonoscopia com biópsia (para investigar doença inflamatória intestinal ou pela presença de colite colagenosa/microscópica). Se os sintomas forem os da proctite (fezes de pequeno volume com urgência e sangue, mas sem doença sistêmica), a retossigmoidoscopia flexível pode estar indicada.
- *Sinais e sintomas sugestivos de disabsorção ou de doença intestinal superior:* Ver p. 26, com relação à avaliação da disabsorção.
- *Sinais e sintomas sugestivos de causas infecciosas:* Devem-se fazer exames extensos das fezes, se o início do quadro tiver sido muito abrupto com grande volume de fezes, febre e sintomas sistêmicos. Avalia-se a realização de coprocultura com antibiograma, *C. diff,* antígeno da giárdia, pesquisa de *Cryptosporidium, Cyclospora* e parasitológico de fezes em três amostras. O resultado do exame parasitológico costuma não ser elucidativo. Na suspeita de amebíase, o teste do antígeno pode ser superior (p. 219). A técnica para detecção do *Cryptosporidium* e *C. diff* vai depender do laboratório local. Os testes de antígenos ou colorações especiais podem ser empregados. O tratamento empírico com metronidazol para giardíase é muitas vezes razoável. Se o diagnóstico não é estabelecido, pode haver necessidade de realizar colonoscopia e trânsi-

to de delgado para excluir o início abrupto de doença inflamatória intestinal.

- *Paciente imunocomprometido:* É importante considerar a realização de teste para HIV e exames para as causas incomuns de infecção (p. 224).
- *Estudos adicionais devem ser realizados se os sintomas persistirem após avaliação dirigida.* Se os sintomas parecem ser funcionais, mas são refratários, considera-se a possibilidade de uma pesquisa de laxativos nas fezes e reinvestigar história de abuso sexual. Deve-se solicitar abordagem de TSH. Pode ser necessário realizar colonoscopia e trânsito de delgado para excluir doença inflamatória intestinal. Deve-se tentar um curso de colestiramina (4 g via oral, três vezes ao dia) para a possibilidade de inabsorção de sais biliares. É possível avaliar a administração de loperamida, antidepressivos e antiespasmódicos. Se houver necessidade de complementação diagnóstica, os exames a se considerar incluem:
- *Fezes de 72 horas:* Este estudo é realizado durante dieta com 100 g de gordura (p. 27), quando se realiza pesquisa de laxativos e o peso total de gorduras. Se o peso e a gordura das fezes estão normais, então o papel dos testes para doenças orgânicas, com exames mais abrangentes, será muito pequeno. Se a diarréia for volumosa, pode-se realizar pesquisa de tumores hormoniossecretores e reavaliação de possível disabsorção ou doença de delgado (com um trânsito de delgado ou biópsias)
- *Pesquisa de eletrólitos e osmóis nas fezes:* É realizado para calcular o gap osmolar nas fezes que é igual a $290 - 2 \times ([Na^+] + [K^+])$ em mOsm/kg. O valor de 290 mOsm/kg nesta equação é a osmolalidade normal esperada nas fezes. Se a diarréia é causada por uma partícula osmoticamente ativa (como o Mg^{++}, antiácidos, lactulose, sorbitol), o gap é em geral de > 125 mOsm/kg. Em uma diarréia secretora isolada, quase todas as partículas osmóticas estão relacionadas com o Na^+ e o K^+, e o gap é < 50 mOsm/kg. Se a osmolalidade medida for inferior a 290 mOsm/kg, pode ter ocorrido adição de água nas fezes.
- *Pesquisa de laxativos:* Os testes comercialmente disponíveis são para pesquisar a presença de bisacodil em fezes líquidas e para antraquinonas na urina. A fenolftaleína (atualmente fora do mercado nos EUA) é detectada pela coloração rosada encontrada com a adição de NaOH no sobrenadante das fezes. Depois da autorização do paciente, pode-se considerar fazer uma procura no seu quarto.
- *Exames para supercrescimento bacteriano no delgado:* Ver p. 226.
- *Testes para hormônios dos tumores secretores:* Ver Tumor das Ilhotas (p. 263), Gastrinoma (p. 115) e Carcinóide (p. 201). Pode-se considerar o exame de urina para feocromocitoma (metanefrinas e VMA).
- *Biópsia de delgado:* Pode revelar doenças incomuns, como a doença de Whipple ou celíaca, que não teria sido detectada de outra forma (ver síndrome de disabsorção, a seguir).

- *Avaliação de isquemia mesentérica:* Ver p. 243.
- *Considerar o HIV* mesmo na ausência de fatores de risco ou de indicadores.

Tratamento Geral: Durante a avaliação, é aconselhável reduzir o uso de cafeína, derivados de leite e usar loperamida (2-4 mg até quatro vezes ao dia), para promover algum alívio sintomático.

1.10 DISABSORÇÃO E INDIGESTÃO

Compr Ther 1997; 23:672

Fisiopatologia: A disabsorção é, com freqüência, um termo usado muito amplamente pelos clínicos para incluir a indigestão e a disabsorção. A **digestão** normal envolve a hidrólise de proteínas, gorduras e carboidratos pelas enzimas pancreáticas na luz do intestino. A digestão dá origem a aminoácidos, ácidos graxos, monoglicerídios e monossacarídios. Os ácidos graxos e os monoglicerídios são mantidos em solução no meio aquoso pelos sais biliares secretados pelo fígado na bile. Os produtos da digestão são levados para as células epiteliais por meio de transporte ativo no processo chamado **absorção.** Os ácidos graxos e os monoglicerídios reúnem-se, formando os triglicerídios e são transportados pelos **linfáticos** para a circulação sistêmica. A interferência com o processo em qualquer destes três níveis pode resultar em evidências clínicas de disabsorção/indigestão.

Sinais e Sintomas: Os pacientes com disabsorção se apresentam caracteristicamente com perda de peso e diarréia. As fezes apresentam teor de gordura tão elevado que podem ter o aspecto gorduroso, oleoso ou serem difíceis de dar descarga. Pode haver sensação de plenitude, flatulência excessiva e borborigmo. Nos casos muito avançados pode haver síndromes associadas a deficiências nutricionais específicas, como a anemia associada à deficiência de folato ou de B_{12}, sangramento pela deficiência de vitamina K ou doença óssea metabólica causada pela deficiência de vitamina D. No entanto, não é comum, atualmente, que os pacientes se apresentem com estes achados avançados.

Diagnóstico Diferencial: As causas de **indigestão** compreendem: (1) insuficiência pancreática causada por pancreatite crônica (p. 256) ou câncer do pâncreas (p. 260), (2) absorção pobre secundária à cirurgia gástrica ou para redução de peso (causando liberação não-regulada do conteúdo do estômago, que ultrapassa o duodeno ou porções do jejuno), ou (3) síndrome de Zollinger-Ellison (p. 115), em que o baixo pH do duodeno inativa as enzimas. A **disabsorção** é na maioria das vezes decorrente da doença celíaca (p. 158), pela perda da superfície absortiva. No supercrescimento bacteriano, a disabsorção resulta em dano mucoso e na desconjugação dos sais biliares pelas bactérias. Algumas infecções, principalmente a giárdia (p. 217), podem provocar um quadro de disabsorção devido à inflamação de mucosa. Na síndrome do intestino curto (p. 161), a disabsorção deriva de uma superfície de área inadequada. A doença de Crohn pode causar disabsorção, mas, em geral, existem suspeitas amplas para a sua presença. Causas raras, mas importantes, incluem doença de Whipple (p. 229), gastrenterite eosinofílica (p. 171), enterite actníca (p. 169) e linfoma de intestino delgado. A abetalipoproteinemia (Jama 1993; 88:887) e a linfangiectasia podem causar disabsorção porque impedem o transporte da gordura do enterócito através dos linfáticos para a circulação sistêmica.

Diagnóstico: Se um paciente apresenta sintomas de disabsorção, mas não existem sinais sugestivos de uma etiologia mais específica (como a doença celíaca), é apropriado realizar hemograma completo e uma bioquímica completa. Na presença de anemia, os níveis de folato, B_{12} e ferro devem ser determinados. Deve-se realizar também a dosagem da gordura fecal em 72 horas. A amostra é colhida após três dias de dieta com 100 g de gordura, que é mantida durante o período da coleta. O resultado acima de 7 g por dia é anormal, mas pequenos aumentos de até 14 g são muito comuns em qualquer causa de diarréia. Na esteatorréia (disabsorção de gordura), existe caracteristicamente mais de 14 g de gordura/24 horas nas fezes (GE 1999; 116:1464). Se não houver esteatorréia, então o diagnóstico não deve ser o da disabsorção. Se o paciente estiver relutante em realizar a coleta de 72 horas, a dosagem de gordura fecal qualitativa em uma única amostra pode apresentar um resultado positivo útil, mas não é um resultado negativo confiável.

Se a gordura fecal estiver aumentada, é preciso estabelecer sua etiologia. Um estudo das enzimas pancreáticas (p. 259) é um modo prático de avaliar a insuficiência pancreática. Se a reposição de enzimas apresentar um bom resultado, então a causa da insuficiência pancreática é determinada por meio da história de exames de imagem. Se, por outro lado, a reposição enzimática não for útil, devemos realizar uma biópsia de delgado e/ou testes de crescimento bacteriano (p. 226). Uma biópsia de delgado vai detectar condições raras listadas no diagnóstico diferencial. Alguns especialistas vão empregar testes sorológicos para investigar a doença celíaca (p. 158), antes de considerar a realização da biópsia. Caso a biópsia de delgado seja normal, devemos então realizar um trânsito de intestino delgado para procurar anormalidades estruturais. Exames para insuficiência pancreática mais sensíveis do que um teste de enzimas pancreáticas podem ser considerados (p. 257).

1.11 SANGRAMENTO GASTROINTESTINAL

Méd Clin N Am 2000; 84:1183; Am J Gastroenterol 1998; 93:1202

Sinais e Sintomas: A história e o exame físico servem para avaliar se é agudo ou crônico, a gravidade do sangramento e para determinar se o sangramento tem origem alta ou baixa. É importante determinar se o paciente apresenta fatores de risco para sangramento como o uso de antiinflamatórios não-esteróides, e de anticoagulantes ou de doença hepática. A perda de sangue pode-se apresentar como: (1) hematêmese (vômito com sangue, tanto vivo como em borra de café), (2) melena (fezes pretas e brilhantes como piche, pegajosas e com mau cheiro e difíceis de dar descarga) (3) hematoquezia (fezes marrons ou sangramento vermelho vivo com ou sem fezes), (4) sintomas relacionados com os efeitos da perda de sangue, como a síncope, infarto do miocárdio, dispnéia ou fraqueza. O sangramento do trato superior é facilmente diagnosticado se houver hematêmese. A melena também é sugestiva de sangramento alto, mas pode ser vista em sangramentos baixos, lentos. A melena pode ser confundida com a evacuação de cor escura pelo ferro, bismuto, subsalicilato, beterraba e verduras. A hematoquezia pode derivar de um sangramento inferior ou de um sangramento alto interno.

Devemos aferir os sinais vitais. Se o pulso e a pressão arterial estiverem normais pode ser útil medir os sinais vitais posturais. Pedimos ao paciente para se sentar e dependurar as pernas durante alguns minuto, então repetimos a medida da pressão arterial e do pulso. Grosso modo, uma elevação do pulso em >10 pontos é em geral indicativa de que o paciente perdeu pelo menos 1 litro de volume. Quanto maior o aumento do pulso, mais específico (e menos sensível) é o teste, e alguns autores usam um aumento do pulso de 30 pontos para significar a depleção de volume (Jama 1999; 281:1022). Uma queda postural da pressão arterial sistólica > 20 mmHg (que geralmente acompanha a elevação do pulso) pode indicar uma depleção de volume de cerca de 2 litros. Contudo, os sinais vitais posturais não são nem sensíveis nem específicos, e devem constituir uma parte dos dados dentro do contexto. Até 10% dos pacientes euvolêmicos apresentam hipotensão postural, especialmente se possuem hipertensão arterial. É desnecessário checar sinais posturais em pacientes com taquicardia e hipotensão de repouso, já que eles se encontram obviamente com depleção de volume. Os sinais vitais posturais podem confundir naqueles pacientes que usam betabloqueadores, com doença cardíaca intrínseca e com disfunção autonômica (Jama 1999; 281:1022). Outros achados importantes no exame incluem os sinais característicos da doença hepática crônica (p. 35), os achados abdominais, o aspecto das fezes e evidências de doença sistêmica.

Quadro 1.8 Causas de Sangramento Gastrintestinal

	Causa	*Encontrado na página*
Sangramento gastrintestinal superior	Doença ulcerosa péptica	91, 100
	Gastrite erosiva	84
	Varizes esofágicas/gástricas	337
	Esofagite	43
	Lesão de Mallory-Weiss	74
	Câncer gástrico	109
	Lesões de Dieulafoy	119
	Linfoma gástrico	112
	Outras malignidades gástricas	–
	Tumores gástricos benignos	–
	Fístula aortoduodenal	29
	Gastropatia da hipertensão portal	338
	Ectasias vasculares do antro gástrico	118
Sangramento de delgado	Angiodisplasia	246
	Tumores	–
	Úlceras	–
	Divertículo de Meckel	171
	Outros divertículos	–
	Doença de Crohn	140
	Intussuscepção	240
	Parasitas	225
Sangramento do intestino grosso	Divertículos colônicos	130
	Angiodisplasia	246
	Colite isquêmica	244
	Doença inflamatória intestinal	140, 150
	Câncer de cólon	173
	Úlceras de cólon causadas por AINES	–
	Úlceras estercorais	238
	Colite infecciosa	205
	Colite actínica	169
	Hemorróidas	231
	Fissura anal	233
	Sangramento pós-polipectomia	–
	Úlcera retal solitária	239
	Varizes de cólon	337
	Vasculite	–
	Endometriose	172

Diagnóstico Diferencial: As causas de sangramento gastrointestinal encontram-se relacionadas no Quadro 1.8. O sangramento do trato gastrointestinal alto é o sangramento que ocorre na porção proximal ao ligamento de Treitz. A fístula aortoduodenal é uma causa muito rara de sangramento não discutida neste texto (Am J Surg 1980; 46:121). O intestino delgado é uma causa rara de sangramento agudo. A maior parte dos sangramentos baixos deriva de divertículos colônicos.

Abordagem do Sangramento Agudo: A avaliação laboratorial compreende o hemograma completo com plaquetas, uma bioquímica completa, e tempo de protrombina e de tromboplastina parcial na pesquisa de uma coagulopatia. Devemos realizar um ECG nos pacientes acima de 50 anos ou naqueles com fatores de risco cardíaco. No quadro agudo, está indicada a tipagem e reação cruzada para entre 2-6 unidades de concentrados de hemácias, dependendo do estado do paciente, do nível inicial da hemoglobina e da magnitude avaliada do sangramento. O banco de sangue deve ser orientado no sentido de realizar reação cruzada em cada unidade transfundida no paciente gravemente enfermo. Isto vai garantir que o sangue continue disponível se o sangramento for maciço. A hemoglobina pode subestimar acentuadamente a perda de sangue em um sangramento agudo. Em equilíbrio, cada 1 g abaixo do normal representa em torno de 1 unidade (500 ml de sangue total) de sangue perdido (Ann Intern Méd 1994; 121:278). Uma elevação da proporção da uréia/creatinina > 36:1 é um sinal forte de que o sangramento deriva do trato superior, se o paciente não estiver em uso de diuréticos e não apresentar insuficiência renal (Am J Gastroenterol 1997; 92:1777). Uma elevação isolada no tempo de protrombina deve sugerir a possibilidade de doença hepática ou de varizes. Este achado pode levar a um emprego imediato de octreotide (p. 340) no paciente com sangramento maciço que aguarda uma esofagoduodenoscopia. Alguns clínicos usam o aspirado da sonda nasogástrica para identificar os sangramentos altos. No entanto, um aspirado pode ser negativo, no caso de uma úlcera de duodeno ou de outras lesões que não estejam com sangramento ativo no momento da passagem da sonda. Os dados clínicos e laboratoriais são usados para determinar se o sangramento é mais provavelmente alto ou baixo ou se é agudo ou crônico.

- *Sangramento alto agudo:* Se acreditarmos que o sangramento é alto, na sua origem, estabilizamos o paciente e o submetemos a uma esofagoduodenoscopia. Este procedimento não é somente, em geral, diagnóstico, mas é também terapêutico para o tratamento da doença ulcerosa (p. 100) e das varizes (p. 337). Os achados endoscópicos também podem ser usados para predizer a probabilidade de um sangramento ativo e pode ser usado para determinar a segurança de uma alta imediata no sangramento agudo alto (ver abaixo). Se o paciente com suspeita de sangramento alta apresenta uma endoscopia normal, então devemos considerar causas colônicas ou de delgado. As causas mais prováveis de sangramento alto não detectadas na esofagoduodenoscopia são a úlcera de Dieulafoy (p. 119) e a angiodisplasia (p. 246). Não existe papel para os estudos baritados no sangramento agudo.

- *Sangramento agudo baixo:* Em uma hematoquezia de grande volume, a avaliação depende da gravidade do sangramento e se é possível ou não a colonoscopia. Nos pacientes com hematoquezia volumosa e instabilidade hemodinâmica, devemos considerar o sangramento do trato superior. Neste grupo muito selecionado, é razoável realizar uma EDA após a reposição do volume. Alguns clínicos não fazem este procedimento se o aspirado da sonda nasogástrica apresentar quantidade volumosa de bile. Se um sangramento ativo impedir a realização da colonoscopia, podemos fazer uma cintilografia com hemácias marcada. As hemácias do paciente são marcadas com tecnécio-99 e reinjetadas. Se o sangramento ocorrer com taxas de > 0,1 ml/minuto, podemos identificar o extravasamento para a luz do intestino (AJR Am J Roentgenol 1987; 148:869). A cintilografia é altamente precisa quando positiva dentro das primeiras duas horas e se uma etiologia alta tiver sido excluída pela endoscopia. (Am J Gastroenterol 1994; 89:345). A cintilografia pode apresentar resultados inconclusivos se houver necessidade de longos períodos de varredura (J Nucl Med 1992; 33:202). Se o local é detectado por um aparelho de alta qualidade e o sangramento não ceder, uma ressecção cirúrgica deve ser realizada. Devemos evitar a realização de uma colectomia cega em razão de sua alta morbidade (Dis Colon Rectum 1982; 25:441). A angiografia pode ser diagnóstica e terapêutica, mas está associada à alta incidência de complicações, requerendo um sangramento de maior intensidade do que o exigido em uma cintilografia com hemácias marcadas (> 0,5 ml/min) (GE 2000; 118:978). O uso da angiografia varia muito entre as instituições e seu papel não está definido. Se o sangramento ceder, o paciente deve ser submetido a colonoscopia para procurar uma causa tratável do sangramento e possivelmente para um tratamento endoscópico (p. 130). Se a colonoscopia for negativa, pode haver necessidade de uma avaliação do delgado.

Abordagem do Sangramento Oculto (GE 2000; 118:201): Quando a fonte do sangramento oculto continuado (tanto visível recorrente como sangramento oculto) não ficar evidente na esofagoduodenoscopia/colonoscopia, é razoável considerar a repetição destes exames. A endoscopia repetida pode obter até 35% de resultados (Brit J Surg 1983; 70:489). A qualidade do exame inicial e a experiência do endoscopista devem ser consideradas na tomada desta decisão. Se o sangramento for agudo e o paciente jovem, uma possibilidade é o divertículo de Meckel, devendo-se considerar a cintilografia nuclear (p. 171). O trânsito de delgado pode mostrar doença de Crohn, doença diverticular ou tumores. Se o trânsito estiver normal, o delgado pode ser avaliado com uma depulsão enteroscópica. Neste exame, o aparelho (endoscópio) pode ser introduzido até 100 cm além do ligamento de Treitz, com o uso de uma sonda de maior comprimento. A enteroscopia obtém 38-75% de resultados no sangramento oculto. O enteroscópio Sonde é passado pelo nariz e levado distalmente pelo peristaltismo, tendo o potencial de realizar o exame completo do delgado, mas tem campo de visão limitado e é desconfortável devido à duração do exame. Estas características o tornam menos popular. Um sistema de câmera de vídeo em cápsula, sem fio, deglutido, pode obter ainda mais resultados no diagnóstico das lesões de delgado (GE 2000; 119:1431). A endoscopia intra-operatória pode ser necessária em alguns casos de sangramento de delgado (Am J Surg 1992; 163:94). A enteróclise (que administra o contraste aquoso, contendo metilcelulose, pelo cateter nasoentérico) obtém apenas 10% de resultados (GE 1989; 97:58). Se ocorrer sangramento oculto em episódios recorrentes discretos, pode ser útil a realização de uma cintilografia com hemácias marcadas com tecnésio-99.

Abordagem do Sangramento Retal Visível de Pequeno Volume (Jama 1997; 277:44): Esta é uma queixa comum nos serviços de atendimento primário. Em torno de 3% da população refere sangue no vaso sanitário e cerca de 12-15% referem a presença de sangue no papel higiênico nos últimos seis meses. A melhor estratégia para a avaliação ainda não foi estabelecida. A principal dúvida é se há necessidade de examinar todo o cólon ou apenas parte dele. Em uma população mais idosa, a presença de sangue misturado com as fezes e sangramento de curta duração estão associados a uma doença grave. Em pacientes idosos, a história clínica não identifica um subgrupo bem avaliado com um exame limitado como a sigmoidoscopia. Uma abordagem prática é oferecer a colonoscopia para qualquer paciente acima de 50 anos que não tenha sido rastreado para cânceres de cólon e reto. Nos pacientes mais jovens com uma queixa de longa duração, a sigmoidoscopia pode ser uma alternativa menos dispendiosa do que a colonoscopia (Am J Gastroenterol 2000; 95:1184). A sigmoidoscopia flexível detecta proctite, pólipos distais (como na polipose adenomatosa familial, p. 194), e o câncer distal incomum. Se a sigmoidoscopia for escolhida, o paciente deve ser informado sobre as limitações do exame. A necessidade de investigação complementar caso o sangramento persista deve ser enfatizada, uma vez que uma pequena proporção de pacientes jovens apresenta sangramento de origem neoplásica.

Abordagem da Pesquisa de Sangue Oculto nas Fezes Positiva (Nejm 1999; 341:38): Os pacientes com pesquisa de sangue oculto nas fezes positiva ou obtidas no rastreamento devem ser submetidos a colonoscopia porque este método é mais preciso do que o clister opaco e a sigmoidoscopia flexível. Os resultados do rastreamento são em torno de 3% para os cânceres de cólon e reto e 30% para pólipos adenomatosos (Nejm 1993; 328:1365). Os pacientes com colonoscopias normais e sintomas gastrointestinais altos, perda de peso, ou anemia podem-se beneficiar da realização de EDA. O resultado da EDA é de 25-40% em pacientes assintomáticos, podendo levar a mudanças no tratamento, como a interrupção de AINES ou a adição de um inibidor da produção de ácido (Nejm 1998; 339:153). Entretanto, a EDA eleva substancialmente os custos do rastreamento do câncer de cólon com pesquisa de sangue oculto nas fezes. As recomendações da AGA (American College of Gastroenterology) incluem a realização de EDA para os pacientes com pesquisa de sangue oculto nas fezes positiva e uma colonoscopia negativa (GE 2000; 118:197). Neste consenso, a AGA admite que o "impacto clínico e econômico" precisa de maiores avaliações. A EDA iria elevar muito o custo do rastreamento dos cânceres de cólon e reto com pesquisa de sangue oculto nas fezes se todos os pacientes com colonoscopia normal fossem submetidos à EDA. Muitos pacientes optarão por não realizar o exame que em geral não modifica a qualidade da vida. Os AINES ou a warfarina não podem ser associados à pesquisa de sangue oculto positiva pois a investigação tem resultados semelhantes aos encontrados nos pacientes que não utilizam estas drogas (Am J Med 1996; 100:598).

Abordagem da Anemia por Deficiência de Ferro: Nas mulheres em idade reprodutiva, a deficiência de ferro geralmente está relacionada com as perdas menstruais e da gestação. Em mulheres pós-menopausa e homens, a perda sanguínea pelo trato gastrointestinal é a causa mais comum. A causa da deficiência de ferro é encontrada no trato gastrointestinal alto em 40%, no delgado em 3%, no cólon em 22% e não é encontrada em 34% dos pacientes (Nejm 1999; 341:38). A avaliação endoscópica inicial pode ser dirigida para o local dos sintomas (Nejm 1993; 329:1691) mas a "outra extremidade" deve ser examinada se o exame inicial estiver normal. A doença celíaca pode-se apresentar como deficiência de ferro na ausência de outros sintomas. A realização de biópsias aleatórias do duodeno na EDA para diagnosticar a doença celíaca é controversa. Os resultados foram de 3% em uma grande série (Gut 1993; 34:1102). A prática não foi aconselhada pela AGA por causa de seus resultados (GE 2000; 118:197). No entanto, a prática parece ser razoável nas populações com alta prevalência de doença celíaca, como no norte da Europa.

Ainda não está definida qual a melhor avaliação para a deficiência de ferro nas mulheres na **pré-menopausa**. Um estudo retrospectivo de um centro de referência sugeriu que 12% destas pacientes têm importantes lesões gastrointestinais, inclusive câncer gástrico (3%) (Am J Med 1998; 105:281). O viés de referência limita o valor destas observações. Uma vez que a deficiência de ferro está freqüentemente relacionada com a menstruação, estas mulheres podem em geral ser tratadas com ferro e regularização dos ciclos menstruais. No entanto, a avaliação endoscópica deve ser considerada nas mulheres com mais de 40 anos, com sintomas abdominais, com anemia importante (hemoglobina abaixo de 10), pesquisa de sangue oculto nas fezes positiva, ou nas mulheres cuja anemia parece ser desproporcional às perdas menstruais observadas (Lancet 1998; 352:1953).

Tratamento: A causa específica do sangramento é identificada e tratada. Algumas orientações gerais compreendem:

- *Reposição volêmica inicial no sangramento agudo:* A reposição volêmica é feita através da infusão rápida de soro fisiológico em uma veia periférica calibrosa (calibre 18 ou maior). O soro pode correr aberto até que o pulso ou a pressão arterial estejam em níveis aceitáveis. Medir os sinais vitais posturais após cada litro de soro pode ser útil. Ao menos dois acessos venosos calibrosos devem ser mantidos até que o episódio agudo esteja resolvido.
- *Transfusão:* O limiar apropriado para a transfusão de hemácias não foi estabelecido nos estudos clínicos. O objetivo é transfundir apenas o volume necessário para minimizar o risco de lesão orgânica de circulação terminal (por exemplo, infarto do miocárdio). A transfusão quase nunca está indicada se a hemoglobina estiver > 10 g/dl e está quase sempre indicada se a hemoglobina estiver < 6 g/dl (Arch Pathol Lab Med 1998; 122:130). Uma prática clínica comum é manter a hemoglobina de um paciente jovem, saudável, com sangramento agudo > 7,0 e o objetivo é atingir um nível de Hg > 9,0 nos pacientes com doença coronariana conhecida e naqueles com possível risco de isquemia. A perda crônica de sangue é em geral bem tolerada e a transfusão só é necessária com menores níveis de hemoglobina do que na perda aguda. A presença de sintomas, a idade e a evolução clínica esperada do sangramento também afetam a decisão. O limiar para transfundir será menor no paciente com sangramento que provavelmente vai persistir.

O plasma fresco também deve ser administrado para os pacientes com sangramento ativo e INR > 1,5 (Jama 1994; 271:777). O plasma fresco também está indicado após a reposição de mais de uma volemia (em torno de 10 unidades no paciente adulto com 70 kg) se o sangramento for continuado e a coagulopatia estiver presente. A dose inicial usual é 2 unidades (a menos que a coagulopatia seja grave) e o efeito é medido com a repetição do INR uma hora após a transfusão. Unidades adicionais são administradas se o INR não cair abaixo de 1,5. A vida média do fator VII é de apenas 5-6 horas (maior que a maioria dos outros fatores) e pode haver necessidade de repetir a dosagem. O INR é acompanhado seriadamente se o paciente estiver em sangramento ativo. Em alguns casos (uso de warfarina, disabsorção, dieta pobre, uso recente de antibióticos), o INR elevado é causado pela deficiência de vitamina K. Deve-se administrar vitamina K na dose de 10 mg/SC/dia/3 dias, apesar da resposta completa à administração levar, em geral, de 1-3 dias. A transfusão de plaquetas está indicada em um episódio de sangramento agudo importante se a contagem das plaquetas for menor de 50.000/mm^3. A administração de 6 unidades de plaquetas eleva a sua contagem em 50.000/mm^3 (Jama 1994; 271:777).

- *Duração da internação hospitalar:* Na hemorragia digestiva alta, existe um excelente método clínico para determinar a duração da internação adequada (Am J Med 1996; 100:313). Foi criado um escore de risco baseado nos achados endoscópicos, duração do sangramento, estado hemodinâmico e comorbidades. Este escore pode ser usado para predizer a segurança da alta hospitalar. Não existem orientações semelhantes para o sangramento baixo.

1.12 AVALIAÇÃO DA SUSPEITA DE DOENÇA HEPÁTICA

Sintomas: (Sherlock S e Dooley J. Diseases of the Liver and Biliary System, 10th Ed. Boston: Blackwell Science, 1997:56). Diversos aspectos da história e do exame físico devem ser enfatizados no paciente com suspeita de doença hepática. A presença de dor abdominal e febre pode ser um sinal indicativo de obstrução biliar por litíase ou massa. Os fatores de risco para hepatite viral devem ser identificados (hemotransfusão, práticas sexuais, uso de drogas endovenosas, abuso, viagens). A presença de prurido pode sugerir doença colestática crônica. Os sintomas inespecíficos de doença hepática compreendem cansaço, artralgias, redução da libido, impotência e falência ovulatória. O consumo de álcool deve ser cuidadosamente investigado e listas completa de medicamentos em uso atual e no passado, medicamentos de venda liberada e medicações fitoterápicas devem ser obtidas. A hepatotoxicidade das ervas tem importância crescente (Jama 1995; 273:502). É importante obter a história ocupacional e a história familiar de doença hepática.

Sinais: No exame físico, o tamanho do fígado é determinado pela **percussão** e é em geral de 12-15 cm. A margem do fígado é **palpada** com médico de frente para os pés do paciente e com os dedos em gancho no hipocôndrio direito. O fígado palpável na inspiração profunda é um achado normal. Raramente é possível ouvir ou sentir um **atrito** de fricção devido a tumor, biópsia recente ou inflamação. O fígado pode ser **pulsátil** devido à insuficiência tricúspide. O "sopro venoso" da hipertensão portal (auscultado entre o umbigo e o apêndice xifóide) e o sopro arterial do carcinoma hepatocelular são raros. A icterícia pode ser inicialmente observada nas escleras. As **aranhas vasculares** são lesões vermelhas vistas na porção superior do tronco, pescoço, face e mãos. Apresentam uma arteríola central e pequenos ramos radiais que se assemelham às pernas da aranha e clareiam sob pressão central. Elas são geralmente indicativas de cirrose, mas podem ser encontradas na gestação, hepatite viral ou raramente em pessoas normais. O **eritema palmar** pode ser encontrado. A presença de **veias dilatadas** na parede abdominal é indicativa de hipertensão portal. Na cirrose, os testículos podem estar atrofiados. A ginecomastia é um achado raro.

A **ascite** volumosa é facilmente detectável, mas o exame físico pode dar margem a equívocos. Os flancos se alargam devido ao líquido e há macicez "pétrea" na percussão. A linha no flanco onde há mudança de macicez para timpanismo deve ser determinada. Girando obliquamente o paciente e repetindo a percussão, a linha de macicez muda com a mudança de posição do líquido. Este achado do "desvio da macicez" confirma a presença da ascite, mas existem falsos-positivos (conteúdo intestinal e movimento do mesentério) e falsos-negativos. Uma **onda líquida** é identificada na posição supina com batidas bruscas em um lado do abdome com uma mão aguardando do outro lado. Existe uma demora perceptível entre a batida e a percepção da onda. A gordura pode causar um achado similar de modo que um auxiliar deve pressionar a parede abdominal para impedir a confusão.

Asterix (tremor de extremidade causado pela perda momentânea do tônus muscular) está associado à encefalopatia hepática. É desencadeado pedindo-se ao paciente para segurar o punho em flexão dorsal com braços estendidos. **Fetor hepaticus** é um odor amargo de fezes no hálito devido aos mercaptanos exalados que deveriam ter sido eliminados pelo fígado.

Diagnóstico Diferencial: Os pacientes vão à consulta por suspeita de doença hepática de diversas maneiras. O maior grupo apresenta elevações assintomáticas das provas de função hepática. Outros pacientes se apresentam com icterícia, evidências de cirrose no exame físico, um exame de imagem anormal ou insuficiência hepática fulminante. As doenças hepáticas que devem ser consideradas estão relacionadas no Quadro 1.9.

Abordagem das Transaminases Persistentemente Anormais e Assintomáticas (Nejm 2000; 342:1266): Se não existir uma causa óbvia (como o álcool ou uso recente de drogas hepatotóxicas), deve-se realizar estudos para hepatite B (HBsAg, e Anti-HBc), hepatite C (anticorpo sérico), hemocromatose (Fe/capacidade total de ligação do ferro/ferritina), doença de Wilson (ceruloplasmina se o paciente tiver menos de 40 anos de idade) hepatite auto-imune (anticorpo antinuclear, anticorpos antimúsculo liso, eletroforese de proteínas séricas) e deficiência de alfa-1 antitripsina (opcional e pouco indicada). Devem-se solicitar exames de imagem do fígado, como a ultra-sonografia, na procura de anormalidades estruturais (por exemplo, tumor, alteração da ecogenicidade sugestiva de doença hepatocelular, o contorno irregular da cirrose) e dilatação de ductos bi-

Quadro 1.9 **Causas de Doença Hepática**

Doença	*Discutido na página*
Doença hepática alcoólica	331
Hepatotoxicidade medicamentosa	334
Hepatite A	285
Hepatite B	287
Hepatite C	293
Outros agentes virais	298
Esteatose hepática	302
Esteatose hepática não-alcoólica	302
Hepatite auto-imune	312
Hemocromatose	315
Doença de Wilson	319
Cirrose biliar primária	304
Colangite esclerosante primária	308
Deficiência em alfa-1 antitripsina	322
Hepatite isquêmica	356
Síndrome de Budd-Chiari	354
Carcinoma hepatocelular	326
Outros tumores hepáticos	329
Distúrbios gestacionais	358
Hepatotoxinas ocupacionais	–
Hepatotoxinas ingeridas fitoterápicas e outras	–
Obstrução biliar	38
Massas hepáticas	329

liares causada por uma obstrução. O tempo de protrombina e albumina avaliam a função sintética e podem ser sugestivos de doença crônica grave. A trombocitopenia pode sugerir uma cirrose. Se não há causa identificável com estes exames, os diagnósticos mais prováveis são a esteatose hepática ou a esteato-hepatite não-alcoólica. Raramente a hepatite C não é detectada com a pesquisa de anticorpos. A determinação do RNA viral da hepatite C com PCR é razoável, especialmente na presença de fatores de risco. Outras considerações com baixo rendimento são a dosagem do nível da enzima conversora em angiotensina, radiografia de tórax para sarcoidose e dosagem de anticorpos antimitocondriais para a cirrose hepática, mesmo se a fosfatase alcalina estiver normal. Deve-se considerar as causas não-hepáticas de transaminases elevadas, como a doença celíaca (p. 158 para testes diagnósticos [Lancet 1998;352: 26]) e doenças primárias do músculo (avaliar a CPK e a aldolase). A doença muscular é mais provavelmente a causa se a AST > ALT.

Se as anormalidades persistirem por mais de seis meses, a abordagem tradicional é a biópsia hepática. No entanto, na era atual de exames sorológicos extensos e precisos, a biópsia não parece alterar o tratamento. Em um estudo incluindo 1.124 adultos encaminhados por alterações das provas de função hepática, 81 apresentaram testes séricos negativos (todos os estudos relacionados anteriormente) e foram submetidos a biópsia. Entre estes, oito tiveram biópsias normais e as demais mostraram evidências de esteatose hepática ou de hepatite esteatótica não-alcoólica (com diversos graus de fibrose) (Am J Gastroenterol 1999; 94:3010). À luz deste estudo, é difícil justificar a morbidade da biópsia a menos que tratamentos eficazes para a hepatite esteatótica não-alcoólica tornem esta distinção com a esteatose hepática mais importante.

Fosfatase Alcalina Anormal (Mayo Clin Proc 1996; 71:1089): A fosfatase alcalina é secretada pelas células epiteliais dos ductos biliares. A síntese aumenta com a obstrução dos ductos biliares. No entanto, podem ocorrer aumentos com doenças ósseas (doença de Paget, neoplasias malignas, fraturas), na gestação, a partir da placenta (causando níveis duas vezes o normal), nas crianças em crescimento, e nos adolescentes (até três vezes o normal). A fosfatase alcalina também aumenta com a idade e os resultados da pesquisa de um valor < 20% acima do limite normal são muito ruins.

O primeiro passo na avaliação é confirmar que a elevação tem origem hepática pela obtenção da dosagem da GGT ou da 5 nucleotidase (5'NT). Se a GGT ou a 5'NT estiverem normais, então a elevação da fosfatase alcalina não tem origem hepática. Se a fosfatase alcalina e a GGT ou 5'NT estão elevadas, então as possibilidades diagnósticas incluem: (1) obstrução de ducto biliar (por cálculos, estenoses ou neoplasias), (2) doença hepática infiltrante (sarcoidose, linfoma, tuberculose, infecções fúngicas), (3) obstrução intra-hepática por tumores e (4) doença hepática colestática (medicamentos, cirrose biliar primária, colangite esclerosante primária, ocasionalmente hepatite A). O hipertireoidismo, o câncer de células renais e a insuficiência cardíaca congestiva também podem aumentar a fosfatase alcalina. A ultra-sonografia e os anticorpos antimitocondriais devem ser obtidos. Se houver obstrução, geralmente se indica a colangiopancreatografia endoscópica retrógrada para identificar e remover cálculos ou para diagnosticar e colocar *stents* em tumores obstrutivos. Se os níveis de fosfatase alcalina estiverem < 50% acima do normal e os estudos iniciais estiverem normais, a observação está apropriada (Nejm 2000; 342:1266). Se a fosfatase alcalina está > 50% elevada e os estudos iniciais estiverem normais, realiza-se a colangiopancreatografia endoscópica retrógrada para pesquisa de colangite esclerosante primária ou outras evidências de obstrução. Se este exame está normal, realiza-se uma biópsia hepática para procurar evidências de cirrose biliar primária com anticorpo antimitocondrial negativo.

Abordagem da Icterícia: A icterícia pode surgir a partir de obstrução mecânica, doença hepática intrínseca, ou de uma superprodução de bilirrubina pela hemólise. Suspeitamos da presença de **hemólise** quando (1) a bilirrubina está < 6 mg/dl, (2) a fração indireta (não-conjugada) está > 50% do total (em geral 80%), (3) o restante das provas de função hepática está normal, (4) há presença de esplenomegalia (um achado variável) e (5) anemia com reticulocitose. A **obstrução mecânica** apresenta-se agudamente sob a forma de cálculos no colécodo. Estes pacientes em geral apresentam dor aguda, às vezes com radiação para dorso, pode haver febre se houver colangite associada (bile infectada). Nos primeiros dias da doença, as transaminases vão chegar a 300-1.000, às vezes sugerindo hepatite viral. À medida que a obstrução persiste, a fosfatase alcalina aumenta e as transaminases caem. A obstrução por neoplasia maligna freqüentemente se apresenta como icterícia indolor. A icterícia da **doença hepática intrínseca** pode apresentar um padrão **hepatocelular** (transaminases > 5-10 vezes o normal, fosfatase alcalina < 3 vezes o normal) ou padrão **colestático** (transaminases < 5 vezes o valor normal, fosfatase alcalina > 3-5 vezes o normal). Os padrões hepatocelulares são encontrados na hepatite viral, em algumas hepatites medicamentosas (especialmente por acetoaminofeno), na hepatite auto-imune, na hepatite isquêmica, na doença de Wilson, na mononucleose e nas toxinas ambientais. Os padrões colestáticos são vistos na hepatite alcoólica (onde as transaminases estão em geral < 300 mg/dl e AST > ALT), na cirrose biliar primária e na colangite esclerosante primária, em algumas hepatites medicamentosas e, por vezes, na hepatite A.

A avaliação inicial da icterícia inclui hemograma completo, bioquímica completa, tempo de protrombina e ultra-sonografia. Se não houver evidências de hemólise e a história e a ultra-sonografia não forem sugestivas de obstrução ou massa, então, os exames mencionados previamente para a investigação das transaminases anormais (incluindo anticorpo IgM para a hepatite A) são realizados. Se o padrão for colestático, também se realiza a dosagem de anticorpos antimitocondriais. Se houver obstrução, ela geralmente é avaliada com a colangiopancreatografia endoscópica retrógrada. Se a apresentação for aguda com ascite na ultra-sonografia, deve-se considerar a possibilidade da síndrome de Budd-Chiari. A ascite deve ser avaliada (p. 343). Se a história for sugestiva de obstrução e a ultra-sonografia mostrar ductos normais, é importante considerar que a dilatação dos ductos biliares pode ser mínima no início do quadro de obstrução por litíase. Se houver cirrose subjacente, os ductos biliares podem não apresentar dilatação apesar da obstrução.

Avaliação da Cirrose: A avaliação de um paciente adulto com sinais de cirrose ou com um exame de imagem sugestivo de cirrose é semelhante à das transaminases elevadas assintomáticas (p. 36). O teste para a hepatite A não é necessário porque esta doença não cronifica. Álcool, hepatite B e hepatite C são as causas mais comuns. Devem-se realizar exames para hepatite B (HBsAg e anti-HBc), hepatite C (anticorpo sérico e PCR, se o anticorpo estiver negativo e a causa não tiver sido encontrada), hemocromatose (Fe/capacidade de ligação de ferro total/ferritina), doença de Wilson (ceruloplasmina, se o paciente < 40 anos), hepatite auto-imune (anticorpo antinuclear, anticorpo antimúsculo liso, eletroforese de proteínas séricas) e deficiência em alfa-1 antitripsina. Deve-se dosar o anticorpo antimitocondrial se houver uma elevação substancial da fosfatase alcalina ou outras características de cirrose biliar primária (p. 304). Devem-se obter imagens do fígado para excluir a presença de massas ou de obstrução. Uma obstrução antiga pode provocar cirrose. A colangiopancreatografia endoscópica retrógrada pode ser um bom método para avaliar colangite esclerosante primária (p. 308) se a fosfatase alcalina está muito elevada ou se o paciente apresenta doença inflamatória intestinal. A avaliação da trombose venosa hepática (síndrome de Budd-Chiari) está indicada muito seletivamente (p. 354). A endoscopia está indicada na cirrose estabelecida para avaliar a presença de varizes que podem ser tratadas para prevenir sangramento (p. 337). A biópsia hepática confirma a presença de cirrose e pode orientar quanto à etiologia. No entanto, na maioria dos casos, a etiologia é evidente a partir da história e dos estudos laboratoriais e não há necessidade da biópsia hepática. Em torno de 5-10% dos casos, a etiologia não é determinada (chamada "cirrose criptogênica").

Abordagem das Bilirrubinas Elevadas Isoladas: A causa mais comum da elevação isolada das bilirrubinas é a **síndrome de Gilbert**. A hiperbilirrubinemia na síndrome de Gilbert é causada pela deficiência hereditária das enzimas para a glicuronidação da bilirrubina. O diagnóstico é estabelecido pela presença de hiperbilirrubinemia não-conjugada (> 60% fração indireta/não-conjugada), sem evidências de hemólise e provas de função hepática normais. Acomete mais de 2% da população e é encontrada incidentalmente no exame bioquímico. A expectativa de vida é normal e não existe enfermidade clínica (Scand J Gastroenterol 1989; 24:617). As raras causas de hiperbilirrubinemia isolada incluem a síndrome de Crigler-Najjar, Dubin-Johnson e síndrome de Rotor (Sherlock S e Dooley J. Diseases of the liver and biliary system. 10th ed. Boston: Blackwell Science, 1997; 210:213).

Abordagem da Insuficiência Hepática Fulminante (IHF) (Lancet 1997; 349:1081): Esta condição é definida pelo início abrupto de necrose hepática maciça. Ocorre em geral em pacientes sem doença hepática subjacente, mas pode ser vista na doença de Wilson, infecção por hepatite D nos portadores de hepatite B e na hepatite auto-imune. As causas mais comuns são a intoxicação por paracetamol, hepatite viral, esteatose hepática aguda da gestação, síndrome de Reye, envenenamento pelo

Quadro 1.10 **Classificação Child-Pugh da Gravidade da Doença Hepática**

Característica clínica	*Pontos marcados*		
	1 ponto	*2 pontos*	*3 pontos*
Encefalopatia	Nenhum	Graus 1 e 2	Graus 3 e 4
Ascite	Ausente	Leve	Moderada
Bilirrubina (mg/dl)	1-2	2-3	> 3
Albumina (g/dl)	> 3,5	2,8-3,5	< 2,8
Tempo de protrombina (segundos prolongados)	1-3	4-6	> 6

Grau A: 5-6 pontos.
Grau B: 7-9 pontos.
Grau C: 10-15 pontos.

cogumelo *Amanita phalloides*, hipertermia, oclusão vascular e, raramente, outros medicamentos ou outros vírus (Am J Gastroenterol 1993; 88:1000). A evolução clínica é agravada por edema cerebral em 80%. O edema cerebral é a principal causa de morte nestes pacientes. Outras complicações compreendem insuficiência renal, infecção bacteriana, hipoglicemia, hemorragia e colapso circulatório. O tratamento é complexo e os pacientes devem ser tratados em centros especializados com programa de transplante hepático. O prognóstico é desfavorável com mortalidade de 60-80%.

Abordagem do Tempo de Protrombina Elevado: A questão da doença hepática é freqüentemente sugerida pelo achado de tempo de protrombina elevado. O diagnóstico diferencial é feito principalmente entre a deficiência de vitamina K e a doença hepática. O paciente deve receber vitamina K na dose de 10 mg/SC/diariamente/3 dias e repetir o tempo de protrombina. Se o tempo de protrombina normaliza com a administração da vitamina K (a melhora é vista normalmente em 24 horas), a causa era deficiência de vitamina K. Caso contrário, provavelmente se trata de doença hepática intrínseca.

Abordagem da Colangite: Os pacientes com colangite apresentam-se com a combinação de febre, dor no abdome superior e icterícia. Nos pacientes idosos, demenciados ou imunossuprimidos, a dor e a febre podem não ser óbvios. A causa mais comum de colangite é a infecção bacteriana secundária à obstrução das vias biliares por cálculos (p. 274). Na Ásia, a ascaridíase é uma causa comum de colangite (p. 225). Quando há suspeita de colangite, realiza-se ultra-sonografia para excluir a presença de abscesso hepático e procurar por evidências de obstrução. A colangiopancreatografia endoscópica retrógrada é em geral necessária para diagnóstico e tratamento.

Abordagem da Massa Hepática: Ver p. 329.

Classificação de Child-Pugh (Hepatology 1987; 7:660): Esta classificação é usada freqüentemente para graduar a gravidade da cirrose. É usada em diversos graus nos estudos clínicos, na avaliação do risco cirúrgico e na lista para transplante hepático. O sistema encontra-se no Quadro 1.10.

(Brit J Surg 1973; 60:646). Para utilizar o sistema, deve-se graduar a encefalopatia. A encefalopatia é chamada de grau 3 se existir sonolência a semi-estupor, confusão e grande desorientação. É chamada de grau 4 se houver coma. Nos graus 1-2 as alterações do estado mental são menos graves (Aliment Pharmacol Ther 1996; 10:681).

2 Esôfago

2.1 DOENÇA DO REFLUXO GASTRESOFÁGICO

Am Fam Phys 1999; 59:1161; Jama 1996; 276:983; Arch IM 1995; 155:2165

Causa: Os episódios de refluxo gastresofágico ocorrem normalmente em pacientes assintomáticos. Contudo, a duração excessiva e a freqüência dos episódios levam à doença sintomática chamada doença do refluxo gastresofágico (DRGE).

Epidemiologia: A falta de um padrão-ouro para DRGE dificulta a realização de estudos epidemiológicos, limitando os dados (Digestion 1992; 51:24). Na população geral, sintomas de refluxo ocorrem mensalmente em 15-44%, semanalmente em 10-14% e diariamente em 4-7%. Os sintomas de refluxo ocorrem com freqüência igual em homens e mulheres, embora a doença de Barret seja mais freqüente nos homens. A prevalência da esofagite endoscópica é em torno de 1,1%. A incidência de DRGE aumenta progressivamente após os 40 anos. A mortalidade é baixa, de 0,10 por 100.000 por ano (com exceção do adenocarcinoma de Barret) (World J Surg 1992; 16:288).

Fisiopatologia:

- O relaxamento transitório do esfíncter esofágico inferior (EEI) é uma causa importante de refluxo, ocorrendo tanto nas pessoas normais (J Clin Invest 1980; 65:256) quanto nos pacientes com esofagite (Nejm 1982; 307:1547). O relaxamento transitório não é o mecanismo da DRGE na hérnia de hiato (GE 2000; 1119:1439).
- Alguns episódios de refluxo são causados por aumentos abruptos na pressão intra-abdominal que ultrapassam a pressão no esfíncter esofágico inferior (Nejm 1982; 307:1547). Isto, provavelmente, é um fator de maior importância nos pacientes com graus maiores de esofagite do que naqueles com doença leve (Gut 1995; 36:505).
- A hérnia de hiato tem sido implicada de maneira convincente como fator contribuidor do refluxo. O ramo diafragmático direito, que envolve o esfíncter esofágico inferior aumenta a pressão local, especialmente com aumentos súbitos na pressão abdominal que ocorrem com a tosse e a inspiração. A hérnia de hiato interfere com este aumento da pressão do esfíncter esofágico inferior, e quanto maior a hérnia, menor a função do ramo na prevenção do refluxo (Am Intern Med 1992; 117:977).
- Em torno de 30% dos pacientes com azia, grave o bastante para se automedicarem com antiácidos, apresentam sensibilidade à infusão de áci-

do esofágico apesar de endoscopias normais e de pHmetria. Um menor limiar de dor esofágica pode desempenhar um papel neste subgrupo de pacientes (GE 1981; 80:285).

- Em um pequeno subgrupo de pacientes, a demora no esvaziamento gástrico é um mecanismo importante para DRGE.
- Na esclerose sistêmica progressiva (esclerodermia), um defeito na eliminação do ácido esofágico devido à má motilidade no esôfago distal e um esôfago hipotenso são os defeitos primários (Dig Dis Sci 1992; 37:833).
- A presença de estresse emocional (causado por tarefas estressantes como jogar *videogames* e realizar problemas matemáticos) aumenta a gravidade subjetiva dos sintomas de refluxo, mas não o número real ou a duração dos episódios de refluxo. Os dados são sugestivos de que os pacientes ansiosos ou submetidos a estresse podem sentir um refluxo esofágico mínimo, como um episódio sintomático importante.
- O refluxo em fumantes é na maioria das vezes causado pela combinação de uma pressão do esfíncter esofágico inferior em repouso e os aumentos abruptos da pressão intra-abdominal associados à tosse e inspiração profunda (Gut 1990; 31:4).
- O *H. pylori* não é um agente que contribui para a fisiopatologia da DRGE (GE 1998; 115; 50) e, de fato, os sintomas do refluxo podem piorar depois da sua eliminação (GE 1997; 112:1442).

Sintomas: A freqüência dos sintomas é difícil de estabelecer devido à falta de um padrão claro, estabelecido, que defina DRGE e à falta de estudos realizados na população. Entre os sintomas importantes, encontram-se:

- *Azia* (uma sensação de queimação retroesternal) é o sintoma mais comum para o qual os pacientes vão usar diversos termos, inclusive indigestão e amargor no estomago.
- *Regurgitação maciça* do conteúdo gástrico, especialmente depois de se inclinar ou na posição deitada. Os pacientes vão, freqüentemente, chamar este evento erroneamente de vômito. É diferente do vômito devido à ausência de náuseas intensas precedentes pela falta de força, e pelo aspecto aparentemente espontâneo dos sintomas. Episódios menores podem deixar apenas um gosto quente e amargo na boca, especialmente ao acordar.
- *Disfagia*, a sensação de que a comida pára no tórax (ver p. 7). A disfagia é uma das pistas mais úteis se os pacientes apresentam primariamente dor epigástrica alta ou náuseas.
- *Odinofagia*, deglutição dolorosa, é menos freqüente do que a disfagia e sugere a possibilidade de infecções (cândida, herpes) ou esofagite por drogas, especialmente se os sintomas são de início súbito.

- *Eructação,* uma causa freqüente de episódios de refluxo nas pessoas normais.
- *Náusea* não é rara, e quando intratável pode ser a queixa primária de apresentação (Ann Intern Med 1997; 126:704).
- *Dor torácica,* com ou sem outros sintomas típicos de refluxo, que pode ser difícil de distinguir da dor torácica cardíaca pela história isoladamente (p. 71).
- *Rouquidão,* o pigarrear repetitivo, a sensação de plenitude na base do pescoço e tosse crônica estão associados à DRGE (Gastrintest Endosc 1995; 43:225).
- *Asma* é freqüentemente encontrada associada à DRGE em até metade dos pacientes nas clínicas de asma com DRGE sintomática e em até 80% dos pacientes asmáticos com pHmetria anormais (Chest 1998; 114:275).
- *Salivação,* a presença abrupta, episódica, de salivação em grandes volumes, enchendo a boca, é um sintoma raro.

Sinais: Nenhum, em geral.

Evolução Clínica: A DRGE é uma doença crônica e há necessidade de tratamento crônico, exceto nos casos brandos. A esofagite erosiva apresenta uma taxa de recidiva de 50-80% em 6-12 meses sem manutenção (Arch Im 1996; 156:477). A cura da úlcera duodenal nos pacientes portadores de *H. pylori* piora o refluxo. A esofagite instalada em 25% dos pacientes portadores de úlcera duodenal após a erradicação do *pylori versus* 13% nos pacientes cuja infecção persistiu depois do tratamento (GE 1997; 112:14442).

Complicações: Estenose esofágica (ver p. 58) e esôfago de Barret (ver p. 54).

Diagnóstico Diferencial: O diagnóstico é geralmente estabelecido com base na história e no exame físico. Os diagnósticos diferenciais possíveis para a DRGE podem ser bastante amplos. Para os sintomas típicos (azia, regurgitação e disfagia), devemos considerar uma úlcera péptica, especialmente com refluxo secundário devido à obstrução ao esvaziamento gástrico, infecção do esôfago (podemos esperar por odinofagia/disfagia), gastroparesia, hérnia de hiato maciça, câncer de esôfago, acalasia (fermentação de restos alimentares no esôfago) angina e doença do trato biliar (p. 3).

Laboratório:

- *Técnica da pHmetria:* (Am J Med 1997; 103:130S; GE 1996; 110:1982). Nos estudos de pHmetria, esta é passada pela narina e posicionada a 5 cm acima do esfíncter esofágico inferior, que é determinado pela manometria. O pH é registrado a cada 6-8 segundos. A colocação exata da sonda é fundamental. A etapa extra para determinar a localização do esfíncter esofágico inferior com a manometria é necessária, porque a determinação do

Esôfago

esfíncter esofágico inferior por fluoroscopia, endoscopia ou pela elevação no pH que ocorrer quando puxamos o cateter para trás do estomago para o esôfago não é segura (GE 1996; 110:1982). Os pacientes em geral consideram este procedimento tolerável, apesar de não ser agradável. Esta sonda está ligada a um gravador que o paciente usa. O paciente indica a ocorrência de episódios, como as refeições, sono, ou sintomas (azia, dor torácica, tosse) puxando um marcador de eventos no equipamento e em um diário. Os pacientes que retiram a sonda depois de uma hora por que não a suportam também fornecem informações diagnósticas valiosas para seus médicos. Os episódios de refluxo são definidos pelas quedas no pH a um nível abaixo de 4,0. As sondas comerciais fornecem informações em % do tempo total pH < 4, porcentagem do tempo acima do pH < 4, porcentagem do tempo deitado pH < 4, total de episódios e número de episódios acima de 5 minutos. O mais importante destes dados é % do tempo pH < 4, que discrimina entre o refluxo anormal e o fisiológico. A maior parte da aplicação clínica da pHmetria está na correlação dos sintomas com episódios de refluxo.

- *Indicações para a pHmetria:* Só uma pequena proporção de pacientes com refluxo necessita da pHmetria como parte de sua avaliação. As orientações da AGA (GE 1996; 110:1981) sugerem que a pHmetria está indicada para (1) provar a existência de um refluxo anormal antes de encaminhar um paciente com endoscopia negativa para cirurgia anti-refluxo, (2) avaliar os sintomas de refluxo recorrente nos pacientes submetidos à cirurgia anti-refluxo, (3) avaliar sintomas persistentes apesar de um mês de tratamento com um inibidor da bomba de prótons, (4) avaliar dor torácica não-cardíaca ou sintomas ENT que não cedem com um inibidor da bomba de prótons e (5) avaliar se os episódios de refluxo estão ou não associados ao início de asma não-alérgica em adultos.
- *Teste com omeprazol:* A resposta dos sintomas a um estudo de 14 dias de omeprazol na dose de 40 mg por dia nos pacientes com sintomas sugestivos de DRGE tem um valor preditivo positivo de 68% e um valor preditivo negativo de 63% em comparação com a pHmetria como procedimento-padrão (Am J Gastroenterol 1997; 92:1997). O fato é que este número não é superior, reflete os problemas com a utilização da pHmetria como procedimento-padrão. De modo prático, se parece DRGE e melhora com a utilização do omeprazol, provavelmente é DRGE.
- *Indicações para a endoscopia:* Os pacientes portadores de sintomas típicos de DRGE que respondem a um período de tratamento, em geral, não se beneficiam com a endoscopia (Gastrointest Endosc 1999; 49:834). A endoscopia está claramente indicada nos pacientes com **disfagia**, de modo a detectar e dilatar estenoses. É necessária nos pacientes com evidências de sangramento gastrointestinal, deficiência de ferro ou sintomas

Quadro 2.1 Graduação de Savary-Miller para Esofagite

Grau	*Achado endoscópico*
Grau I	Lesão erosiva ou exsudativa, única, linear ou oval, em uma prega longitudinal
Grau II	Múltiplas lesões não-circulares, erosivas ou exsudativas sobre mais de uma dobra longitudinal
Grau III	Lesões circulares erosivas ou exsudativas
Grau IV	Úlcera franca, estenose, esôfago encurtado
Grau V	Epitélio de Barrett

FONTE: Adaptado *de* Richter JE: Severe reflux esophagitis. Gastrointest Endosc Clin N Am 1994; 4:677-98.

sugestivos de malignidade, como perda de peso. Muitos médicos indicam a endoscopia para pacientes com sintomas com diversos anos de duração porque têm maior risco de desenvolver esôfago de Barrett. O benefício desta técnica não foi comprovado (ver esôfago de Barrett, p. 54). A endoscopia também está indicada para os pacientes cujos sintomas não cedem a um período de tratamento. A endoscopia neste grupo pode demonstrar esofagite, estenose, Barrett ou pode haver uma outra explicação para os sintomas, como úlcera péptica, obstrução ao esvaziamento gástrico, gastroparesia com retenção de alimentos, malignidade, cândida ou esofagite herpética. Os pacientes com DRGE sintomática, submetidos à endoscopia, provavelmente serão tratados com maior intensidade se o endoscopista identificar esofagite ou esôfago de Barrett. (Am J Gastroenterol 1997; 92:1472).

- *Graduação da esofagite:* Existem diversos sistemas de graduação para a esofagite, constituindo armas importantes para estudos clínicos. Os graus são empregados comumente nos relatos endoscópicos, sendo o sistema de Savary-Miller o mais amplamente utilizado (ver Quadro 2.1) (Gastrointest Endosc Clin N Am 1994; 4:677).

- *Biópsia endoscópica* deve ser realizada nos pacientes com esofagite endoscópica se estiverem imunocomprometidos (Nejm 1994; 3331:656). A biópsia tem menor probabilidade de ser útil se houver alterações erosivas visíveis em paciente normal. Os pacientes com mucosa esofágica macroscopicamente normal podem beneficiar-se da biópsia. Se a biópsia mostrar evidências histológicas convincentes do refluxo, o paciente pode não necessitar de pHmetria para diagnóstico definitivo. Os eosinófilos intra-esofágicos são talvez os achados diagnósticos mais importantes do refluxo, apesar de a espessura da zona basal e de a altura das papilas também serem dados úteis se os espécimes forem adequadamente orientados (Gastroenterol Clin North Am 1990; 19:631).

Radiografia: O estudo do trânsito de delgado pode mostrar evidências de refluxo livre, junção gastresofágica aberta, espessamento da prega esofágica devido à esofagite, úlcera de esôfago ou estenose. No entanto, um trânsito de delgado não é um exame sensível para a DRGE, e a mera ocorrência de refluxo durante o exame não é específico. Conseqüentemente, o trânsito de delgado raramente é um teste útil para o diagnóstico nos pacientes com DRGE.

Tratamento:

- *Orientação ao paciente:* Não existe uma abordagem terapêutica simples e adequada para todos os pacientes com DRGE. O erro mais comum é deixar de avaliar a gravidade e a cronicidade das queixas do paciente e oferecer-lhe um tratamento inadequado. O tratamento começa explicando ao paciente a fisiopatologia básica da DRGE, para que eles compreendam porque seus sintomas vão provavelmente cronificar se não for realizado o tratamento adequado. A orientação correta minimiza a possibilidade de os pacientes apresentarem diversas recidivas sem procurar acompanhamento médico, "já que os remédios não funcionam". A maioria dos médicos sugere modificações da dieta e do estilo de vida, apesar da falta de evidências sólidas de que tais medidas são capazes de modificar a evolução clínica (AM J Gastroenterol 2000; 95:2692). Os pacientes devem ser aconselhados a (1) evitar refeições volumosas, (2) evitar alimentação nas três horas antes de deitar, (3) parar de fumar e, (4) se for tolerável, elevar a cabeceira da cama uns 3 cm. A dieta pode ser modificada no sentido da redução de alimentos gordurosos, chocolate, cafeína, produtos cítricos e produtos feitos com tomate (Mayo Clin Proc 2001; 76:1002). O café em geral produz mais refluxo do que o chá com a mesma concentração de cafeína. A descafeinização reduz o refluxo provocado pelo café, provavelmente removendo outas substâncias além da própria cafeína (Aliment Pharmacol Ther 1994; 8:283). Quanto mais brandos forem os sintomas da DRGE, mais provável de estas mudanças terem um impacto na necessidade de tratamento medicamentoso.
- *Medicação:* Existem duas abordagens medicamentosas. Em alguns casos é melhor começar com um inibidor da bomba de prótons para alívio rápido dos sintomas e trocar para um antagonista dos receptores da histamina 2 após o alívio completo dos sintomas. Por outro lado, pode-se iniciar com um antagonista dos receptores da histamina 2 e intensificar o tratamento se os sintomas não cederem. A gravidade dos sintomas e o custo do tratamento são os fatores mais importantes.
- *Bloqueadores do receptor da histamina 2:* Existem quatro ARH2 disponíveis nos EUA (ver Quadro 2.2). Nos pacientes com sintomas leves ou moderados os ARH2 são freqüentemente eficazes para o controle dos sintomas. Como estes medicamentos não suprimem completamente a produção ácida, eles são menos eficazes no tratamento curativo da eso-

Quadro 2.2 **Antagonistas do Receptor H_2**

Droga	*Nome de marca*	*Dosagem de tratamento*	*Nome OTC*	*Dosagem OTC*
Cimetidina	Tagamet	400 mg VO duas vezes ao dia	Tagamet HB	200 mg VO duas vezes ao dia
Ranitidina	Zantac	150 mg VO duas vezes ao dia	Zantac 75	75 mg VO duas vezes ao dia
Famotidina	Pepcid	20 mg VO duas vezes ao dia	Pepcid AC	10 mg VO duas vezes ao dia
Nizatidina	Axid	150 mg VO duas vezes ao dia	Axid AR	75 mg VO duas vezes ao dia

Quadro 2.3 **Inibidores da Bomba de Prótons**

Droga	*Nome de marca*	*Formulações*	*Dose diária total habitual*
Omeprazol	Prilosac	10, 20, 40 mg	20-40 mg
Lansoprazol	Prevacid	15, 30 mg	30-60 mg
Rabeprazol	Aciphex	20 mg	20-40 mg
Pantoprazol	Protonix	40 mg	40-80 mg
Esomeprazol	Nexium	20, 40 mg	20-40 mg

fagite, especialmente se de alto grau (Jama 1996; 276:983). Atualmente as melhores opções são a **ranitidina** ou a **famotidina**. São amplamente disponíveis na sua apresentação genérica, reduzindo assim o custo e não têm as diversas interações medicamentosas encontradas na cimetidina. Para os pacientes sem reembolso para medicação, é às vezes mais barato comprar os bloqueadores ARH2, de venda livre, e duplicar a dose. Estes medicamentos são em geral administrados duas vezes ao dia: antes do café da manhã e antes do jantar. Podem ser suplementados com antiácidos, se for necessário.

- *Inibidores da bomba de prótons:* Existem cinco inibidores da bomba de prótons nos EUA (ver Quadro 2.3). Os inibidores da bomba de prótons devem ser administrados para os pacientes que precisam de alívio mais rápido, para aqueles com graus avançados de esofagite e para os pacientes com estenose. Clinicamente, existe pouca diferença entre os medicamentos. O custo (com freqüência, em função do seguro do paciente) é geralmente o fator decisivo na escolha do medicamento. Um estudo inicial sugere que 40 mg de esomeprazol pode ser mais eficaz que o omeprazol na cicatrização da esofagite e no controle dos sintomas (Aliment Pharmacol Ther 2000; 14:1249). É provável ocorrer uma mudança econômica nos EUA quando o omeprazol se tornar um medicamento genérico.

As instruções relativas às doses corretas são cruciais. Os inibidores da bomba de prótons são pró-drogas que exigem um meio ácido para sua ligação (GE 2000; 118:89). Isto ocorre quando a célula parietal é ativada pelo estímulo das refeições. Os inibidores da bomba de prótons são mais eficazes após uma noite de jejum, quando os níveis da bomba de prótons nas membranas canaliculares estão mais elevados. Conseqüentemente, doses isoladas devem ser administradas em torno de 30 minutos a 1 hora antes do café da manhã. Não devemos administrar os inibidores da bomba de prótons concomitantemente aos ARH2 ou prostaglandinas, pois reduzirão a ligação dos inibidores da bomba de prótons. O estado de equilíbrio é atingido em poucos dias e a administração duas vezes ao dia pode ser útil nos primeiros dias. Se houver necessidade de uma segunda dose, esta deve ser administrada entre 30 min e 1 hora antes do jantar. Os inibidores da bomba de prótons podem cicatrizar a esofagite em cerca de 80% dos pacientes ou mais (em comparação com 50% com ARH2) e curar a sensação de azia dos pacientes em uma mesma proporção (GE 1997; 112: 1798). Se um inibidor da bomba de prótons falhar, vale a pena tentar um outro, porque a resposta individual ao medicamento é variável.

Esôfago

- *Agentes pró-motilidade:* Os agentes pró-motilidade são na teoria muito atrativos porque abordam mais diretamente a fisiopatologia do refluxo. O atraso no esvaziamento gástrico, a pressão inadequada no esfíncter esofágico inferior e a eliminação do ácido esofágico são potencialmente reversíveis com o agente ideal. Como tratamento de primeira linha, a cisaprida (propulsid) provou ser tão eficaz quanto os ARH2 para a doença leve (Arch IM 1995; 155:2165) e foi utilizada no tratamento de manutenção (Nejm 1995; 333:1106). Entretanto, a cisaprida foi retirada do mercado nos EUA porque causava arritmias ameaçadoras à vida, decorrentes das interações medicamentosas e dos efeitos da droga no prolongamento do intervalo QT. A metoclopramida (Reglan) deve ser tentada como último recurso em pacientes selecionados devido a sua eficácia limitada e à possibilidade de distúrbios irreversíveis do movimento (principalmente discinesia tardia) (Arch IM 1989; 149:2486).
- *Sucralfato:* Este agente se liga às bases da úlcera, à pepsina e aos sais biliares. Sua eficácia é semelhante aos ARH2 em alguns estudos (Am J Méd 1991; 91:2A). Seu uso mais freqüente pode ser nas gestantes, onde sua absorção mínima é notada como um possível benefício.
- *Terapia de manutenção:* A doença do refluxo gastresofágico é um distúrbio crônico que em geral requer tratamento crônico. Um tratamento de manutenção razoável é (1) controlar os sintomas da recidiva da doença ou (2) prevenir complicações da esofagite erosiva. Nos pacientes com

doença sintomática, mas esofagite endoscópica mínima, o tratamento intermitente tanto com omeprazol como com a ranitidina funciona bem na metade dos pacientes (BMJ 1999; 318:502). A recidiva rápida dos sintomas ou a resposta lenta ao retratamento deve levar à terapia de manutenção contínua com a menor dose de agente anti-secretor que controle os sintomas.

O primeiro passo na redução do tratamento é reduzir os inibidores da bomba de prótons para uma vez ao dia. Se esta redução for bem tolerada, o paciente pode trocar para ranitidina 150 a 300 mg duas vezes ao dia ou famotidina 20-40 mg duas vezes ao dia. Esta medicação pode ser reduzida ainda mais se os sintomas continuarem bem controlados. Caso os sintomas recidivem com a redução, retoma-se o agente previamente eficaz, na dose previamente efetiva. Uma vantagem dos inibidores da bomba de prótons é a maior aceitação pois, em geral, uma dose diária é eficaz.

Para os pacientes com esofagite endoscópica, existe argumento muito forte a favor da manutenção do tratamento para prevenir recidivas e complicações (Arch IM 1995; 155:1465). É intuitivo, apesar de não comprovado, que a prevenção da recidiva da esofagite erosiva poderia prevenir a progressão para as complicações mais graves, como a estenose e o esôfago de Barrett. No caso da doença erosiva, os inibidores da bomba de prótons são nitidamente superiores aos ARH2 e, caso seja optado por controlar a esofagite e não os sintomas, justifica-se o uso crônico dos inibidores da bomba de prótons (Arch IM 1999; 159:649; Ann Intern Med 1996; 124:859; GE 1994; 107:1305).

- *Segurança dos inibidores da bomba de prótons:* Inicialmente, o omeprazol foi liberado nos EUA com um aviso em tarja preta na sua embalagem, alertando contra o uso prolongado. Modelos animais levantaram a questão de que o tratamento a longo prazo poderia causar tumores carcinóides do estômago. O uso disseminado em humanos não comprovou esta hipótese. Existe maior risco de gastrite atrófica (GE 2000; 118:661) (e, portanto, possivelmente câncer gástrico) nos pacientes infectados com *H. pylori* e mantidos com omeprazol. Isto levou diversos médicos a erradicar o *H. pylori* quando for usado o tratamento crônico com inibidor da bomba de prótons. Pode haver disabsorção de B_{12} (Ann Intern Med 1994; 120:211), apesar de geralmente não ser um problema clínico evidente, que pode ser prevenido com suplemento de B_{12} oral. Devido à redução da acidez gástrica, os pacientes podem ser mais suscetíveis a supercrescimento bacteriano em delgado (Gut 1996; 39:54) ou gastrenterite infecciosa aguda.
- *Sintomas refratários de DRGE:* Alguns pacientes não vão responder à dosagem usual, uma vez por dia, dos inibidores da bomba de prótons com o alívio dos sintomas. Neste caso, o diagnóstico deve ser cuidado-

samente reconsiderado. Doenças malignas, infecção esofágica, gastroparesia, acalasia e doença cardíaca devem ser excluídos. A razão mais comum de falha dos inibidores da bomba de prótons é o momento inadequado das doses (ver anteriormente).

Se a administração duas vezes ao dia de um inibidor da bomba de prótons não for eficaz, devemos realizar pHmetria para determinar se o paciente apresenta um controle inadequado do pH, apesar do tratamento. Para uma pequena minoria de pacientes que apresenta controle inadequado do pH, o exame será mais barato do que aumentar as doses do inibidor da bomba de prótons durante meses. Para os pacientes sem bom controle à pHmetria, deve-se considerar a hipótese de síndrome de Zollinger-Ellison (p. 115), cujas alternativas terapêuticas são a cirurgia ou doses maiores dos inibidores da bomba de prótons. Muitos pacientes em tratamento com inibidores da bomba de prótons vão apresentar períodos noturnos de pH abaixo de 4 com duração acima de uma hora. Isto foi chamado de acidez noturna (Aliment Pharmacol Ther 1998; 12:1231). Tais quedas do pH gástrico estão associadas a episódios de refluxo. A proporção de pacientes com sintomas refratários que apresentam acidez noturna é ignorada. O acréscimo da ranitidina 300 mg ao deitar é eficaz na redução da acidez noturna (GE 1998; 115: 1335). Isto é mais eficaz do que uma dose noturna de omeprazol, talvez porque ele necessite de uma secreção ácida estimulada pela refeição para a ligação do medicamento, o que não acontece, ou talvez porque a histamina é mais importante na secreção ácida noturna.

Alguns pacientes apresentam sintomas persistentes causados pelo refluxo do conteúdo gástrico não-ácido. Tais pacientes podem responder à metoclopramida nas doses de 5-10 mg antes das refeições e ao deitar além da terapia com inibidor da bomba de prótons. O uso a longo prazo deve ser evitado devido ao risco de discinesia tardia. Em alguns destes pacientes, a gastroparesia não foi diagnosticada como um problema importante e um estudo do esvaziamento gástrico pode ser útil (p. 104).

Em alguns pacientes com sintomas típicos e endoscopias normais e pHmetria, a hipersensibilidade esofágica pode ser o problema primário. Quando estes pacientes são refratários ao tratamento com bloqueadores de ácido, pode haver um papel para outras terapias (por exemplo, antidepressivos) para modular a hipersensibilidade, mas esta abordagem não foi bem estudada (Ann Intern Med 1996; 124:950).

- *Tratamento cirúrgico da doença do refluxo esofágico:* Ao mesmo tempo que o tratamento clínico consegue um excelente alívio dos sintomas, para a maioria dos pacientes, o tratamento cirúrgico está indicado em diversas circunstâncias. Devemos considerar a cirurgia em (1) pacientes que preferem ser operados a fazer uso crônico de medicamentos e que estão dispostos a aceitar os riscos potenciais do ato cirúrgico e, (2) os pacientes cujos sintomas não são adequadamente controlados pelo tratamento clínico.

O tratamento cirúrgico mais freqüente é a **fundoplicatura de Nissen**, onde uma porção do fundo gástrico mobilizado é levada posteriormente para o esôfago e envolta em torno da junção GE. O procedimento foi realizado pela primeira vez em uma laparotomia aberta, mas agora tem sido amplamente realizado pela via laparoscópica (World J Surg 1999; 23: 356). O método laparoscópico apresenta maior risco de disfagia (por RCT[Lancet 2000; 355:170]). Nos pacientes com pouca motilidade, um envoltório de 270 graus (a fundoplicatura de Toupet) pode ser utilizado. Nos pacientes com esôfago reduzido, a gastroplastia de Collis (criação de um tubo, a partir do estômago, como um neoesôfago) pode ser realizado. Nos pacientes com obesidade grave, a abordagem transtorácica é preferível. Não existe uma única operação apropriada para todos os pacientes, e a escolha da operação deve ser adaptada à anatomia (J Thorac Cardiovasc Surg 1995; 110:141).

Com base em uma grande série, os seguintes resultados podem ser esperados com a fundoplicatura de Nissen em mãos experientes (Ann Surg 1996; 223:673): (1) alívio da azia 93%; (2) eliminação dos sintomas atípicos 87%; (3) complicações menores 2%; (4) complicações graves 2%; (5) reoperação 2%; (6) falha na fundoplicatura 2% (7) óbito 0% (contudo, existem relatos de óbito em outras séries). A taxa de fracasso a longo prazo da fundoplicatura laparoscópica ainda não é conhecida.

A disfagia está descrita em 3-24% dos pacientes submetidos a fundoplicatura e pode, em geral, ser tratada com dilatação, exceto nos pacientes com deslizamento da fundoplicatura ou nos pacientes submetidos a segundas operações (Am J Gastroenterol 1996; 91:2218).

Devemos realizar uma endoscopia alta em todos os pacientes antes da fundoplicatura. Se a endoscopia mostrar uma esofagite erosiva, a cirurgia é então uma das escolhas apropriadas. Não há necessidade de pHmetria por 24 horas se a endoscopia mostrar lesões erosivas. Se a endoscopia for normal, e o diagnóstico duvidoso, então o uso da pHmetria pode ser útil na adequada indicação da cirurgia e na confirmação do diagnóstico. O teste de motilidade vai mudar a abordagem cirúrgica em 10% dos pacientes com pouca motilidade esofágica e uma plicatura incompleta. Muitos especialistas realizam a manometria em todos os pacientes antes da fundoplicatura.

Existe uma curva de aprendizagem na fundoplicatura laparoscópica. Esta curva é pelo menos de 20 casos para um cirurgião isoladamente e 50 casos para um pequeno grupo que trabalha em conjunto. As taxas de complicações, reoperações e conversão para procedimentos a céu aberto são superiores na porção inicial da curva de aprendizagem (Ann Surg 1996; 224:198). As causas de fracasso dos procedimentos anti-refluxo incluem a interrupção da correção inicial (46%), correção em volta do estômago em vez do esôfago (23%), uma correção muito estreita ou muito comprida (10%), um distúrbio motor esofágico não-diagnosticado (9%), herniação (6%) e desnervação gástrica (6%) (Am J Surg 1996; 171:36).

- *Refluxo durante a gestação:* O tratamento de primeira linha para as pacientes sintomáticas inclui antiácidos ou sucralfato. A cimetidina e a ranitidina são os ARH2 preferidos para as gestantes (Gastroenterol Clin North Am 1998; 27:153). Existe uma experiência limitada com o uso dos inibidores da bomba de prótons na gestação, mas o omeprazol é provavelmente um medicamento seguro (AM J Obstet Gynecol 1998; 179:727).

2.2 ESÔFAGO DE BARRETT

Am J Gastroenterol 1998; 93:1028; Arch IM 1996; 156:2174

Epidemiologia: O início dos sintomas do esôfago de Barrett é provavelmente 40 anos de idade, com idade mediana de diagnóstico entre 55-60. A proporção entre homens e mulheres é de 4:1. Ocorre 10-20 vezes mais em pessoas da raça branca do que na negra. Nos pacientes submetidos a uma endoscopia alta por qualquer motivo, a prevalência é de1-2%. É encontrado em 8-12% dos pacientes submetidos à endoscopia por sintomas da DRGE (Arch IM 1996; 156:2174).

Fisiopatologia:

- O esôfago de Barrett é definido usualmente como uma mudança no epitélio esofágico de qualquer comprimento, onde a biópsia evidencia metaplasia intestinal. As definições anteriores exigiam um comprimento de > 3 cm sem a necessidade de metaplasia intestinal. Contudo, já que a metaplasia intestinal é o fator de risco para o adenocarcinoma, a nova definição torna esta característica histológica o dado fundamental (Am J Gastroenterol 1998; 93:1028).
- Existem evidências convincentes de que o Barrett é uma conseqüência da DRGE. Os pacientes portadores de Barrett apresentam altos níveis de exposição ácida na pHmetria, baixas pressões de repouso na junção esofágica inferior e pobre motilidade esofágica (Scand J Gastroenterol 1993; 28:193). Não se sabe quais componentes do refluxo são importantes para o desenvolvimento de Barrett. Acredita-se que os ácidos e a pepsina são os mais importantes, contudo, as secreções biliares e pancreáticas e talvez a saliva possam desempenhar um papel na alteração metaplásica (Arch IM 1996; 156:2174).

- **Esôfago de Barrett de segmento curto** é um comprimento de metaplasia intestinal inferior a 3 cm. Sua prevalência na endoscopia diagnóstica é 8-32%. Está associado a sintomas de refluxo, mas os pacientes apresentam menor exposição ácida e uma melhor motilidade. A magnitude do risco de câncer associado ao Barrett de segmento curto é desconhecida, porém o câncer é muito menos freqüente no segmento curto que no longo (metaplasia com comprimento acima de 3 cm) (J Clin Gastroenterol 1997; 25:480).
- Barrett é mais freqüente nos pacientes com esofagite grave ao estudo contrastado (por exemplo, estenose, úlcera, esofagite grave) nos pacientes com sintomas de doença do refluxo gastresofágico > 5 anos e nos portadores de esclerodermia (Arch IM 1996; 156:2174). Neste grupo, a endoscopia apresenta melhores resultados diagnósticos.

Sintomas: São os sintomas da doença do refluxo gastresofágico, apesar de os pacientes portadores do esôfago de Barrett costumarem apresentar sintomas de maior duração, um início mais precoce e apresentarem com maior freqüência as complicações da doença do refluxo gastresofágico, como estenose (Am J Gastroenterol 1997; 92:27).

Complicações: O adenocarcinoma é uma complicação do esôfago de Barrett em 0,2-2,1% dos pacientes que iniciam um acompanhamento endoscópico sem displasia e uma incidência de 0,8-1,0% por ano para fins de discussões com os pacientes (Semin Thorac Cardiovasc Surg 1997; 9:279). Análises recentes são sugestivas de que este 1% por ano é um estimativa excessiva devido a confusões nas publicações e que 0,5% por ano é uma estimativa mais precisa (GE 2000; 119:333). O risco relativo é 30-125 em comparação com a população em geral. Contudo, apenas uma pequena proporção de pacientes portadores do esôfago de Barrett vai enfim falecer de adenocarcinoma. Em uma série de 155 pacientes que **não** se submeteram a um acompanhamento, mas realizaram controle por até em média 9,3 anos, só 2,5% faleceram de adenocarcinoma de esôfago (Gut 1996; 39:5). A sobrevida nos pacientes portadores de Barrett é similar à encontrada em controles equivalentes em idade e sexo (Gut 1989; 30:14). O adenocarcinoma desenvolve-se mais provavelmente nos pacientes com longos segmentos de Barrett, nos portadores de hérnia de hiato > 3 cm e talvez nos portadores de úlceras ativas na mucosa de Barrett do esôfago (Am J Gastroenterol 1999; 94:3416).

Diagnóstico Diferencial: A metaplasia da mucosa do cárdia gástrico pode dificultar a interpretação patológica, mas geralmente o diagnóstico é evidente na correlação com os achados de endoscopia e patológicos.

Endoscopia: Suspeitamos na endoscopia do epitélio de Barrett pelo aspecto macroscópico avermelhado a uma mucosa rosa aveludada no esôfago distal, que geralmente ressalta contra a cor acinzentada da mucosa escamosa. Sua presença, no entanto, pode apenas ser comprovada pela biópsia que revela metaplasia intestinal. Uma esofagite ativa pode dificultar ainda mais o diagnóstico de Barrett.

Tratamento:

- Os pacientes portadores do esôfago de Barrett devem tratar sua doença do refluxo gastresofágico subjacente. Os inibidores da bomba de prótons são geralmente necessários para um controle adequado dos sintomas nestes pacientes. No entanto, controle dos sintomas não é sinônimo de normalização da exposição ao ácido. Alguns autores chegaram até mesmo a sugerir que é necessário conseguir uma supressão ácida apropriada com a pHmetria nos pacientes portadores do esôfago de Barrett. Contudo, as orientações atuais do ACG sugerem apenas o controle dos sintomas até que o mérito de um tratamento mais intensivo possa ser comprovado (Gastroenterol Clin North Am 1997; 26:685).

- O motivo obrigatório para considerar o acompanhamento endoscópico para o esôfago de Barrett é o mau prognóstico do adenocarcinoma encontrado nos pacientes sintomáticos. Os tumores encontrados nos programas de acompanhamento costumam ser detectados em estágios mais precoces, e são, portanto, passíveis de cura (Am J Gastroenterol 1998; 931028). No entanto, não existem dados prospectivos randomizados para demonstrar que o acompanhamento é capaz de salvar vidas, e tais estudos não vão ser nunca realizados. A primeira decisão a ser estabelecida com o paciente é se iniciamos ou não um programa de acompanhamento. Os dados relativos ao risco de câncer, a baixa probabilidade de morte por câncer e o benefício ignorado do acompanhamento devem ser discutidos. Os pacientes com comorbidades significativas associadas, provavelmente não serão beneficiados com um acompanhamento de valor duvidoso. Os pacientes que não são candidatos à cirurgia não devem ser submetidos a acompanhamento. Fatores de risco adicionais para câncer incluem um comprimento de Barrett da apresentação de Barrett > 8-10 cm e apresentação com uma úlcera de esôfago (Arch IM 1996; 156:2174; Gut 1996; 39:5), e estes pacientes deveriam ser encaminhados para o acompanhamento.

- Os pacientes submetidos ao acompanhamento realizam, caracteristicamente, biópsias dos quatro quadrantes do esôfago, em intervalos inferiores a 2 centímetros, para todo o comprimento do epitélio anormal visível. Quando disponível, uma biópsia com fórceps jumbo passada através de um endoscópio com canal largo, é o procedimento preferido

Esôfago

por alguns autores (GE 1993; 105:40) de modo que seja possível colher amostras maiores.

- A biópsia é obtida para pesquisar displasia ou câncer. A displasia é graduada como negativa, indefinida, baixo grau, alto grau e carcinoma. A concordância na classificação da displasia encontra-se desapontadoramente entre 72-85%, entre patologistas experientes (Am J Gastroenterol 1998; 93:1028). Isto torna a tomada de decisão mais difícil, e uma segunda opinião patológica é obrigatória antes de maiores intervenções.
- Se não encontrarmos displasia, é razoável colher biópsias a cada 2-3 anos. O protocolo ACG é usar este intervalo de 2-3 anos depois de duas endoscopias (em intervalos não-especificados) negativas para displasia.
- Se encontrarmos displasia de baixo grau, repetimos então a endoscopia de 6-12 meses depois. Se a displasia não progredir além do baixo grau, a endoscopia deve ser repetida anualmente.
- O tratamento da displasia de alto grau é controvertido. Existem duas alternativas terapêuticas quando encontramos displasia de alto grau, confirmada por um segundo patologista. A primeira opção é a esofagectomia. A literatura cirúrgica mostra uma incidência de 43% de carcinomas ocultos na ressecção de espécimes de pacientes encaminhados para cirurgia por uma displasia de alto grau, sendo mencionado como evidência de suporte para cirurgia (Ann Surg 1996; 224:66). A crítica a este estudo afirmou que o protocolo de endoscopia não foi rigoroso o bastante. Em uma série recente de 15 pacientes portadores de displasia de alto grau, oito pacientes evoluíram e sete regrediram no acompanhamento endoscópico em um período de 3 anos (Am J Gastroenterol 2000; 95:1888). Em uma série de 72 veteranos acompanhados por um período de quase 20 anos com endoscopia anual devido à displasia de alto grau, o adenocarcinoma só se desenvolveu em 13 pacientes (GE 1998; 114:1149). Destes 13 pacientes, dez foram submetidos a uma cirurgia curativa, e um paciente que não aceitou o acompanhamento anual apresentou doença metastática e não foi operado. Em outra série, com 28 pacientes submetidos à cirurgia por câncer ou por displasia de alto grau, a biópsia endoscópica distinguiu com segurança os tumores das displasias de alto grau (GE 1993; 105:40). Com base nesta experiência, o acompanhamento intensivo é uma alternativa à esofagectomia. As orientações do ACG recomendam um acompanhamento a cada três meses nestes pacientes. O procedimento convencional com quatro biópsias jumbo a cada 2 cm é inadequado para este grupo (deixa de identificar metade dos tumores desenvolvidos), e a orientação é realizar quatro biópsias a cada cm (Am J Gastroenterol 2000; 95:3089).
- Os tratamentos ablativos estão sendo estudados como uma alternativa à ressecção cirúrgica ou ao acompanhamento. A ablação pode ser realizada com *laser*, eletrocoagulação multipolar ou terapia fotodinâmica

(Gastroenterol Clin North Am 1997; 26:685). Seu uso nesta etapa deve, provavelmente, limitar-se aos estudos clínicos e aos pacientes sem indicação de cirurgia até dispormos de grandes estudos com acompanhamento adequado.

2.3 ESTENOSES ESOFÁGICAS BENIGNAS E ANÉIS

J Clin Gastroenterol 1998; 27:285

Fisiopatologia: As estenoses de esôfago são um problema comum e, geralmente, provocadas pelo refluxo ácido. Os anéis constituem um problema clínico de menor freqüência. Alguns dos anéis detectados no esôfago por estudo contrastado são na verdade estenoses relacionadas com a doença do refluxo gastresofágico. Os anéis e as estenoses são diferenciados pela sua espessura. Estreitamentos com uma espessura inferior a 3 mm são chamados de anéis, e os com espessura superior a 3 mm são chamados de estenoses (J Clin Gastroenterol 1998; 27:285). A maior parte das estenoses é relacionada com o refluxo, possivelmente devido ao ciclo de inflamação e cicatrização ligado ao ácido, com formação de cicatrizes. As estenoses também podem ser causadas pela esofagite por comprimidos, ingestão cáustica, radioterapia, escleroterapia e cirurgia esofágica. A causa dos anéis não é clara. Alguns dos anéis inferiores estão relacionados com o refluxo e podem evoluir para estenoses amplas. É improvável que sejam congênitas, já que se apresentam depois dos 40 anos. Os anéis esofágicos inferiores (anéis de Schatski) estão associados à hérnia de hiato. Também foi sugerido que, como a inflamação relacionada com o refluxo encurta o esôfago (e aumenta a hérnia), o anel é formado pela mucosa esofágica pregueada (Dig Dis 1996; 14:323).

Sintomas: A disfagia intermitente para sólidos é a característica (ver descrição de sintomas detalhada na p. 7). Os pacientes geralmente não se apresentam com disfagia se o diâmetro da luz do esôfago for superior a 13 mm. Freqüentemente os pacientes não referem os sintomas de disfagia se não forem especificamente perguntados.

Evolução Clínica: O padrão típico é o de uma disfagia intermitente, com uma freqüência crescente para sólidos, que pode evoluir em meses a anos. As estenoses recidivam com freqüência, e pode haver necessidade de dilatações repetidas.

Complicações: Impactação alimentar requerendo endoscopia para remoção dos alimentos (ver corpos estranhos na p. 61).

Diagnóstico Diferencial: Ver diagnóstico diferencial de disfagia na p. 8.

Radiografia: As estenoses podem ser demonstradas com um estudo contrastado com um comprimido de bário de 13 mm. O comprimido é útil para reproduzir os sintomas e demonstrar estruturas mais discretas. Nem todos os pacientes com disfagia precisam de estudos baritados. Os pacientes com disfagia intermitente, de leve a moderada, devem ser submetidos à endoscopia digestiva alta sem radiografias.

Endoscopia: As estenoses e anéis são visíveis em uma endoscopia cuidadosa se tivermos um cuidado apropriado para insuflar o esôfago. As biópsias são indicadas para excluir a presença de malignidade em novas estenoses e podem revelar evidencias histológicas de refluxo associado.

Tratamento: A base do tratamento é dilatação com dilatadores mecânicos ou balonetes. Um **dilatador preenchido de mercúrio** (por exemplo, o dilatador graduado de Maloney) passado às cegas no esôfago sem ajuda de um guia, é seguro e eficaz para estenoses simples ou anéis.

O mais freqüente é o emprego dos **dilatadores de Savary** em polivinil, passados com guia endoscópica no estômago. A fluoroscopia é utilizada por alguns endoscopistas, mas freqüentemente é desnecessária, especialmente se é possível progredir no espaço para o antro de modo a desdobrar o arame e mantê-lo em uma posição fixa (Am J Gastroenterol 1993; 88:1381). Caracteristicamente, são passados três dilatadores em seqüência, em uma sessão única com o objetivo eventual de dilatar pelo menos 15 mm (em diversas sessões, se for necessário). A biópsia e a dilatação podem ser realizadas em uma mesma sessão. Nas estenoses estreitas, realizamos diversas sessões com intervalo de 1-2 semanas até atingirmos o objetivo.

Balonetes via escopia são outros métodos populares de dilatação. A dilatação por balonete possuí a vantagem teórica de aplicar apenas uma força radial na estenose, e os balonetes podem ser mais bem tolerados pelos pacientes do que a passagem dos três dilatadores. Contudo, na prática existem evidências convincentes de que a evolução clínica é a mesma, independente do método escolhido.

A complicação mais temida da dilatação é a perfuração, que ocorre em uma taxa de 1 para 500 dilatações (Gastrointest Endosc Clin N Am 1996; 6:323). Taxas muito superiores foram descritas para as dilatações das estenoses cáusticas (Radiology 1998; 209:741). O sangramento e a bacteremia são complicações muito raras (Gastrointest Endosc Clin N Am 1996; 6:323).

Existem séries de casos do uso do eletrocautério para cortar os anéis esofágicos como uma alternativa à dilatação nos casos refratários (Gastrointest Endosc 1993; 39:616). Nas estenoses com recidiva rápida, a injeção de corticóides intralesional parece ser um método efetivo (Gastrointest Endosc 1995; 41:596). No passado, havia a necessidade de dilatações mensais e de autodilatações para os pacientes com doença grave. Com o advento dos inibidores da bomba de prótons, são raras as dilatações freqüentes. Está claro que todos os pacientes com estenoses relacionadas com o refluxo devem receber inibidores da bomba de prótons por toda a vida (ou cirurgia). Os pacientes que recebem inibidor da bomba de prótons depois da dilatação apresentam mais alívio da disfagia e necessitam de menos dilatações que os pacientes que recebem os ARH2 (GE 1994; 106:907). Nos pacientes cujas estenoses recidivam rapidamente, pode haver necessidade de um tratamento com inibidores da bomba de prótons em altas doses, e uma pHmetria por vinte e quatro horas pode ser custo-eficaz na escolha de uma dose efetiva.

2.4 ESTENOSE ESOFÁGICA CONGÊNITA

Am J Gastroenterol 2000; 95:32

Epidemiologia: Relativamente rara nos adultos, apesar de um estudo recente sugerir ser mais comum do que se acreditava anteriormente (Am J Gastroenterol 2000; 95:32). A incidência é de 1 para 25.000 nascimentos vivos (Dig Dis Sci 1993:38:369).

Fisiopatologia: A estenose ocorre devido aos anéis traqueobrônquicos que surgem presumivelmente a partir do seqüestro de precursores das células traqueobrônquicas na parede esofágica (Dig Dis Sci 1993; 38:369).

Sintomas: Disfagia para sólidos que geralmente está presente desde que o paciente é capaz de lembrar. Os pacientes geralmente apresentaram diversos episódios de impactação alimentar e "comem lentamente".

Evolução Clínica: Disfagia crônica.

Complicações: A perfuração ocorre mais freqüentemente porque o diagnóstico não é estabelecido e a dilatação de grandes diâmetros é tentada de modo inadequado.

Diagnóstico Diferencial: Ver disfagia na p. 7.

Radiografia: O esôfago proximal é dilatado. No esôfago superior, existe um longo segmento estenosado com diversos anéis finos visíveis. Este aspecto foi chamado de "esôfago em funil".

Endoscopia: O esôfago proximal é dilatado. No segmento estenosado diversos anéis cartilaginosos são vistos e foram descritos como apresentando o aspecto de uma mola (Dig. Dis Sci 1993:38:369).

Tratamento: Tratar a esofagite se estiver presente. Dilatar cuidadosamente até um diâmetro com que o paciente possa viver e enfatizar a necessidade de uma mastigação cuidadosa.

2.5 CORPOS ESTRANHOS

Gastrointest Endosc 1995; 41:33

Comentário: Esta discussão não inclui os corpos estranhos acima da cricofaringe. As orientações para o tratamento de crianças muito pequenas podem ser diferentes das orientações apresentadas aqui.

Epidemiologia: A maior parte das ingestões de corpos estranhos ocorre de 6 meses a 3 anos. Nos adultos, a maioria dos corpos estranhos decorrem da impactação alimentar secundária à patologia esofágica. As ingestões estão também associadas à doença psiquiátrica e retardamento mental. Os prisioneiros podem ingerir corpos estranhos para obter ganhos secundários.

Fisiopatologia: Os corpos estranhos podem ter um impacto sobre o esôfago nas áreas de estenose e nas áreas anatômicas de estreitamento ou angulação normais, como a cricofaringe, arco aórtico, brônquio-fonte esquerdo, piloro, curva duodenal, mas os objetos agudos constituem um risco de perfuração.

Sintomas: A maioria dos pacientes vai claramente descrever a sensação de um corpo estranho no esôfago, apesar de sua percepção da localização exata poder não ser correta. Uma obstrução completa devido a um corpo estranho esofágico se apresenta geralmente com dor e incapacidade de lidar com secreções orais. Os objetos que passam além do esôfago são muitas vezes assintomáticos, a menos que ocorra perfuração ou obstrução. O tipo de corpo estranho suspeito (por exemplo, alimento, alfinete, palito de dente etc.) deve ser estabelecido.

Sinais: O exame não é útil, a menos que ocorra perfuração, situação em que podemos encontrar crepitação no pescoço ou achados de peritonite.

Evolução Clínica: Cerca de 80-90% dos objetos passam espontaneamente, 10-20% dos casos requerem endoscopia e 1% necessita de cirurgia (Gastrointest Endosc 1995; 41:39).

Complicações: Perfuração, obstrução.

Radiografia: Objetos radiopacos podem ser localizados nas radiografias simples, mas diversos objetos ingeridos não são radiopacos. Estudos contrastados devem ser evitados devido ao risco de aspiração.

Endoscopia: A endoscopia está indicada em alguns casos específicos para remoção de corpos estranhos (ver a seguir). Uma variedade de instrumentos (cordas, cestas, pinça dente de rato, pinça boca de jacaré, capas protetoras do endoscópio) pode ser necessária. A endoscopia rígida apresenta uma taxa superior de complicações e deve ser utilizada no esôfago quando o endoscópio flexível não obtiver êxito (Gastrointest Endosc 1993; 39:626).

Tratamento: As características do objeto e sua localização no aparelho GI determinam o tratamento. O **bolo alimentar** impactado no esôfago deve ser removido imediatamente se houver evidências de sofrimento ou incapacidade em lidar com as secreções. Se o paciente está confortável, o procedimento pode ser adiado caso o *bolus* desça espontaneamente, mas deve ser removido dentro de 12-24 horas após a ingestão. O *bolus* é geralmente removido com uma corda ou uma cesta através de um endoscópio flexível com sedação consciente. O estudo contrastado deve ser evitado porque dificulta a endoscopia. Podemos administrar o glucagon, mas, não existem dados controlados para reforçar seu uso (Emerg Med Clin N Am 1996; 14:493). Os **objetos contusos**, como moedas, devem ser removidos se, na radiografia simples, eles se encontrarem no esôfago. No entanto, se atingem o estômago, provavelmente vão passar espontaneamente e o tratamento é conservador (BMJ 1991; 302:1321). Estes objetos podem ser acompanhados com radiografias semanais e, se não evoluírem além do estômago, devemos realizar uma remoção endoscópica em até quatro semanas. **Objetos compridos**, como as canetas e escovas de dentes devem ser retirados porque vão apresentar dificuldade de atravessar o arco duodenal. **Objetos agudos, apontados**, devem ser removidos endoscopicamente. Estes objetos freqüentemente requerem a utilização de um *overtube*, ou um envoltório de borracha no endoscópio, e em alguns casos, a endoscopia é feita sob anestesia geral. A ponta aguda deve ser "acompanhada" para minimizar o risco de perfuração. "Ensaios" com objetos similares devem ser úteis na seleção do instrumento para segurar o objeto (Gastrointest Endosc 1995; 41:39). **Pilhas-botão** são tratadas de modo diferente devido ao risco de lesão por corrente elétrica, ou drenagem de álcalis (Peds 1992; 89:747). As baterias no esôfago devem ser retiradas imediatamente com uma cesta para recuperação. Se a bateria está no estômago só deve ser retirada se for grande ou se não atravessar o piloro após 48 horas. Os **pacotes de narcóticos** devem ser deixados enquanto o paciente é observado em um hospital e não devem ser retirados pela endoscopia pelo risco de ruptura e intoxicação fatal. Se não houver progressão nas radiografias, ou se um teste toxicológico for sugestivo de extravasamento, devem ser retirados cirurgicamente (Postgrad Med J 1990; 66:659).

2.6 CÂNCER DE ESÔFAGO

Ann Oncol 1998; 9:951; Surg Oncol 1997; 6:103; Semin Oncol 1994; 211:403

Epidemiologia: A incidência varia muito em todo o mundo desde apenas 4 por 100.000 até 130 por 100.000 nas áreas endêmicas da China e Irã (Ann Oncol 1998; 9:951; Semin Oncol 1994; 21:403). Existe um número desproporcional de (1) baixo nível socioeconômico nos pacientes com este câncer (15% do câncer de esôfago *versus* 10% para todos os outros tumores), e (2) afro-americanos portadores de câncer de esôfago (17% com relação aos 8,2% para todos os outros tumores). Houve um aumento dramático na proporção de adenocarcinomas com relação aos carcinomas escamosos (33% de adenocarcinomas em 1988 para 43% de adenocarcinomas em 1993). A incidência de câncer de esôfago está aumentando em torno de 5-10% por ano (Câncer 1996; 78:1820).

Fisiopatologia: Os principais fatores de risco para o carcinoma de células escamosas do esôfago (ver Brit J Surg 1996; 83:1174; Semin Oncol 1994; 21:403) são: (1) fumo (aumenta o risco cinco vezes para os fumantes com relação aos não-fumantes, e dez vezes para os grandes fumantes em comparação com os não-fumantes), (2) álcool (risco de 20-50 vezes maior para os grandes etilistas com relação às pessoas que não bebem), (3) deficiência nutricional (nas áreas endêmicas da China, Irã e África do Sul as dietas são ricas em trigo e milho, e pobres em caroteno e vitaminas), (4) toxinas alimentares (nitrosaminas nos vegetais em *picles*, alimentos grelhados e alimentos salgados e micotoxinas nos alimentos mofados), (5) irritação crônica (de alimentos temperados e quentes, acalasia, estenoses cáusticas) e (6) agentes infecciosos (papilomavírus, fungos, bactérias) (GE 1992; 103:1336) e fatores ambientais e poluentes. A doença do refluxo gastresofágico é um importante fator de risco para o adenocarcinoma (Nejm 1999; 340:825), e o uso de medicamentos relaxantes do esfíncter esofágico inferior também foi implicado nesta patologia (Ann Intern Med 2000; 133:165). O esôfago de Barrett é o principal fator de risco para o adenocarcinoma de esôfago, e alguns autores acreditam que pode ser encontrado em todos os casos se realizarmos um número apropriado de cortes (Nejm 1999; 340:878).

Sintomas: Disfagia para sólidos, desconforto retroesternal e perda de peso.

Sinais: Caquexia, adenopatia supraclavicular.

Evolução Clínica: A evolução clínica é semelhante para os adenocarcinomas e carcinomas escamosos e depende do estágio. A taxa de sobrevida em cinco anos para os portadores de doença no estágio I é de 42% e cai para 3% no estágio IV. Só 25% dos pacientes portadores de doença no estágio IV vão sobreviver por um ano (Câncer 1996; 78:1820).

Os tumores dividem-se em quatro estágios segundo o sistema TNM. Os tumores no estágio I estão limitados à submucosa. Os tumores no estágio IIA são mais profundos, mas sem evidências de linfonodos locais. Os tumores no estágio IIB apresentam linfonodos locais. As lesões no estágio III invadem a adventícia ou estruturas locais e apresentam linfonodos positivos. As lesões no estágio IV apresentam metástases à distância.

Complicações: Obstrução de esôfago, fístula traqueoesofágica, perda de peso e má nutrição.

Diagnóstico Diferencial: Em geral, o diagnóstico não é difícil. Pode surgir confusão na distinção entre as estenoses benignas e malignas. Devemos considerar a hipótese de câncer no caso de uma estenose aparentemente benigna recidivar rapidamente ou ser especialmente difícil de dilatar.

Radiografia: O esôfago contrastado em geral mostra uma massa exofítica, nodularidade ou estenose, e todos estes achados precisam de uma endoscopia para diagnóstico. A TC é útil na detecção de doença metastática à distância, mas apresenta uma acurácia lobal no estadiamento de apenas 67%. A RNM é sensível, mas não é específica (Chest 1998; 113:107S). A varredura PET é superior à TC na identificação de doença metastática e seu uso pode prevenir que cerca de 20% dos pacientes sejam submetidos a um procedimento cirúrgico para doença irressecável (Ann Thorac Surg 1997; 64:770).

Endoscopia: A endoscopia mostra lesões que variam de uma nodularidade discreta até lesões exofíticas com ulceração. O diagnóstico é feito pela biópsia com retirada de pelo menos seis fragmentos. A citologia pode detectar algumas lesões que escaparam à biópsia, mas é necessário um alto grau de experiência citológica. A ultra-sonografia endoscópica tem uma acurácia no estadiamento em torno de 80% se for feita por especialistas. Em cerca de 14%, vamos encontrar um superestadiamento, e o subestadiamento ocorre em até 28% no início da curva de aprendizado e em 3% quando com experiência (Gastrointest Endosc 1996; 44:58). É importante passar o endoscópio através do tumor para avaliar o eixo celíaco, e isto pode ser feito com segurança com uma dilatação gradual (Gastrointest Endosc 1995; 41:540).

Tratamento:

- A ressecção cirúrgica é o tratamento de eleição para os pacientes aptos para a cirurgia e sem evidências de doença à distância. A linfadenectomia e a ressecção de esôfago são procedimentos curativos em cerca de 20% dos pacientes. Embora o objetivo seja cura para estes pacientes, geralmente obtemos paliação. A escolha da técnica cirúrgica baseia-se na localização do tumor e na preferência do cirurgião (Surg Clin N Am 1997; 77:1169). A ressecção *en bloc* pode melhorar a sobrevida e certamente melhora o estadiamento (Surg Oncol Clin N Am 1999; 8:295). Os dados relativos à linfadenectomia compreendendo os linfonodos cervicais, do mediastino, e abdominais (chamada na literatura de linfadenectomia em três campos) são também sugestivos de um aumento na sobrevida em comparação com os controles retrospectivos, e estudos prospectivos adicionais são necessários (Ann Oncol 1998; 9:52). Na esofagectomia vamos encontrar óbito em 5%, infarto agudo do miocárdio em 1%, embolia pulmonar em 1%, arritmia em 10%, deiscência anastomótica em 7% e paralisia de corda vocal em 4% dos pacientes.

- Dispomos de meios para realizar um estadiamento minimamente invasivo com toracoscopia, mediastinoscopia e laparascopia, mas seu papel na avaliação pré-operatória ainda não está bem claro. Contudo, o estadiamento cirúrgico minimamente invasivo é mais preciso do que o efetuado por meio de ultra-sonografia endoscópica (J Thorac Cardiovasc Surg 1997; 114:817).
- Devido aos resultados ruins com a cirurgia isolada ou radioterapia e quimioterapia adjuvantes, a atenção voltou-se para o tratamento multidisciplinar com quimioterapia e/ou radioterapia pré-operatória. Infelizmente, nos pacientes com carcinoma epidermóide (apesar de mais de 30 estudos prospectivos randomizados controlados apresentarem resultados conflitantes), não houve aumento da taxa de ressecabilidade, e as taxas de sobrevida e de mortalidade pós-operatória pareceram ser superiores (Brit J Surg 1999; 86:727). Os resultados não são convincentemente diferentes para o adenocarcinoma (Gastroenterol Clin North Am 1997; 26:635) apesar de alguns estudos individuais encorajadores (Nejm 1996; 335:462). Forte argumento pode ser dado para oferecer tratamento multidisciplinar, sempre que possível, dentro de um estudo clínico.
- A paliação da disfagia obtida com a endoscopia também pode ser conseguida com diversas modalidades terapêuticas: (1) dilatação esofágica; (2) *Stents* metálicos auto-expansivos; (3) Nd: YAG *laser*; (4) terapia fotodinâmica (aplicação de feixe de *laser* após a administração de um material fotossensibilizante para criar radicais livres capazes de destruir o oxigênio do tumor); e (6) injeção de etanol ou polidocanol para a ablação do tumor. A dilatação é um método barato e tecnicamente simples de realizar, mas o alívio obtido é de curta duração e a taxa de perfuração de até 5% limita sua utilidade (Surg Clin N Am 1997; 77:1197). O SEMS substituiu o *stent* plástico que apresenta uma taxa inaceitável de complicações e eficácia limitada. Uma variedade de *stents* metálicos está disponível: (1) Z-*stent*; (2) Wallstent em malha; (3) *stent* Ultraflex nitinol (descrito como revestimento de malha); e (4) EsophaCoil. Não existem muitas comparações entre os tipos de *stent*, e esta técnica parece estar em evolução clínica contínua. As complicações imediatas são dor torácica em 6%, sangramento em 0,2%, perfuração em 1% e migração do *stent* em 2%.

Espera-se encontrar de 10-30% de complicações tardias inclusive sangramento (que pode ser fatal), migração do *stent*, crescimento interno do tumor e impactação alimentar. Apesar destas limitações, os SEMS ganharam amplo espaço com relação às outras técnicas relacionadas anteriormete para paliação da disfagia. São também o tratamento de eleição para as fístulas traqueoesofágicas (Chest Surg Clin N Am 1997; 7:623).

2.7 INGESTÃO CÁUSTICA

Gastroenterol Clin N Am 1991; 20:847; Spechler S and Taylor M. Caustic Ingestions In: Taylor M, ed. Gastrointestin al Emergencies. Baltimore: Williams & Wilkins, 1997; 19

Causa: Ingestão intencional de uma substância cáustica por adultos em tentativas de suicídio e a ingestão acidental de cáusticos domésticos em crianças. A soda cáustica (uma mistura de hidróxido de sódio e potássio) é a substância mais comumente ingerida. As formas mais diluídas de soda cáustica, como os limpadores líquidos de drenos que contém < 10% de soda cáustica, substituíram a soda cáustica sólida e as soluções líquidas altamente concentradas, mas ainda são potentes o suficiente para causarem perfurações viscerais. Os limpadores de dreno cristalinos são 50% soda cáustica, mas a dor geralmente limita a sua ingestão. A maioria das soluções domésticas que utilizam amônia, os alvejantes domésticos e os detergentes são cáusticos mais fracos, e é incomum uma lesão catastrófica. Os ácidos fortes podem ser encontrados em limpadores de piscinas, limpadores de vasos sanitários e em baterias, mas a sua ingestão acidental é muito menos comum no hemisfério ocidental.

Epidemiologia: Pico bimodal de incidência, com crianças de menos de 5 anos e adultos de 20-30 anos, com aproximadamente 80% dos casos em crianças. Aproximadamente 5.000-15.000 ao ano nos EUA (Am J Gastroenterol 1992; 87:1).

Fisopatologia: O dano secundário à soda cáustica foi estudado experimentalmente e é dividido em três fases. A lesão inicial ocorre em segundos devido a um processo de necrose liquefativa acompanhada durante os dias seguintes por uma trombose vascular e inflamação. Durante os dez dias seguintes, a necrose encolhe e desenvolve-se um tecido de granulação. Durante os meses seguintes, ocorre a re-epitelização e podem-se desenvolver estenoses. A ingestão de soda cáustica em concentrações > 25% está associada à lesão gástrica em 9,5% das vezes, mas estas concentrações não estão facilmente disponíveis nos EUA (Am J Gastroenterol 1992; 87:337).

O ácido produz necrose de coagulação, o que pode limitar a sua profundidade de penetração. O esôfago é mais resistente à lesão pelo ácido do que à lesão pelos álcalis, mas pode ocorrer uma lesão significativa ao esôfago e pode ocorrer uma grave lesão gástrica.

Sintomas: A ingestão de cáusticos causa dor em queimação na boca. Tosse, sibilos e estridor são observados se ocorreu aspiração. Em grandes ingestões, observam-se os vômitos, a dor torácica, a disfagia, a salivação excessiva e a dor epigástrica.

Sinais: Queimaduras orais (a ausência de queimaduras não elimina uma lesão esofágica); sibilos; achados de peritonite em casos avançados.

Evolução Clínica: A fase aguda decorre nos 5 dias iniciais, com os sintomas e sinais anteriores. Há uma fase latente de 10 dias, enquanto os pacientes podem estar passando enganosamente bem. Ocorrem cicatrizes na terceira fase, na qual 10-30% dos pacientes desenvolvem estenoses se ocorreu uma lesão esofágica, e 80% destes ficam sintomáticos em 8 semanas. Durante esta fase as estenoses podem progredir rapidamente e uma avaliação e tratamento imediatos são necessários (Gastroenterol Clin Am North 1991; 20:847). Pode ocorrer uma obstrução do trato de saída gástrico, como um achado tardio em 4-6 semanas ou mesmo anos depois. Nas lesões grau 2b (ver os achados endoscópicos adiante) desenvolvem-se estenoses em 70%. As lesões grau 3a estão associadas a complicações que exigem cirurgia em 25%. Os pacientes grau 3b apresentam uma incidência de 70% de complicações agudas, com uma mortalidade de 65%.

Complicações: A perfuração esofágica ou gástrica, a estenose esofágica. Ocorre obstrução do trato de saída gástrico tão freqüentemente com a ingestão de ácido quanto com a ingestão de álcalis, com uma taxa de aproximadamente 5% das crianças necessitando de hospitalização (Pediatr Surg Int 1999; 15:88). O carcinoma de células escamosas do esôfago é uma complicação tardia, com um risco relativo de 1.000 vezes. Em uma série de 63 pacientes, o período latente médio foi de 41 anos (Cancer 1980; 45:2655). Estes pacientes parecem ter um melhor prognóstico, talvez devido ao fato do câncer desenvolver-se em uma cicatriz, impedindo a sua disseminação. O ASGE recomenda vigilância 15-20 anos após a ingestão a intervalos de não mais do que 1-3 anos, com avaliação imediata dos sintomas.

Diagnóstico Diferencial: Geralmente, a distinção entre as ingestões acidentais e intencionais é clara. Considere a ingestão de outras substâncias em tentativas de suicídio e considere que o paciente pode ainda ser, potencialmente, um suicida.

Laboratório: Em tentativas de suicídio, está indicado um rastreamento tóxico para as outras substâncias ingeridas.

Radiografia: Radiografia de tórax, uma série de radiografias de abdome quando se suspeita de perfuração ou de pneumonite.

Endoscopia: Os achados endoscópicos são graduados conforme mostrado. Grau 1: eritema, edema consistente com uma mucosa superficial enrugada. Grau 2a: friabilidade, hemorragia, bolhas, erosões, úlceras rasas que implicam em extensão até a muscular própria. Grau 2b: achados grau 2 que são circunferenciais. Grau 3a: descoloração marrom-escurecida ou cinzenta com ulcerações profundas, implicando possível lesão transmural com erosão para dentro de estruturas adjacentes. Grau 3b: envolvimento grave dos achados 3a.

Tratamento: Todos os pacientes devem ser trazidos à sala de emergência. **Não** se deve induzir êmese. As vias aéreas devem ser avaliadas e realiza-se a entubação endotraqueal, se necessária. Não há nenhuma vantagem em se neutralizarem os álcalis ou ácidos no estômago. Se o paciente estiver estável e não houver nenhuma evidência clínica de perfuração, deve ser realizada uma endoscopia gastroduodenal. Os pacientes sem lesões podem receber alta, a menos que preocupações com a segurança do paciente psiquiátrico ou pediátrico impeçam isto. Os pacientes com queimaduras grau 1 ou com queimaduras não-circunferenciais grau 2 devem ser observados durante 72 horas quanto a evidências de perfuração e então receberem alta com a garantia de que as estenoses são improváveis. As queimaduras circunferenciais exigem um estreito acompanhamento com relação a estenoses, que podem desenvolver-se e progredir rapidamente sem tratamento. Os esteróides empregados para impedir a formação de estenoses são ineficazes (Nejm 1990; 323:637). Os antibióticos não parecem impedir os estenoses e somente devem ser utilizados para indicações específicas. Utilizam-se *stents* esofágicos rígidos instalados oralmente em pacientes nos quais a dilatação fracassou nas primeiras oito semanas, com 70% de sucesso (J Pediatr Surg 1996; 31:681). As estenoses sintomáticas são dilatadas, mas as taxas de perfuração são maiores e as recorrências precoces são mais freqüentes do que as que ocorrem com as estenoses pépticas (Gut 1993; 341:1498). As estenoses com uma espessura parietal do esôfago de mais de 9 mm pela TC apresentam muita dificuldade em serem mantidas dilatadas e exigem múltiplas sessões (Gastrointest Endosc 1995; 41:196). A intervenção cirúrgica pode ser necessária e acarreta uma mortalidade significativa de 4-15% e elevada morbidade decorrente de fístulas e estenose tardia (Pediatr Surg Int 1998; 13:336).

2.8 ACALÁSIA

Jama 1998; 280:638; Gastroenterologist 1995; 3:273

Causa: Desconhecida.

Epidemiologia: Distúrbio incomum com uma incidência de 0,5-1,2 /100.000/ ano. A incidência faz um pico por volta dos 20-40 anos, com um segundo pico na faixa etária dos 70 anos. Observada igualmente em todas as raças e em ambos os sexos (Gastroenterologist 1995; 3:273).

Fisiopatologia: A característica definidora da acalásia é a perda da peristalse esofágica e a incapacidade do EEI (esfíncter esofágico inferior) em se relaxar apropriadamente, provavelmente devido a um déficit no plexo intramural de Auerbach (Gastroenterologist 1995; 3:273). Os neurônios inibitórios que mediam o relaxamento do EEI são os mais afetados.

Sintomas: Disfagia, geralmente, de início insidioso. A disfagia ocorre para líquidos e para sólidos, mas os problemas com os sólidos podem ser mais aparentes ao paciente do que os problemas com os líquidos. Os pacientes podem descrever uma variedade de manobras (beber grandes volumes, elevar os braços acima das suas cabeças, saltar, retificar as costas) para alívio sintomático (Jama 1998; 280:638). Pode ocorrer pirose devido à fermentação dos alimentos retidos no esôfago. A dor torácica é freqüente e pode ser mais proeminente em pacientes mais jovens. A perda de peso geralmente é discreta, se estiver presente. A aspiração é incomum.

Sinais: Geralmente nenhum, mas se pode observar caquexia e pneumonia.

Evolução Clínica: Disfagia lenta e progressiva.

Complicações: Carcinoma de células escamosas do esôfago devido a estase, (RR = 16) (Gut 1992; 33:155). O NNT para a vigilância anual com endoscopia digestiva para se detectar um câncer é de 406 em homens e de 2.200 em mulheres (Jama 1995; 274:1359). O tratamento pode reduzir o risco de câncer (Gastroenterologist 1995; 3:273).

Diagnóstico Diferencial: A pseudo-acalasia devido à destruição dos neurônios por cânceres simula a acalásia. Outras considerações são a doença de Chagas, os distúrbios inespecíficos da motilidade e as estenoses esofágicas.

Laboratório: A manometria esofágica é diagnóstica quando mostra contrações de baixa amplitude, simultâneas e uma incapacidade do relaxamento do EEI. Uma variante com contrações de alta amplitude, simultânea, denominada acalásia vigorosa, pode ser identificada à manometria.

Radiografia: As radiografias simples podem mostrar um nível hidroaéreo esofágico. O KUB pode mostrar uma ausência de bolha gasosa gástrica. O trânsito com bário mostra um esôfago dilatado, um atraso na passagem do bário e um aspecto de "bico de pássaro" do bário levando ao EEI fechado.

Endoscopia: Pode mostrar alimentos retidos ou uma esofagite decorrente de fermentação ou *debris* retidos. Um endoscópio que subitamente "força a passagem" quando empurrado através do EEI fechado também proporciona uma pista, mas freqüentemente a endoscopia digestiva é pouco reveladora.

Tratamento: O objetivo do tratamento é reduzir a pressão no EEI e permitir que a gravidade esvazie o esôfago, pois as contrações ainda não são eficazes. Existem quatro opções de tratamento:

- A nifedipina e os nitratos são 50-80% eficazes no alívio dos sintomas com a redução na pressão do EEI. No entanto, os efeitos colaterais limitam o seu uso, e os resultados a longo prazo são tais que o seu emprego é reservado àqueles pacientes que não são candidatos a um tratamento mais invasivo (J Clin Gastroenterol 1998; 28:202).
- A ruptura forçada do EEI com uma única sessão de dilatação pneumática é eficaz em aproximadamente 70% dos pacientes durante um período de cinco anos de acompanhamento (Jama 1998; 280:638). Dilatações adicionais melhoram este número para aproximadamente 80-90%. É possível que haja uma menor morbidade ao se começar com um tamanho de 30 mm e aumentando para 35 mm e então para 40 mm para dilatações que fracassam em diâmetros menores (Am J Gastroenterol 1993; 88:34). A duração da inflação não é essencial; uma inflação de 6 segundos é tão eficaz quanto uma inflação de 60 segundos (Am J Gastroenterol 1998; 93:1064). A taxa de perfuração deve variar em torno de 3%, apesar de este número variar amplamente nos estudos publicados. A deglutição da gastrografina é sensível para a detecção da perfuração. Os pacientes tratados cirurgicamente para uma perfuração esofágica reconhecida imediatamente se submetem a um reparo da perfuração e a uma miotomia completa com uma morbidade e um prognóstico similares aos da morbidade e prognóstico da toracotomia eletiva e da miotomia de Heller (Dig Dis Sci 1993; 38:1409).
- A injeção intra-esfincteriana de toxina botulínica resulta na inibição da liberação da acetilcolina a partir dos terminais nervosos. Ele é um tratamento eficaz a curto prazo para a acalásia. Aproximadamente 60-70% dos pacientes que recebem a injeção apresentam uma boa resposta durante seis meses (Gut 1997; 41:87; Nejm 1995; 332:774). No entanto, a taxa de respostas decai para aproximadamente 30% em um ano (Gut 1999; 44:231). Este tratamento é uma opção para os pacientes de alto risco.
- Várias abordagens cirúrgicas à miotomia estão disponíveis. A miotomia de Heller, executada através de uma incisão abdominal, tem sido a mais amplamente realizada. O alívio da disfagia pode ser esperado em mais de 90% dos pacientes, apesar de os sintomas de refluxo reduzirem a proporção de pacientes com excelentes resultados para 60% em 15-20

anos (Ann Thorac Surg 1994; 58:1343). As abordagens transtorácicas e toracoscópicas também têm sido empregadas, mas são menos favorecidas em razão da maior dificuldade em se realizar uma cirurgia anti-refluxo, maior chance de uma miotomia incompleta e um tempo de recuperação mais longo. Atualmente, a miotomia à Heller laparoscópica com uma fundoplicadura larga é a abordagem cirúrgica favorita com excelente (90%) alívio da disfagia e uma estadia hospitalar de apenas 3-5 dias (Am J Surg 1997; 174:709); Ann Surg 1997; 225:655).

A cirurgia deve ser considerada para: (1) pacientes muito jovens, pela probabilidade de dilatações repetidas durante toda a vida; (2) fracassos no tratamento não-cirúrgico; (3) pacientes com alto risco para uma dilatação devido à tortuosidade no esôfago, cirurgia prévia na JGE ou divertículos esofágicos e (4) pacientes que preferem uma abordagem cirúrgica pela melhor chance de um alívio sintomático a longo prazo (J Clin Gastroenterol 1999; 28:202).

2.9 DOR TORÁCICA NÃO-CARDÍACA

Epidemiologia: Aproximadamente 30% dos pacientes que se submetem a um cateterismo cardíaco apresentam exames negativos para a doença coronariana. Isto implica em uma incidência anual nos EUA de dor torácica não-cardíaca de aproximadamente 180.000 casos (GE 1997; 112:309).

Fisiopatologia: Alguns dos pacientes com dor de origem esofágica apresentarão doença esofágica estrutural, com talvez 10-15% apresentando esofagite endoscopicamente (Am J Gastroenterol 1999; 94:2310). A causa da dor para os restantes 85% é funcional. Apesar de muitas anormalidades manométricas serem descritas em pacientes com dor torácica não-cardíaca, nenhum padrão manométrico se correlaciona bem com os sintomas (J Clin Gastroenterol 1999; 28:189). A função sensorial esofágica e as anormalidades do SNC são observadas em pacientes com dor funcional. Estes pacientes apresentam um limiar menor para a dor com a distensão do balão (Ann Intern Med 1996; 124:950) e um menor limiar do SNC para a percepção dos estímulos esofágicos (Gut 1992; 33:298).

Sintomas: Disfagia, regurgitação macroscópica, pirose e dor após as refeições podem sugerir DRGE. A dor esofágica aparece em episódios freqüentes, longos, geralmente sem dispnéia associada, tonteiras, palpitações ou diaforese. A irradiação da dor para as costas não é incomum. Seja muito cauteloso quanto a implicar o esôfago na dor que se irradia para a mandíbula, o pescoço ou os braços. Crises infreqüentes de dor espontânea são mais sugestivas de doença cardíaca que de doença esofágica (J Clin Gastroenterol 1985; 7:477).

Sinais: Não são úteis, exceto para avaliar o paciente quanto a sinais de doença cardíaca ou causas musculoesqueléticas de dor.

Evolução Clínica: Acompanhamento durante um tempo médio de 21 meses mostrou que os pacientes continuavam a apresentar dor, apesar de aqueles com um diagnóstico esofágico específico apresentarem menor probabilidade de precisarem de visitas ao médico ou de ficarem incapacitados pela dor (Am J Gastroenterol 1987; 82:215). Os pacientes com dor torácica e um cateterismo cardíaco normal apresentam uma sobrevida em sete anos de 96% (J Am Coll Cardiol 1986; 7:479).

Complicações: Avaliações médicas repetidas, inclusive uma repetição do cateterismo cardíaco e visitas à sala de emergência. Incapacitação secundária à dor e medo de a dor ser de origem cardíaca.

Diagnóstico Diferencial: O diagnóstico diferencial é amplo e a maioria destes distúrbios é excluída antes da avaliação GI. A angina é o ponto diferencial mais importante. A dor torácica esofágica proveniente da DRGE e a angina freqüentemente coexistem. A dor na parede torácica pode ocorrer pela costocondrite, fratura de costelas, artrite, fibromialgia, ou herpes zoster (antes do *rash)*. As causas pulmonares incluem o embolismo pulmonar, a pneumonia, o pneumotórax. A dor biliar, a pancreatite e a doença péptica geralmente não são fontes de confusão. As causas psiquiátricas incluem os distúrbios de ansiedade, as crises de pânico, a depressão, os distúrbios somatiformes e as alucinações com fixação. Os distúrbios psiquiátricos são mais comuns em pacientes com dor torácica associada a distúrbios da motilidade (Nejm 1983; 309:1337).

Laboratório: A pHmetria com medições durante 24 horas é o teste mais útil para a diferenciação entre a dor associada ao refluxo de outras causas de dor. A pHmetria com medições durante 24 horas é mais útil do que a manometria, a perfusão de ácidos (teste de Bernstein) ou o teste de estímulo com edrofônio (tentando-se reproduzir a dor com um estimulador da colinesterase que estimula a motilidade). (Am J Med 1991; 90:576). O teste do edrofônio é considerado positivo quando o sintoma de dor torácica de um paciente é reproduzido. Isto é considerado um teste relativamente específico, que raramente provoca dor em controles saudáveis ou naqueles com cólon irritável (Dig Dis 1998; 16:198). Há argumentos fortes que podem ser feitos para se utilizar um tratamento empírico com um inibidor da bomba de prótons (ex., omeprazol 40 mg pela manhã e 20 mg à noite) assim como seria feito em outros casos de suspeita clínica de refluxo (GE 1998; 115:42). Esta estratégia provavelmente reduziria o custo e resultaria em menos exames diagnósticos. A manometria rotineiramente não está indicada em suspeita de dor torácica esofágica (GE 1994; 107:1865). Ela deve ser considerada para os pacientes com dor torácica e disfagia com uma endoscopia negativa (para identificar aqueles com espasmo esofágico ou acalásia para os quais há um tratamento específico). Pode ter um certo valor em pacientes selecionados para se estabelecer a presença de um distúrbio inespecífico da motilidade. Os pacientes que recebem um diagnóstico específico apresentam menor probabilidade de ficarem incapacitados pela sua dor e de realizarem avaliações clínicas específicas. A manometria esofágica ambulatorial de 24 horas tecnicamente é possível, mas tem um valor incerto (Dig Dis 1995; 13:145).

Radiografia: Uso seletivo de radiografia de tórax e costelas.

Endoscopia: A endoscopia não deve ser usada **rotineiramente** em suspeita de dor torácica não-cardíaca devido ao seu baixo rendimento (10-15% de esofagites).

Tratamento: A terapia para a DRGE deve ser tentada como já delineado e continuada, se apropriada. Os pacientes com uma resposta inicial e recaídas tardias devem ser avaliados com pHmetria, em vez de se determinar por uma terapia para DRGE a longo prazo, pois pode ocorrer uma resposta placebo inicial a qualquer intervenção. A trazodona 100-150 mg diariamente (GE 1987; 92:1027) ou a imipramina 50 mg VO por dia (Nejm 1994; 330:1411) podem ser eficazes. A nifedipina oral reduz a amplitude da contração em pacientes com contrações peristálticas de grande amplitude (o esôfago em quebra-nozes) mas não é mais eficaz que o placebo no alívio sintomático (GE 1987; 93:21). O diltiazem oral diminuiu a dor em um pequeno estudo (Am J Gastroenterol 1991; 86:272). A injeção da toxina botulínica foi associada a um benefício a curto prazo (Dig Dis 1996; 41:2025). A cirurgia para o tratamento das condições espásticas do esôfago foi realizada, mas parece injustificável (Int Surg 1997; 82:113).

2.10 ESPASMO ESOFÁGICO DIFUSO E DISTÚRBIOS ESPÁSTICOS CORRELATOS

Gastroenterologist 1997; 5:112.

Existem 4 distúrbios denominados que geralmente são descobertos na avaliação dos pacientes com dor torácica ou disfagia. A relevância clínica destas "doenças" definidas pela manometria é obscura. Estes distúrbios são:

- *O espasmo esofágico difuso*, um distúrbio diagnosticado em < 2% dos pacientes referidos à manometria. Ele é definido pela presença de contrações simultâneas (e, portanto, não-peristálticas) no corpo do esôfago. Este é o distúrbio espástico que apresenta a maior probabilidade de causar sintomas graves. Alguns pacientes com EED acabam por desenvolver acalásia.

- *O esôfago em quebra-nozes*, definido manometricamente como a presença de contrações peristálticas de alta amplitude (> 180 mmHg).
- *O esfíncter esofágico inferior hipertensivo*, definido como uma pressão em repouso do EEI > 45 mmHg, com relaxamento normal do EEI e peristalse normal.
- *Distúrbio inespecífico da contratilidade esofágica*, definido como contrações não-transmitidas, contrações de baixa amplitude, contrações prolongadas, contrações com pico tríplice ou contrações não-peristálticas (Am J Gastroenterol 1992; 87:825).

2.11 LACERAÇÃO DE MALLORY-WEISS

Am J Gastroenterol 1997; 92:805; Am J Gastroenterol 1993; 88:2056

Epidemiologia: As lacerações de Mallory-Weiss representam aproximadamente 5% dos casos de sangramento GIS (Am J Gastroenterol 1993; 88:2056).

Fisiopatolologia: Estas lesões são lacerações lineares na mucosa da JGE. Elas freqüentemente são observadas em associação a vômitos, regurgitação, durante a endoscopia, durante a lavagem por sonda gastroenteral para colonoscopia (Am J Gastroenterol 1993; 88:1292) ou com outras causas de aumento na pressão intra-abdominal, mas, às vezes, estas lacerações ocorrem sem uma causa óbvia. Elas foram primeiramente descritas em autópias de alcoólatras com hematêmese fatal após abuso de álcool. Muitas lacerações têm poucas conseqüências clínicas e permanecem não-diagnosticadas. No entanto, pode ocorrer um sangramento maciço, especialmente naqueles com coagulopatias ou *H. pylori* portal (Hepatology 1990; 11:879).

Sintomas: Hematêmese, melena ou hematoquezia, freqüentemente após uma doença com vômitos.

Sinais: Depleção de volume.

Evolução Clínica: Ressangramento, geralmente em 24 horas, foi observado em 7% dos pacientes em uma grande série (Am J Gastroenterol 1997; 92:805). Os pacientes com coagulopatias, hematoquezia ou instabilidade hemodinâmica na apresentação tinham maior probabilidade de sangrar novamente. A mortalidade tem sido relatada como sendo de até 12% em associação à falência de múltiplos órgãos (Am J Gastroenterol 1993; 88:2056).

Endoscopia: A endoscopia exclui outras causas de sangramento e ajuda a avaliar os riscos. As lacerações com bases limpas e lacerações com coágulos aderidos apresentam baixo risco de ressangramento. Os pacientes com sangramento na EDA índice apresentam a maior probabilidade de voltarem a sangrar (Am J Gastroenterol 1997; 92:805).

Tratamento: Iniciam-se medidas gerais de suporte para o sangramento do TGI (p. 28). Se houver sangramento ativo, o tratamento endoscópico é apropriado, mas existem dados limitados concernentes à melhor técnica. Cautérios multipolares reduziram a necessidade de transfusão e de cirurgia em um pequeno estudo randomizado controlado (Nejm 1987; 316:1613). A escleroterapia foi eficaz em 13 pacientes com sangramento ativo proveniente de uma laceração, mas foi associada à perfuração (Am J Gastroenterol 1994; 89:2147). A injeção de epinefrina e uma sonda de cauterização foram eficazes em pequenas séries (Am J Gastroenterol 1997; 92:805).

2.12 SÍNDROME DE BOERHAAVE

Postgrad Med J 1997; 73:265

Esta rara patologia é a ruptura espontânea do esôfago. Ela foi nomeada segundo o médico que descreveu um caso de ruptura esofágica que matou o Grande Almirante da Holanda 18 horas após vômitos auto-induzidos. A apresentação clássica é vômitos, dor intensa na região inferior do tórax e enfisema subcutâneo. No entanto, apresentações atípicas são a regra, e o diagnóstico freqüentemente deixa de ser feito. A mortalidade eleva-se agudamente se o diagnóstico for retardado por mais de 12 horas. O diagnóstico geralmente pode ser feito pela radiografia do tórax, seriografia limitada (começando-se com contraste hidrossolúvel para se tentar evitar grandes volumes de bário no tórax), ou TC do tórax em alguns casos.

2.13 DIVERTÍCULO DE ZENKER (HIPOFARÍNGEO)

Laryngoscope 1997; 107:1436

Epidemiologia: 50% dos casos na sétima e oitava décadas de vida. Mais comum em homens.

Fisiopatologia: O divertículo forma-se no triângulo de Killian, que é uma área com fibras musculares escassas, entre as fibras horizontais do músculo cricofaríngeo e as fibras oblíquas do músculo constritor inferior, na parede dorsal da parte mais caudal da hipofaringe (Ann Otol Rhinol Laryngol 1994; 103:178). O divertículo forma-se nesta zona mais frágil como resultado de uma resistência ao efluxo da faringe (Gastrointest Endosc 1999; 49:126).

Sintomas: Disfagia (80%), regurgitação (50%); aspiração, tosse, pigarro (30%), pneumonia (14%), rouquidão (5%), perda de peso, halitose, dor no pescoço. Os pacientes podem descrever a tosse de alimentos que foram ingeridos há várias horas. A DRGE freqüentemente está associada.

Sinais: Uma massa palpável pode ser sentida no pescoço.

Evolução Clínica: Um alargamento lento e contínuo do divertículo com sintomas progressivos.

Complicações: Pode ocorrer uma perfuração diverticular devido à endoscopia, passagem de uma sonda NG ou corpos estranhos. Observou-se um carcinoma de células escamosas em 0,5% em uma série de 1.249 pacientes (Hepatogastro 1992; 39:109).

Diagnóstico Diferencial: Outras causas de disfagia precisam ser consideradas, mas o trânsito (esofagogastroduodenal) com bário eliminará dúvidas diagnósticas.

Radiografia: Um trânsito (esofagogastroduodenal) com deglutição de bário mais freqüentemente revela o divertículo posteriormente e à esquerda do esôfago.

Endoscopia: Geralmente não está indicada e é arriscada devido à possibilidade de perfuração.

Tratamento: A terapia é cirúrgica ou endoscópica e a escolha é, em grande parte, determinada pela experiência local. A diverticulectomia com a miotomia cricofaríngea tem sido o tratamento-padrão nos EUA. Isto pode ser complicado pela fístula faringocutânea (3-13%), infecção da ferida (3% ou mais), mediastinite, estenose, sangramento ou morte. Vários procedimentos não violam a mucosa esofágica e levam a menos infecção e a uma recuperação mais rápida. Estes incluem a diverticulopexia (onde o ponto do divertículo é suspenso pela sua sutura à fascia pré-vertebral), imbricação (na qual o ponto do divertículo é dissecado, liberado e invertido para dentro do lúmen do esôfago), e a miotomia isolada (Laryngoscope 1997; 107:1436). No método endoscópico, a barra muscular que separa o lúmen esofágico do divertículo é dividida. Em mãos experientes, observa-se uma excelente satisfação do paciente e uma baixa morbidade (Ann Otol Rhinol Laryngol 1994; 103:178). Uma técnica com endoscopia flexível, sedação consciente e um papilótomo com bisturi-agulha foi recentemente descrita (Gastrointest Endosc 1999; 49:93), mas a avaliação da sua segurança requer estudos adicionais (Gastrointest Endosc 1999; 49:126).

2.14 DIVERTÍCULO EPIFRÊNICO

World J Surg 1999; 23:147; Ann Thorac Surg 1993; 55:1109

Os divertículos epifrênicos são encontrados no terço distal do esôfago e estão associados a distúrbios na motilidade (Ann Thorac Surg 1993; 55:1109) ou trauma (Am J Surg 1996; 62:973). Apresentam-se com regurgitação ou disfagia. Podem ser complicados pela aspiração, carcinoma de células escamosas pela estase ou infecção por cândida. A cirurgia pode ser considerada para pacientes com sintomas graves, mas a mortalidade é significativa, de até 9% em algumas mãos (Ann Thorac Surg 1993; 55:1109), apesar de em outras não (World J Surg 1999; 23:147).

2.15 SÍNDROME DE RUMINAÇÃO

Mayo Clinic Proc 1997; 72:646; GE 1995; 108:1024

Epidemiologia: Este distúrbio é encontrado em 6-10% das pessoas que estão institucionalizadas por uma doença mental. Ela ocorre em pacientes com inteligência normal, geralmente adultos jovens, com uma relação F:M de 3:1.

Fisiopatologia: O mecanismo pelo qual o paciente rumina é obscuro, já que não ocorrem contrações retrógradas no esôfago humano. Nem todos os episódios estão associados ao aumento na pressão intra-abdominal. Supõe-se que a ruminação em adultos de inteligência normal seja uma adaptação aprendida do reflexo de arroto, no qual ocorre um relaxamento prolongado do EEI (GE 1995; 108:1024).

Sintomas: Regurgitação repetitiva de alimentos parcialmente não-digeridos, geralmente 10 minutos após a alimentação e durando 1-2 horas pós-prandialmente. A perda de peso é comum, presumivelmente pelo fato de se cuspir os bolos regurgitados. A bulimia nervosa está presente em um subgrupo que cospe os bolos refluídos para controlar o peso.

Evolução Clínica: Segue-se por mais de 3 anos, a maioria dos pacientes permanece sintomática. A gravidade dos sintomas diminui com o tempo.

Diagnóstico Diferencial: DRGE, gastroparesia, vômitos, obstrução ou pseudo-obstrução. O início precoce após a alimentação é uma pista para ruminação em vez de gastroparesia, na qual os vômitos são mais tardios.

Laboratório: Se realizada, a manometria gástrica pode mostrar espículas simultâneas na pressão a todos os níveis de registro (chamadas ondas R) como um artefato de uma elevação súbita na pressão intra-abdominal.

Radiografia: Um trânsito gastrointestinal, se realizada para se excluir outras causas, é normal. A cintilografia do esvaziamento gástrico pode ser necessária para excluir-se uma gastroparesia.

Tratamento: Educação, ou tratamento multidisciplinar para os distúrbios alimentares em adultos de inteligência normal. Tem-se empregado o *biofeedback* (J Clin Gastroenterol 1986; 8:115). Técnicas de modificação do comportamento têm sido empregadas nos pacientes com retardo mental.

Esôfago

2.16 ESOFAGITE POR CÂNDIDA

GE 1994; 106:509

Causa: *Candida albicans,* menos comumente, outras espécies de *Candida*.

Epidemiologia: Mais freqüentemente uma doença do paciente aguda ou cronicamente imunocomprometido; muito menos comum na população em geral.

Fisiopatologia: Defeitos na função linfocitária (pacientes com HIV), defeitos na função dos granulócitos (pacientes em quimioterapia), flora microbiana alterada (como após antibióticos) e estruturais (divertículos, estenoses) ou anormalidades na motilidade (esclerodermia) do esôfago predispõem à colonização seguida por uma infecção (GE 1994; 106:509).

Sintomas: A disfagia ou a odinofagia (p. 7) são os sintomas de apresentação em 60-80% dos pacientes.

Sinais: A candidíase oral pode estar presente em 1/3, mas a presença de candidíase oral não garante *Candida* no esôfago e a ausência de lesões orais não a descarta.

Evolução Clínica: Geralmente responde ao tratamento, mas pode tornar-se crônica ou recorrente no paciente imunocomprometido.

Complicações: Estenoses esofágicas, candidíase disseminada, perfuração esofágica.

Diagnóstico Diferencial: Ver Disfagia e Odinofagia na p. 7.

Laboratório: Brotos de leveduras, hifas e pseudo-hifas são observadas na histologia, citologia ou no preparado com KOH (permanganato de potássio).

Endoscopia: Suspeita-se de *Candida* quando lesões definidas, com bordas elevadas, esbranquiçadas, são visualizadas. Em casos leves, elas são pequenas e definidas, mas aumentam em tamanho e, por fim, coalescem e ulceram-se nos casos mais graves. As lesões devem ser escovadas assim como biopsiadas, já que a biópsia isoladamente apresenta uma taxa substancial de não-diagnóstico (Am J Clin Pathol 1995; 103:295).

Tratamento: Envelopes de Clotrimazol, 10 mg, dissolvidos na boca cinco vezes ao dia durante 7-10 dias são a primeira linha de terapia, exceto nos pacientes que estejam neutropênicos ou apresentem HIV. O fluconazol 100 mg VO por dia durante 14 dias deve ser usado naqueles com infecção pelo HIV ou com neutropenia. A resistência ao fluconazol é mais provável em pacientes gravemente imunocomprometidos e em pacientes que tiveram uma longa exposição ao tratamento com os azoles (J Infect Dis 1996; 173:219). Aqueles pacientes com HIV nos quais o fluconazol fracassa, podem ser tratados com itraconazole (3 mg/kg/VO por dia) mais flucitosina (100 gm/kg VO por dia), que apresentam uma eficácia igual a do tratamento inicial em um estudo randomizado (Chest 1996; 110:1507). A esofagectomia tem sido descrita para a necrose transmural com perfuração (Ann Thorac Surg 1999; 67:231).

Esôfago

2.17 ESOFAGITE POR HERPES *SIMPLEX*

GE 1994; 106:509

Causa: Vírus *Herpes simplex* (HSV).

Epidemiologia: Observada esporadicamente em hospedeiros saudáveis, a esofagite pelo HSV é, em grande parte, uma doença do paciente imunocomprometido. As condições associadas incluem a infecção pelo HIV, as doenças hematológicas malignas, o transplante, o uso crônico de esteróides e o diabetes (Am J Gastroenterol 1986; 81:246). A transmissão orogenital sexual foi relatada (Gastrointest Endosc 1999; 50:845).

Fisiopatolologia: A infecção primária pelo HSV freqüentemente ocorre na infância e é seguida por um período latente de infecção pelo HSV nas células nervosas ganglionares. A reativação provavelmente é o mecanismo dominante.

Sintomas: Classicamente, os pacientes apresentam-se com início súbito de uma deglutição intensamente dolorosa, associada à dor torácica retroesternal em queimação. O sangramento gastrintestinal, macroscópico ou oculto, também pode ser um sintoma de apresentação (Am J Gastroenterol 1986; 81:246). No entanto, mais da metade dos pacientes não tem nem odinofagia nem dor torácica (Gastrointest Endosc 1991; 37:600). Náuseas e vômitos inexplicáveis são uma apresentação comum do HSV em pacientes com transplante da medula óssea. (Transplantation 1986; 42:602).

Sinais: Lesão oral pelo HSV em aproximadamente 30% dos pacientes.

Evolução Clínica: Infecção autolimitada com vários dias de sintomas em hospedeiro saudável; pode ser prolongada ou recorrente no paciente imunocomprometido.

Complicações: Hemorragia esofágica, pneumonia herpética, infecção disseminada, fístula traqueoesofágica e perfuração esofágica.

Diagnóstico Diferencial: Ver Disfagia e Odinofagia na p. 7.

Laboratório: Cultura viral pela escovação e biópsia das bordas da úlcera. A histologia mostra células multinucleadas gigantes, inclusões intranucleares. A coloração imunoquímica é valiosa.

Endoscopia: Vesículas de 1-3 mm são as lesões mais precoces e raramente são observadas. Estas se desenvolvem em úlceras nitidamente demarcadas com bordas elevadas e amareladas. As ulcerações posteriormente coalescem-se e podem desenvolver pseudomembranas inflamatórias. Em uma minoria dos casos, observam-se apenas alterações inflamatórias sem úlceras definidas (Gastrointest Endosc 1991; 37:600).

Tratamento: O aciclovir 200-400 mg oralmente 5 vezes ao dia durante 2 semanas. O aciclovir IV (250 mg/m^2 IV a cada 8 horas durante 7-14 dias) em casos moderados a graves ou se o paciente for incapaz de tomar medicação VO. Doses pequenas de lidocaína a 2% proporcionam alívio sintomático.

2.18 ESOFAGITE PELO CITOMEGALOVÍRUS

GE 1994; 106:509

Causa: Citomegalovírus.

Epidemologia: Idades pico da infecção primária são a idade pré-escolar e os adultos jovens.

Fisiopatologia: O CMV é tipicamente adquirido perinatalmente, na infância, ou pelo contato sexual na idade adulta. As infecções primárias são assintomáticas ou apresentam-se como uma doença discreta, semelhante à mononucleose em adultos sem efeitos GI proeminentes. Após a infecção primária, o vírus entra em uma fase latente. A maioria das doenças sintomáticas é uma reativação observada nos hospedeiros imunocomprometidos (Ann Intern Med 1993; 119:924).

Sintomas: Devido ao fato de o CMV ser sistêmico, os sintomas de náuseas, vômitos, diarréia, perda de peso e febre são comuns. Isto distingue o CMV das outras causas virais de esofagite. A odinofagia ocorre em 60% dos pacientes (GE 1994; 106:509).

Sinais: Febre.

Evolução Clínica: Autolimitado em hospedeiros saudáveis, mas pode ser crônica/com recaídas nos pacientes imunocomprometidos.

Complicações: Foram descritas estenoses (J Clin Gastroenterol 1991; 13:678).

Diagnóstico Diferencial: Ver Disfagia e Odinofagia na p. 7.

Laboratório: A cultura da biópsia da base da úlcera é a mais sensível. A histologia mostra células grandes no revestimento subepitelial com inclusões intranucleares e citoplásmicas (estas últimas específicas ao CMV).

Radiografia: O trânsito (esofagogastroduodenal) após a deglutição do bário é inespecífico; pode ser normal ou mostrar ulcerações ou grandes úlceras achatadas de vários centímetros de comprimento.

Endoscopia: As lesões iniciais são ulcerações bem definidas com bordas elevadas. Estas progridem para úlceras longas, geralmente rasas. O CMV infecta os fibroblastos e o endotélio, e não a mucosa escamosa, portanto as biópsias devem ser realizadas na base das úlceras.

Tratamento: O ganciclovir e o foscarnet são duas drogas igualmente eficazes que inibem a DNA polimerase do CMV. Um estudo randomizado, em pacientes infectados pelo HIV, de foscarnet (90 mg/kg IV duas vezes ao dia) *vs.* ganciclovir (5 mg/kg duas vezes ao dia diluído em 750-1.000 ml SF para reduzir o risco de toxicidade renal) durante 21 dias, demonstrou uma resposta sintomática em aproximadamente 80% dos pacientes, e melhora endoscópica em 70% dos pacientes. Cepas resistentes ao ganciclovir freqüentemente podem ser tratadas com foscarnet (Am J Gastroenterol 1998; 93:317).

2.19 MANIFESTAÇÕES ESOFÁGICAS DA INFECÇÃO PELO HIV

Causa: As causas mais comuns de disfagia nos pacientes com HIV são: (1) *Candida*, (2) citomegalovírus, (3) úlcera esofágica idiopática (UEI) e (4) *Herpes simplex* (HSV). A DRGE é incomum nestes pacientes.

Fisiopatologia: A infecção oportunística geralmente começa quando as contagens de CD4 caem abaixo de 100/µL. A causa da UEI é desconhecida (Ann Intern Med 1995; 123:143).

Sintomas: A disfagia aos sólidos mais comum do que aos líquidos. A odinofagia sugere uma úlcera esofágica. Náuseas, vômitos e sintomas sistêmicos sugerem CMV.

Sinais: Candidíase oral é uma pista útil, mas muitos pacientes podem ter mais de uma infecção.

Evolução Clínica: Antes do tratamento anti-retroviral eficaz, as recaídas de cândida eram típicas em três meses (GE 1994; 107:744). A esofagite pelo CMV geralmente evolui bem com o tratamento (Am J Med 1995; 98:169).

Diagnóstico Diferencial: Ver as causas anteriores. O diagnóstico diferencial mais amplo de disfagia deve ser considerado se as contagens CD4 estiverem > 200/μL (Ver Disfagia e Odinofagia na p. 7).

Laboratório: Contagem de CD4.

Endoscopia: Pode mostrar achados de cândida, CMV, herpes ou UEI. A citologia e a histologia devem ser obtidas conforme descrito nas seções prévias. A UEI mostra úlceras bem circunscritas similares às do CMV.

Tratamento: O fluconazol empírico (200 mg VO em dose de ataque seguida de 100 mg por dia durante 10 dias) é um primeiro passo razoável. Em pacientes que não respondem, realiza-se uma EDA para se fazer um diagnóstico específico. O CMV é tratado com ganciclovir ou foscarnet (J Infect Dis 1995; 172:622), HSV com aciclovir, UEI com prednisona (Am J Med 1992, 93:131) ou talidomida (AIDS Res Hum Retroviruses 1997; 13:301).

2.20 LEIOMIOMA ESOFÁGICO

Chest Surg Clin N Am 1994; 4:769

Causa: O leiomioma esofágico é o tumor benigno mais comum do esôfago, mas a sua freqüência é de apenas 1% das doenças malignas do esôfago. Ele é um tumor do músculo liso, geralmente encontrado como uma massa submucosa no esôfago distal. Ele geralmente é assintomático, mas pode causar disfagia. O exame esofágico (radiológico) com a deglutição de bário mostra um defeito de enchimento com um formato em crescente que geralmente não obstrui o lúmen e que, na USE (ultra-sonografia endoscópica), é uma massa bem circunscrita, hipoecóica com ecos internos finos provenientes da muscular própria (Gastrointest Endosc Clin N Am 1994; 4:791). A cirurgia é considerada quando o paciente é sintomático ou quando suspeita-se de uma doença maligna. A enucleação é a abordagem mais segura para a maioria das lesões e pode ser realizada via abordagem toracoscópica (Surg Endosc 1997; 11:280).

2.21 PAPILOMA ESOFÁGICO

Am J Gastroenterol 1994; 89:245; Am J Surg Pathol 1993; 17:803)

Este tumor epitelial escamoso benigno tipicamente é encontrado incidentalmente na EDA. Geralmente tem < 1,0 cm e a degeneração maligna é uma raridade. Pode formar-se em resposta à irritação da mucosa, mas o vírus do papiloma humano identificado por PCR em mais da metade dos casos. Pode ser removido endoscopicamente, apesar de não estar definido que há necessidade.

2.22 PSEUDODIVERTICULOSE INTRAMURAL ESOFÁGICA

Thorax 1985; 40:849

Esta doença rara é definida pela presença de numerosos divertículos pequenos (glândulas mucosas dilatadas) contidos dentro da parede do esôfago. O exame (radiológico) com a deglutição de bário mostra muitos sacos de 1-4 mm, com o formato de cantil *(i. e,* de colo estreito) que se projetam em ângulo agudo com relação ao esôfago. Podem ocorrer distúrbios da motilidade associados, candidíase ou esofagite e os pacientes podem apresentar disfagia.

3 Estômago e Duodeno

3.1 GASTRITE

A terminologia para gastrite é muito difícil de se acompanhar e, atualmente, tem pouco valor clínico. Não existe um sistema satisfatório que estabeleça a relação entre imagem endoscópica, achados histológicos e sintomas. E o que o endoscopista chama de gastrite em geral não tem relação com o que diz o patologista, que por sua vez não corresponde à queixa clínica do paciente. Mais de 80% dos casos de gastrite histológica são causados por *H. pylori* (Endoscopy 1991; 23:289). Outras causas incluem gastrite auto-imune, drogas, alergia, doença de Crohn, sarcoidose, vasculite e radiação, assim como outras bactérias, vírus ou fungos. O sistema Sydney é hoje a classificação mais amplamente utilizada para gastrite histológica e foi desenvolvido por patologistas europeus. Esse sistema classifica a gastrite em três categorias: (1) não-atrófica, (2) atrófica e (3) especial (Am J Surg Pathol 1996; 20:1161). Um segundo sistema freqüentemente utilizado na literatura classifica a gastrite como: (1) tipo A (gastrite atrófica do corpo, freqüentemente auto-imune e associada à anemia perniciosa), (2) tipo B (gastrite antral difusa, normalmente associada ao *H. pylori*), (3) tipo AB (gastrite atrófica envolvendo o corpo e o antro e representando o fator de risco conhecido para o câncer do estômago) e (4) tipo C (gastrite química). Provavelmente, o termo "gastrite" deveria ser considerado somente como diagnóstico histológico, dada a falta de correlação entre endoscopia, histologia e os sintomas do paciente (Gut 1994; 35:1172).

3.2 HELICOBACTER PYLORI

Am J Surg 1996; 172:411; Jama 1995; 274:1064

Causa: *Helicobacter pylori* (Hp). O ser humano é o maior reservatório de *H. pylori*, embora os contaminantes humanos possam infectar gatos e causar gastrite (Helicobacter 1998; 3:225). A hipótese da transmissão oral-fecal foi aventada, porém é de difícil comprovação (Am J Med 1996; 100:12S). O *H. pylori* é recuperado das fezes (BMJ 1997; 315:1489) e da água potável (GE 1996; 110:1031) e a transmissão oral a partir do conteúdo do estômago parece plausível. A transmissão via oral entre adultos não é fácil de se demonstrar. Os dentistas (em risco de exposição oral) não apresentam aumento na prevalência (Scan J Infect Dis 1995; 27:149; Am J Gastroenterol 1992; 87:1728), mas os endoscopistas sim (presumivelmente a partir de endoscópios infectados, aparelhos de pHmetria, etc.) (Am J Gastroenterol 18994; 89:1987), assim como as enfermeiras (em risco de exposição oral e fecal) (Arch IM 9193; 153:708).

Epidemiologia: O *H. pylori* é encontrado no mundo todo, mas a prevalência varia e sua incidência maior é observada nos países emergentes. Os fatores de risco para a infecção incluem condições de superpopulação ou falta de saneamento básico. Nos países emergentes, a infecção é provavelmente adquirida na infância, com prevalência muito alta nessa faixa etária. Em países desenvolvidos, como os EUA, a prevalência fica abaixo de 20% entre os pacientes até 50 anos, mas aumenta significativamente após essa idade. Isso sugere provável aquisição da infecção na infância, antes de 1950, e que, desde então, a infecção vem sendo adquirida vagarosamente durante a vida (Jama 1995; 274:1064). Nos EUA, a prevalência é maior nos negros e naqueles com menor escolaridade. Entretanto, existe uma variação geográfica muito grande, ainda não explicada satisfatoriamente apenas pela condição socioeconômica isoladamente (Am J Med 1996; 100:12S). O tabagismo tem pouco, se algum, efeito sobre a prevalência. Foi também observado o efeito protetor do álcool, dose-dependente. O consumo de café está associado à maior prevalência (BMJ 1997; 315:1489).

Fisiopatologia: O *H. pylori* sobrevive no ambiente ácido do estômago pela metabolização da uréia em amônia. Criando um microambiente alcalino. O *H. pylori* adere-se à superfície das células de muco e aloja-se na camada mucosa, escapando assim da depuração normal exercida pelo sistema imune (Jama 1995; 274:1064). O organismo produz toxinas que prejudicam a mucosa e induzem a formação de mediadores inflamatórios que causam a gastrite). Cepas mais virulentas secretam citotoxina A vacuolizante (vacA), uma citotoxina que provoca vacuolização do epitélio gástrico. Algumas dessas mesmas cepas virulentas (cerca de 60% do total) possuem o gene A (cagA) associado à citotoxina e envolvido com quadros de inflamação mais grave e risco subseqüente de desenvolvimento de úlcera, câncer gástrico e gastrite atrófica (Nejm 1996; 334:1018).

Sintomas: A infecção aguda (raramente diagnosticada) provoca dispepsia ou mostra-se assintomática. Os sintomas crônicos surgem de complicações da infecção por *H. pylori*, entre elas úlcera duodenal (UD), úlcera gástrica (GU), linfoma tipo MALT (tecido linfóide associado à mucosa), câncer gástrico e, possivelmente, dispepsia não-ulcerosa.

Evolução Clínica: A infecção aguda (documentada por investigadores que se auto-infectaram intencionalmente [Am J Gastroenterol 1987; 82:1921]) provoca doença semelhante à dispepsia, seguida de acloridria e gastrite histológica com neutrófilos. Segue-se um período de 10-15 anos de gastrite crônica ativa, durante o qual existe inflamação, mas o estômago permanece ácido. Nos estágios finais, desenvolvem-se a acloridia e a gastrite atrófica. A úlcera duodenal ocorre em menos de 1% dos pacientes infectados ao ano. Somente 20% dos pacientes desenvolverão, por fim, uma conseqüência clínica de infecção (Lancet 1997; 349:1020).

Complicações: A infecção por *H. pylori* já provocou quatro conseqüências satisfatoriamente comprovadas:

- *Úlcera duodenal*: A evidência mais convincente do papel do *H. pylori* como causa de úlcera duodenal é a redução acentuada na recorrência de úlcera após a erradicação do *H. pylori* com antibióticos (Lancet 1994; 343:508; Nejm 1993; 328:308). Até que essa evidência se tornasse disponível, era difícil estabelecer a causalidade, pela falta de um modelo animal e pela alta prevalência do *H. pylori* em comparação com a úlcera duodenal. De início, também foi difícil estabelecer por que uma infecção predominantemente localizada no antro provoca úlcera duodenal (Jama 1994; 272:65). Entretanto, é provável que o *H. pylori* resida em áreas de metaplasia gástrica no duodeno e induza a ulceração pela inflamação provocada pela liberação de suas citotoxinas. É possível também que a hipersecreção ácida resulte da infecção por *H. pylori*, o que reduz o número de células produtoras de somatostatina no antro e, por conseqüência, diminui o *feedback* negativo sobre a secreção de gastrina, resultando em níveis de gastrina mais altos e maior débito de ácido (Jama 1995; 274:1064).
- *Úlcera gástrica*: O papel patogênico do *H. pylori* na úlcera gástrica não é tão claro como seu papel na úlcera duodenal. A erradicação do *H. pylori* apressa a cicatrização da úlcera gástrica, reduz a recorrência e cicatriza úlceras refratárias à cicatrização somente com a supressão de ácido (Gut 1994; 35:19).
- *Câncer gástrico*: Essa condição é mais comum em pacientes infectados com *H. pylori*. Uma metanálise de 19 estudos publicados mostra RR = 1,92 para câncer gástrico em pacientes infectados pelo *H. pylori* (GE

1998; 114:1169). A infecção a longo prazo em gerbis da Mongólia provoca adenocarcinoma, reforçando significativamente essa conexão (GE 1998; 115:642). A triagem e o tratamento para *H. pylori* podem ser viáveis em termos de custo-benefício na prevenção de câncer gástrico (Lancet 1996; 348:150).

- *Linfoma* MALT: Normalmente, a mucosa gástrica não contém tecido linfóide organizado. Entretanto, em resposta à infecção por *H. pylori*, folículos linfóides se desenvolvem e podem evoluir para linfoma de células B de baixo grau. Cerca de 90% dos linfomas MALT gástricos estão associados à infecção por *H. pylori*, e a erradicação do micróbio cura o subgrupo de pacientes com tumores superficiais e distais (Ann Intern Med 1999; 131:88).
- *Dispepsia não-ulcerosa (DNU)*: Entre 30-60% dos pacientes com DNU estão infectados com *H. pylori*. Entretanto, estudos adequadamente conduzidos na população não mostram associação consistente entre o *H. pylori* e a função motora ou sensitiva gastroduodenal (GE 1997; 113:S67). As duas melhores experiências de tratamento levaram a resultados conflitantes. Uma delas mostrou o benefício da erradicação do *H. pylori* (21-7% de alívio de sintomas após um ano [Nejm 1998; 339:1869]). A outra experiência não demonstrou benefícios (26-31% de alívio de sintomas após um ano [Nejm 1998; 339:1875]). Entretanto, os estudos assemelham-se quanto ao fato de os sintomas da dispepsia não-ulcerosa não serem aliviados em 75% dos pacientes nos quais o *H. pylori* fora erradicado, sugerindo um papel limitado para o *H. pylori* nessa condição. A maioria dos médicos trata pacientes portadores de *H. pylori* com dispepsia não-ulcerativa.
- *Outras associações questionáveis*: A disponibilidade imediata de exames sorológicos parece ter inspirado os autores a buscar manifestações não-GI associadas da infecção por *H. pylori*. Associações preliminares foram feitas entre a infecção por *H. pylori* e a doença da artéria coronária (DAC), a doença cerebrovascular, a hipertensão, o fenômeno de Raynaud, a enxaqueca, a síndrome da morte súbita do bebê e a púrpura trombocitopênica idiopática (PTI). Entretanto, a qualidade dos dados é limitada, e essas associações permanecem no campo da especulação, além de, em alguns casos, serem biologicamente não-aceitáveis (Arch IM 1999; 159:925).

Diagnóstico Diferencial: A maioria das infecções é assintomática; o diagnóstico diferencial clínico é, em geral, o de dispepsia (p. 3).

Laboratório: (Am J Gastroenterol 1998; 93:2330).

- *Quem deve ser testado*: Só faz sentido testar aqueles pacientes que serão tratados se o teste resultar positivo. Deverão ser testados os pacientes com úlcera duodenal, úlcera gástrica e linfomas tipo MALT. Os pólipos gástricos presentes em um estômago infectado por *H. pylori* podem desaparecer após o tratamento para erradicação do micróbio, de modo que esse grupo deverá ser testado (Ann Intern Med 1998; 129:712). Os dados sobre a utilidade de se erradicar o *H. pylori* em pacientes com DNU são conflitantes, mas a maioria dos médicos testa e trata os pacientes positivos. Alguns consideram testar aqueles com história familiar de câncer gástrico, mas o valor dessa prática é especulativa. O teste poderá ser considerado antes do uso de uma droga antiinflamatória não-esteróide (AINE) a longo prazo (p. 96) ou antes do uso de um inibidor da bomba de prótons (PPI) a longo prazo (p. 51). Nenhum grande grupo endossou, até agora, a triagem e o tratamento de pacientes assintomáticos, mas esse dia chegará. A escolha do teste dependerá das circunstâncias clínicas.

- *Testes da urease nas amostras de biópsia*: Esses testes dependem da atividade da urease em biópsias obtidas por endoscopia e mostram resultados positivos pela alteração de cor em um indicador, quando a urease estiver presente. Os três testes aprovados pelo FDA nos EUA são: Clotest, Pyloritek e Hp-fast (*H. pylori* em jejum). A sensibilidade fica entre 88-95%, a especificidade é de 95-100% e o custo varia entre 6-20 dólares. A sensibilidade fica reduzida pelo uso anterior de PPI (Aliment Pharmacol Ther 1996; 10:289), ARH2, bismuto, antibióticos e consumo de álcool (Am J Gastroenterol 1997; 92:1310). A biópsia do antro durante sangramento GI ativo reduz significativamente a sensibilidade da verificação da urease (Gastrointest Endosc 1999; 49:302); neste caso, devendo-se preferir usar a sorologia ou o exame do hálito. A sorologia também deverá ser usada na necessidade de avaliar um paciente submetido à antibioticoterapia, PPI ou ARH2 no mês anterior. Duas biópsias antrais são geralmente suficientes (Gastrointest Endosc 1994; 40:342), mas a sensibilidade pode ser melhorada por meio de uma biópsia adicional do corpo em pacientes sob terapia com ARH2 ou PPI (Am J Gastroenterol 1997; 92:1310).
- *Histologia*: Com esse método, tanto a presença do *H. pylori* como a inflamação poderão ser detectadas. Se não houver gastrite, então a infecção por *H. pylori* poderá ser confiavelmente excluída. Métodos de coloração especializados, como o Giemsa, poderão ser usados se H&E for negativo e houver gastrite. As mesmas condições reduzem a sensibilidade para a histologia, assim como para a verificação por biópsia da urease (ver anteriormente). A sensibilidade é de 93-96%, a especificidade fica entre 98-99% e o custo varia de 60-250 dólares, mais a endoscopia. Uma estratégia para reduzir custos e maximizar a sensibilidade é a de se executar primeiro a verificação de urease, prosseguindo com a histologia somente se a urease for negativa.
- *Avaliação da uréia no hálito:* (Am J Gastroenterol 1998; 93:2330; Gut 1994;35:723). O paciente engole um pequeno volume de uréia ^{13}C

(não-radioativa) ou ^{14}C (radioativa). A urease do *H. pylori* converte a uréia em bicarbonato e amônia. O bicarbonato é então convertido em CO_2, que é recuperado em uma amostra do hálito e detectado por espectroscopia de massa (^{13}C) ou contagem de cintilação (^{14}C). Nos EUA, o FDA aprovou um teste de ^{13}C (Meretek) e outro para ^{14}C (Tri-Med). O ^{14}C tem a vantagem do custo (20-65 *vs*. 250-350 dólares) e a desvantagem de não poder ser aplicado em crianças ou gestantes, em virtude da radioatividade. Ambos os testes são bons em termos de sensibilidade (90-96%) e especificidade (88-98%). Os antibióticos reduzem a sensibilidade e o teste deverá ser conduzido pelo menos quatro semanas após a conclusão do tratamento de erradicação do *H. pylori*. O PPI pode reduzir a sensibilidade por duas semanas e os ARH2 também o fazem por cinco dias (Ann Intern Med 1998; 129:547).

- *Sorologia*: O teste de IgG para *H. pylori* pelo método ELISA tem sensibilidade entre 86-94%, especificidade entre 78-95% e custo variando entre 40-100 dólares. O exame está disponível de imediato, sendo útil para a detecção quando não se executa a endoscopia, mas não distingue entre infecção remota e ativa. A queda no título após o tratamento não é suficientemente confiável na determinação da resposta ao tratamento, a menos que os títulos sejam reduzidos a zero (Jama 1998; 280:363).
- *Cultura*: Esse método nem sempre está disponível de imediato em muitos laboratórios hospitalares e não é usado rotineiramente na prática clínica. Apresenta sensibilidade entre 80-98%, 100% de especificidade e custo de 150 dólares e sua aplicação principal é a detecção de cepas resistentes em pacientes que não responderam ao tratamento. De maneira prática, um tratamento alternativo é escolhido sem as informações sobre a sensibilidade.
- *Testes de sangue total*: Esses exames foram elaborados para uso em consultórios e possuem sensibilidade (67-88%), especificidade (75-91%) e custo (10 30 dólares) reduzidos, em comparação com o teste ELISA baseado no soro. Não parece valer a pena, entretanto, usar esses testes, uma vez que a economia de custos é muito pequena com relação ao prejuízo na precisão.

Endoscopia: Não existem recursos endoscópicos que identifiquem o *H. pylori*. Um estômago que se mostre nitidamente normal na endoscopia pode estar infectado e a biópsia será obrigatória se for necessário diagnosticar ou excluir infecção por *H. pylori*.

Tratamento: (Curr Gastroenterol Rep 1999; 1:518; Am J Gastroenterol 1998; 93:2330; J Gastroenterol 1998; 33:48; Gut 1997; 41:8).

- Pacientes com teste positivo deverão ser tratados se o teste foi feito por motivos clínicos apropriados. Uma vez que a morbidade do tratamento é mínima e a OMS classificou o *H. pylori* como um carcinógeno de classe 1, torna-se difícil não tratar os pacientes positivos, mesmo se o teste for obtido por razões inapropriadas. Entretanto, já se argumentou que o tratamento de todas as cepas do *H. pylori* é prematuro, uma vez que nem todas causam doença clínica (Lancet 1997; 349:1020).

- *Características das melhores terapias*: Um braço de tratamento confuso de 1.409 *H. pylori* foi identificado em uma metanálise de tratamento de *H. pylori* (GE 1997; 113:S131). Ao se examinar a literatura em busca de regimes apropriados, é preciso procurar tratamentos com mais de 80% de eficácia em análises com intenção de tratar e acima de 90% de eficácia em análises de protocolo, com resultados reprodutíveis em diferentes áreas geográficas. Esses regimes deverão ser bem tolerados, simples e eficientes em termos de custo. Os regimes com duas administrações ao dia favorecem a aderência ao tratamento.
- *Tratamento com droga única*: Regimes com droga única são ineficazes e não deverão ser usados.
- *Tratamento com duas drogas*: O tratamento com duas drogas combina PPI com antibiótico único, tipicamente amoxicilina ou claritromicina. Entretanto, esses regimes não são suficientemente eficazes para serem usados como tratamento inicial, apesar de alguns serem aprovados pelo FDA.
- *Tratamento triplo com PPI*: Existe um consenso na literatura atual de que os regimes de tratamento triplo com PPI são excelentes, apesar do custo. Os regimes a seguir apresentados usam omeprazol 20 mg 2 vezes ao dia ou lansoprazol 30 mg 2 vezes ao dia. Todas as drogas são administradas duas vezes ao dia, durante duas semanas. Parece que o uso de rabeprazol 20 mg como PPI apresenta eficácia semelhante (Aliment Pharmacol Ther 1999; 13:741).

  PPI + amoxicilina 1.000 mg + claritromicina 500 mg via oral 2 vezes ao dia durante 2 semanas.

  PPI + metronidazol 500 mg + claritromicina 500 mg via oral 2 vezes ao dia durante 2 semanas.

  PPI + amoxicilina 1.000 mg + metronidazol 500 mg via oral 2 vezes ao dia durante 2 semanas.

  As taxas de erradicação para esses regimes, conforme o protocolo, superam 90%. Alguns estudos indicam que o tratamento de uma semana com um regime desse tipo é altamente eficaz (Aliment Pharmacol Ther 1999; 13:289), mas faltam dados nos EUA (Am J Gastroenterol 1998; 93:2330). Uma metanálise sugere que a dose de claritromicina de 500 mg 2 vezes ao dia é superior à de 250 mg 2 vezes ao dia (GE 1998; 114:1169).
- *Tratamento com citrato de bismuto e ranitidina* (RBC): O citrato de bismuto combinado com ranitidina é um complexo que pode ser usado em vários regimes altamente eficazes, comparáveis ao tratamento triplo com PPI. Os regimes sugeridos incluem:

RBC 400 mg (Tritec) + amoxicilina 1.000 mg + claritromicina 500 mg via oral 2 vezes ao dia durante 2 semanas.

RBC 400 mg + metronidazol 500 mg + claritromicina 500 mg via oral 2 vezes ao dia durante 2 semanas.

O tratamento de uma semana também é provavelmente muito efetivo (Can J Gastroenterol 1999; 13:213).

- *Bismuto + terapia tripla:* Subsalicilato de bismuto (Pepto Bismol) 525 mg 4 vezes ao dia + metronidazol 250 4 vezes ao dia + tetraciclina 500 mg 4 vezes ao dia durante 2 semanas com ARH2 2 vezes ao dia durante 4 semanas é muito eficaz, mas apresenta problemas significativos de tolerabilidade e aderência ao tratamento.
- *Resistência à droga:* É comum a resistência *in vitro* ao metronidazol, que se desenvolve rapidamente, embora regimes de PPI triplos com metronidazol sejam ainda normalmente eficazes. A resistência à claritromicina está crescendo e a resistência à amoxicilina é rara. O metronidazol e a claritromicina não deverão ser usados uma segunda vez em pacientes com falha de tratamento.
- *Seguimento após tratamento*: A confirmação da erradicação quatro semanas após a conclusão do tratamento é crítica em pacientes com linfoma tipo MALT, complicações de úlcera como sangramento e câncer gástrico precoce. A importância dessa erradicação em outros grupos de pacientes não está muito bem estabelecida. O teste do hálito ainda é o ideal, a menos que a endoscopia seja necessária por qualquer outra razão (tal como para seguimento de úlcera gástrica).

3.3 ÚLCERA PÉPTICA

Am J Gastroenterol 1997; 92:1255

Causa: Infecção por *H. pylori* (ver anteriormente) e AINEs respondem pela maioria dos casos.

Epidemiologia:

- *Úlcera gástrica:* Incidência estimada em 0,1%/ano; mais alta em usuários de AINEs. Cerca de 3% das úlceras gástricas transformam-se em abrigo para a neoplasia maligna (Nejm 1995; 333:32).
- *Úlcera duodenal*: Taxa de incidência entre H:M é de 2:1 (confundida por taxa mais alta de tabagismo entre os homens); mais alta em fumantes RR = 2,2 (J Clin Gastroenterol 1997; 24:2), embora não confirmada em um grande estudo prospectivo (Epidemiology 1997; 8:420); mais alta nos portadores de história familiar de úlcera duodenal (J Clin Gastroenterol 1995; 20:104). É pouco provável que a cafeína ou o álcool sejam

fatores de risco importantes (Epidemiology 1997; 8:420). A literatura sobre riscos psicológicos para úlcera duodenal é confusa, com riscos variando desde o desgaste dos eventos da vida (J Clin Gastroenterol 1995; 21:185; GE 1986; 91:1370) até uma personalidade que permita suportar meio-bigode sobre o lábio superior (J Clin Gastroenterol 1992; 15:96). Parece pouco provável que fatores psicológicos tenham relevância clínica significativa e passível de definição. O papel da dieta não está claro e a sugestão tradicional de dieta branda não é feita em bases sólidas (especialmente em virtude da recente sugestão de que o molho *chili* protege contra a úlcera duodenal [Dig Dis Sci 1995; 40:576]).

Fisiopatologia:

- *Úlcera gástrica*: Ocorre quando as defesas da mucosa gástrica são superadas pelo ambiente gástrico intraluminal ríspido, rico em ácidos e em pepsina. O epitélio gástrico permanece intacto no estômago por várias defesas dependentes de prostaglandina, incluindo (1) camada de muco semipermeável, (2) bicarbonato em uma camada de água contínua e (3) regeneração e reparo (Gut 1997; 41:425; Gut 1993; 34:580). A infecção por *H. pylori* provoca lesão epitelial pela produção de citotoxinas, urease e outros fatores que causam lesão e morte celular, levando à ulceração. Os AINEs inibem a ciclooxigenase da mucosa, reduzindo assim a produção de prostaglandina, inibindo a produção de muco e de bicarbonato e reduzindo o fluxo sangüíneo para a mucosa. Isso evita a replicação das células e leva à formação da úlcera.
- *Úlcera duodenal*: A causa, na maioria das úlceras duodenais, é a infecção por *H. pylori*. A gastrite antral resultante da infecção pelo *H. pylori* leva à diminuição das células produtoras de somatostatina (células D), cujo papel é o de inibir as células G produtoras de gastrina. Isso, por sua vez, leva ao aumento da massa de células parietais (talvez aumentadas também por fatores genéticos ou de ordem ambiental), resultando no aumento da secreção de ácido observada em pacientes com úlcera duodenal. Áreas de metaplasia intestinal formam-se no duodeno possivelmente em resposta ao aumento do ácido, e são posteriormente colonizadas por *H. pylori*. A duodenite resulta da liberação de mediadores inflamatórios do *H. pylori* e, na presença do ácido, forma-se a úlcera. Presume-se que os AINEs causam ulceração por reduzirem as defesas da mucosa mediadas pela prostaglandina. Essa teoria não é responsável pela úlcera duodenal vista em pacientes *H. pylori*-negativos recebendo AINEs. Uma metanálise de estudos rigorosamente elaborada nos EUA demonstrou 20% de recorrência de úlcera em pacientes livres do *H. pylori*, sugerindo que em um subgrupo de pacientes com úlcera duodenal a infecção por *H. pylori* não é o fator crítico (Am J Gastroenterol 1998; 93:1409).

Sintomas: Não existe um complexo de sintomas diagnóstico para úlcera gástrica ou úlcera duodenal, e os sintomas não distinguem confiavelmente úlcera duodenal de úlcera gástrica ou de dispepsia não-ulcerosa (GE 1993; 105: 1378). A doença ulcerosa péptica sempre apresenta-se com dor no epigástrico, às vezes descrita como queimação ou dor de fome. Classicamente, ela se manifesta após as refeições e pode ser aliviada com antiácidos, mas essas características variam muito. A úlcera gástrica, especialmente induzida por AINE, pode ser assintomática ou apresentar-se com uma complicação, como sangramento ou perfuração sem dor prévia (Am Fam Phys 1997; 55:1323). Se a úlcera ficar próxima ao piloro, o esvaziamento gástrico insatisfatório poderá resultar em sintomas de refluxo, vômitos ou saciedade prematura. Sintomas graves e repentinos podem indicar perfuração, e a dor constante pode sugerir terebração. A perda de peso é mais comum em casos de úlcera gástrica gigante (acima de 3 cm).

Sinais: Dor epigástrica.

Evolução Clínica:

- *Úlcera gástrica*: A grande maioria das úlceras gástricas cicatrizará com o tratamento inicial. Um pequeno subgrupo refratário aos ARH2 cicatrizará com PPI (Aliment Pharmacol Ther 1996; 10:381). Se os AINEs forem eliminados e o *H. pylori* erradicado, a recorrência será pequena. A úlcera gástrica crônica leva à investigação de neoplasia maligna gástrica não percebida (adenocarcinoma ou linfoma) ou uso de AINE sub-reptício.
- *Úlcera duodenal*: Antes do advento do tratamento para *H. pylori*, a úlcera duodenal era uma doença crônica recorrente. Com a eliminação desses organismos, a recorrência da úlcera duodenal não é comum (Lancet 1994; 343:508; Nejm 1993; 328:308). Como resultado de estudos recentes desenvolvidos nos EUA, existe uma preocupação de que a proporção de pacientes com recaída após a erradicação do *H. pylori* possa estar em até 20% (Am J Gastroenterol 1998; 93:1409). Houve época em que se acreditou que a doença ulcerosa "se extinguia por si mesma", mas estudos de acompanhamento a longo prazo de pacientes diagnosticados na era pré-*H. pylori* mostram que 50% permanecem assintomáticos (Gut 1996; 38:812).

Complicações: Sangramento, obstrução do esvaziamento gástrico, perfuração, terebração para estruturas adjacentes sem perfuração livre.

Diagnóstico Diferencial: Ver dispepsia na p. 3. O diagnóstico diferencial de úlcera identificada por endoscopia inclui o adenocarcinoma gástrico, o linfoma e a doença de Crohn.

Laboratório: Hemograma, perfil metabólico completo, amilase e lipase ajudam no diagnóstico diferencial. A verificação da presença de *H. pylori* é geralmente executada com a endoscopia digestiva alta (EDA) para úlcera gástrica, mas também pode ser feita por sorologia ou exame do hálito, se a úlcera duodenal foi diagnosticada por exame contrastado em vez de EDA.

Radiografia: O exame contrastado (seriografia de estômago-esôfago e duodeno) pode estabelecer o diagnóstico, mas depende muito do operador e é muito menos sensível e específico que a EDA. Vários sinais radiográficos foram propostos para separar úlcera gástrica maligna de benigna, mas, se o paciente for adequado, a EDA deverá ser executada para descartar neoplasia maligna, caso a seriografia mostre úlcera gástrica (Jama 1996; 275:622). A seriografia não deverá ser incentivada na avaliação de dispepsia, a menos que a EDA seja considerada insegura ou não esteja disponível. A seriografia não deverá ser usada para diagnóstico de úlcera duodenal (pois o exame negativo é insatisfatório). Entretanto, se uma úlcera duodenal for descoberta na seriografia, então a EDA não será obrigatória, uma vez que o risco de câncer em uma úlcera duodenal típica é insignificante.

Endoscopia: A EDA é o padrão-ouro para o diagnóstico de úlceras. As úlceras são visualizadas diretamente, sendo possível a identificação das características preditoras de risco de sangramento (p. 100). A aparência limpa e plana de uma úlcera gástrica sugere benignidade. Pelo menos seis biópsias deverão ser obtidas para se descartar a neoplasia maligna. A aparência macroscópica da endoscopia não é confiavelmente negativa, e três biópsias detectam somente 70% dos cânceres (GE 1982; 82:228). Todas as úlceras gástricas deverão ser acompanhadas até a cicatrização por EDA (não-seriografia) para comprovar a benignidade por meio da cicatrização. Alguns profissionais defendiam não realizar seguimento com EDA, porque a EDA inicial e a biópsia são 99% precisas (Dig Dis Sci 1993; 38:284). Entretanto, a possibilidade de se encontrar um câncer curável na EDA de seguimento é tão grande (um câncer para cada 250 endoscopias [Scand I Gastroenterol 1991; 26:1193]) que a prática se torna adequada (Dig Dis Sci 1994; 39:442). As úlceras duodenais são normalmente identificadas na primeira porção do duodeno (freqüentemente chamado de bulbo). Uma vez que o risco de câncer é muito pequeno, a EDA de seguimento para documentar a cicatrização raramente é indicada.

Tratamento (Jama 1996; 275:622).

- *Suprimir ácidos:* O excesso de ácido não é a causa principal de úlcera gástrica, a supressão de ácidos cicatriza as lesões e cerca de 90% das úlceras cicatrizarão em 12 semanas. A supressão de ácidos também alivia os sintomas. Cimetidina (800 mg à noite) ou ranitidina (300 mg à noite) são medicamentos mais econômicos, mas não tão rapidamente eficazes como um PPI. Deve-se considerar o uso inicial de um PPI em dosagem alta (como omeprazol 40 mg ao dia) para tratamento de úlceras grandes ou complicadas (Am J Gastroenterol 1996; 91:2516). Cerca de 90-95% das úlceras duodenais cicatrizam em oito semanas com a supressão de ácidos, e a úlcera gástrica leva tipicamente 12 semanas, pois a cicatrização dessas lesões é mais lenta e elas são freqüentemente maiores.

- *Úlcera induzida por AINE:* Suspender as drogas. Nesse caso, é preferível um tratamento com ARH2, a menos que a úlcera seja muito grande. Se não for possível suspender os AINEs, a dosagem deverá ser reduzida. Se essas drogas forem mantidas, deve-se usar um PPI (como omeprazol 20-40 mg diariamente) em vez de um ARH2 para o tratamento (Nejm 1998; 338:719).
- *Erradicar o Helicobacter*: Ver na p. 85.
- *Úlcera refratária*: Considerar neoplasia maligna, uso contínuo de AINE (sub-reptício ou de outra forma) e a síndrome de Zollinger-Ellison (p. 115) como as causas. Lansoprazol em dose elevada resulta em mais de 80% de cicatrização da úlcera gástrica não curada com seis meses de ARH2 (Aliment Pharmacol Ther 1996; 10:381) e a cura pode ser mantida com 30 mg via oral ao dia. Considerar cirurgia.
- *Úlcera gástrica gigante*: Define-se úlcera gástrica gigante como uma lesão acima de 3 cm. Historicamente, essas lesões foram tratadas com cirurgia precoce, pelo maior risco observado com o tratamento clínico. Entretanto, após a introdução dos ARH2, ficou mais evidente que essas úlceras normalmente cicatrizam com o tratamento clínico. Os casos geralmente se apresentam como emergências, recidivam sem manutenção (embora não haja dados suficientes sobre o *H. pylori*) e são marcadores de condições de saúde insatisfatórias. A taxa de mortalidade da doença clínica associada é alta, embora o risco subseqüente de câncer seja baixo (Am J Gastroenterol 1999; 94:3478). Um PPI seria o tratamento clínico atual.
- *Prevenção de recorrência de úlcera*: Em úlcera gástrica ou úlcera duodenal infectadas por *H. pylori* sem complicações, não se justifica a manutenção. Em pacientes infectados por *H. pylori* com uma complicação de úlcera, o tratamento de manutenção poderá ser continuado até que a erradicação do *H. pylori* seja confirmada. Em pacientes negativos para *H. pylori* com história de complicações recorrentes ou mórbidas, o tratamento de manutenção com ARH2 é razoável, embora os dados sejam limitados. A dose típica para a manutenção de um ARH2 é a metade da dose inicial (como ranitidina 150 mg via oral à noite, que reduz a recorrência endoscópica para 20-25%), mas a dose total pode ser justificada ser o evento inicial teve alto índice de morbidade.
- *Tratamento cirúrgico*: A maioria das cirurgias para doença ulcerosa péptica é hoje realizada em caráter emergencial para complicações. Fica a critério médico encaminhar ou não um paciente com úlcera refratária para cirurgia. As indicações para a operação incluem sintomas refratários, suspeita de câncer, sangramento sem controle e obstrução. Deve-se excluir Zollinger-Ellison (p. 115) antes da cirurgia. A necessidade de se excluir o uso de AINE pela dosagem de salicilato aleatório ou pelos níveis de AINE (às vezes os pacientes mentem!) é crítica. Os parentes

deverão ser interrogados. Uma série de 30 pacientes de um centro, com recorrência pós-cirúrgica de úlcera pelo uso de aspirina (metade sub-reptícia) apresentou alta incidência de estenose, operações múltiplas e resultado insatisfatório (GE 1998; 114:883).

A cirurgia com ressecção em cunha da úlcera gástrica é tão eficaz quanto ressecções mais extensas com vagotomia para reduzir os ácidos, presumivelmente porque o excesso de ácido pouco influi na patogênese da úlcera. A mortalidade em casos de úlcera gástrica é substancial (6,9% dos atingidos, elegibilidade menor, maior incidência naqueles com doença cardiovascular) e a recorrência das úlceras ainda fica em 5% (Am Surg 1996:62:673).

Para a úlcera duodenal, o procedimento escolhido para dor intratável e perfuração é a vagotomia gástrica proximal (vagotomia das células parietais) (Surg Clin N Am 1992; 72:335). Essa vagotomia mais limitada provoca menos morbidade pós-operatória que uma vagotomia troncular. Entretanto, a experiência individual, a natureza da complicação da lesão e o julgamento são fatores importantes na seleção da melhor operação. Se um paciente é portador de uma úlcera duodenal intratável, sem adequada aderência ao tratamento ou possível uso de AINEs, a operação deverá ser abordada com muito cuidado.

- *Síndromes pós-gastrectomia* (Surg Clin N Am 1992; 72:445): Cerca de 20% dos pacientes manifestam síndromes pós-gastrectomia após operações de úlcera. Com a vagotomia gástrica proximal, a incidência é de apenas 5%. A **síndrome de *dumping*** é uma das condições mais comuns, causada pelo esvaziamento rápido de alimentos hiperosmolares, ricos em carboidratos. A síndrome provoca sintomas gastrointestinais de distensão, cólicas, náuseas, vômitos e diarréia explosiva, além de sintomas vasomotores de diaforese, fraqueza, vertigens, rubor e palpitações. O tratamento envolve a ingestão de pequenas refeições evitando-se os carboidratos concentrados e ingerindo líquidos 30 minutos após as refeições. Às vezes, é necessário o tratamento cirúrgico. Outras síndromes pós-gastrectomia incluem a diarréia pós-vagotomia, gastroparesias, problemas com pequeno resíduo gástrico, refluxo alcalino e várias síndromes relacionadas com a jejunostomia.

3.4 GASTROPATIA POR AINE

Am J Gastroenterol 1998; 93:2037; Am Fam Phys 1997; 55:1323

Epidemiologia: Cerca de 1,2% da população norte-americana é usuária de AINE diariamente (Am Fam Phys 1997; 55:1323). Desse total, 1-2% é hospitalizado por ano por complicações gastrointestinais de sangramento ou perfuração, a um custo anual aproximado de US$ 1 bilhão. A prescrição exagerada dessas drogas para dor, principalmente para inflamações articulares, contribui significativamente para o grande número de complicações evitáveis (Ann Intern Med 1997; 127:429). Os principais **fatores de risco** para o desenvolvimento de complicações sérias são (Am J Gastroenterol 1998; 93:2037): (1) úlcera péptica anterior ou sangramento (RR = 2,74), (2) idade acima de 60 (RR = 5,52), (3) dosagem alta – duas vezes acima do normal (RR = 10,1), (4) corticosteróides concomitantes (RR = 4,4) e (5) anticoagulantes concomitantes (RR = 12,7). Sexo, tabagismo e uso de álcool *não* são fatores de risco independentes. A probabilidade de ocorrência de complicações é maior nos primeiros três meses de tratamento e o uso de AINEs múltiplos aumenta o risco.

Fisiopatologia: As prostaglandinas protegem a mucosa gástrica por promoverem a secreção de bicarbonato e de muco gástrico, e pelo aumento do fluxo de sangue para as mucosas, estimulando assim a replicação celular. Os AINEs inibem a produção de prostaglandinas, pois inibem a ciclooxigenase. Essas drogas apresentam toxicidade local pouco significativa, por serem ácidos fracos sobre a mucosa gástrica, que resultam em erosões (rompimentos pequenos e superficiais da mucosa). De maior importância são os efeitos sistêmicos desses agentes, que podem causar lesão gastroduodenal, mesmo se administrados por via retal ou intravenosa.

Existem duas isoformas de ciclooxigenase que os AINEs podem inibir. As isoformas COX-I mantêm a integridade da mucosa e as COX-II induzem a inflamação. Uma classe mais recente de AINE está no mercado, a qual inibe seletivamente a COX-II e por isso não reduz as prostaglandinas mucosas. Dois desses agentes são o celecoxib (Celebrex) e o rofecoxib (Vioxx), que parecem estar associados a um baixo risco de complicações de úlceras (Lancet 1999; 353:307). Entre os agentes mais antigos, o cetorolac e o piroxicam apresentam a mais alta toxicidade; o naproxeno, a indometacina, o cetoprofeno e o diclofenaco são intermediários em toxicidade; o ibuprofeno é menos tóxico (Arch IM 1996; 156:1623). A nabumetona é, provavelmente, a menos tóxica dessas substâncias mais antigas, mas possui atividade antiinflamatória reduzida (Am J Gastroenterol 1996; 91:2080).

O papel da infecção por *H. pylori* na gênese das úlceras induzidas por AINE ainda não está claro. A história prévia de úlcera é um fator de risco para úlceras induzidas por AINE subseqüentes e o *H. pylori* está significativamente associado a essas lesões. Existe uma tendência a aceitar a hipótese de que a infecção por *H. pylori* seja um co-fator na úlcera induzida por AINE. Histologicamnete, as úlceras por AINE estão associadas à menor inflamação gástrica que as causadas por *H. pylori*, sugerindo que os processos podem ser independentes (Am J Gastroenterol 1992; 87:1398). Estudos pequenos de corte sobre usuários crônicos de AINE e estudos pequenos em voluntários levaram a resultados conflitantes (revisado em Lancet 1997; 350:975). A erradicação do *H. pylori* não parece acelerar a cicatrização da úlcera causada por AINE (Gut 1996; 39:22).

A evidência mais convincente a apoiar uma correlação entre dois fatores vem de um estudo prospectivo e randomizado sobre a erradicação do *H. pylori* em pacientes que recebem naproxeno. Aqueles nos quais o *H. pylori* foi erradicado, primeiro apresentaram incidência menor de úlcera (27% *vs*. 7%) na EDA na 8ª semana de tratamento (Lancet 1997; 350:975). Se esse estudo de Hong Kong for confirmado, se tornará padrão para testar e tratar o *H. pylori* antes do uso de AINE.

Sintomas: O uso de AINE pode provocar dispepsia, mas não está diretamente relacionado com a úlcera endoscópica. A maioria dos pacientes com gastropatia causada por AINE é assintomática. Em torno de 60% desses pacientes permanecerão assim até que se apresentem com sangramento ou perfuração (Lancet 1986; 1:462). Somente cerca de 1 em 10 úlceras induzidas por AINE chega a sangrar.

Evolução Clínica: A doença é reversível mediante suspensão dos AINEs, mas podem ocorrer casos fatais.

Complicações: Sangramento, perfuração, morte, especialmente em mulheres idosas (Ann Intern Med 1997; 127:429).

Endoscopia: A EDA será apropriada se houver suspeita de uma complicação da úlcera. As erosões são comuns, especialmente no início do curso de administração de AINE.

Tratamento: Prevenção de úlcera por AINE: As diretrizes do American College of Gastroenterology para a prática clínica sugerem que os pacientes de alto risco (não precisamente definido, mas presumivelmente pelo menos um ou mais dos fatores de risco anteriores) sejam considerados para profilaxia com misoprostol ou omeprazol (Am J Gastroenterol 1998; 93:2037). O misoprostol em dose de 200 μg quatro vezes ao dia reduz as complicações gastrointestinais em até 40%, comparado com placebo (Ann Intern Med 1995; 123:241). A diarréia é um problema intolerável em até 20% dos pacientes. Esse sintoma pode ser reduzido alterando-se a dosagem para duas ou três vezes ao dia, mas torna menos efetiva a proteção contra a úlcera gástrica (Ann Intern Med 1995; 123:344). A droga também pode ser mais bem tolerada se for iniciada em dose pequena (100 μg) e lentamente aumentada até a dose-alvo. O omeprazol 20 mg uma vez ao dia é mais eficaz que a ranitidina (Nejm 1998; 338:719) ou a dose baixa de misoprosol (200 μg duas vezes ao dia) (Nejm 1998; 338:727) na prevenção da úlcera por AINE; além disso, o omeprazol é mais bem tolerado que o misoprosol. A dose convencional de ARH2 é ineficaz como profilaxia contra úlcera gástrica e, portanto, não deverá ser usada para prevenção. A principal questão não respondida é se o uso de uma droga COX-II é a forma mais eficaz, em termos de custo, de se reduzir a toxicidade dos AINEs que a adição de misoprosol ou omeprazol (GE 2000; 119:521). O fato das substâncias COX-II não inibirem as plaquetas pode representar um benefício adicional na profilaxia do sangramento.

3.5 ÚLCERA DE ESTRESSE

Drogas 1997; 54:581

Epidemiologia: Na UTI moderna, a incidência de sangramento de úlceras por estresse vem declinando uniformemente de 20-30% nos anos de 1970 para 1,5-14% atualmente (Am J Gastroenterol 1995; 90:708).

Fisiopatologia: (Am J Gastroenterol 1995; 90:708): A úlcera de estresse é um termo usado para indicar as úlceras gastroduodenais ou doença erosiva difusa que ocorre em pacientes críticos internados em ambiente de UTI. As erosões e a hemorragia superficial da mucosa são observadas em 70-90% dos pacientes em estado crítico e progridem para úlceras confluentes em um subgrupo menor. Em pacientes com queimaduras e lesões cranianas, as úlceras devem-se, provavelmente, à produção de ácidos estimulada por gastrinas. A isquemia da mucosa é, provavelmente, importante em muitos outros grupos de risco. Os fatores de risco incluem choque de qualquer natureza, politrauma, insuficiência de órgãos essenciais, queimaduras em mais de 35% da superfície corporal, traumatismo craniano, sepse e tetraplegia. O risco de sangramento aumenta na presença de três ou mais fatores de risco. Em um grande estudo conduzido em pacientes destinados à cirurgia cardíaca, os dois fatores de risco principais eram a ventilação mecânica por mais de 48 horas (risco 15 vezes maior) e a coagulopatia (quatro vezes maior). (Nejm 1994; 330:377).

Sintomas: Hematêmese, melena, aspirado nasogástrico com sangue em borra de café ou vermelho vivo.

Sinais: Hipotensão.

Evolução Clínica: Geralmente ditado pela doença clínica subjacente em vez da úlcera de estresse por si mesma.

Complicações: Sangramento. Na úlcera de estresse a perfuração é menos comum que o sangramento.

Diagnóstico Diferencial: Sangramento agudo de lesões preexistentes do trato superior, incluindo doença ulcerosa péptica e neoplasia maligna (ver Sangramento gastrointestinal, p. 28).

Laboratório: Hemoglobina (buscar reduções maiores que 2 g para suspeita de sangramento importante). PT/INR, PTT, plaquetas; triagem para coagulação intravascular disseminada se houver suspeita clínica da condição com base em exames iniciais de laboratório ou de múltiplos sítios de sangramento.

Endoscopia: Nesses pacientes críticos, executa-se a EDA se houver sangramento contínuo, para o qual o tratamento endoscópico é necessário. Em geral, a EDA é desnecessária em pacientes com evidência de sangramento (ou seja, borra de café no catéter nasogástrico) sem conseqüências hemodinâmicas.

Tratamento: O tratamento para úlcera de estresse é o mesmo que para a úlcera péptica com sangramento (ver a seguir). Tem-se buscado enfatizar mais a prevenção, cujo fundamento deve ser o manejo ótimo da doença subjacente. Os aperfeiçoamentos nos cuidados em UTI são provavelmente responsáveis por parte da redução do sangramento das úlceras de estresse. Várias substâncias podem ser consideradas na prevenção do sangramento:

- *ARH2:* Essas substâncias demonstraram, em uma metanálise, reduzir o risco de sangramento clinicamente importante, havendo uma tendência a sugerir que elas são mais eficazes que o sucralfato. Essa redução do sangramento pode dar lugar ao risco maior de pneumonia hospitalar (Jama 1996; 275:308). Entretanto, um estudo prospectivo de 1.200 pacientes em respirador confirmou o benefício da ranitidina sobre o sucralfato na prevenção de sangramentos clinicamente importantes (1,7% *vs*. 3,8%), mas não demonstrou risco maior de pneumonia no grupo recebendo ranitidina (Nejm 1998; 338:791). Embora a infusão contínua de ARH2 resulte em melhor supressão de ácidos, ela não se traduz em menos sangramento e não é necessária (Am J Gastroenterol 1995; 90:708).
- *Sucralfato:* O argumento para uso do sucralfato tem sido a taxa de pneumonia aparentemente menor e a redução da mortalidade (Jama 1996; 275:308). Isso pode ter importância especial em pacientes submetidos à ventilação mecânica prolongada e que não sejam alimentados por via enteral (Drugs 1997; 54:581). Nesses pacientes, a eficácia aparentemente menor do sucralfato em prevenir o sangramento pode ser compensada por um risco menor de pneumonia.
- *Outras drogas:* Embora os antiácidos pareçam reduzir o risco de sangramento, eles precisam ser administrados a cada 1 ou 2 horas, com monitorização freqüente do pH gástrico e da titulação da dosagem. Por isso, seu uso não é comum para a profilaxia da úlcera de estresse. Para o uso de misoprosol e de PPI os dados são ainda mais limitados.

3.6 TRATAMENTO DE ÚLCERA PÉPTICA HEMORRÁGICA

Surg Clin N Am 1996; 76:83; Nejm 1994; 331:717

Endoscopia: A endoscopia identifica a causa do sangramento e prognostica o risco de novo sangramento na primeira semana. A endoscopia é executada após reposição volêmica e estabilização do paciente. Se o endoscopista identificar jorro arterial ativo da úlcera, a chance de novo sangramento durante a primeira semana será de 80% sem tratamento. Caso um vaso visível não-hemorrágico seja identificado (geralmente uma lesão vermelha ou azulada de alguns milímetros projetando-se no leito da úlcera), a taxa de novo sangramento será de 50%. Um coágulo aderente tem 20% de risco, e os endoscopistas mais confiáveis removerão o coágulo (às vezes após uma injeção de epinefrina através do próprio coágulo) para ver o que existe embaixo dele. Uma mancha negra uniforme representa 10% de risco; já uma base ulcerosa limpa e coberta de exsudado tem um risco de menos de 5%.

Tratamento: O tratamento endoscópico reduz o risco de novo sangramento em 40%, a necessidade de cirurgia em pelo menos 60% e a mortalidade por sangramento agudo em 60% (GE 1992; 102:139). O sangramento pode ser tratado por aplicação direta de energia térmica para coagular vasos sangüíneos ou por injeção de várias substâncias no vaso e tecidos ao redor.

A **energia térmica** é aplicada com sonda bipolar de eletrocautério ou sonda de calor. Aplica-se a pressão diretamente no vaso até parar o sangramento. Isso pressiona as paredes do vaso uma contra a outra e permite uma coagulação altamente eficaz. Não existe evidência convincente de que um método seja melhor que o outro. A dificuldade pode ser o momento de ficar "em frente" ao vaso, de modo que a pressão possa ser aplicada diretamente, pois muitas úlceras só podem ser abordadas em orientação tangencial. São aplicadas seqüências prolongadas e de baixa energia. (Surg Clin N Am 1996; 76:83).

O **tratamento com injeção** pode ser executado com epinefrina diluída a 1:10.000, álcool, trombina ou outras substâncias esclerosantes. A vantagem do tratamento com injeções é o fato de o dispositivo ser muito barato, a técnica fácil de manusear e poder ser aplicada para tratar uma úlcera que só pode ser abordada em sentido tangencial. A epinefrina é segura, simples e eficaz. Em geral, injetam-se 10-20 ml em vários sítios e a vasoconstrição e o efeito de tamponamento pelo volume significativo param o sangramento. A taxa inicial de sucesso está acima de 90% (G+BMJ 1997; 314:1307). A adição de um esclerosante à epinefrina não exerce efeito algum. A desvantagem dos esclerosantes e do álcool é o risco de perfuração, pois pode ocorrer necrose tecidual extensa (Brit J Durg 1996; 83:461).

A **terapia combinada** com injeção de epinefrina seguida de um método térmico é atualmente popular entre especialistas, após um estudo conduzido por um centro respeitável que demonstrou eficácia maior (BMJ 1997; 314:1307). O conceito é o de que a epinefrina controla o sangramento imediato, e o tratamento térmico previne o sangramento recidivante posterior. A aplicação endoscópica de grampos de metal nas úlceras hemorrágicas é uma nova e promissora abordagem (Gastrointest Endosc 2001; 53:147).

As **falhas do tratamento endoscópico** são mais bem manejadas com uma segunda tentativa de tratamento com endoscopia (Nejm 1999; 340:751).

O retratamento endoscópico reduz a necessidade de cirurgia sem aumentar o risco de morte e apresenta menos complicações que a operação. O **tratamento farmacológico** pode ser considerado quando o endoscopista não estiver em seus melhores dias. Uma metanálise sugere que a somatostatina ou o octreotide podem reduzir o risco de sangramento continuado e podem ser úteis antes da endoscopia ou se esta falhar (Ann Intern Med 1997; 127:1062). Não existe evidência de que ARH2 ou omeprazol alterem a taxa prematura de novo sangramento em úlceras hemorrágicas (Endoscopy 1995; 27:308). A cirurgia será necessária para aqueles que não responderem à endoscopia ou ao tratamento clínico.

3.7 DISPEPSIA NÃO-ULCEROSA

Nejm 1998; 339:1376; GE 1997; 112:1448

Epidemiologia: A dispepsia prevalece em cerca de 15% da população adulta. A maioria desses pacientes apresenta endoscopia normal e poderia ser potencialmente rotulada como portadora de dispepsia não-ulcerosa (DNU).

Fisiopatologia (Mayo Clin Proc 1999; 74:1011): A dispepsia não-ulcerosa é definida como dor persistente ou recorrente na porção superior do abdome, há mais de três meses e não-associada a uma anormalidade bioquímica ou anatômica. Várias causas já foram propostas para essa condição, incluindo (1) Infecção por *H. pylori*, (2) gastrite histológica ou duodenite, (3) doença do refluxo gastresofágico com EDA negativa, (4) sensibilidade visceral aumentada, (5) gastroparesia, (6) outras desordens de motilidade ou (7) doença psiquiátrica. Nenhum dos dados é convincente para uma única etiologia. Não se deve considerar essa condição como uma doença isolada, pois é um sintoma com causas múltiplas.

Sintomas: Por definição, a DNU é uma dor no abdome superior, podendo estar associada à náuseas, timpanismo, saciedade precoce ou plenitude pós-prandial. Subtipos têm sido identificados (semelhantes a refluxo, dismotilidade, úlcera e não-específicos), mas esses são inúteis na escolha de um tratamento empírico (GE 1992; 102:1259).

Complicações: Nenhuma, por definição.

Diagnóstico Diferencial: O diagnóstico diferencial é o da dispepsia (p. 3). Para a verdadeira elaboração de um diagnóstico de DNU, há várias exclusões que precisam ser teoricamente feitas. Entretanto, a investigação exaustiva é freqüentemente desnecessária, e esse trabalho deverá ser adaptado à gravidade e à persistência da queixa.

Laboratório: Normal, por definição.
Radiografia: Normal, por definição.
Endoscopia: Normal, por definição.
Tratamento:

- *Tratar Helicobacter:* Entre 30-60% dos pacientes com dispepsia não-ulcerosa apresentam infecção por *H. pylori*. Os dois melhores estudos de tratamento de DNU associada à infecção por *H. pylori* levaram a resultados conflitantes. Um deles mostrou o benefício da erradicação do *H. pylori* (21% *vs*. 7% de alívio dos sintomas em um ano [Nejm 1998; 339:1869]). O outro não demonstrou benefício (26% *vs*. 31% de alívio dos sintomas em um ano (Nejm 1998; 339:1875). Entretanto, a semelhança nesses estudos é o alívio dos sintomas em 25% dos pacientes nos quais o *H. pylori* foi erradicado. Uma vez que o tratamento é benigno e o *H. pylori* representa risco para câncer gástrico e doença péptica no futuro, é razoável tratar o *H. pylori* quando há dispepsia.
- *Período de tratamento com PPI:* Uma vez que um grande número de pacientes com a doença do refluxo gastresofágico apresenta EDA normal e nem todos os pacientes com DRGE apresentam sintomas retroesternais típicos, justifica-se um período de tratamento com PPI (p. 49). Se o paciente responde satisfatoriamente, é razoável tentar um tratamento de redução de ARH2 ou suspendê-lo completamente. Se houver recidiva de sintomas, pode-se elaborar um diagnóstico de doença do refluxo gastresofágico e, se a confirmação for obrigatória, pode-se considerar uma pHmetria.
- *Período de tratamento com droga pró cinética:* Tem sido prática comum tentar o uso de uma droga pró-motilidade, especialmente se os pacientes apresentam sintomas de timpanismo ou plenitude pós-prandial Essas substâncias parecem ser cerca de 40% melhores que o placebo. A suspensão de cisaprida do mercado americano tornou essa abordagem menos desejável. A metoclopramida, uma droga alternativa, apresenta pouca tolerabilidade. A domperidona não está disponível nos EUA, mas pode ser útil onde houver disponibilidade. Em um paciente com sintomas perturbadores, a avaliação para gastroparesia (p. 104) poderá substituir as substâncias pró-motilidade até que drogas mais seguras sejam descobertas.
- *Drogas psicotrópicas e psicoterapia:* Na ausência de um diagnóstico psiquiátrico específico, não há dados para apoiar o uso dessas substâncias no tratamento da dispepsia não-ulcerosa. Entretanto, uma vez que a ansiedade e outras doenças psiquiátricas podem coexistir com a dispepsia e tornar os sintomas menos toleráveis, muitos médicos oferecem aos pacientes o tratamento para distúrbio psiquiátrico. A psicoterapia resulta em um benefício a curto prazo (um ano) nos escores dos sintomas (por RTC [GE 2000; 119:661]).

3.8 GASTROPARESIA

Scand J Gastroenterol (suppl) 1995; 213:7

Causa: A gastroparesia aguda (menos de três meses) pode ser observada após cirurgias, causada por agentes virais, hiperglicemia, hipocalemia, hipotireoidismo e drogas, incluindo narcóticos e anticolinérgicos. A gastroparesia crônica é mais freqüentemente causada por cirurgia gástrica (Am J Surg 1996; 172:24), câncer (especialmente dos pulmões e do pâncreas), anorexia nervosa, esclerodermia, amiloidose, polimiosite/dermatomiosite, pseudo-obstrução crônica, porfiria e doença do sistema nervoso central (SNC).

Fisiopatologia: O estômago armazena o alimento ingerido, mistura-o com o suco digestivo, fragmenta-o e o libera de maneira controlada para o intestino delgado. O esvaziamento de sólidos ocorre após uma fase de demora durante a qual o alimento é movimentado do estômago proximal até o antro, onde é fragmentado. Após essa fase inicial de demora, o esvaziamento de sólidos é linear, com cerca da metade desse volume sendo esvaziada entre 60 e 100 minutos. Várias anormalidades motoras com coordenação insatisfatória e hipomotilidade resultam em esvaziamento insatisfatório.

Sintomas: Saciedade precoce, náuseas e vômitos são as principais características da gastroparesia, constituindo uma causa despercebida de dor abdominal pós-prandial e azia (Am J Gastroenterol 1999; 94:1029). Pacientes diabéticos podem exibir sintomas de controle glicêmico insatisfatório. Os sintomas não se correlacionam adequadamente aos períodos de esvaziamento.

Sinais: Raramente, ouvem-se ruídos de líquidos do conteúdo gástrico retido, que pode ser demonstrado colocando-se o estetoscópio sobre o estômago e balançando-se o paciente de um lado para o outro.

Evolução Clínica: Geralmente é crônico, mas os pacientes cuja doença esteja associada à características sugerindo doença viral (início súbito, febre, vômitos, cólicas e diarréia) parecem melhorar com o tempo (Am J Gastroenterol 1997; 92:1501).

Complicações: Desnutrição, aspiração, doença do refluxo gastresofágico.

Diagnóstico Diferencial: Os sintomas de gastroparesia não são específicos, de modo que o diferencial é amplo e inclui doença do refluxo esofágico, úlcera péptica, dispepsia não-ulcerosa, câncer gástrico e outras causas de dor abdominal superior (p. 3) e náuseas (p. 10).

Laboratório: Os exames de laboratório apropriados incluem hemograma, perfil metabólico completo (com segunda determinação de glicose de jejum se o primeiro resultado for normal) e TSH em busca de causas corrigíveis ou sinais de outras doenças no diagnóstico diferencial.

Radiografia: Os estudos de esvaziamento gástrico por meio de cintilografias são o padrão-ouro para o diagnóstico de gastroparesia. Os pacientes recebem uma refeição de sólidos, tipicamente ovos, marcados com um radioisótopo. Os estudos informam um esvaziamento típico até metade do esvaziamento do isótopo (o normal fica entre 60 e 100 minutos) ou a proporção esvaziada aos 100 minutos, com variação individual de 15% nos estudos repetitivos (GE 1998; 115:747). Marcadores radiopacos são menos dispendiosos, mas não são amplamente usados (Dig Dis Sci 1999; 44:729).

Endoscopia: Geralmente, recomenda-se a EDA para se descartar qualquer causa mecânica para o esvaziamento insatisfatório (obstrução da saída gástrica devido a uma doença péptica ulcerosa ou tumor).

Tratamento: As medidas gerais incluem tratamento de distúrbios eletrolíticos, refeições pequenas e freqüentes, refeições com baixo teor de gordura e evitar ingestão de sólidos fibrosos e de digestão difícil (cascas, polpa de frutas, etc.). O controle glicêmico em pacientes diabéticos deverá ser o melhor possível. As drogas para pacientes sintomáticos incluem cisaprida, metoclopramida, eritromicina e domperidona e a resposta varia muito. A cisaprida, 10-20 mg via oral quatro vezes ao dia era a preferida até ser retirada do mercado nos EUA por causa de sua associação à arritmias cardíacas. A metoclopramida, 5-10 mg via oral antes das refeições e à noite é eficaz, mas a tolerância é insatisfatória, pelas reações adversas afetando o SNC, como ansiedade, inquietação, sonolência e depressão. Além disso, a discinesia tardia é um risco importante a longo prazo. A eritromicina, um agonista da motilina, pode ajudar, mas nem sempre é bem tolerada (Dig Dis Sci 1998; 43:1690). A domperidona, 40-80 mg por dia em doses divididas é eficaz na gastropatia diabética (Drugs 1998; 56:429), mas não está disponível nos EUA. Em casos refratários, a alimentação por cateter jejunal pode ser necessária. A estimulação gástrica pode ajudar os pacientes refratários, mas a experiência é muito limitada (GE 1998; 114:456).

3.9 HÉRNIA DE HIATO

Postgrad Med 1990; 88:113

Epidemiologia: A taxa de prevalência fica entre 0,8-2,9% de todos os pacientes submetidos a estudos com bário.

Fisiopatologia: Existem três tipos conhecidos de hérnia de hiato. Na **hérnia hiatal por deslizamento**, a junção esofagogástrica fica no tórax, acima do hiato do diafragma, representando o ponto principal da hérnia. Esse é, de longe, o tipo mais comum de hérnia e está significativamente associado à esofagite endoscópica (Dig Dis Sci 1979; 24:311) e aos sintomas de refluxo. Os pilares do diafragma contribem substancialmente para a barreira anti-refluxo na junção esofagogástrica normal, mas esse benefício deixa de existir quando a JEG é deslocada para o tórax. Na **hérnia paraesofágica** a JEG permanece fixa e o fundo, e às vezes o corpo, migram do estômago para o mediastino posterior. O estômago poderá, posteriormente, girar no tórax, causando uma obstrução (Arch Surg 1986; 121:416). Muito raramente, o estômago pode herniar por um defeito completamente separado dos pilares. Em **hérnias mistas** a JEG fica no tórax e uma grande porção do estômago desliza para cima, até se posicionar ao lado do esôfago. Em pacientes com hérnias por deslizamento substancial é comum a ocorrência de erosões gástricas lineares na porção do estômago ou próximos ao diafragma. Geralmente, essas ulcerações são múltiplas, vistas nas cristas das pregas e podem estar cobertas de sangue (GE 1986; 91:338). Elas representam uma causa bem conhecida de deficiência de ferro e são conhecidas como úlceras de Cameron (Gastrointest Endosc Clin N Am 1996; 6:671).

Sintomas: A maioria dos pacientes com hérnia hiatal por deslizamento é assintomática ou apresenta sintomas da doença do refluxo gastresofágico. Em hérnias volumosas e nas paraesofágicas predominam os sintomas mecânicos, incluindo o início súbito de dor epigástrica e torácica, vômitos e disfagia (J Thorac Cardiovasc Surg 1998; 115:828). Os sintomas de refluxo crônico também estão presentes em mais da metade dos pacientes. Nas hérnias volumosas é possível o desenvolvimento da sensação de dispnéia. Na hérnia paraesofágica os sintomas de dor no tórax após as refeições predominam sobre as queixas de pirose (Dig Dis Sci 1992; 37:537). O encarceramento agudo pode-se apresentar como uma emergência cirúrgica com dor intensa, febre e sintomas de obstrução esofágica ou gástrica.

Sinais: Nenhum, exceto para aqueles que se apresentam com encarceramento e que podem mostrar-se febris ou com aparência tóxica.

Evolução Clínica: A maioria dos portadores de hérnia hiatal desenvolve uma evolução clínica benigna. Não existem dados adequados sobre a evolução clínica de hérnias volumosas ou paraesofágicas não-tratadas. Os estudos publicados vêm de centros cirúrgicos acadêmicos nos quais pacientes com doença grave são a maioria e a intervenção cirúrgica é a regra.

Complicações: Sangramento, geralmente oculto, é comum em grandes hérnias. Encarceramento, estrangulamento e perfuração são ocorrências temidas, mas raras, exceto em hérnias volumosas e paraesofágicas.

Radiografia: A seriografia de esôfago-estômago e duodeno mostra a mucosa gástrica acima do diafragma.

Endoscopia: O diafragma pode ser visualizado na endoscopia e movimenta-se com a respiração. A hérnia é diagnosticada quando o final do esôfago tubular e a junção esofagogástrica aparente estão acima do diafragma. A visão em flexão retrógrada geralmente ressalta o defeito.

Radiografia:

- *Cirurgia* (Semin Thorac Cardiovasc Surg 1997; 9:163): As indicações absolutas para a cirurgia incluem (1) obstrução grave que ocorre quando uma grande parte do estômago está localizada no tórax, resultando em volvo, (2) necrose resultante do encarceramento e (3) neoplasia maligna na hérnia. As outras indicações para a cirurgia são menos claras e incluem a simples presença de uma hérnia paraesofágica, pela percepção de que esses pacientes estão em alto risco de complicações perigosas (Arch Surg 1986; 121:416), mas não existem estudos epidemiológicos convincentes para apoiar essa conduta. Alguns pacientes podem ser submetidos à cirurgia por deficiência crônica de ferro, embora a maioria deles responda ao tratamento clínico. Os sintomas de volvo intermitente do estômago herniado ou do encarceramento sintomático manifestados por dor pós-prandial ou sensação de saciedade são indicações relativas para a cirurgia. Nesse procedimento, o esôfago distal é restaurado para sua posição intra-abdominal, cria-se uma fundoplicatura e o defeito na hérnia diafragmática é corrigido. O reparo laparoscópico pode ser executado por um cirurgião experiente (J Am Coll Surg 1998; 186:428).
- *Terapia clínica:* A maioria das hérnias não exige tratamento médico específico, exceto quando associadas à doença do refluxo gastresofágico ou deficiência de ferro. Em pacientes com deficiência de ferro, a perda sangüínea é tão lenta que, com freqüência, a suplementação por si só já é adequada. Entretanto, a anemia recorre quando o ferro é suspenso. As lesões não cicatrizam somente com o tratamento com ferro, mas cicatrizam, com freqüência, administrando-se cursos breves de ARH2. A manutenção com ARH2 ainda não foi bem estudada. Parece ser razoável tratar os pacientes com ARH2 e ferro e tentar suspender o segundo após a reposição dos estoques. Esse tratamento é o preferido se os pacientes forem portadores de sintomas de refluxo. Entretanto, a suplementação de ferro a longo prazo por si só já é eficaz (Am J Gastroenterol 1992; 87:622).

3.10 VOLVO GÁSTRICO

Gastroenterologist 1997; 5:41

Epidemiologia: É visto nos pacientes jovens com defeitos congênitos e em idosos associados à hérnia de hiato.

Fisiopatologia: O volvo gástrico é a rotação de 180 graus ou mais do estômago fora de sua posição normal. Isso ocorre quando os ligamentos que sustentam o estômago no lugar são rompidos. Está associado à hérnias paraesofágicas em adultos, hérnias congênitas em crianças ou pode representar um evento primário sem quaisquer outros defeitos evidentes. Cria-se um **volvo organoaxial** quando o corpo do estômago gira em seu maior eixo (uma linha que une a cárdia ao piloro). Pense no estômago como uma roupa sendo torcida ao ser lavada. As torções ocorrem nas porções proximal e distal, onde o suprimento sangüíneo fica comprometido, e a apresentação clínica é aguda. Existe também uma apresentação crônica na qual a torção não é suficientemente grave para obstruir ou comprometer a vascularização. O **volvo mesenteroaxial** ocorre quando o estômago se dobra sobre si mesmo ao redor de uma linha transversa entre a pequena e a grande curvatura gástrica. Não existe torção altamente obstrutiva nem ameaça imediata ao suprimento vascular, de modo que a apresentação clínica é crônica.

Sintomas: O volvo **agudo** apresenta-se com uma tríade de início súbito de dor, vômitos seguidos de ânsia e incapacidade de passar um cateter nasogástrico. O volvo **crônico** tem uma apresentação não-específica com dores vagas no abdome superior, timpanismo e saciedade precoce.

Complicações: Perfuração ou sangramento na apresentação aguda.

Diagnóstico Diferencial: Para volvo **agudo**, o diagnóstico diferencial inclui as causas de dor epigástrica grave, aguda e repentina, doença ulcerosa nitidamente perfurada, pancreatite e, menos provavelmente, colecistite ou outra catástrofe intra-abdominal. Para volvo **crônico**, o diferencial é ainda maior, dada à indefinição dos sintomas e inclui doença péptica, câncer gástrico, gastroparesia, doença do refluxo gastresofágico, pancreatite crônica, isquemia mesentérica crônica e cólica biliar (p. 4).

Radiografia: Os estudos com bário são diagnósticos e essa é uma das situações na qual as radiografias são mais informativas que a EDA (que arrepio!!). Em casos de volvo organoaxial, o estômago parece estar de cabeça para baixo, com a curva maior acima da curva menor e a cárdia e o piloro no mesmo plano. A visualização do volvo mesenteroaxial é mais difícil. O estômago pode-se mostrar como uma esfera distendida, ou o antro pode ser visto acima do corpo. Existem geralmente duas bolhas gástricas na radiografia plana, uma para o fundo e outra para o antro, sem nada no local da prega.

Endoscopia: A EDA pode mostrar a torção do volvo organoaxial e a incapacidade de transpor o piloro. Caso contrário, o endoscopista apenas observaria a anatomia irregular e solicitaria um estudo com bário!

Tratamento: O volvo agudo é uma emergência cirúrgica. O volvo é reduzido, pode ser necessária a ressecção se houver necrose e os defeitos predisponentes são corrigidos. No volvo crônico, o tratamento também poderá ser cirúrgico, mas a redução endoscópica do volvo (Am J Gastroenterol 1990; 85:1486) e a colocação de dois tubos de gastrostomia endoscópica percutânea para ancorar o estômago no lugar é uma alternativa (Am J Surg 1998; 64:711).

3.11 CÂNCER GÁSTRICO

Nejm 1995; 333:32

Epidemiologia: Variação ampla de incidência em todo o mundo, com áreas de alta ocorrência no Japão, China, América do Sul e Europa Oriental (30-80 casos/100.000/ano) e incidência muito menor na Europa Ocidental e EUA (10 casos/100.000/ano). A proporção M:F é de 2:1. Nos EUA, a incidência é mais freqüente na população não-branca. Essa taxa diminuiu uniformemente desde 1930 até 1970. A ocorrência de adenocarcinoma da junção esofagogástrica está aumentando rapidamente. Nos EUA, a idade média no diagnóstico é de 70 anos (Ann Surg 1993; 218:583).

Fisiopatologia: Existem dois tipos de adenocarcinoma. O **tipo intestinal**, constituído de um epitélio formador de glândulas, que resulta em massas discretas que sofrem ulceração e são encontradas com mais freqüência no estômago distal. Esse tipo de tumor é responsável pela maior porcentagem dos casos em países com alta incidência da doença. No **tipo difuso**, as células possuem coesão mínima e infiltram-se na parede gástrica, formando uma massa discreta. É mais freqüentemente observado no estômago proximal, mais comum em pacientes jovens e com incidência constante em todo o mundo.

O câncer gástrico precoce é uma lesão confinada à mucosa ou à submucosa, independentemente do envolvimento dos linfonodos. No Japão, a sobrevida em cinco anos é de 90% dos casos, o que torna o rastreamento mais atraente. Talvez 40% dos cânceres naquele país representem o câncer gástrico precoce, mas a taxa é muito menor no Ocidente. Por razões desconhecidas, a sobrevida é melhor em pacientes japoneses com câncer gástrico precoce que nos pacientes do Ocidente (Gut 1997; 41:142).

As condições predisponentes ao câncer gástrico incluem (1) gastrite atrófica crônica com metaplasia intestinal, (2) gastrite associada à anemia perniciosa ou ressecção gástrica, (3) infecção com *H. pylori* (p. 86), (4) gastrite hipertrófica e (5) pólipos gástricos adenomatosos. A úlcera duodenal reduz o risco (Nejm 1996; 335:242). Os **fatores genéticos** podem ser importantes, uma vez que o câncer gástrico se agrupa em famílias, em pacientes com câncer de cólon hereditário sem polipose, sendo mais comum nos indivíduos com sangue tipo A. Os **fatores ambientais** associados ao aumento do risco incluem tabagismo e dietas ricas em alimentos salgados, defumados, apimentados e com conservação insatisfatória. Um risco menor é observado em pessoas submetidas a dietas ricas em frutas frescas e vegetais. O papel dos nitratos e dos nitritos ainda não está bem definido.

Sintomas: Apenas metade dos pacientes manifesta dor abdominal. Outros sintomas incluem perda de peso (62%), náuseas (34%), anorexia (32%) e, menos freqüentemente, disfagia, melena e saciedade precoce. Pode ser difícil distinguir úlcera gástrica de câncer em idosos apenas pela história clínica. Cerca de 25% dos pacientes com câncer gástrico apresentam história de úlcera gástrica (Ann Surg 1993; 218:583).

Sinais: Massa abdominal, linfonodo supraclavicular (chamado de linfonodo de Virchow), nódulos periumbilicais da disseminação peritoneal (nódulo de Sister Mary Joseph), ovário aumentado (tumor de Krukenberg), massa no fundo-de-saco e ascite.

Evolução Clínica: A doença é estadiada pelo complexo sistema TNM em quatro estágios, com base na penetração do tumor, nos linfonodos regionais e metástases distantes. O envolvimento de linfonodos intra-abdominais além dos perigástricos classifica os pacientes no estágio IV irressecável. Para todos os estágios combinados, a sobrevida em cinco anos atinge 18% (CA Cancer J Clin 1995; 45:8). Nos EUA, a sobrevida em cinco anos é de 50% dos pacientes no estágio I, 29% para o estádio II, 13% para o estágio III e 3% para o estágio IV. A sobrevida é 40% mais alta para tumores nos estágios I e II no Japão.

Diagnóstico Diferencial: Linfoma gástrico, leiomiossarcoma, doença ulcerosa péptica).

Laboratório: Anemia (40%), hipoproteinemia (26%), provas de função hepática anormais (26%) e pesquisa de sangue oculto nas fezes positiva (40%). Os marcadores tumorais: antígeno cárcino embrionário (CEA), alfafetoproteína, CA19-9) não ajudam no diagnóstico precoce.

Radiografia: Se houver suspeita de neoplasia maligna, deve-se executar a endoscopia em detrimento da seriografia. Mesmo na evidência de câncer ou úlcera em exame de seriografia, deve-se complementar com EDA.

Endoscopia: A EDA poderá revelar úlcera, massa ou aparência infiltrativa difusa em um estômago sem distensão. Deve-se executar biópsias múltiplas e escovação.

Tratamento: O **estadiamento pré-operatório** é crucial, uma vez que pacientes com a doença no estágio IV não se beneficiarão da cirurgia na ausência de um sintoma a ser paliado, como sangramento ou obstrução. A laparoscopia evita a laparotomia em até um quarto dos pacientes, pois identifica linfonodos intra-abdominais ou outras metástases não evidenciadas pela tomografia computadorizada (TC) (Nejm 1995; 333:1426). A ultra-sonografia laparoscópica pode proporcionar dados complementados sobre o estadiamento de tumores e de linfonodos. A ultra-sonografia endoscópica é útil no estadiamento de tumor inicial. Os pacientes que se apresentam com tumores nos estágios T1 e T2 deverão ser submetidos à ressecção, mas aqueles com tumores T3 e T4 deverão passar pela laparoscopia (com possibilidade de ultra-sonografia laparoscópica) em busca de doença nodal avançada que colocaria o paciente no estágio IV irressecável (Semin Oncol 1996; 23:347).

A **ressecção** do tumor primário e dos linfonodos adjacentes é a única chance de cura. Infelizmente, a maioria dos pacientes do Ocidente apresenta-se com doença em estágio relativamente avançado. Se o estadiamento pré-operatório não revelar metástase distante, o paciente será operado. Na cirurgia, a dissecção dos linfonodos pode ter graus variados. A ressecção à D1 remove os linfonodos dentro de 3 cm do tumor *en bloc* com o estômago e o omento maior. A ressecção à D2 exige, adicionalmente, a ressecção de linfonodos celíacos para a aorta, hepatoduodenais e retroduodenais, esplênicos e retroperitoneais. Na prática, as operações D2 freqüentemente exigem pancreatectomia distal e esplenectomia e dissecção dos principais pedículos vasculares da aorta. No Japão, as ressecções D2 são conduzidas regularmente, exceto em idosos (Brit J Surg 1996; 83:836), com sobrevida de cerca de 30% melhor nas doenças dos estágios II e III que nos pacientes do Ocidente (Cancer 1999; 86:1657). Entretanto, em países do Ocidente, o aumento de morbidade e mortalidade após ressecções D2 parece não trazer quaisquer benefícios de sobrevida de uma lifadenectomia mais extensa (Lancet 1996; 347:995). Ainda não está claro se isso se deve a diferenças na biologia da doença, na idade do paciente ou na habilidade cirúrgica entre as duas regiões. Os benefícios da **quimioterapia** devem ser estudados em ensaios clínicos. Na Ásia, o entusiasmo pela quimioterapia é significativo (Cancer 1999; 86:1657). A imunoquimioterapia específica para antígenos do tumor é uma nova abordagem a ser pesquisada (Semin Surg Oncol 1999; 17:139).

3.12 LINFOMAS MALT E OUTROS TUMORES GÁSTRICOS

Br J Haematol 1998; 100:3; Gastroenterologist 1996; 4:54

Epidemiologia: O linfoma gástrico é uma doença incomum, representando 3% de todas as neoplasias malignas gástricas e até metade pode ser tipo MALT (J Clin Gastroenterol 1999; 29:133).

Fisiopatologia: De modo geral, o estômago não possui tecido linfóide. O tecido linfóide associado à mucosa (MALT) no estômago é formado de folículos linfóides não-neoplásicos, que surgem em resposta à estimulação antigênica crônica, tipicamente pela infecção por *H. pylori*. O **linfoma MALT** (MALToma) surge da transformação maligna de um clone de células B. Essas células respondem aos sinais das células T específicas para *H. pylori* (Lancet 1993; 342:571) e o tumor tende a ficar localizado no estômago, por um mecanismo "de volta ao lar" das células B. Entretanto, os linfomas MALT podem se transformar em lesões de alto grau e sofrerem disseminações para linfonodos e medula óssea (Br J Haematol 1998; 100:3). A maioria dos outros **linfomas não-Hodgkin** primários gástricos é difusa, composta por linfomas de grandes células originários das células B. Cerca de 60% dos linfomas gástricos surgem em quadros de gastrite crônica.

Sintomas: Dor epigástrica, perda de peso, anorexia, vômitos, melena, hematêmese, dorsalgia e náuseas.

Sinais: Dor epigástrica, pesquisa de sangue oculto nas fezes positiva.

Evolução Clínica: O linfoma tipo MALT é, em geral, uma doença indolente, permanecendo freqüentemente localizado durante anos sem tratamento, com sobrevida em cinco anos de 82% (Br J Haematol 1998; 100:3). Para outros linfomas gástricos, a sobrevida em cinco anos varia amplamente, mas em geral é de 40% (Gut 1995; 36:679). A sobrevida em cinco anos é próxima de 88% em pacientes cuja doença não se dissemina para outros órgãos intra ou extra-abdominais (Eur J Surg Oncol 1994; 20:525).

Complicações: Podem ocorrer sangramento e perfuração, especialmente com a quimioterapia, mas não são tão comuns quanto temidas.

Diagnóstico Diferencial: Câncer gástrico, úlcera gástrica benigna, doença de Crohn, tuberculose gástrica, sarcoidose gástrica, sífilis (Nejm 1995; 332:1153) e o amplo diagnóstico diferencial de dispepsia (p. 3).

Laboratório: Em termos histológicos, os linfomas tipo MALT aparecem como lesões nas quais as glândulas gástricas e as criptas são invadidas e parcialmente destruídas por linfócitos anormais (Br J Haematol 1998; 100:3). A confusão com gastrite causada por *H. pylori* pode ser um problema para o patologista, bem como um erro de amostragem.

Radiografia: A investigação por tomografia computadorizada pode mostrar espessamento do estômago e envolvimento nodal.

Endoscopia: A EDA poderá demonstrar massa ou úlcera maligna, pregas espessadas ou "gastrite" não-específica. A ultra-sonografia endoscópica pode identificar doença que esteja além da submucosa.

Tratamento: Para o **linfoma MALT**, um curso de tratamento para *H. pylori* (p. 85) deverá ser a primeira linha para pacientes com a doença confinada à mucosa e à submucosa. Espera-se uma taxa de resposta de 60%, mas pode levar meses para ocorrer (Ann Intern Med 1995; 122:767). Os pacientes com doença além da mucosa e submucosa na ultra-sonografia endoscópica não respondem ao tratamento isolado com antibióticos (GE 1997; 113:1087), mas a eliminação do *H. pylori* ainda vale a pena. Cirurgia, quimioterapia e radioterapia são considerações para pacientes que não respondem ou que recidivam após os antibióticos. A cirurgia poderá ser a melhor escolha para o paciente elegível que pode sofrer ressecção limitada, mas a tendência é reduzir o número de pacientes a serem operados. A radioterapia ou a quimioterapia podem ser melhores que a morbidade da gastrectomia total e são mais adequadas para pacientes não-operáveis (Gastroenterologist 1996; 4:54). Para aqueles com doença à distância, recomenda-se a quimioterapia.

Para linfomas não-MALT a ressecção gástrica já foi o esteio do tratamento. Essa operação era executada para se elaborar o diagnóstico do tecido, estadiar e curar os casos nos quais a doença estava confinada ao estômago. Acreditava-se que a ressecção gástrica evitaria hemorragias futuras ou perfuração, quando os pacientes recebessem quimioterapia. Entretanto, a cirurgia normalmente não é necessária para diagnóstico, o subestadiamento é um ponto discutível se a quimioterapia sistêmica for aplicada e a incidência de perfuração e de sangramento pode ser menor que a morbidade da cirurgia. Portanto, embora alguns defendam a cirurgia na doença em estágio precoce aparente (Endoscopy 1993; 25:531), outros questionam seu valor, quando comparada à quimioterapia (World J Surg 1994; 18:896). A maior série cirúrgica publicada sugeriu benefício com a cirurgia, de modo que somente um estudo controlado e randomizado de quimioterapia *vs.* cirurgia responderá a questão (GE 2000; 119:1191).

3.13 PÓLIPOS GÁSTRICOS

Endoscopy 1995; 27:32

Epidemiologia: A prevalência de pólipos gástricos em necropisas é de 0,12-0,8% (Am J Gastroenterol 1995; 90:2152). Os pólipos gástricos adenomatosos são incomuns antes do 50 anos; pólipos das glândulas fúndicas, pólipos hiperplásicos e pólipos inflamatórios são mais comuns em mulheres (Endoscopy 1994; 26:659).

Fisiopatologia: Uma grande série de estudos sobre pólipos gástricos (Endoscopy 1994; 26:659) demonstrou variações em termos de histologia. Os **pólipos das glândulas fúndicas** foram identificados em 47%. Histologicamente, eles são cistos glandulares não-neoplásicos encontrados no corpo e no fundo, mostrando-se pequenos e semicirculares na endoscopia, e não trazem conseqüências clínicas. Os **pólipos hiperplásicos** foram vistos em 28%. Sua etiologia pode estar relacionada com a infecção por *H. pylori* pois a sua erradicação provoca a regressão dos pólipos (Ann Intern Med 1998; 129:712). Existem relatos de grandes pólipos hiperplásicos abrigando carcinoma (Gastrointest Endosc 1993; 39:830) e relatos de desenvolvimento de carcinoma focal em pólipos hiperplásicos (Am J Gastroenterol 1995; 90:2152). Entretanto, essa ocorrência é tão rara que a maioria dos médicos os considera inofensivos (Endoscopy 1995:27:32), a menos que eles sangrem ou obstruam o piloro. Os **pólipos adenomatosos** (10% do total) são lesões neoplásicas nas quais a transformação maligna ocorre em cerca de 10% (Am J Gastroenterol 1998; 93:2559). Outras lesões menos freqüentes incluem **adenocarcinoma polipóide** (75%), **pólipos inflamatórios** (3%), **carcinóide** (2%) e, raramente, a heterotopia da glândula de Brunner, resíduos pancreáticos, síndrome de Peutz-Jeghers, síndrome de Cronkhite-Canada e pólipos juvenis.

Sintomas: Em geral, nenhum, a menos que sangrem ou sofram prolapso através do piloro e provoquem dor e vômitos (Endoscopy 1996; 28:452).

Complicações: Sangramento, transformação maligna, obstrução do piloro.

Diagnóstico Diferencial: Pólipos epiteliais gástricos podem-se confundir com lesões da submucosa, como leiomioma ou lipoma. Entretanto, nessas entidades a biópsia da mucosa de revestimento é normal.

Endoscopia: Os pólipos das glândulas fúndicas são brilhantes e geralmente pequenos (média de 4 mm), de modo que podem ser "colhidos como uvas" com uma pinça de biópsia. Os pólipos hiperplásicos são moles e freqüentemente têm erosões na superfície. Essas superfícies com erosão também podem ser vistas em pólipos inflamatórios e em cânceres polipóides. Uma vez que a aparência endoscópica não é diagnóstica, recomenda-se sempre a biópsia com pinça (Endoscopy 1994; 26:659).

Tratamento: Todos os pólipos gástricos deverão ser submetidos à biópsia. Caso um adenoma seja detectado, o pólipo deverá ser excisado, com seguimento. A American Society for Gastrointestinal Endoscopy (ASGE) recomenda repetir a EDA em um ano e então a cada 3-5 anos. Caso sejam encontrados pólipos hiperplásicos, deve-se pesquisar a presença do *H. pylori* e seu tratamento efetivo (Ann Intern Med 1998; 129:712). A EDA de seguimento de rotina a partir disso parece ser exagero. Entretanto, alguns autores recomendam a excisão de lesões hiperplásicas maiores (pois elas têm mais probabilidade de abrigar câncer), e uma minoria prefere excisar todos os pólipos e executar a endoscopia de seguimento (Am J Gastroenterol 1998; 93:2559). Lesões com sangramento ou obstrutivas deverão ser excisadas.

3.14 SÍNDROME DE ZOLLINGER-ELLISON

Annu Rev Med 1995; 46:395

Causa: Tumor secretor de gastrina.

Epidemiologia: Incidência de cerca de 0,1-3/milhão/ano. Idade média de início aos 50 anos, variando de 7-90 anos. Maior incidência em homens.

Fisiopatologia: Os gastrinomas produzem gastrina, que causa o excesso de secreção de ácido gástrico. Na maioria dos casos, o excesso de acidez resulta em úlcera péptica ou em sintomas graves da doença do refluxo gastresofágico. A diarréia é provocada por dano direto à mucosa do intestino delgado, à inativação da lipase pelo ácido e à precipitação de sais biliares (Nejm 1987; 317:1200). Os tumores (que podem ser múltiplos) podem ser difíceis de se localizar, mas geralmente são encontrados no triângulo dos gastrinomas, limitado pela junção do ducto cístico com o colédoco na parte superior, pela junção da segunda e terceira porções do duodeno na parte inferior e pela junção do corpo e da cabeça do pâncreas na região medial. A doença metastática envolve mais freqüentemente o fígado, sendo causa comum de morte.

Sintomas: A dor epigástrica é o sintoma comum de apresentação e 90% dos pacientes desenvolverão úlcera péptica em algum momento. Cerca de 60% dos pacientes manifestarão sintomas de doença do refluxo gastresofágico, freqüentemente grave. A diarréia pode ser o único sintoma em 20% dos pacientes.

Evolução Clínica: O crescimento do tumor pode ser muito vagaroso e a evolução clínica prolongada. A sobrevida de todos os pacientes portadores de gastrinoma é de aproximadamente 60% em cinco anos e de 50% em 10 anos. A sobrevida em 10 anos é muito alta (90%-100%) quando não se encontra nenhum tumor na cirurgia, e muito menor (20%-40%) em pacientes com doença metastática irressecável.

Complicações: Podem ocorrer complicações da doença ulcerosa como sangramento, perfuração ou obstrução.

Diagnóstico Diferencial: A síndrome de Zollinger-Ellison deve ser diferenciada da úlcera péptica recorrente simples. Esta última é muito incomum com o tratamento para *H. pylori* e a suspensão do AINE. A síndrome de Zollinger-Ellison deverá ser descartada quando os pacientes se apresentarem com úlceras recorrentes apesar do tratamento. Diarréia grave, especialmente se associada à úlcera péptica, deverá dar margem à consideração da síndrome. A história familiar significativa de úlceras ou a combinação de úlcera com hiperparatireoidismo sugere a síndrome de Zollinger-Ellison e de neoplasia endócrina múltipla (tipo 1 [Ann Intern Med 1998; 129:484]). A neoplasia endócrina múltipla tipo 1 está presente em 25% dos pacientes com a síndrome de Zollinger-Ellison (Nejm 1987; 317:1200).

A síndrome de Zollinger-Ellison não é a única causa para níveis elevados de gastrina, que podem ser causados por acloridria (da anemia perniciosa ou gastrite atrófica), por hiperplasia das células G, por estado pós-vagotomia, por insuficiência renal, por obstrução do esvaziamento gástrico e pelo antro gástrico retido pós-cirúrgico. Essas condições podem ser diferenciadas por testes de laboratório provocativos.

Laboratório: A gastrina sérica é altamente sensível e pode ser obtida deixando-se os pacientes em jejum por três dias, pois os níveis séricos podem flutuar. Um valor acima de 100 pg/ml sugere a suspeita da síndrome de Zollinger-Ellison, mas tipicamente os níveis são muito mais altos. Vários testes provocativos têm sido usados, nos quais os tumores são estimulados a produzirem gastrina pela infusão de secretina, cálcio ou outras substâncias. O teste da secretina é o preferido. Um aumento nos níveis de gastrina acima de 200 pg/ml dentro de 2-15 minutos da infusão de secretina é diagnóstico (Surg Clin N Am 1995; 75:511).

Radiografia: A localização do tumor é difícil, mas crucial para o resultado. Testes de imageamento múltiplo (combinações de TC, RNM, angiogramas, amostragem de gastrina portal e cintilografias com análogos marcados de somatostatina) são tipicamente exigidos, uma vez que nenhum teste isolado é sensível tanto para a lesão primária como para a doença metastática (Clin Radiol 1994; 49:295). O objetivo da investigação por imagens é o de identificar lesões para a cura, identificar lesões múltiplas se presentes e descobrir metástases hepáticas ou em outros sítios que possam impedir a cirurgia ou que exijam ressecção (Surg Clin N Am 1995; 75:511).

Endoscopia: A ultra-sonografia endoscópica pode reduzir a necessidade de angiogramas e amostragem da veia porta (Gastrointest Endosc 1999; 49:19).

Tratamento: Os PPI são a droga de escolha para a supressão de ácido nos pacientes não curados pela cirurgia. A dosagem da droga é titulada para reduzir o débito de ácido basal (BAO) para < 5 mmol/h para pacientes com estômago intacto e para < 1 mmol/h para pacientes submetidos à gastrectomia e que precisam de altos níveis de supressão de ácido (Aliment Pharmacol Ther 1996; 10:507).

Todos os pacientes deverão submeter-se à laparotomia, a menos que sejam encontradas metástases hepáticas substanciais. Nas mãos de especialistas, a cura a curto e a longo prazos é de 80% e 30%, respectivamente (Ann Surg 1992; 215:8). Em pacientes com doença persistente ou recorrente após uma primeira operação, uma segunda cirurgia cura 30% dos pacientes e deverá ser considerada se os estudos por investigação de imagens identificarem o tumor (Surgery 1996; 120:1055). Pacientes com neoplasia endócrina múltipla tipo 1 apresentam tumores pequenos e multifocais, e a cura é rara. Alguns especialistas sugerem a operação somente se o tumor for encontrado nos estudos pré-operatórios de investigação por imagens (Curg Clin N Am 1995; 75:511).

3.15 BEZOARES

Gastrointest Endosc Clin N Am 1996; 6:605

Epidemiologia: Tricobezoares são tipicamente encontrados em meninas, enquanto fitobezoares são mais comuns em homens de meia-idade.

Fisiopatologia: Um bezoar é um material engolido que falhou em ser esvaziado do estômago e forma uma massa ou concreção. A maioria dos bezoares forma-se em pacientes com cirurgia gástrica anterior, gastroparesia ou ingestão não-comum, com doenças psiquiátricas ou de comportamento. O tipo mais comum é o bezoar de matéria vegetal (**fitobezoar**). A ingestão excessiva de fibras vegetais e a mastigação insatisfatória podem ser importantes, mas a cirurgia gástrica anterior parece representar o risco maior (Brit I Surg 1994; 81:1000). Caquis com casca freqüentemente causam bezoares originários de um coágulo formado quando a polpa da fruta é exposta ao ácido. Menos comuns são os bezoares pilosos (**tricobezoares**) encontrados tipicamente em crianças que arrancam e ingerem seus cabelos de maneira compulsiva (Maio Clin Proc 1998; 73:653). Um grande número de substâncias estranhas pode evoluir para bezoares, como cimento, goma-laca, algodão, papel e vários tipos de comprimidos. Esses bezoares de substâncias estranhas são encontrados com mais freqüência em pacientes psiquiátricos ou internados com pica.

Sintomas: Dor abdominal, náuseas, timpanismo, saciedade prematura, halitose e perda de peso.

Evolução Clínica: Pelo fato de a doença subjacente ainda estar presente, os bezoares recidivam com freqüência.

Complicações: Úlcera gástrica, perfuração, sangramento.

Diagnóstico Diferencial: O diagnóstico normalmente não é problema quando a investigação de um sintoma não-específico leva a uma EDA, seriografia ou TC diagnósticos.

Radiografia: A investigação gastrointestinal superior ou a TC mostram uma massa livremente móvel.

Endoscopia: Necessária para o diagnóstico definitivo. Os fitobezoares são massas amorfas e os tricobezoares são geralmente negros, viscosos e com pêlos visíveis.

Tratamento: Dieta líquida com poucos resíduos durante alguns dias pode ser suficiente em casos leves. A papaína (enzima proteolítica) ou a celulase são 80% bem-sucedidas para dissolver os fitobezoares (Am J Gastroenterol 1993; 88:1663). A gastroparesia subjacente deverá ser tratada para prevenir a recorrência e os alimentos ricos em polpa de frutas e fibras vegetais precisam ser evitados. Os tricobezoares representam um desafio para a remoção endoscópica (Gastrointest Endosc 1993; 39:698) e a cirurgia pode ser necessária se os bezoares provocaram perfuração ou são muito grandes para a endoscopia) Mayo Clin Proc 1998; 73:653).

3.16 ECTASIAS VASCULARES DO ANTRO GÁSTRICO

J Clin Gastroenterol 1992; 15:256

Epidemiologia: Distúrbio incomum, incidência real desconhecida. Predomínio nas mulheres, na faixa etária de 50-90 anos na maioria dos estudos (Am J Clin Pathol 1998; 109:558).

Fisiopatologia: O diagnóstico de ectasia vascular do antro gástrico é feito quando tiras intensamente vermelhas de mucosa são vistas no antro, irradiando do piloro em um paciente com evidência de sangramento gastrointestinal crônico. As biópsias, quando realizadas, mostram aspectos de ectasia vascular, trombos intravasculares e hiperplasia vascular, mas não são específicos ou diagnósticos. Essa doença é mais freqüente em pacientes com doença hepática crônica e nos submetidos a transplante de medula óssea (Gastrointest Endosc 1996; 44:223). A patogênese é desconhecida e as teorias postularam papéis para hipertensão porta, desordens de motilidade antral e fatores humorais (Gastrointest Endosc 1996; 44:355).

Sintomas: Aqueles da anemia associados à perda sangüínea gastrointestinal e melena intermitente.

Evolução Clínica: Perda sangüínea gastrointestinal crônica sem tratamento.

Diagnóstico Diferencial: Duas áreas de confusão podem surgir. A primeira é a distinção entre ectasia vascular do antro gástrico e gastropatia hipertensiva portal grave (p. 338). Essa distinção geralmente é feita com base na aparência endoscópica, com esta última envolvendo a porção mais proximal do estômago e sendo mais difusa. A outra confusão endoscópica pode ser a separação da ectasia leve das faixas de inflamação antral.

Laboratório: Deficiência de ferro.

Endoscopia: Como descrito anteriormente.

Tratamento: A fotocoagulação a *laser* é geralmente eficaz, embora a doença não seja completamente eliminada, podendo ser necessárias sessões de seguimento (J Clin Gastroenterol 1992; 15:256). Os métodos térmicos, como a sonda de calor e o eletrocautério bipolar, são eficazes (Gastrointest Endosc 1989; 35:324). A antrectomia é eficaz, mas nem sempre necessária se o tratamento endoscópico estiver disponível (GE 1984; 87:1165).

3.17 ÚLCERA DE DIEULAFOY

Gastrointest Endosc Clin N Am 1996; 6:739

Epidemiologia: Uma causa incomum de hemorragia digestiva alta, representando 1,5-2% de todos os casos de sangramento volumoso do trato gastrointestinal alto. A idade média de incidência é 60 anos, com uma ampla faixa etária e predominância na população masculina.

Fisiopatologia: A úlcera de Dieulafoy é uma lesão mucosa pequena que se forma sobre um vaso sangüíneo grande da submucosa. Já foi proposto que a úlcera se forma porque a mucosa é comprometida pelos efeitos mecânicos do grande vaso sangüíneo próximo à superfície. Essa úlcera é visualizada mais freqüentemente no estômago proximal (75%), no estômago distal (13%) ou no duodeno proximal (12%), mas também tem sido encontrada em outros locais do intestino delgado e do cólon (J Clin Gastroenterol 1998; 27:169).

Sintomas/Sinais: São aqueles mencionados para hemorragia digestiva alta intensa e aguda (p. 28).

Evolução Clínica: Após hemostasia inicial obtida por meios endoscópicos, o sangramento recorrente não é comum (Endoscopy 1997; 29:834). Episódios de novo sangramento anos mais tarde já foram registrados (Gastrointest Endosc 1999; 50:762).

Complicações: A perfuração pelo tratamento endoscópico é incomum.

Diagnóstico Diferencial: O diagnóstico diferencial é o de hemorragia digestiva alta (p. 29). Entretanto, a lesão deverá ser altamente considerada no diagnóstico diferencial se houver sangramento agudo substancial e a EDA inicial não evidenciar a causa, ou mostrar anormalidades menores que não explicam adequadamente um sangramento intenso.

Radiografia: A arteriografia não pode elaborar um diagnóstico, a menos que exista um sangramento ativo, e é de pouco valor.

Endoscopia: A EDA mostra uma úlcera pequena, às vezes com a ponta de um vaso aparecendo. Existe pouca, se houver, reação inflamatória ao redor. É necessária uma insuflação suficiente de ar. O diagnóstico é feito na EDA inicial somente na metade das vezes e EDA múltiplas podem ser necessárias. Às vezes, um exame feito a algumas horas do sangramento apresentará alguns coágulos na úlcera, de modo que ela aparecerá manchada.

Tratamento: O tratamento endoscópico é bem-sucedido na primeira tentativa em cerca de 85% dos casos. Em outras situações, uma segunda tentativa endoscópica ou cirurgia serão necessárias. Não existe ciência para orientar a seleção do método de tratamento endoscópico. Sonda de calor, eletrocautério bipolar, escleroterapia, clipes metálicos, ligadura elástica e *laser* todos parecem ser métodos eficazes (Endoscopy 1997; 29:834). Quando o tratamento endoscópico falhar, a cirurgia com resecção limitada em cunha, mediante orientação endoscópica será apropriada (J Am Coll Surg 1994; 179:182).

3.18 DOENÇA DE MÉNÉTRIER

Trata-se de uma condição rara, caracterizada clinicamente por pregas gástricas gigantes, geralmente no corpo e no fundo, com secreção baixa de ácido gástrico mesmo mediante estimulação e por perda protéica da mucosa gástrica hiperplásica (Ann Surg 1988; 208:694). Em termos patológicos, existe hiperplasia da superfície da mucosa e atrofia do componente glandular no corpo. A cirurgia é o tratamento definitivo (Ann Surg 1988; 208:694), mas já existem relatos de resposta ao tratamento clínico incluindo anticolinérgicos, bloqueadores de ácido e prednisona (J Clin Gastroenterol 1991; 13:436). O carcinoma gástrico poderá complicar essa doença.

4 Distúrbios Intestinais Inflamatórios, Funcionais e de Outra Natureza

4.1 SÍNDROME DO CÓLON IRRITÁVEL

Postgrad Med 1997; 101:215; Gastroenterologist 1994; 2:315; Ann Intern Med 1992; 116:1001

Epidemiologia: Em uma grande pesquisa com donas-de-casa nos EUA, a predominância dos sintomas da síndrome do cólon irritável foi de 9,4% (Dig Dis Sci 1993; 38:1569). Em outro estudo norte-americano, essa predominância chegou a 17% (GE 1991; 101:927). Entretanto, apenas 2,9% da população informa o diagnóstico clínico de SCI, pois a maioria dos indivíduos afetados não se torna paciente com essa doença (GE 1990; 99:409). As mulheres têm probabilidade duas vezes maior de sofrerem sintomas e também maior chance de procurarem tratamento (GE 1991; 100:998). As queixas diminuem com a idade, sugerindo um curso benigno dos sintomas (Scand J Gastroenterol 1994; 29:102). Não há diferenças entre os sintomas físicos ou psicológicos entre homens e mulheres, mas há poucos estudos na população masculina (Am J Gastroenterol 2000; 95:11). O custo é enorme, em termos econômicos. Os pacientes com SCI perdem duas vezes mais dias de trabalho por causa da doença e precisam de mais consultas médicas por causa de sintomas GI e não-GI (Dig Sis Sci 1993; 38:1569).

Fisiopatologia:

- *Definição de SCI:* É necessária uma definição prática para SCI, para a condução adequada de estudos clínicos, porém, tem sido difícil. Os critérios mais amplamente usados para definir SCI são conhecidos como critérios de Roma, publicados em 1992, recentemente submetidos a uma revisão substancial (Gut 1999; 45(supl 2):II43). Dado o número de sintomas GI compatíveis com qualquer desordem intestinal, é impossível desenvolver uma definição, baseada em sintomas clínicos, que distinguirá a SCI de outras doenças colônicas (Am J Med 1999; 107:55). De maneira prática, considera-se a existência de SCI quando o paciente se apresenta com dores abdominais e defecação desordenada na ausência de doença estrutural.

- *Motilidade anormal e SCI:* A motilidade em repouso é semelhante em pacientes portadores de SCI ou não, mas os primeiros apresentam aumento desse sintoma em resposta a estímulos como alimentos ou estresse psicológico. A gravidade da dor não está correlacionada à motilidade anormal (Gastroenterologist 1994; 2:315).
- *Percepção visceral anormal e SCI:* Existem evidências cada vez maiores a sugerir que o aumento da sensibilidade visceral é um fator importante na fisiopatologia da SCI. Pacientes com a síndrome percebem a dor provocada pela distensão de balão endoretal ou ileal mediante pressão ou volume muito mais baixos que aqueles necessários aos grupos de controles. Os mecanismos para o aumento dessa sensibilidade ainda são obscuros. Acredita-se que fatores múltiplos de estimulação (fatores genéticos, inflamação crônica, estresse psicológico, irritação dos nervos periféricos) alteram as vias aferentes da dor para o cérebro e as mantêm permanentemente "em rotação aumentada" por muito tempo após o término do estímulo. De certo modo, o paciente com SCI desenvolve uma memória de dor que interpreta como tal os estímulos não percebidos por pessoas normais. Esses estímulos são ainda modulados pelo SNC de maneira a reforçar ainda mais a percepção de dor (Gastroenterologist 1994; 2:315).
- *Fatores psicossociais e SCI:* Cerca de 60% dos pacientes com SCI apresentam dificuldades psicossociais, incluindo desordens psiquiátricas significativas, desordens de personalidade, episódios estressantes da vida, história de abusos físico ou sexual e comportamentos crônicos de dor. Esses fatores desempenham papel importante na explicação do porque os pacientes com SCI percebem os sintomas como sendo mais graves que os indivíduos portadores dos mesmos sintomas e que persistem sem avaliação médica. Esses problemas psicossociais se traduzem em resultados piores (medidos por mais dias de incapacidade, mais consultas ao médico e mais medicamentos). A história de abusos sexual ou físico é um dos prognósticos mais fortes de resultado insatisfatório e os indivíduos com SCI mais grave são os portadores de fatores de estresse psicossocial mais significativos (Am J Med 1999; 107:41S).
- *Intolerância alimentar:* Há pessoas que manifestam sintomas de SCI em resposta a alimentos específicos. Essas intolerâncias foram verificadas com administração cega dos alimentos ofensivos por meio de um cateter nasogástrico. O mecanismo não parece ser de natureza alérgica, mas fornece base lógica para o uso diário de alimentos em pacientes com sintomas moderados. Alguns médicos podem solicitar que os pacientes sigam dietas de exclusão estritas, visando descobrir o alimento ofensivo (Lancet 1982; 2:1115).

Sintomas: Uma vez que a SCI não pode ser definida por nenhum teste ou anormalidade estrutural, ela é reconhecida por seus sintomas. São três os padrões reconhecidos, que exigem exames diagnósticos diferentes e respondem de maneira diferente ao tratamento (Am J Med 1999; 107:20S). Esses padrões têm em comum: (1) a manifestação de dor ou de sintomas danosos intimamente relacionados; (2) sintomas crônicos, tipicamente com duração de vários anos; (3) início insidioso dos sintomas em adultos jovens e (4) não existe evidência de doenças estruturais (perda de peso, sangramento, febre, etc.). Sintomas de início súbito, especialmente em pacientes mais idosos, são menos comuns. Crises que acordam o paciente durante o sono são incomuns, porém não descartam a presença de SCI. Os três padrões de sintomas reconhecidos são:

- *SCI com diarréia predominante:* Os pacientes manifestam dor associada a evacuações intestinais soltas e aquosas, além de urgência significativa. As fezes são descritas pelos pacientes como explosivas e tipicamente muitos deles terão passado por períodos curtos de tempo exigindo várias idas ao banheiro. Essas evacuações geralmente se acumulam no período da manhã e tão logo cessa a atividade, os pacientes se recuperam rapidamente. Às vezes, os surtos estão diretamente relacionados a episódios de estresse (entrevistas pessoais, estresse relacionado ao trabalho, às manhãs das segundas-feiras).

- *SCI com predominância de constipação:* Estes pacientes apresentam dor tipo cólica no abdome inferior, associada a evacuações intestinais pouco freqüentes. O bolo fecal é duro e parece ser composto de pelotas individuais aglomeradas. Permanece uma sensação de evacuação incompleta e de distensão. A dor diminui após as evacuações e, após a passagem inicial de um bolo fecal endurecido e ressecado, podem ocorrer várias evacuações mais soltas e o paciente poderá se queixar de "diarréia". Então, poderá permanecer sem sintomas por um dia ou dois. É interessante observar que esses pacientes com constipação predominante têm mais probabilidade de apresentar dispepsia, dor musculoesquelética, sono irregular e disfunção sexual (Am J Med 1999; 107:20S).

- *SCI com predominância de dor/desconforto:* Este grupo se apresenta com queixas de desconforto generalizado/dor, geralmente associado a timpanismo, percepção de distensão abdominal e sensação de "gás". Os sintomas podem ou não estar relacionados com as refeições e o alívio proporcionado pelas evacuações é variável. Os pacientes tendem a sofrer esses sintomas durante a maior parte do dia. Os médicos acreditam que a distensão é imaginária, mas se observa aumento na circunferência abdominal dos pacientes com SCI quando comparados aos controles, sem que se conheça claramente o mecanismo definido (Gut 1991; 32:662).

Inflamatórios

Sinais: O exame físico só é útil para detectar doenças estruturais, pela palpação de massas, detecção de sangue e identificação de dor na parede abdominal. Nenhum achado positivo nesse exame físico torna a SCI mais provável ou pode prognosticar um resultado clínico ou resposta ao tratamento (Am J Med 1999; 107:33S).

Evolução Clínica: Combinando-se os resultados dos estudos de observação, fica evidente que mais de 50% dos pacientes apresentam melhora de sintomas com o passar do tempo. As queixas variam em termos de gravidade com o passar dos anos, mas tendem a não se alterar em termos de qualidade. A angústia psicológica e queixas de longa data estão correlacionadas a resultados menos satisfatórios (Scand J Gastroenterol 1998; 33:561).

Diagnóstico Diferencial: Uma abordagem ao diagnóstico diferencial na SCI é a de se relacionar todas as desordens conhecidas pelo ser humano e que provocam diarréia, constipação ou dor abdominal. Isso poderá levar a uma lista extensa e à compulsão de se descartar cada diagnóstico dessa lista por meio de um teste específico. Na prática, esse diagnóstico diferencial completo e exames subseqüentes são desnecessários. Será mais proveitosa a consideração de um diagnóstico diferencial reduzido para o conjunto específico de queixas, considerando-se a idade do paciente e duração e gravidade dos sintomas.

Para pacientes com **diarréia** como sintoma predominante, considere a intolerância à lactose, a diarréia induzida por medicamentos, a ingestão de sorbitol (p. 14), o uso furtivo de laxantes e a doença inflamatória intestinal. Se os sintomas são antigos, a infecção não é comum, exceto em áreas endêmicas para infecções parasitárias. As doenças de disabsorção, como a doença celíaca e a insuficiência pancreática, raramente se apresentam com dores e cólicas no abdome inferior, típicas da SCI de diarréia predominante. De modo mais específico, a colite colagenosa e a disabsorção seletiva dos sais biliares são eventos a considerar. Somente em casos refratários será necessário considerar um diagnóstico diferencial mais extenso para diarréia crônica (p. 22).

Para pacientes com sintomas predominantes de **constipação**, a idade e a duração dos sintomas servem de orientação para a investigação nos pacientes com sintomas de curta duração e acima dos 40 anos devem-se excluir causas malignas de obstrução colônica. O leitor deverá ler a revisão sobre constipação (p. 15).

O diagnóstico diferencial para pacientes com SCI e **dor/desconforto** predominantes é mais complexo. Deve-se considerar: intolerância à lactose (p. 136), ingestão de sorbitol (p. 14), obstrução mecânica parcial (p. 162), doença de Crohn (p. 140), pseudo-obstrução (p. 168), disabsorção (p. 26), gastroparesia (p. 104) e hiperproliferação bacteriana (p. 226).

Laboratório: É freqüente a solicitação de hemograma completo e de bioquímica completa (CMP) para identificar sinais de doenças mais sérias. A pesquisa de sangue oculto nas fezes (FOBT) também pode ser avaliada. O TSH deverá ser solicitado por razões específicas, como constipação. Os exames de fezes para causas infecciosas têm pouco valor em termos de resultados se os sintomas forem de longa data e não tiverem sofrido alterações recentes. O estudo das fezes pode ser considerado nas áreas endêmicas para infecções parasitárias ou em pacientes com exacerbação recente do sintoma de diarréia. Em casos de diarréia refratária, o exame de fezes de 72 horas [três dias] para peso e gordura poderá ajudar na identificação dos pacientes com causa estrutural ao demonstrar peso de fezes acima de 300 g/dia ou disabsorção de gordura (p. 26).

Radiografia: O estudo contrastado do trânsito intestinal é indicado em caso de suspeita da doença de Crohn ou se houver outros sinais de obstrução mecânica. O enema baritado (BE) com duplo contraste pode ser usado em combinação com a sigmoidoscopia na pequena população de pacientes na qual é necessário descartar a presença de obstrução por neoplasia. Entretanto, a colonoscopia será o teste de escolha em pacientes acima de 50 anos, que poderão beneficiar-se adicionalmente da triagem em busca de pólipos.

Endoscopia: A endoscopia não é indicada para a grande maioria de pacientes com SCI. O limiar para execução desse procedimento visando avaliar possíveis sintomas de SCI deverá ser mais baixo em pacientes idosos, naqueles com início súbito de sintomas e em pacientes com diarréia refratária. O resultado será superior nesses pacientes e eles poderão ganhar o benefício adicional de eliminarem os pólipos colônicos como forma de prevenir o câncer colorretal (CCR). A sigmoidoscopia não deverá fazer parte da investigação completa de rotina para SCI, mas deverá ser executada para a suspeita específica de doença dentro do alcance do sigmoidoscópio.

Tratamento:

Abordagem Inicial:

- *Avaliação das queixas do paciente como terapia:* Pacientes com queixas de longa data procuram ajuda por várias razões. Muitos estão preocupados com a possibilidade de serem portadores de uma doença subjacente perigosa, enquanto outros simplesmente buscam alívio dos sintomas. É importante conhecer o motivo do paciente para buscar ajuda. A história detalhada, obtida com empatia, é fundamental para demonstrar ao paciente que suas queixas estão sendo tratadas com seriedade e para estabelecer sua competência para avaliar a situação. Uma história superficial e a reafirmação cega com base nessas informações podem ser destrutivas, mesmo que o médico esteja totalmente correto quanto ao diagnóstico. Deve-se explicar ao paciente sobre os diagnósticos diferenciais considerados e a avaliação planejada para descartar doença estrutural. Deve-se assegurar para o paciente que, se os sintomas não responderem à abordagem de tratamento inicial e a verificação inicial for obscura, tratamento e verificação adicionais serão cuidadosamente considerados. Entretanto, é importante que não se criem expectativas fora da realidade sobre os objetivos do tratamento ou a extensão da verificação diagnóstica necessária.

- *Fibras dietéticas:* Deve-se estabelecer a importância da dieta nos sintomas dos pacientes pela história dietética detalhada. É preciso uma estimativa da ingestão diária de fibras em gramas, aferindo-se a ingestão de pão integral, cereais, grãos, frutas e vegetais (Am Fam Phys 1995; 51:419). A ingestão de 25 g de fibras em geral melhora os quadros de constipação e ajuda em alguns casos de SCI com diarréia predominante. O uso de fibras para pacientes com diarréia predominante é controverso, dadas as evidências limitadas de sua eficácia (Am J Med 1999; 107:27S). Alguns pacientes sofrerão de timpanismo com o aumento da ingestão de fibras, por causa da fermentação/degradação, de modo que esse aumento deverá ser gradativo (Am Fam Phys 1995; 51:419). A ingestão de fluidos deverá aumentar concomitantemente ao aumento de ingestão de fibras. Como alternativa, podem ser usados suplementos de fibras contendo sementes de psílio, metilcelulose ou policarbófilo (p. 17), mas a dieta deverá ser a primeira tentativa nos pacientes dispostos ao tratamento.
- *Experiência de exclusão de lactose:* Deve-se estabelecer a ingestão diária de produtos contendo lactose. Em pacientes com diarréia ou timpanismo, vale a pena uma experiência terapêutica de exclusão de lactose (durante 7-14 dias). Alguns autores preferem o teste de hálito para a intolerância à lactose. Isso poupa alguns pacientes de uma experiência não-necessária, mas não responde se essa intolerância é responsável pelos sintomas (p. 137).
- *Exclusão de excesso de sorbitol:* Nos pacientes com diarréia ou timpanismo, determinar a ingestão de sorbitol. Essa substância não é absorvida, sendo fermentada por bactérias, causando desconforto ou diarréia. Ela pode ser encontrada em goma de mascar sem açúcar, pastilhas para o hálito, alguns doces duros, maçãs, pêras, pêssegos, ameixas e alimentos adoçados para diabéticos.
- *Legumes:* Deve-se estabelecer a ingestão de grãos, repolho, brócolis e couve-flor. Para pacientes com timpanismo e gás, deve-se considerar uma experiência com exclusão desses alimentos ou com Beano, um suplemento de alfa-galactosidase (J Fam Pract 1994; 39:441).
- *Alimentos gordurosos:* A SCI pode envolver motilidade anormal em resposta a vários fatores disparadores, e para alguns pacientes isso inclui os alimentos gordurosos.

Em pacientes sem resposta satisfatória ao acima exposto, deve-se considerar:

- *Repensar o diagnóstico:* Para os pacientes que não melhoram com o tratamento inicial, o médico deverá repensar sobre o diagnóstico e o exame completo. Por exemplo, a falha da constipação em responder à dieta com alto teor de fibras pode levar à exclusão da obstrução. A falha da diarréia em melhorar após a exclusão do leite e do sorbitol pode levar à reconsideração de outras causas de diarréia crônica.

- *Substâncias antidiarréicas:* A loperamida é eficaz no tratamento de diarréia crônica decorrente de SCI. Ela reduz a diarréia e diminui a urgência. A dosagem deverá ser aumentada gradualmente de 2 mg até o máximo de 16 mg por dia, divididos em quatro doses. Os pacientes deverão ser alertados sobre o risco de impactação com o excesso da substância. Uma outra substância de segunda linha é a colestiramina, que pode aliviar a diarréia decorrente de disabsorção de sais biliares, que ocorre com freqüência em pacientes com diarréia funcional, e a doença incomum da disabsorção idiopática de sais biliares (Am J Med 1999; 107:27S). Como experiência, pode-se usar uma dosagem de 4 g, três vezes ao dia. Alguns pacientes preferem comprimidos de 1 g de cloridrato de colestipol (Colestid) quando são necessárias doses baixas.

- *Relaxantes da musculatura lisa:* Nos EUA, a diciclomina (10-20 mg via oral, quatro vezes por dia, conforme o necessário) e a hiosciamina (0,125-0,25 mg via oral, quatro vezes ao dia, conforme o necessário ou como preparação de liberação programada [como Levsinex] 0,375 mg via oral a cada 12 horas) são substâncias amplamente usadas para alívio da dor na SCI. Os dados que sugerem este tratamento são limitados em virtude das limitações metodológicas nos estudos realizados. Uma metanálise sobre relaxantes da musculatura lisa na SCI demonstrou que eles oferecem certo benefício no alívio da dor e resultam em melhora global (Aliment Pharmacol Ther 1994; 8:499). A metanálise sobre óleo de *peppermint* (menta) não demonstrou benefícios convincentes (Am J Gastroenterol 1998; 93:1131).

- *Acetato de leuprolida:* Um estudo duplo-cego sugeriu benefícios com o uso deste análogo liberador de gonadotropina (Dig Dis Sci 1994; 39:1155). Entretanto, o grupo estudado era muito heterogêneo e mal definido para tornar o estudo convincente e a droga não tem sido amplamente usada para tratamento de SCI.

- *Antidepressivos:* Os antidepressivos tricíclicos são apropriados para pacientes cujos sintomas persistem por vários meses, especialmente se houver quadros de depressão ou ansiedade associados. Essas drogas agem provavelmente a nível central, como analgésicos. As doses necessárias para tratamento da SCI são freqüentemente mais baixas que as necessárias para depressão (10-25 mg de amitriptilina, 50 mg de desipramina). Um curso de 2-3 meses parece apropriado e uma segunda substância deverá ser tentada se a primeira falhar, pois o sucesso da terapia será observado em cerca de 50% do tempo em uma segunda experiência (Aliment Pharmacol Ther 1994; 8:409).

- *Ervas chinesas:* Os remédios de ervas chinesas reduzem os sintomas, mas não estão prontamente disponíveis ou padronizados (Jama 1998; 280:1585; Jama 1998; 280:1569).
- *Novas drogas:* O Aloestron mostrou-se promissor em um estudo randomizado e controlado, mas foi retirado do mercado americano por causa de casos de colite isquêmica (Lancet 2000; 355:1030, 1035).

Se os pacientes se mostrarem refratários ao anterior:

- *Reconsiderar o diagnóstico:* Nesse ponto, se o paciente apresenta sintomas refratários, especialmente de longa data e constantes, o diagnóstico provavelmente é seguro, sendo pouco provável a necessidade de verificação adicional. Entretanto, os pacientes com SCI não estão livres de se apresentarem com doenças graves não-relacionadas e o médico deverá tomar o devido cuidado ao ouvir suas queixas.
- *Rever a história de abuso:* Felizmente, bem antes desta fase do tratamento, o médico já terá sido capaz de estabelecer se existe história de abusos verbal, físico ou sexual. Entretanto, uma vez que essa história é desalentadora e comum em pacientes com sintomas refratários (Ann Intern Med 1995; 123:782), o médico deverá explorar novamente essa área.
- *Tratamento psicológico:* Várias modalidades estão disponíveis para beneficiar pacientes cujos sintomas são mais graves e resultam em efeitos substanciais em sua qualidade de vida (Ann Intern Med 1995; 123:688). Entre eles estão tratamento do estresse, psicoterapia, terapia comportamental, hipnoterapia e treinamento com relaxamento/*biofeedback*. A escolha do tratamento é feita em geral pelo profissional de saúde mental, com base nas necessidades do paciente e nos recursos disponíveis.

4.2 ABUSOS FÍSICO E SEXUAL E SINTOMAS GASTROINTESTINAIS

Ann Intern Med 1995; 123:782

Pacientes com queixas gastrointestinais funcionais crônicas apresentam uma incidência infelizmente muito alta (44%) de abusos físico ou sexual no passado (Int J Colorretal Dis 1995; 10:200; Ann Intern Med 1990; 113:828). A maioria desses pacientes nunca informa essas trágicas experiências de vida a seus médicos. Vários fatores que sugerem uma história de abuso já foram identificados (Ann Intern Med 1995; 123:782). O elo entre a história de abuso e os sintomas gastrointestinais pode ser aquele no qual a estimulação crônica ou traumática aumenta a sensibilidade dos receptores viscerais aferentes (Am J Med 1994; 97:105). Como simples regra geral, deve-se considerar sempre um episódio de abuso físico ou abuso sexual em pacientes com queixas funcionais que não respondam prontamente às medidas de rotina e naqueles que já consultaram vários profissionais pela mesma queixa. A tarefa de fazer surgir uma história de abuso pode ser facilmente desenvolvida no ambiente de rotina do consultório. Às vezes, o paciente pode fazer uma referência velada a dificuldades anteriores em sua vida que abrem uma porta para a investigação. Em outras ocasiões, uma pergunta elaborada de maneira a transmitir apoio é mais útil. Por exemplo, pode-se dizer: "Muitos dos meus pacientes portadores de dores intestinais de longa data já me disseram terem sofrido abusos sexual ou físico em sua vida – isso já aconteceu com você?" A maioria dos pacientes fica surpresa com a pergunta e a maioria jamais foi questionada sobre abuso por um médico. A maior parte dos pacientes responderá satisfatoriamente a uma pergunta que transmita apoio. Em um centro acadêmico, somente 3% dos pacientes exigiram aconselhamento de urgência após a pergunta (Ann Intern Med 1995; 123:782). Assim, é útil continuar a explicar a possível conexão entre queixas gastrintestinais crônicas e a história de abuso e reconfortar os pacientes quanto ao fato de muitas outras pessoas terem passado por experiências difíceis semelhantes. Para pacientes que respondam afirmativamente a uma história de abuso, é preciso sensibilidade para limitar a realização de exames e tentar tratar com a dieta e outras terapias enquanto o processo de aconselhamento é iniciado. O paciente será acompanhado em conjunto com os médicos de saúde mental até que o cenário melhore. Às vezes, a investigação atrapalha todo o agendamento do consultório, mas a satisfação será muito maior em direcionar esse paciente para ajuda especializada que o coloca no horário para a próxima endoscopia.

4.3 ALERGIA ALIMENTAR

BMJ 1998; 316:1299; Jama 1997; 278:1888

Causa: As causas mais comuns da alergia alimentar verdadeira são: leite de vaca, ovos de galinha, bacalhau (e outros peixes), camarão (e outros frutos do mar), amendoim (e outros grãos), soja, trigo e aditivos alimentares. As pessoas alérgicas ao pólen podem apresentar reações a vários tipos de alimentos.

Epidemiologia: A prevalência confirmada de alergia alimentar em adultos é de apenas 1,4-2,4%, comparada à prevalência de 20% percebida pelo paciente (Lancet 1994; 343:1127). As taxas de alergia verdadeira são mais altas em crianças.

Fisiopatologia: As reações adversas aos alimentos podem ser (1) alergia mediada por IgE (envolvendo basófilos e mastócitos [GE 1992; 103:1075]); (2) reações imunológicas retardadas mediadas por outros fatores que não a IgE (como eczema do leite); (3) intolerância não-alérgica aos alimentos [como intoxicação por peixes *scombroid* devido a altos níveis de histamina, reação ao glutamato monossódico encontrado na comida chinesa] e (4) aversão aos alimentos. Esta última categoria é a mais comum, os sintomas não são específicos e não podem ser confirmados pela simples troca de alimentos às cegas. Os aditivos alimentares (benzoatos, sulfetos, tartrazina, corantes e salicilatos) podem provocar um quadro de urticária de contato inofensiva e não-imunológica.

Sintomas: Os pacientes desenvolvem sintomas específicos e reprodutíveis ou sinais envolvendo a boca, intestino, pele e sistema respiratório. Pelo menos dois desses sistemas deverão estar envolvidos. Os sintomas incluem prurido e inchaço oral, náuseas, vômitos, dor abdominal, diarréia, asma, tosse, rinite, dermatite atópica ou anafilaxia. Existe um subgrupo de pessoas nas quais os sintomas se desenvolvem somente após a prática de exercícios.

Sinais: Angioedema, urticária.

Evolução Clínica: Cerca de 1/3 das crianças e dos adultos perdem a reatividade clínica aos alérgenos alimentares, embora os testes de laboratório possam permanecer positivos por vários anos.

Complicações: Anafilaxia.

Diagnóstico Diferencial: A aversão aos alimentos é o principal diagnóstico diferencial, sendo muito mais comum que a alergia. É difícil distinguir as reações aos aditivos e a outros tipos de intolerância da alergia. Quando os sintomas sugerem alergia, o diagnóstico deve ser confirmado por testes de laboratório seguidos da eliminação do agente e posterior novo desafio (sob supervisão médica) com o alimento ofensivo.

Laboratório: A IgE específica para o antígeno de extratos alimentares solúveis em água pode ser avaliada no soro. Muitas reações cruzadas e clinicamente insignificantes criam resultados falsos-positivos. O teste por puntura cutânea com extratos alimentares é uma alternativa.

Tratamento: Deve-se evitar o alimento. O paciente deverá dispor de epinefrina em casa, em conjunto com um dispositivo prático de aplicação (como EpiPen).

4.4 DIVERTICULOSE COLÔNICA E DIVERTICULITE

Am J Gastroenterol 1999; 94:3110; Gastroenterologist 1994; 2:299

Epidemiologia: Doença rara em crianças. Nos países ocidentais, a prevalência de divertículos é menos que 10% abaixo dos 40 anos, entre 20% e 30% acima dos 50 anos e maior que 50% após os 80 anos. Doença rara também na África e na Ásia. Com base nos dados de prevalênia e de hospitalização, somente 0,5% dos pacientes são internados por doença diverticular.

N. do T.: *Scombroid fish* são feixes que causam reações histamínicas por apresentarem ao menos 25-50 mg de histamina a cada 100 g de peixe. (www.emedicine.com/energ/topics 523.htm).

Fisiopatologia: (Gastroenterologist 1994; 2:299). Os divertículos do cólon esquerdo são pseudodivertículos que contêm somente mucosa e submucosa, em vez de todas as camadas do intestino. Eles se formam entre as camadas dos músculos longitudinais do cólon, presentes em três faixas denominadas tênias colônicas. Divertículos também se formam entre a tênia mesentérica e as duas antimesentéricas, onde as artérias nutrientes perfuram as camadas circulares do músculo. Essas artérias formam pontos fracos propiciando o aparecimento de hérnias. A associação de cada divertículo com uma artéria nutriente predispõe à hemorragia diverticular.

Nos países ocidentais, 90% dos pacientes apresentam a doença do lado esquerdo e na Ásia predomina o lado direito. O número de divertículos pode variar de poucos a centenas, tendo em média 5-10 mm de diâmetro. Produtos de ressecção com doença diverticular mostram encurtamento da tênia, espessamento da parede do cólon e deposição de elastina nas tênias, não caracterizando hipertrofia muscular verdadeira. O espessamento das pregas circulares do músculo deve-se ao encurtamento da tênia (Gastroenterologist 1994; 2:299). Em pacientes com doença diverticular, o cólon parece ser menos elástico e maleável. Novos divertículos podem-se formar quando a falta de motilidade provoca o desenvolvimento de segmentos de alta pressão no interior do sigmóide.

Em virtude da epidemiologia, criou-se a hipótese de que a diverticulose fosse uma doença por deficiência de fibras. As fibras aumentam o volume do bolo fecal e do diâmetro luminal, reduzindo a pressão intraluminal. No estudo prospectivo desenvolvido por profissionais de saúde nos EUA (U.S. Health Professionals Study) constatou-se que uma dieta rica em fibras reduziu o risco de doença diverticular sintomática (RR = 6,3) (J Nutr 1998; 128:714). Um outro estudo conduzido com cobaias animais (ratos) demonstrou efeito protetor de uma dieta rica em fibras (Am J Clin Nutr 1985; 42:788).

A **diverticulite** é o resultado de uma pequena perfuração de um divertículo. Acredita-se que isso ocorra quando fragmentos de alimentos não-digeridos bloqueiam o colo do divertículo, o que resulta em fermentação bacteriana e secreção de muco em um espaço fechado, aumentando assim a pressão no divertículo. O suprimento vascular fica comprometido e leva à perfuração. A maioria dessas perfurações é bloqueada pelo mesocólon ou apêndices epiplóicos (Nejm 1998; 338:1521). O abscesso isolado (estágio I) pode levar a outros abscessos intra-abdominais ou pélvicos (estágio II), ou à peritonite por ruptura do abscesso (estágio III). O conteúdo intestinal não se espalha para a cavidade abdominal no estágio III, pois o divertículo está edemaciado e ocluído na região do cólon. Na doença de estágio IV forma-se um grande orifício no cólon que permite esse derramamento, com conseqüente morbidade e mortalidade associadas.

Inflamatórios

O **sangramento diverticular** é arterial. Por isso, ele tende a ser volumoso e súbito no começo. O sangramento ocorre pela ruptura da artéria no divertículo em seu curso pela abóbada diverticular. A inflamação não faz parte desse cenário, em termos histológicos (GE 1976; 71:577). Ainda não se sabe exatamente o que provoca o afinamento de uma artéria. O uso de drogas antiinflamatórias não-esteróides está associado à hemorragia diverticular (Dig Dis Sci 1997; 42:990).

Sintomas: A maioria dos pacientes com doença diverticular não manifesta sintomas. Um subgrupo de indivíduos se apresentará com dores abdominais sem evidência de diverticulite, tipicamente com cólicas no quadrante inferior esquerdo (QIE) associadas a timpanismo e com características semelhantes às da SCI, embora em muitos casos a história seja de dor com início recente (Am J Clin Nutr 1985; 42:788). Tipicamente, a **diverticulite** apresenta-se com início súbito de dor em QIE do abdome e febre, geralmente associadas a alterações nas fezes. Pode ocorrer sangramento mínimo ou dor em qualquer parte do abdome. Pneumatúria sugere a presença de fístula colovesical enquanto a descarga vaginal fecalóide pode indicar fístula colovaginal. Disúria e polaciúria podem ocorrer como resultado da inflamação da bexiga. O **sangramento diverticular** apresenta-se com um volume súbito e considerável de sangue, fezes geralmente com sangue vivo e coágulos, como se esperaria de uma ruptura arterial. A hematoquezia de pequeno volume, crônica e intermitente não deverá ser atribuída ao sangramento diverticular. A melena é rara.

Sinais: Na diverticulite, a sensibilidade à apalpação é quase universal, e normalmente manifestada no QIE. A sensibilidade à percussão e os sinais peritoneais localizados ou difusos estão presentes de maneira variada e refletem a gravidade do episódio. A febre é comum. A presença de massa palpável pode ser evidente em casos mais graves. O teste de sangue oculto nas fezes pode ser positivo, mas o sangramento volumoso é raro.

Evolução Clínica:

- *Diverticulite:* O risco de recidiva após a primeira crise de diverticulite tratada clinicamente é de aproximadamente 25%, mas a taxa informada na literatura varia muito (Am J Gastroenterol 1999; 94:3110). Cerca de 15-30% dos pacientes doentes o suficiente para serem hospitalizados são submetidos à cirurgia durante a internação. Cerca de um terço dos pacientes que se recuperam de uma primeira crise continuam a manifestar sintomas moderados e intermitentes de dor abdominal sem existir um quadro evidente de diverticulite. Outro terço apresenta diverticulite recorrente e o restante permanece assintomático (BMJ 1969; 4:639). Na ocorrência de uma segunda crise, a resposta ao tratamento clínico será muito pouco provável, haverá maior probabilidade de complicações, como formação de abscesso, e maior possibilidade de cirurgia em duas etapas. A resposta ao tratamento clínico após uma terceira crise é de apenas 6% (Dis Colon Rectum 1995; 38:125). A recidiva da diverticulite ocorre em 10% dos pacientes tratados cirurgicamente e exige nova operação em 3%, especialmente se a anastomose for feita com o sigmóide distal e não com o reto.

- *Hemorragia diverticular:* Em 80% dos casos, o sangramento cessa espontaneamente. O episódio recorre em 22-38% dos pacientes e a chance de um terceiro sangramento após um segundo episódio pode chegar a 50% (Am J Gastroenterol 1999; 94:3110). Os pacientes que exigem menos de quatro unidades de sangue por 24 horas normalmente têm o sangramento suspenso espontaneamente (Ann Surg 1994; 220:653).

Complicações: Pileflebite (inflamação ou infecção da veia porta e/ou suas tributárias), fístulas na bexiga, vagina ou pele, abscesso intra-abdominal.

Diagnóstico Diferencial: Muitas causas da dor abdominal aguda precisam ser consideradas (p. 5). Os diagnósticos diferenciais mais importantes para diverticulite são: (1) colite isquêmica (na qual existe normalmente um bolo fecal sanguinolento proeminente e o diagnóstico é feito pela sigmoidoscopia); (2) câncer colorretal (CCR), no qual a história de sintomas é normalmente mais antiga; (3) doença de Crohn ou colite ulcerativa (na qual as manifestações extra-intestinais e a diarréia crônica podem ser um indicador); (4) apendicite (especialmente se a diverticulite se manifestar no cólon direito); (5) dor proveniente dos ovários (cisto, abscesso ou torção); (6) gestação ectópica; (7) colite bacteriana, incluindo *C. difficille* (na qual predomina a diarréia); (8) úlcera perfurada. O diagnóstico diferencial para hemorragia diverticular inclui sangramento vivo no trato gastrointestinal superior, sangramento de malformações arteriovenosas, câncer ou isquemia (p. 28).

Laboratório: A diverticulite é suficientemente grave para exigir hospitalização. A leucometria normalmente está elevada, porém pode estar dentro do normal (Surgery 1994; 115:546).

Radiografia: Recomenda-se a realização da rotina radiológica para abdome agudo, em busca de ar livre sob o diafragma, nos pacientes com suspeita de perfuração. Entretanto, uma vez que a diverticulite é, na verdade, uma doença extraluminal, a melhor investigação por imagens é a varredura por TC. Essa investigação com contraste oral e, se necessário, também retal pode revelar espessamento do cólon, infiltração da gordura pericolônica (o chamado "escurecimento" da gordura), abscesso ou ar ou contraste na parte externa da parede intestinal. Se o abscesso for visualizado, a TC poderá ser usada para drenagem percutânea. Além disso, a TC pode mostrar um diagnóstico alternativo. As taxas de falso-negativo para TC variam muito, entre 2% e 21% (Nejm 1998; 338:1521). O enema contrastado em geral não é diagnóstico (uma vez que a doença ocorre na parte externa do intestino), mas forçam uma reconsideração se não forem visualizados divertículos. A ultra-sonografia tem seus defensores, mas é operador-dependente, havendo poucos estudos sobre sua utilização (Am J Gastroenterol 1999; 94:3110).

Endoscopia: Deve-se evitar a endoscopia em caso de diverticulite aguda, pelo risco de se criar uma perfuração livre resultante do ar ou do instrumento. A sigmoidoscopia limitada é apropriada na condição aguda se houver preocupação significativa quanto à presença de doença inflamatória intestinal (DII) ou colite infecciosa e os exames de fezes resultarem negativos. Após a recuperação de uma crise de diverticulite diagnosticada clinicamente, deve-se proceder uma avaliação de todo o cólon (geralmente por colonoscopia, mas a combinação de enema baritado e sigmoidoscopia é uma alternativa razoável). Esse procedimento deve ser executado tipicamente várias semanas após a ocorrência da crise.

Tratamento: (Am J Gastroenterol 1999; 94:3110; Dis Colon Rectum 1995; 38:125).

- *Tratamento clínico da diverticulite:* Episódios leves a moderados em pacientes anteriormente sadios podem ser tratados ambulatorialmente, com antibióticos orais. A gravidade é julgada pela febre, leucometria, exame físico e gravidade dos sintomas informados. Os pacientes precisam estar suficientemente hidratados por via oral e em um ambiente seguro, em caso de piora das condições clínicas. Recomenda-se um curso de 10 dias de antibióticos orais com cobertura aeróbia e anaeróbia, havendo várias escolhas entre amoxicilina-clavulanato (Augmentin 500, 1 comprimido via oral 3 × ao dia durante 10 dias), trimetoprim-sulfametoxazol (1 comprimido extraforte via oral 2 × ao dia) mais metronidazol (500 mg via oral 3 × ao dia), ou ciprofloxacina (500 mg via oral 2 × ao dia) mais metronidazol. Uma vez que a maioria dos pacientes que se recupera de seu primeiro episódio de diverticulite não sofre recorrência, não se deve propor a cirurgia após crise única não complicada.

- *Tratamento cirúrgico de diverticulite recorrente não-complicada:* Uma vez que cada crise de diverticulite torna mais provável a manifestação de outra crise e menos provável que esse novo episódio responda satisfatoriamente ao tratamento clínico, a cirurgia passa a ser considerada após a segunda crise de diverticulite. Não existem regras rígidas e rápidas e a decisão deverá ser individualizada. A adequação clínica do paciente para uma operação, a gravidade da crise, a resposta ao tratamento médico e a vontade do paciente constituem fatores importantes na decisão. Em geral, pacientes jovens e adequados deverão ser aconselhados a tratamento cirúrgico após o segundo episódio não-complicado. Se os pacientes forem tratados fora das crises agudas e apresentarem uma preparação satisfatória do intestino antes da operação, eles poderão ser submetidos à ressecção do segmento doente e à anastomose em um só procedimento (anastomose primária). Nos casos complicados pode não ser possível um procedimento único.

- *Diverticulite complicada:* A presença de abscesso, fístula, perfuração livre e obstrução define diverticulite complicada. A cirurgia deve ser oferecida a todos os pacientes nessas condições, a menos que os riscos médicos não o permitam. Abscessos pericólicos pequenos podem ser resolvidos com antibióticos (Surgery 1994; 115:546). Os maiores podem ser drenados com cirurgia ou drenagem orientada por TC. Se esse procedimento for bem-sucedido, o paciente poderá ser submetido a operação em um tempo, com anastomose primária. Se a drenagem não for possível ou não for eficaz, executa-se a laparotomia com ressecção. Se a contaminação for substancial, executa-se procedimento de Hartmann. Nessa cirurgia, o segmento doente é ressecado, criando-se uma ostomia para a porção do intestino proximal e a extremidade distal é suturada (desfuncionalizada). No paciente em bom estado geral que apresenta recuperação satisfatória pode-se realizar a reanastomose (cirurgia em dois tempos). Os pacientes com obstrução freqüentemente respondem ao tratamento clínico no início e podem ser submetidos à ressecção com anastomose primária de maneira eletiva. Os pacientes com perfuração livre deverão ser submetidos à ressecção com colostomia. Esse grupo apresenta alta taxa de morbidade e de mortalidade (6-35%).
- *Diverticulite juvenil:* Alguns autores têm sugerido que a diverticulite juvenil sem características mais agressivas, exigindo cirurgia em mais de 70% dos casos (Am J Surg 1994; 167:562). Outros argumentam que a cirurgia de emergência é, com freqüência, executada por indicação errada, como no caso de apendicite (Dis Colon Rectum 1997; 40:570), e que a doença não é mais mórbida no paciente jovem. Parece razoável oferecer cirurgia aos pacientes jovens após a primeira crise significativa e bem documentada, pois o risco cirúrgico é baixo, a estimativa de sobrevida é longa e, portanto, com altas chances de desenvolver recidiva.
- *Hemorragia diverticular:* A abordagem a um sangramento suspeito no trato gastrointestinal inferior está descrita na p. 30. Nos casos de suspeita de sangramento diverticular, deve-se excluir qualquer causa anorretal por meio da anuscopia. Se o sangramento for ativo, recomenda-se a cintilografia com hemácias marcadas para tentar localizar o sítio de origem. Se o sítio for localizado e o sangramento não cessar, executa-se a ressecção segmentar. A endoscopia digestiva alta poderá ser necessária para se excluir etiologia alta. Se o sangramento cessar, o paciente deverá ser submetido à colonoscopia, em busca de causa tratável do sangramento. Alguns autores defendem a colonoscopia de urgência após preparação vigorosa do intestino com lavagem de polietileno glicol (como Colyte, GoLytely), com o objetivo de estratificar o risco de novo sangramento (identificando aqueles pacientes com sangramento ativo, vasos visíveis e coágulos aderentes) e tratar por endoscopia as lesões de alto risco. O tratamento endoscópico inclui a injeção, na base do divertículo em sangramento ativo, de 1-2 ml de epinefrina a 1:20.000 em quatro quadran-

tes e eletrocoagulação bipolar dos vasos visíveis. Uma experiência recente não-randomizada sugere benefícios (Nejm 2000; 342:78), mas é necessário um estudo randomizado multicêntrico para se avaliar a segurança e a eficácia dessa abordagem.

4.5 INTOLERÂNCIA À LACTOSE

Postgrad Med 1998; 104:109; Nejm 1995; 333:1

Causa: Deficiência de lactase, uma enzima do intestino delgado.

Epidemiologia: A prevalência da deficiência de lactase em adultos é baixa na Europa Setentrional (2-7%) e na população branca americana (6-22%), aumentando entre os hispânicos (50-80%), afro-americanos (60-80%), índios americanos (80-100%) e asiáticos (98-100%), e aumenta com a idade (Dig Dis Sci 1994; 39:1519).

Fisiopatologia: A lactase está normalmente presente na membrana da borda em escova das células epiteliais do intestino delgado. No nascimento, os níveis da enzima são altos, mas chegam a cair até em 90% por volta dos 20 anos. Em alguns casos, a deficiência de lactase é adquirida por infecção (como por *giárdia*), drogas ou outras doenças do intestino. Quando a lactose da dieta não é adequadamente fracionada em glicose e galactose, ela passa para o cólon sem ser absorvida. Aqui as bactérias fermentam a lactose, produzindo gás e outros metabólitos que provocam a secreção de fluido para o interior do intestino. Nem todos os pacientes com indigestão de lactose se tornam sintomáticos; alguns vivem satisfatoriamente bem com essa deficiência. A maioria dos sintomas está associada à produção de gás. Os sintomas produzidos por menos de 12 g (uma xícara de leite de lactose) são mínimos ou não-existentes, com aumento dose-dependente com quantidades maiores (Aliment Pharmacol Ther 1995; 9:589).

Sintomas: Dor abdominal, timpanismo, flatulência e diarréia após a ingestão de lactose.

Sinais: Distensão, em geral não-detectável clinicamente.

Evolução Clínica: De modo surpreendente, os sintomas podem melhorar com a exposição continuada à lactose em pacientes com deficiência de lactase. Isso acontece não por causa da digestão melhorada da lactose, mas pela adaptação do cólon (Am J Clin Nutr 1993; 58:879).

Diagnóstico Diferencial: Uma vez que os sintomas de intolerância à lactose são semelhantes àqueles da SCI, as duas condições são muito fáceis de se confundir. A intolerância à lactose é tão comum na SCI como na população em geral.

Laboratório: Vários testes estão disponíveis para o diagnóstico da deficiência de lactase e o mais amplamente usado é o teste de hidrogênio do hálito, que mede o volume de hidrogênio produzido após a ingestão de 25 g de lactose. Se esse volume for superior a 20 ppm, o diagnóstico de deficiência estará confirmado. A biópsia do intestino delgado é o padrão diagnóstico, porém é mais utilizado como uma ferramenta de pesquisa. Outros testes sorológicos já foram descritos (Scand J Gastroenterol [suppl] 1994; 202:26). Há controvérsias sobre quais pacientes devem ser testados para a deficiência de lactose. Uma vez que nem todos os pacientes com indigestão de lactose manifestam sintomas e alguns apresentam sintomas sem indigestão comprovada, parece razoável conduzirmos uma experiência de exclusão de lactose sem um teste diagnóstico. Entretanto, essa abordagem corre o risco de fazer um diagnóstico de uma condição vitalícia com uma experiência de validade questionável (Aliment Pharmacol Ther 1995; 9:589). Se esse procedimento for o escolhido, deve-se considerar nova exposição com lactose depois de algum tempo em que o paciente se mostre assintomático.

Tratamento: (Postgrad Med 1998; 104:109). O tratamento visa o controle dos sintomas e o principal é evitar a ingestão de alimentos contendo lactose. A maioria dos pacientes tolera uma quantidade de lactose abaixo de uma xícara de leite por dia. Os alimentos ricos em lactose são: leite, sorvetes, queijo *cottage* e iogurte. Este último é freqüentemente bem tolerado por causa da lactose encontrada em culturas vivas. Os pacientes que evitam produtos derivados do leite podem precisar de suplementos de cálcio. Para aqueles que não respondem à exclusão de alimentos obviamente ofensivos, é possível que os sintomas estejam sendo provocados pela lactose adicionada a outros alimentos ou usada como suplemento em comprimidos. Entretanto, é mais provável que os sintomas do paciente não estejam relacionados à lactose. Existem no mercado vários suplementos orais de lactose (como Lactrase, Dairy Ease, Lact-Aid), que ajudam a maioria daqueles que queira usar moderadamente produtos derivados do leite. Preparações diferentes podem apresentar índices diferentes de eficácia (Am J Gastroenterol 1994; 89:566), mas faltam estudos comparativos de grande porte. Existe também no mercado o leite com lactose reduzida, mas tem gosto adocicado e não é bem aceito por muitas pessoas.

4.6 APENDICITE

Am Fam Phys 1999; 60:2027

Epidemiologia: (Am J Epidemiol 1990; 132:910). Esta doença comum afeta 8,6% dos homens e 6,7% das mulheres durante a vida, embora 12% da população masculina e 23% da feminina sejam submetidos à apendectomia! A maior incidência ocorre na faixa de 10-20 anos, mas pode ocorrer em extremos etários, quando o diagnóstico fica mais difícil. Tem 1,5 vez mais chance de ocorrer em pacientes da raça branca, com maior incidência no verão. Por razões desconhecidas houve um declínio de 15% na incidência dessa ocorrência entre 1970 e 1984.

Fisiopatologia: O apêndice é uma estrutura longa, tubular e revestida de folículos linfóides, podendo ter até 20 cm de comprimento e causar dor em qualquer sítio do abdome. Com freqüência, localiza-se posteriormente ao ceco (60%), mas pode situar-se distalmente, na pelve, anterior ou posterior ao íleo, ou acima, no quadrante superior direito (QSD), atrás do fígado. As variações resultam em sintomas e achados físicos variados. A apendicite resulta da obstrução luminal, mais freqüentemente causada por hiperplasia linfóide (decorrente de qualquer tipo de moléstia infecciosa), fecalitos ou, mais raramente, por parasitas, tumores ou pela doença de Crohn.

Sintomas: (Jama 1996; 276:1589). A dor abdominal é o sintoma principal da apendicite, geralmente de início há menos de 36 horas da apresentação. Em geral, localiza-se na fossa ilíaca direita, mas pode ocorrer no flanco, em hipocôndrio direito ou em qualquer outro sítio, dependendo da anatomia do apêndice. Em 50% dos casos, a dor começa difusa em localização periumbilical, antes de se localizar. A anorexia e as náuseas são comuns, mas não ajudam muito no diagnóstico diferencial. O vômito é uma indicação se ocorrer após a dor, mas se vier antes é preciso buscar um diagnóstico alternativo.

Sinais: (Am Fam Phys 1999; 60:2027). A sensibilidade ocorre em QID a menos que o apêndice esteja em um sítio não-usual, e manifesta-se mediante palpação direta e com freqüência mediante percussão. Sinais sugestivos positivos incluem percussão em QIE provocando dor em QID e dor localizada com tosse. O sinal positivo do psoas (dor mediante extensão da coxa direita com o paciente deitado do lado esquerdo) pode ocorrer quando o apêndice estiver em posição retroperitoneal. O exame retal doloroso pode ocorrer se o apêndice estiver na região pélvica. O sinal positivo do obturador (dor mediante rotação interna da coxa direita flexionada) também pode indicar apêndice pélvico. É comum a febre baixa. Um exame pélvico deverá ser realizado, uma vez que esse é o principal ponto diferencial nas mulheres.

Evolução Clínica: A apendicite é normalmente uma condição aguda, mas existem dados a sugerir que cerca de 6% dos pacientes que chegam para a apendicectomia já sofreram surtos recorrentes de dores similares, e que a dor é aliviada pela cirurgia ("apendicite recorrente") (Brit J Surg 1997; 84:110). Minha irmã ficou convencida disso quando seu "apêndice murmurante" foi removido, aos 30 anos, com alívio substancial após anos de crises recorrentes (além da medicina baseada em evidências).

Complicações: A perfuração, resultando em sepse intra-abdominal, é a complicação mais importante, ocorrendo em 18% dos casos (Am J Epidemiol 1990; 132:910). A taxa de perfuração sobe para 50% naqueles com mais de 65 anos, indicando a maior dificuldade de diagnóstico nessa faixa etária.

Diagnóstico Diferencial: (Emerg Med Clin N Am 1996; 14:653). Um exaustivo espectro de diagnósticos diferenciais é possível para esta doença comum. Nas mulheres, cisto ovariano rôto, gestação ectópica, doença inflamatória pélvica, endometriose, torção do ovário e abscesso tubo-ovariano são considerações importantes. Diverticulite, doença de Crohn, vísceras perfuradas, diverticulite de Meckel, gastrenterite e dor abdominal crônica são as considerações de natureza gastrointestinal. Cálculos renais, pielonefrite, infecção do trato urinário, abscesso do psoas e hematoma da bainha do reto são apenas uma lista parcial das considerações remanescentes.

Laboratório: (Emerg Med Clin N Am 1996; 14:653). Ocorre leucocitose em 80% dos pacientes, freqüentemente com desvio à esquerda, mas esse achado não é específico. Proteína C-reativa elevada (acima de 0,8 mg/dl) também é um achado comum. A ausência desses três parâmetros de laboratório (leucocitose, desvio à esquerda e proteína C-reativa elevada) são argumentos significativos contrários à apendicite.

Radiografia: (Am Fam Phys 1999; 60:2027). Os **filmes da rotina** para abdome agudo são úteis para se descartar obstrução ou ar livre, mas têm pouco valor específico no diagnóstico de apendicite. A **ultra-sonografia** é útil em pacientes com achados clínicos confusos, mas é mais bem aproveitada em pacientes femininas para pesquisar doenças da pelve e em crianças, para evitar a radiação. O resultado ultra-sonográfico negativo é aquele no qual o apêndice é visualizado e tem menos de 6 mm. Essa técnica é menos sensível, menos específica e mais dependente do operador que a TC, mas é menos dispendiosa. O **estudo por TC helicoidal** (Radiol Clin North Am 1999; 37:895) é o teste mais sensível e específico para casos obscuros. Resultados melhores são informados quando se administra enema de solução salina de Gastrograffin, mas mesmo a TC padronizada é provavelmente melhor que a ultra-sonografia. A técnica é superior por sua habilidade em avaliar o processo inflamatório ao redor do apêndice. Alguns pesquisadores defenderam o fato de que o uso rotineiro da TC do apêndice após uma experiência prospectiva mostrou que o procedimento reduzia o custo para pacientes admitidos ao hospital com suspeita de apendicite ao evitar a cirurgia desnecessária e os dias de observação também desnecessários (Nejm 1998; 338:141).

Tratamento: A apendectomia é o tratamento de escolha, esperando-se taxas negativas de 22% para as mulheres e 9% para os homens (Can J Surg 1999; 42:377). Há necessidade de um estudo de grande porte, randomizado e controlado para se determinar se a apendectomia laparoscópica é superior à abordagem aberta. Uma metanálise sugere que na abordagem aberta o tempo de operação diminui, a permanência no hospital não se altera e o retorno às atividades normais demora mais (Can J Surg 1999; 42:377).

4.7 DOENÇA DE CROHN

BMJ 1999; 319:1480

Causa: O agente causador dessa doença ainda não foi identificado.

Epidemiologia: A incidência da doença de Crohn apresenta distribuição bimodal. O primeiro pico ocorre por volta dos 20 anos e um segundo aparece aos 50, com incidência cerca de 20% maior em mulheres. Os negros e brancos americanos apresentam incidência e evolução clínica similares da doença (Am J Gastroenterol 2000; 95:479), mas os negros africanos apresentam incidência menor, sugerindo influência do meio ambiente. Os judeus apresentam incidência mais alta e os hispano-americanos têm incidência baixa (GE 1992; 102:1940). A doença é mais freqüente em populações de condição socioeconômica mais alta, em populações urbanas e naqueles com funções sedentárias. A incidência anual varia muito conforme a região, com taxas elevadas na Escandinávia e Europa Setentrional (3,6 a 9,8/100.000) e na América do Norte (até 15/100.000) e taxas mais baixas na Europa Meridional (0,3 a 3/100.000), Ásia e África (GE 1999; 116:1503). Essa variação regional significativa de incidência sugere a importância dos fatores ambientais da localidade. Por razões ainda não esclarecidas, a incidência aumentou rapidamente nos últimos 30 anos. O tabagismo dobra o risco de se desenvolver a doença (Dig Dis Sci 1989; 34:1841) e piora a evolução clínica (Gut 1992; 33:779). Os parentes de primeiro grau dos pacientes portadores de doença de Crohn têm 15 vezes mais risco de a desenvolverem.

Fisiopatologia: (Gastroenterol Clin North Am 1995; 24:475). A doença de Crohn representa uma insuficiência do sistema imune em controlar ou *down-regulate* um processo inflamatório não apropriado da mucosa intestinal. Trata-se, provavelmente, de um grupo de doenças distintas que, em conjunto, produz padrões similares de mediadores inflamatórios e, conseqüentemente, provoca lesões de maneira estereotípica, com base em quais fatores pró-inflamação e antiinflamação são produzidos. Há fortes evidências de predisposição genética (Gut 1994; 35:696). A concordância significativa entre gêmeos, o risco aumentado de uma história familiar, variações étnicas e raciais e a associação da doença com outras doenças genéticas raras, tudo isso sugere uma predisposição genética. Diferentemente do caso das desordens simples de Mendel, nas quais uma única mutação provoca uma doença, a doença de Crohn exige defeitos múltiplos dos genes. Estudos de parentesco (nos quais grandes famílias com vários parentes afetados são estudadas genomicamente para se verificar quais os *loci* presentes de maneira desproporcional nos parentes afetados) estão sendo usados para procurar os defeitos genéticos provavelmente relacionados com a doença (Curr Gastroenterol Rep 1999; 1:491). Existe também um grande componente ambiental (sugerido pela epidemiologia descrita anteriormente) que qualquer modelo da patogênese da doença de Crohn precisa explicar.

Os mediadores inflamatórios produzidos nessa doença são, presumivelmente, uma resposta à estimulação antigênica e resultam em inflamação da mucosa, ulceração e, por fim, em fibrose. As anormalidades estruturais criadas resultam na diarréia, obstrução, sangramento e formação de fístulas, observadas na doença. E para produzir esses efeitos, o processo inflamatório deve ser iniciado e, a seguir, perpetuado de modo não apropriado. Os fatores ambientais, como as infecções virais ou bacterianas ou as toxinas, poderiam ser os antígenos que atuam como iniciadores. Alguns dados envolvem o organismo *Mycobacterium paratuberculosis*, o sarampo ou as infecções por listeria, mas um único agente causador é improvável. A estimulação crônica de antígenos no intestino, proveniente de outros antígenos ou toxinas bacterianas ou de uma barreira mucosal com vazamento também pode ser importante. Existem diferenças na apresentação de antígenos ao sistema imune da parte das células epiteliais intestinais em indivíduos normais *vs.* doentes (GE 2000; 118:S68). O papel de fatores exógenos, como excesso de açúcar na dieta e o tabagismo, ambos associados ao aumento do risco, ainda não foi definido (J Clin Gastroenterol 1992; 14:216). Não importa o que sejam os eventos subjacentes, existe um desequilíbrio entre os mediadores pró e antiinflamatórios.

Muitos desses mediadores já foram identificados em cobaias animais portadoras de DII, com a possibilidade de tratamento-alvo com drogas para eles (ver Tratamento). As interleucinas (especialmente a IL-1), os leucotrienos e o fator de necrose tumoral (TNF) são mediadores importantes da inflamação que podem ser atingidos pelas drogas. A auto-imunidade (ou falha em reconhecer os antígenos normais do hospedeiro como "próprios") não é, provavelmente, um fator importante na doença de Crohn, embora vários auto-anticorpos tenham sido descritos (Inflamm Bowel Dis 1999; 5:61).

Sintomas:

- *Sintomas intestinais:* A doença de Crohn pode-se apresentar, em termos clínicos, de muitas maneiras, uma vez que pode envolver desde o esôfago até o ânus, tendo várias manifestações extra-intestinais. A doença limita-se ao íleo distal em 30% dos pacientes, ao cólon em 20%, e é encontrada nos intestinos grosso e delgado em 50% dos pacientes e os sintomas variam conforme o sítio. A natureza dos sintomas será diferente dependendo se o paciente tem doença formadora de fístulas, obstrução fixa decorrente de fibrose ou alterações basicamente inflamatórias da mucosa. Os pacientes com doença do íleo distal normalmente manifestam dor no QID, diarréia e perda de peso. O sangramento copioso não é comum. Às vezes, a obstrução do íleo inflamado é mais proeminente e os pacientes manifestam dores tipo cólica após as refeições, embora o timpanismo e a diarréia possam permanecer despercebidos. Um subgrupo de pacientes apresentará sintomas mínimos até se apresentarem com obstrução intestinal quase completa. Dor tipo cólica na porção inferior do abdome, diarréia, sangramento não-significativo e perda de peso são comuns na doença do cólon. Os pacientes com envolvimento gástrico e/ou duodenal apresentam-se com dores epigástricas que podem sugerir um quadro de úlcera péptica. A doença de Crohn difusa na porção jejunoileal não é comum, mas esses pacientes se mostram normalmente doentes e manifestam dor, perda de peso e diarréia (Gut 1993; 34:1374).
- *Doença perianal:* Cerca de um terço dos pacientes apresentará sintomas perianais de fissuras, fístulas ou abscessos que podem ser dominantes ou preceder os sintomas intestinais durante muitos anos. Uma história de doença perianal pode ser um indicador importante no diagnóstico.
- *Doença extra-intestinal* (Gastroenterol Clin North Am 1999; 28:255): Os sintomas articulares são normais, especialmente a artrite. Podem-se encontrar casos de artrite periférica não-destrutiva envolvendo as grandes articulações (15-20%), espondilite ancilosante (3-5%) ou sacroilite (9-11%). Na pele, o eritema nodoso apresenta-se como nódulos vermelhos e dolorosos, especialmente nas pernas (em até 15%). A piodermia gangrenosa é uma doença de pele que provoca úlceras profundas e

estéreis, observada com freqüência nos membros inferiores ou no abdome, próximo a estomas após uma colectomia (1-2%). A irite também pode estar presente com olhos vermelhos e doloridos, com um halo de eritema na parte externa da córnea. A colangite esclerosante (1%) é a manifestação hepática mais importante (p. 308). São também comuns as ulcerações aftosas da boca. Cálculos biliares e doenças renais são manifestações extra-intestinais observadas na doença de Crohn, mas não na colite ulcerativa. Fístulas, obstrução ureteral, cálculos de oxalato, amilóide e outras anormalidades urológicas podem complicar a doença de Crohn (Am J Gastroenterol 1998; 93:504). Várias doenças pulmonares raras e responsivas a tratamento com esteróides já foram descritas na literatura (Medicine [Baltimore] 1993; 72:151).

- *Fístulas:* Podem ocorrer por que a doença de Crohn atinge toda a espessura da parede intestinal e não apenas a superfície mucosa. As fístulas podem se desenvolver entre o intestino e a bexiga (enterovesical) e provocar infecções do trato urinário polimicrobianas ou pneumatúria. As fístulas formadas entre as alças intestinais (enteroentéricas) podem se apresentar como massas ou abscessos. As fístulas para a pele (enterocutâneas) apresentam-se como drenagem fecalóide e são mais comuns na região perianal, e a fístula retovaginal é rara.

Sinais: Febre baixa é comum, mas temperaturas acima de 38,5°C (101°F) representam, em geral, uma complicação, como por exemplo um abscesso. Podem se encontrar caquexia, bem como massa palpável, seja decorrente das alças intestinais inflamadas e agrupadas ou mesmo um abscesso. O teste de sangue oculto nas fezes pode ser positivo. Achados cutâneos como descrito anteriormente.

Evolução Clínica: Na doença intestinal de pequeno porte, o diagnóstico é retardado em média por três anos (Digestion 1985; 31:97). A evolução clínica costuma ser imprevisível. Com base no braço de placebo de dois estudos com drogas, pode-se esperar que entre 30% e 60% dos pacientes portadores da doença ativa tratados com placebo entrem em remissão dentro de 4-5 meses e que a metade desses permanecerá em remissão durante dois anos (Digestion 1985; 31:97; GE 1979; 77:898). A recorrência pós-operatória é comum, com taxas endoscópicas de recidiva acima de 70% em três anos 30% dos pacientes tratados cirurgicamente requerem, por fim, a uma segunda ressecção (ver a seguir).

Complicações:

- *Câncer colorretal:* Os pacientes portadores da colite de Crohn estão em risco maior para câncer colorretal (CCR), mas a magnitude do risco não está tão bem definida como na colite ulcerativa. Um estudo populacional bem desenvolvido mostrou risco absoluto de câncer de 8% aos 22 anos e risco relativo de 18% em pacientes com mais de uma década de colite extensa (Gut 1994; 35:651). Muitos dos estudos anteriores que não demonstraram uma associação foram invalidados porque falharam em informar os efeitos da cirurgia de ressecção para a prevenção do câncer e também por não avaliarem as taxas de incidência de câncer nos pacientes ainda em risco (Gut 1994; 35:1507). A malignidade é mais provável em doença extensa e de longa duração, em estenoses e nas doenças com formação de fístulas. As estratégias de vigilância para a doença de Crohn e para a colite ulcerativa deverão ser provavelmente similares, uma vez que os riscos têm a mesma magnitude (Am J Gastroenterol 1996; 91:434).

- *Outras malignidades:* Doenças malignas do intestino delgado são mais comuns em pacientes com doença de Crohn que na população em geral, mas a magnitude do risco ainda é obscura e a vigilância não parece ser justificada. Parece haver uma associação entre o linfoma e a doença de Crohn, mas essa associação não está "bem definida" (Am J Gastroenterol 1996; 91:434).
- *Osteoporose:* Pacientes com doença de Crohn normalmente manifestam osteopenia ou osteoporose, condições associadas à disabsorção, inflamação e tratamento com corticosteróides, já havendo propostas de estratégias específicas para prevenção e tratamento (Am J Gastroenterol 1999; 94:878).

Diagnóstico Diferencial: Varia conforme os sintomas mais significativos. Em geral, o sintoma predominante é a diarréia crônica e a doença de Crohn precisa ser distinguida de condições como SCI, colite isquêmica, colite ulcerativa, diarréia infecciosa e de outras causas dietéticas e medicamentosas da diarréia crônica (p. 22). A diarréia de curta duração e de início súbito geralmente descarta a DII como causa. Quando a doença está confinada ao íleo, a apendicite e outras causas de obstrução intestinal podem constituir os principais pontos diferenciais. A doença de Crohn gastroduodenal pode ser confundida com a doença ulcerosa péptica.

Com freqüência, o principal problema diagnóstico é o de se distinguir doença de Crohn de colite ulcerativa. A primeira é diagnosticada pela presença de envolvimento do intestino delgado, pela tendência em poupar segmentos do intestino ("áreas de salto"), especialmente o reto, pelos aspectos endoscópicos e pela histologia (ver a seguir). Em 5-10% dos casos de colite, não se pode elaborar um diagnóstico convincente (colite "indeterminada").

Laboratório: O hemograma deverá ser obtido em busca de anemia e de leucocitose. Às vezes, pacientes com inflamação ativa podem apresentar leucocitose importante (acima de 20.000/mm^3) em virtude do processo inflamatório e do tratamento com esteróides, mesmo na ausência de abscesso. O perfil metabólico é apropriado para avaliar eletrólitos, função renal e função hepática. O aumento da fosfatase alcalina pode ser indício de complicação como colangite esclerosante. Existe interesse recente no uso de anticorpos citoplásmicos antineutrófilos (ANCA) e de anticorpos contra *Saccharomyces cerevisiae* (ASCA) na triagem de pacientes com suspeita de DII na distinção de subgrupos de portadores de DII, mas seu papel ainda não está bem definido (Inflamm Bowel Dis 1999; 5:61).

Radiografia: O estudo radiográfico contrastado do intestino delgado (trânsito intestinal) é apropriado em todos os casos para avaliar a extensão e a atividade da doença do intestino delgado. Os achados são mais freqüentemente positivos para a doença no íleo distal, onde o estreitamento do lúmen intestinal, a ulceração da mucosa e a fístula podem ser identificados. O enema baritado pode demonstrar anormalidades da mucosa ou estenoses na doença de Crohn e ser usado para visualizar estenoses que não podem ser atravessadas com o endoscópio. Entretanto, na suspeita da doença de Crohn, será preferível a colonoscopia para um diagnóstico mais preciso. A investigação por TC ajuda a identificar abscessos, pode com freqüência detectar espessamento da parede intestinal indicativo de inflamação e ajudar a distinguir a doença de Crohn da apendicite em alguns casos. A TC não é tão sensível como a endoscopia ou o exame baritado. A cintilografia com leucócitos marcados com índio, que pode detectar as lesões de Crohn (Dig Dis Sci 1993; 38:1601), tem valor limitado.

Endoscopia: A colonoscopia é usada para diagnóstico inicial, em busca de recorrência nos pacientes sintomáticos em pós-operatórios e para pesquisa de displasia. A técnica também é usada para avaliar a atividade da doença e a distribuição em pacientes com doença de Crohn estabelecida em situações nas quais o conhecimento dos achados endoscópicos alteraria o tratamento medicamentoso ou cirúrgico. A endoscopia não deverá ser usada para avaliar a resposta ao tratamento com esteróides, pois não acrescenta nada aos sintomas clínicos, não auxilia a determinar quando iniciar a mudança nas doses de esteróide ou para definir o prognóstico (GE 1992; 102:1647).

Na colite da doença de Crohn, o reto está sempre normal. O envolvimento pelo processo inflamatório é normalmente descontínuo. As úlceras aftosas em uma história anterior de mucosa normal, as úlceras lineares e a apresentação em "paralelepípedo" são comuns. A friabilidade difusa e a granularidade da colite ulcerativa não são comuns na doença de Crohn (Med Clin N Am 1990; 74:51).

As biópsias são úteis no estabelecimento do diagnóstico. Podem evidenciar processo inflamatório com linfócitos e plasmócitos, além da arquitetura distorcida das criptas. Granulomas, quase sempre não-visualizados nas biópsias endoscópicas, ajudam a distinguir a doença de Crohn da colite ulcerativa quando presente. Os aspectos histológicos ajudam a distinguir a colite aguda autolimitada causada por infecção de uma primeira apresentação de DII (Scand J Gastroenterol 1994; 29:318).

Tratamento (Am J Gastroenterol 1997; 92:559; GE 2000; 118:S68).

- *Avaliar a gravidade e a distribuição da doença:* Para se escolher o tratamento, é essencial que se conheça a gravidade e a distribuição da doença. Em geral, são realizados colonoscopia e trânsito intestinal para se determinar quais segmentos do intestino estão afetados. A gravidade é avaliada pelos aspectos clínicos, diarréia, perda de peso, achados abdominais, habilidade de manter a alimentação e parâmetros laboratoriais, como anemia, hipoalbuminemia e *status* funcional. O tratamento é indicado conforme a gravidade da doença.
- *Doença leve a moderada:* Esses pacientes são ambulatoriais, desempenham a maioria de suas atividades usuais, toleram dieta oral e não apresentam sintomas ou sinais gravemente debilitantes. Os compostos de 5-aminossalicilatos (5-ASA) são o tratamento inicial para a maioria dos pacientes. A **sulfasalazina** é menos eficaz na doença de Crohn que as preparações mais novas contendo mesalamina. Nos EUA existem disponíveis duas substâncias: **Asacol** (que libera mesalamina no intestino delgado distal e no cólon) e o **Pentasa** (que libera mesalamina na porção mais proximal do intestino delgado). O Asacol em doses de 0,8-1,6 g via oral 3 × ao dia para tratamento de doença ileocolônica ou o Pentasa, 1 g via oral 4 × ao dia para doença do intestino delgado conseguirão remissão em cerca de 40% dos pacientes (Aliment Pharmacol Ther 1996; 10:1). O **metronidazol** é um regime alternativo ministrado em doses de 250-500 mg via oral 3 × ao dia durante 12 semanas, com cerca de 50% de taxa de resposta (Gut 1991; 32:1071). A **ciprofloxacina** com ou sem metronidazol (Can J Gastroenterol 1998; 12:53) parece ser eficaz em 50-70% dos pacientes, embora sejam comuns as reações adversas a cursos longos de antibióticos. Com freqüência, os antibióticos são administrados a pacientes que não estejam respondendo satisfatoriamente aos 5-ASA isolados, mas que ainda não estão suficientemente doentes para receberem esteróides.
- *Doença leve a moderada:* Estes são pacientes que não responderam aos 5-ASA e aos antibióticos ou que se apresentam com doença mais grave com febre, desnutrição e sintomas de diarréia e dor que impedem o desempenho das atividades normais. Esses pacientes são geralmente tratados com corticosteróides que são efetivos em cerca de 70% dos casos dentro de quatro semanas (BMJ 1999; 319:1480). A **prednisona**, 40-60 mg via oral por dia é usada inicialmente e reduzida em 5 mg por semana após a verificação da melhora substancial do quadro. Durante a redução da dose, às vezes ocorre uma exacerbação de sintomas e há necessidade de reforço de 10-15 mg até a melhora do quadro. Com freqüência é necessário que a redução seja mais lenta (2,5 mg por semana), se a dose estiver abaixo de 20 mg ou se a exacerbação ocorreu durante o processo de redução. Os produtos 5-ASA são freqüentemente reto-

mados quando a dose de prednisona está abaixo de 20 mg. A preocupação principal com o tratamento esteróide é a toxicidade. As reações adversas incluem hiperglicemia, hipertensão, supressão adrenal, osteoporose, necrose asséptica do fêmur, suores, miopatia proximal, depressão, insônia, déficit na cicatrização de ferimentos e retardo de crescimento. A **budesonida**, um esteróide com alta potência tópica e metabolismo rápido de primeira passagem no fígado, é tão eficaz quanto a prednisona, mas com menos toxicidade (GE 1998; 115:835; Nejm 1994; 331:836). Além das preocupações com as reações adversas, cerca de metade dos pacientes será incapaz de suspender os esteróides ou tornar-se-á resistente a essas substâncias (Gut 1994; 35:360).

Os imunomoduladores **azatioprina** ou **6-mercaptopurina (6-MP)** deverão ser empregados se o paciente estiver suficientemente doente a ponto de exigir um curso de esteróides. A azatioprina é uma pró-droga metabolizada para 6-MP e, por fim, ao metabólito ativo, 6-tioguanina, que é citotóxica aos linfócitos. Esses agentes levam em média quatro meses para os benefícios serem totalmente evidentes e com freqüência os esteróides são necessários como uma "ponte". As doses de azatioprina ficam normalmente entre 2 e 2,5 mg/kg, e a 6-MP dosada entre 1 e 1,5 mg/kg. Tipicamente, inicia-se o tratamento com 50 mg de qualquer um desses moduladores e, se bem tolerada, a dose é aumentada até o ideal duas semanas mais tarde. O metabolismo dessas drogas exige o uso de tiopurina metiltransferase (TPMT). Cerca de 90% dos pacientes apresentam altos níveis de TPMT, mas 10% mostram níveis reduzidos e 0,3% pouca ou nenhuma atividade. A medição dos níveis de TPMT antes de iniciar o tratamento serve de orientação para a dosagem e identifica aquele paciente raro com ausência de atividade e que certamente desenvolverá toxicidade (Ann Intern Med 1998; 129:716). A medição dos níveis de 6-TG pode ser usada para otimizar a dosagem e está disponível no comércio (Gut 1996; 39:401). As reações adversas dessas substâncias incluem náuseas, exantema, pancreatite, hepatite e supressão da medula óssea. O hemograma é monitorizado semanalmente, durante 4-8 semanas, e a cada 1-3 meses daí em diante. As provas de função hepática também são periodicamente verificadas, mas a freqüência ótima ainda não foi estabelecida.

- *Doença grave:* Esses pacientes são incapazes de tolerar alimentação e medicamentos por via oral e exigem hospitalização. É freqüente que manifestem obstrução, desnutrição e febre. São tratados com esteróides intravenosos (ex., metilprednisolona 60-80 mg por via intravenosa diariamente, em doses divididas ou por infusão contínua). As causas infecciosas da diarréia, especialmente por *C. difficile,* são investigadas por TC em busca de abscessos. Os antibióticos, como metronidazol ou ciprofloxacina, são prescritos empiricamente e a cirurgia é considerada dependendo da evolução clínica e da resposta aos esteróides.

- *Outras terapias clínicas:* Para os pacientes que não atingem controle ideal da doença com os derivados 5-ASA, esteróides ou azatioprina/ 6-MP, devem-se considerar outras substâncias. O **metotrexato** é eficaz em 40% dos pacientes dependentes de esteróides, mas sua toxicidade é substancial (Nejm 1995; 332:292). A **ciclosporina** tem eficácia a curto prazo (Scand J Gastroenterol 1993; 28:849), mas a falta de duração da resposta e a toxicidade tornam seu uso mínimo na prática clínica. O **Infliximab** é um tratamento biológico novo e muito dispendioso. Trata-se de um anticorpo quimérico de camundongo-ser humano contra o fator alfa de necrose tumoral, um importante mediador de inflamação na doença de Crohn. Uma única infusão de 5 mg/kg em pacientes com doença resistente a outras modalidades resulta em remissão em 65% (Nejm 1997; 337:1029). Infusões repetidas a cada oito semanas podem ser a melhor maneira de se manter a remissão nesses pacientes com doença refratária (GE 1999; 117:761). As reações adversas envolvem reações à infusão, reações retardadas de hipersensibilidade, sintomas do trato respiratório superior e uma questão não-resolvida de risco associado de linfoma. E o plano de saúde do paciente sofre de suores e convulsões nervosas ao tomar conhecimento da despesa de US$ 2 mil por infusão. Vários agentes biológicos estão sendo investigados (revisado em [GE 2000; 118:S68]).
- *Manutenção da remissão clínica:* Os agentes de 5-ASA são eficazes na manutenção da remissão na doença de Crohn, mas as escolhas da substância, da dose ótima e da população de pacientes ainda não foram determinadas (Aliment Pharmacol Ther 1996; 10:1). Na prática, a remissão é mantida independentemente do tipo de preparação ASA usado na indução da remissão com dose não inferior a 2,4 g diariamente. Uma metanálise mostra que a azatioprina e a 6-MP são eficazes na manutenção da remissão (Ann Intern Méd 1995; 123:132). Essas substâncias também são usadas para manter a remissão quando fazem parte do tratamento inicial que induziu a remissão, ou em pacientes que exigiram esteróides. A dose de manutenção é a mesma usada para a indução.
- *Terapia cirúrgica:* A cirurgia é considerada em duas situações. Uma delas envolve aqueles pacientes com complicações agudas, como obstrução, sangramento ou abscesso não-amenizáveis pela drenagem radiológica, e que não estão respondendo ao tratamento médico. A segunda situação envolve os pacientes que permanecem cronicamente doentes apesar do tratamento clínico. É importante considerar cirurgia precoce em pacientes clinicamente refratários e cuja doença tem extensão limitada. Cursos prolongados de tratamento clínico tóxico ineficazes devem ser evitados.
- *Prevenção de recidiva pós-operatória* (Am J Gastroenterol 2000; 95:1139): A recorrência pós-operatória endoscópica ocorre em geral no íleo "neoterminal", o intestino delgado mais distal criado cirurgicamente, não se

conhecendo o mecanismo desse padrão. A recorrência endoscópica chega a 28% no primeiro ano e a 77% em três anos. As taxas de recidiva clínica são mais baixas, mas por fim 30% dos pacientes exigirão uma segunda ressecção dentro de dez anos. Na maioria dos estudos, observou-se que a mesalamina reduziu o risco, embora em magnitude modesta de 13% (GE 1997; 113:1465). É surpreendente que poucos dados tenham sido publicados sobre a manutenção pós-operatória com azatioprina ou 6-MP, embora pacientes tratados passem bem melhor que os controles históricos. Os esteróides são ineficazes. O tratamento de manutenção deverá ser oferecido a todos os pacientes após a cirurgia, mas a substância a ser recomendada e a dosagem ainda precisam ser determinadas.

- *Nutrição:* A nutrição enteral é eficaz para induzir a remissão na doença de Crohn, mas é difícil e dispendiosa. Dietas poliméricas e elementares apresentam eficácia semelhante (Am J Gastroenterol 2000; 95:735) e podem ter maior utilidade na infância e adolescência, quando o retardo de crescimento provocado pelos esteróides é mais preocupante (Aliment Pharmacol Ther 1997; 11:17). Em pacientes com doença parcialmente obstrutiva, a dieta pobre em resíduos pode reduzir os sintomas.
- *Cigarros:* Os fumantes têm mais probabilidade de desenvolver a doença de Crohn, precisar de cirurgia, exigir drogas imunomoduladoras, como a 6-MP, e manifestar recorrência do que os não-fumantes (Am J Gastroenterol 2000; 95:352) e deverão ser aconselhados a deixar de fumar.
- *Fístulas e doença perianal* (Semin Gastrointest Dis 1998; 9:10): Cerca de um terço dos pacientes da doença de Crohn desenvolve fissuras, fístulas e abscessos. Na presença de dor ou de flutuação podem ser necessárias as técnicas de investigação por exame de imagem (como TC) e drenagem cirúrgica. Se não houver dor ou flutuação, os antibióticos são a primeira linha de tratamento para fístulas, recomendando-se metronidazol 250-500 mg via oral 3 × ao dia, ciprofloxacina 500 mg via oral duas vezes ao dia ou claritromicina 5 mg via oral duas vezes ao dia. A recidiva ocorre em 7% dos pacientes quando o tratamento é suspenso. A azatioprina/6-MP é útil em dois terços da população tratada. O Infliximab (5 mg/kg intravenoso na primeira, segunda e sexta semanas) é eficaz em fístulas de fechamento em dois terços dos pacientes, com duração média de resposta de três meses (Nejm 1999; 340:1398). Essa medicação deverá ser tentada quando medidas menos dispendiosas falharem. A ciclosporina é eficaz, mas com alta toxicidade (mesma referência que a última anterior). O tratamento cirúrgico é necessário para controlar a sepse e tratar os sintomas refratários (Semin Gastrointest Dis 1998; 9:15).
- *Prevenção da osteoporose:* A osteoporose é comum na doença de Crohn, mesmo sem o uso de corticosteróides. A maioria dos pacientes precisa

de suplementação de cálcio (1,5 mg por dia) e de vitamina D (800 UI por dia) e recomenda-se a instituição de regimes profiláticos para reduzir a perda óssea induzida por esteróides (Am J Gastroenterol 1999; 94:878).

- *Questões psicossociais:* Os fatores psicossociais não provocam a doença de Crohn, mas são importantes para a avaliação e o tratamento, assim como os outros sintomas da doença. A avaliação desses fatores melhorará a conformidade, diminuirá os mal-entendidos entre médico e paciente e melhorará a condição de saúde dos pacientes (Gastroenterol Clin North Am 1995; 24:699).
- *Gravidez:* A maioria das pacientes cuja doença seja bem controlada pode esperar índices quase normais de fertilidade e uma gestação sem complicações. O metronidazol e a ciprofloxacina deverão ser evitados. O uso de azatioprina/6-MP é controverso (Dig Dis 1999; 17:201).

4.8 COLITE ULCERATIVA

Am J Gastroenterol 1997; 92:204

Causa: Ainda não se conhece o agente causador desta doença.

Epidemiologia (Gastroenterol Clin North Am 1995; 24:467): A epidemiologia da colite ulcerativa é semelhante àquela da doença de Crohn; incidência bimodal, com picos na terceira e sexta décadas de vida. Ao contrário da doença de Crohn, homens com colite ulcerativa superam as mulheres em 20%. A incidência da doença é mais alta em áreas urbanas, países industrializados e na população com condições socioeconômicas mais altas. Da mesma forma que a doença de Crohn, a colite ulcerativa é mais comum nas latitudes setentrionais (incidência de 15/100.000/ano na Noruega e 2/100.000/ano na Espanha), mas ao contrário da Crohn, a incidência tem-se mostrado estável. Os fumantes têm 50% mais risco que os não-fumantes e os fumantes mais antigos têm risco ainda maior que os não-fumantes (GE 1994; 106:807). Os parentes de primeiro grau têm 15 vezes mais risco de contraírem a colite ulcerativa, mas não a doença de Crohn. Embora já se tenha acreditado que a colite fosse primariamente uma desordem psiquiátrica, parece não haver freqüência maior de diagnóstico psiquiátrico na colite ulcerativa que em controles (Dig Dis Sci 1982; 27:513).

Fisiopatologia (Gastroenterol Clin Nort Am 1995; 24:475): A colite ulcerativa e a doença de Crohn compartilham aspectos clínicos e epidemiológicos comuns e a fisiopatologia de ambas as condições deve estar intimamente relacionada (p. 140). A colite resulta de uma falha da resposta imune em sua *down regulation*. A resposta imune não adequada resulta em linfocinas (especialmente as interleucinas 4 e 10) que mediam a inflamação da mucosa no cólon. A inflamação colônica provoca a diarréia e o sangramento característicos da doença. Não se conhece ainda a natureza do estímulo que inicia a resposta imune e os fatores que perpetuam a resposta. Também contribuem os fatores genéticos (BMJ 1993; 306:20) e ambientais. A colite ulcerativa, como a doença de Crohn, representa provavelmente um grupo de desordens intimamente relacionadas que compartilham vias finais comuns de inflamação. Os modelos atuais não podem ser adequadamente responsáveis pela distribuição da colite ulcerativa, da alta freqüência de auto-anticorpos presentes na desordem ou por sua manifestação extra-intestinal.

Sintomas: A diarréia crônica sanguinolenta é a marca registrada da colite ulcerativa, normalmente associada à sensação de urgência às evacuações, evacuação incompleta e sensação desconfortável de espasmo retal (tenesmo). A distribuição e a gravidade da colite afetam a apresentação clínica. Pacientes com **proctite** (doença confinada ao reto) podem-se apresentar com evacuações relativamente formadas uma ou duas vezes ao dia, entremeadas de muitas viagens ao banheiro para evacuar muco sanguinolento. Com o envolvimento cada vez maior do intestino (proctossigmoidite, colite do lado esquerdo ou pancolite) o paciente passa a manifestar mais diarréia, dor tipo cólica na porção inferior do abdome e estado geral mais comprometido. A perda de peso e a febre refletem inflamação mais grave ou extensão maior da doença. As **manifestações extra-intestinais** da colite ulcerativa são menos numerosas que aquelas da doença de Crohn. A artropatia aguda ocorre em 10-15% dos pacientes, envolvendo tipicamente as grandes articulações únicas ou, simetricamente, as múltiplas articulações menores. As outras manifestações incluem sacroilite (9-11%), espondilite ancilosante (1-3%), uveíte e episclerite (5-15%), eritema nodoso (10-15%), piodermia gangrenosa (1-2%) e colangite esclerosante (2-7%) (Gastroenterol Clin North Am 1999; 28:255).

Sinais: Dependendo da gravidade da doença, o paciente poderá apresentar febre, caquexia e dor abdominal. A distensão sugere a possibilidade de megacólon tóxico.

Evolução Clínica: A maioria dos pacientes apresenta um quadro crônico da doença, com recidivas. Cerca de 10% apresentarão crise única implacável ou único evento com remissão prolongada. Pacientes com sintomas sistêmicos, como febre e perda de peso, têm mais probabilidade de recaída. Um paciente em remissão tem 20% de chance de recaída da doença no ano seguinte, e aqueles com doença ativa apresentam 70-80% de chance de recaída no ano seguinte (GE 1994; 107:3). Aqueles com proctite desenvolvem a doença fora do reto em cerca de 12% do tempo durante o curso de dez anos e têm risco reduzido de colectomia (3-5%) (Scand J Gastroenterol 1977; 12:727).

Inflamatórios

Complicações:

- *Câncer colorretal* (Curr Gastroenterol Rep 1999; 1:496): O risco de CCR para pacientes com colite ulcerativa é de aproximadamente 7-14% aos 25 anos. Estudos mais antigos de centros de encaminhamento superestimaram esse risco, que parece aumentar após oito anos da doença, na média de 0,5% e 1% por ano. Uma história familiar de CCR ou de colangite esclerosante concorrente aumenta o risco, enquanto o tratamento com produtos 5-ASA e os cuidados clínicos regulares exercem efeito contrário (diminuição do risco). A displasia, que pode ser definida como uma neoplasia confinada à mucosa, precede o câncer invasivo. Os patologistas classificam a displasia como de baixo grau, de alto grau ou "indefinida". A vigilância colonoscópica para detectar displasia é amplamente executada, mas há vários problemas práticos envolvendo a prevenção do câncer quanto à displasia, incluindo: (1) desacordo freqüente entre os patologistas quanto à determinação da displasia; (2) nem todos os produtos de ressecção colônica por câncer mostram algum sinal de displasia; (3) o exame de rotina obtém amostras de porções minúsculas da mucosa; (4) o câncer pode ser encontrado dentro de um ou dois anos do exame e (5) a vigilância nunca provou de modo conclusivo que pode salvar vidas. Apesar dessas limitações, o American College of Gastroenterology (ACG) publicou diretrizes sugerindo colonoscopia anual após 8-10 anos da doença fora do sigmóide. A diretriz da AHCPR, a agência americana para políticas e pesquisa de cuidados de saúde, é colonoscopia a cada 1-2 anos, após 8 anos de pancolite ou 15 anos de colite do lado esquerdo (GE 1997; 112:594).

  O achado de displasia de qualquer grau (confirmada por um segundo patologista especializado) é considerado indicação para colectomia. Situação controversa é o manejo da "displasia associada a lesão ou massa", ou DALM. Algumas dessas lesões são provavelmente adenomas esporádicos "variados" e não relacionados à colite (Am J Gastroenterol 1999; 94:1746). Os DALMs que se parecem com pólipos pequenos e passíveis de ressecção podem provavelmente ser tratados por polipectomia endoscópica, biópsia da mucosa adjacente e vigilância (GE 1999; 117:1295).

- *Osteoporose:* Como acontece com os pacientes da doença de Crohn, os pacientes com colite ulcerativa também estão em maior risco (Am J Gastroenterol 1999; 94:878).

Diagnóstico Diferencial: A dificuldade mais comum do diagnóstico é a distinção entre a colite infecciosa aguda autolimitada e a colite ulcerativa. O início abrupto é a informação mais útil da história sugestiva de causa infecciosa. Os exames de fezes deverão ser realizados para descartar patógenos bacterianos e amebíase (p. 219). O *C. difficile* é comum em pacientes com DII, mas tende a não provocar sangramento. A colite isquêmica, a colite induzida por drogas (especialmente ouro) e a colite actínica completam o círculo de diagnóstico diferencial. A doença de Crohn é normalmente diferenciada da colite ulcerativa pela tendência de a primeira envolver porções não-contíguas do intestino (lesões "de escape"), em poupar o reto, por suas características histológicas e pelo envolvimento do intestino delgado. Cerca de 5-10% dos pacientes não podem ser nitidamente classificados como portadores de colite ulcerativa ou de doença de Crohn, sendo classificados como portadores de colite indeterminada.

Radiografia: O enema baritado tem baixa sensibilidade para o diagnóstico de colite ulcerativa. A TC realizada por outras razões pode mostrar espessamento do cólon. As radiografias simples do abdome são úteis para a detecção de megacólon tóxico, um marcador de colite grave com achados de cólon dilatado e sem feições características.

Endoscopia: A colonoscopia demonstra a evidência da colite começando no reto e em padrão contínuo e em circunferência até o ponto de transição para a mucosa normal. A doença caracteriza-se por granularidade, friabilidade, ulceração e impossibilidade de se visualizar a vasculatura normal subjacente ("perda do padrão vascular") (Med Clin N Am 1990; 74:51). A histologia mostra inflamação aguda e crônica na lâmina própria e distorção da arquitetura normal (como atrofia da glândula, ramificação). Os aspectos histológicos ajudam a distinguir a colite aguda e autolimitada decorrente de infecção de uma primeira apresentação de DII (Scand J Gastroenterol 1994; 29:318).

Tratamento (Am J Gastroenterol 1997; 92:204; Gastroenterol Clin North Am 1999; 28:297).

- *Proctite:* Essa condição é tratada com mais eficácia com supositórios de mesalamina 500 mg, duas vezes ao dia, durante 4-8 semanas, dependendo da gravidade e da resposta. Após um primeiro episódio moderado, é razoável suspender o tratamento e esperar pela recidiva. O tratamento de manutenção deve ser individualizado com um único supositório a cada duas ou três noites. Os supositórios de hidrocortisona são alternativas válidas, e em casos raros o paciente pode precisar de esteróides orais.
- *Proctossigmoidite:* Para pacientes de ambulatório e sem sinais de toxicidade, os enemas de mesalamina (Rowasa) 4 g pelo reto à noite são eficazes, dispendiosos e funcionam mais rapidamente que as preparações orais de 5-ASA. Para pacientes que prefiram o tratamento oral, pode-se administrar ASACOL, uma preparação de 5-ASA que envia a droga ao cólon em dosagem de 800-1.600 mg via oral 3 × ao dia. Cerca de 80% dos pacientes apresentam melhora dos sintomas dentro de um mês. A sulfasalazina, 2-4 g diariamente divididas em 2-4 doses é uma alternativa menos dispendiosa, mas associada a mais reações adversas, causadas principalmente pela porção de sulfapiridina da molécula de sulfa-

Inflamatórios

salazina que é liberada quando a droga principal libera a molécula ativa de 5-ASA no cólon. Náuseas, cefaléia e plenitude epigástrica são reações adversas comuns relacionadas com o uso de sulfasalazina. Exantema, agranulocitose, hemólise e contagem baixa de espermatozóides também são observados. O aumento gradativo e lento da dose ou o uso de preparações entéricas revestidas pode ser útil para os sintomas relacionados com a dose. Deve-se administrar folato 1 mg via oral diariamente para tratamento da absorção prejudicada de folato decorrente da sulfapiridina.

- *Doença além do sigmóide:* O tratamento tópico além do sigmóide é menos confiável, sendo freqüente a necessidade de tratamento oral. O Asacol ou a sulfasalazina são as escolhas habituais, como anteriormente descrito. Para pacientes com sintomas leves, deve-se iniciar o tratamento com Asacol 800 mg via oral 3 × ao dia, mas se os sintomas forem mais graves, doses mais altas (1,6 g via oral 3 × ao dia) poderão ser administradas. O tratamento tópico com enema de mesalamina poderá ser adicionado ao tratamento oral para controle mais rápido dos sintomas. A olsalazina (Dipentum), um dímero de 5-ASA, é eficaz, mas usada menos freqüentemente, por causa da diarréia como reação adversa.
- *Quando os derivados 5-ASA não são suficientes:* Os pacientes com colite extensa, perda de peso e anemia e que, com isso, tornam-se mais incapazes, deverão ser tratados com prednisona a partir do diagnóstico. Também os pacientes com estado geral preservado, mas nos quais o tratamento com 5-ASA em doses máximas falhou, deverão receber prednisona, na dosagem de 40-69 mg por dia. O derivado 5-ASA oral poderá geralmente ser suspenso em doses mais elevadas que as da prednisona, embora o tratamento tópico ainda possa ser útil para alívio dos sintomas. Quando esses sintomas melhoram, a prednisona vai sendo reduzida em 5 mg por semana. O 5-ASA é então retomado quando a dose de prednisona estiver reduzida para 20 mg, mas não existe ainda muita orientação nesse sentido. Às vezes, a redução da dosagem deve ser feita mais lentamente (2,5 mg por semana), até atingir 20 mg. Para os pacientes com resposta inadequada aos esteróides orais ou para os que apresentam recaída com a redução das doses e tornam-se dependentes de esteróides, pode-se considerar azatioprina/6-MP (p. 147). A cirurgia é uma alternativa para esse grupo de pacientes refratários. Existe evidência limitada de que o óleo de peixe (como Max-EPA, seis cápsulas via oral 3 × ao dia) seja benéfico (Ann Intern Méd 1992; 116:609).
- *Doença grave:* Os esteróides intravenosos e a hospitalização são necessários em pacientes com sinais de toxicidade sistêmica, que não melhoram com os esteróides orais ou que estão muito debilitados para manter a hidratação e a nutrição. Inicia-se então metilprednisolona, 60-80 mg em doses fracionadas ou por infusão contínua. Pode-se usar hormônio adrenocorticotrópico (ACTH) em um primeiro ataque, mas a vantagem apa-

rente é pequena e existe o risco de hemorragia adrenal. Nesses pacientes, os produtos 5-ASA concomitantes ou os antibióticos intravenosos podem ser usados. Em geral, devem ser evitados os narcóticos, os antidiarréicos e os anticolinérgicos, pelo risco de precipitação de megacólon tóxico. Se o paciente não apresentar melhora em uma semana, a cirurgia deverá ser considerada. A ciclosporina pode ser administrada por via intravenosa, mas em alguns casos ela poderá mais antecipar que prevenir a colectomia, devendo ser utilizada em centros com experiência em sua aplicação (Am J Gastroenterol 1997; 92:1424).

- *Cirurgia* (Gastroenterol Clin North Am 1999; 28:371): Em casos de hemorragia, sangramento e nos pacientes que continuam doentes após 7-10 dias de tratamento médico máximo pode ser necessária cirurgia de urgência. Esse procedimento também é indicado em pacientes dependentes de ou intolerantes a esteróides, apesar do uso de azatioprina/6-MP ou que não consigam boa qualidade de vida com o tratamento clínico. Os pacientes que estejam suportando uma tentativa prolongada de tratamento clínico raramente expressam pesar após a colectomia, apesar da mudança que ocorre em suas vidas. Se a cirurgia for necessária em caráter de urgência, uma colectomia subtotal (poupando o reto) será menos perigosa que o procedimento completo, especialmente em pacientes clinicamente considerados de alto risco. A protectomia completa (com ileostomia ou anastomose ileoanal) poderá ser executada mais tarde. Para os pacientes com cirurgia eletiva, a escolha fica entre a proctocolectomia total com ileostomia *vs.* anastomose com bolsa ileoanal. A proctocolectomia com ileostomia cursa com deiscência em 25-50% dos pacientes, 10-25% exigem revisão do estoma, 15% desenvolverão obstrução intestinal e 5% da população masculina tornar-se-á impotente. A anastomose ileoanal era antigamente oferecida somente aos pacientes adultos jovens e capazes, mas atualmente abrange maior número de indivíduos. A maioria dos cirurgiões executa o procedimento em dois estágios. Em um primeiro momento, a colectomia abdominal, mucossectomia retal (deixando o manguito muscular do reto e o esfíncter anal), bolsa ileal como reservatório fecal, anastomose ileoanal e ileostomia protetora temporária. A ileostomia reduz a deiscência e a infecção pélvica e exige fechamento em uma segunda operação, oito semanas mais tarde. Alguns cirurgiões não realizam ileostomia protetora em pacientes de baixo risco. Os resultados funcionais são satisfatórios, mas a principal morbidade é a obstrução intestinal e a infecção. Cerca de 5-10% dos pacientes necessitarão de ileostomia permanente e não existe risco de impotência. A principal complicação tardia é a bolsite (15%), condição inflamatória da bolsa ileal de origem desconhecida e que responde a antibióticos. Os pacientes podem esperar a média de seis evacuações por dia, incluindo uma noturna.

- *Pesquisa de câncer colorretal:* Como anteriormente discutido.

4.9 COLITE COLAGENOSA

Gastroenterol Clin North Am 1999; 28:479; Am J Gastroenterol 1995; 90:1394

Causa: Desconhecida, embora tenha sido considerada a hipótese de associação aos antiinflamatórios não-esteroidais (AINEs) (Gut 1992; 33:683).

Epidemiologia: Os dados limitados disponíveis sugerem incidência de 1,8/100.000/ano. Existe predominância de 9:1 em mulheres e pico de incidência na oitava década de vida (Gut 1995; 37:394).

Fisiopatologia: A fisiopatologia ainda não está bem compreendida (Dig Dis Sci 1991; 36:705). Existe a hipótese de uma etiologia auto-imune, em virtude da associação significativa da colite colagenosa com doenças auto-imunes (como tireoidite, síndrome de Sjögren e artrite reumatóide). O colágeno, por si só, não explica a diarréia, que resulta, provavelmente, de processo inflamatório. A hipótese mais provável é a de que a colite colagenosa representa uma resposta inflamatória a um agente infeccioso luminar raro (Dis Colon Rectum 1996; 39:573).

Sintomas: Diarréia aquosa crônica e difusa, dores abdominais tipo cólicas com períodos de melhora e piora presentes há anos antes do diagnóstico.

Evolução Clínica: Cerca de dois terços dos pacientes recuperam-se com ou sem tratamento, e o restante apresenta uma evolução clínica intermitente. A colite colagenosa é mais um incômodo que uma doença debilitante e não exerce influência na expectativa de vida.

Complicações: Nenhuma.

Diagnóstico Diferencial: A doença deverá ser considerada em qualquer paciente idoso com diarréia aquosa crônica. A maioria desses pacientes será considerada portadora de SCI até que a biópsia endoscópica esclareça o diagnóstico. O diagnóstico diferencial completo é discutido em diarréia crônica (p. 22).

Laboratório: Leucócitos fecais são encontrados em 55% dos exames, mas nenhum outro estudo laboratorial de rotina serve de ajuda no diagnóstico (Mayo Clin Proc 1995; 70:430).

Endoscopia: Na colonoscopia, a mucosa apresenta-se normal, ou seja, não se identifica nenhum eritema específico. A histologia é definidora do diagnóstico com sinais de colite (células inflamatórias agudas e crônicas na lâmina própria) associados a aumento na espessura da faixa de colágeno subepitelial (do normal 3 μm para cerca de 15 μm) (Mayo Clin Proc 1995; 70:430). Em geral, a biópsia pode ser feita por sigmoidoscopia, uma vez que a grande maioria dos pacientes apresenta envolvimento do cólon esquerdo distal (Mayo Clin Proc 1995; 70:430).

Tratamento: Não existem estudos randomizados que possam orientar o tratamento. A abordagem inicial pode ser sintomática, tentando-se, de início, a eliminação de cafeína, lactose (p. 136) e sorbitol (p. 14). Com freqüência, a loperamida exerce efeito positivo. Alguns pacientes respondem à colestiramina, ao metronidazol ou ao subsalicilato de bismuto (Pepto-Bismol 8 comprimidos divididos em três doses durante oito semanas [Gastroenterol Clin North Am 1999; 28:479]). Quando os pacientes se mantêm assintomáticos, tenta-se administrar preparações de 5-ASA (como Azulfidina 2-4 g diariamente ou Asacol 2,4-4,8 g diariamente, divididos em três doses). A prednisona e a cirurgia são raras nesses casos.

4.10 COLITE LINFOCÍTICA (MICROSCÓPICA)

Esta doença apresenta características clínicas similares às da colite colagenosa e sua histologia também é semelhante, exceto pela ausência da camada de colágeno subepitelial. Existe a teoria de que a colite hipocística seria uma lesão precursora da colite colagenosa, ou ambas fariam parte do espectro de uma mesma doença (Am J Gastroenterol 1995; 90:1394). A colite linfocítica não é predominante nas mulheres, como ocorre na colite colágena, sugerindo tratar-se de uma doença diferente. Deve-se descartar o termo "colite microscópica" (Am J Gastroenterol 1998; 93:524) e a abordagem terapêutica é a mesma da colite colágena.

4.11 COLITE DE DESUSO

Trata-se de um processo inflamatório que envolve segmentos do intestino que foram desviados do trânsito intestinal (pacientes com bolsa de Hartmann ou fístula mucosa) (J Clin Gastroenterol 1992; 15:281). Os pacientes podem-se apresentar com dores ou descarga mucóide e sanguinolenta e o restabelecimento do trânsito intestinal cura a doença. Enemas de ácidos graxos podem ser tentados em pacientes não-candidatos à cirurgia, mas um pequeno estudo randomizado e controlado não evidenciou nenhum benefício. (Dis Colon Rectum 1991; 34:861).

4.12 DOENÇA CELÍACA

Aliment Pharmacol Ther 1999; 13:1; Lancet 1997; 349:1755

Causa: Sensibilidade ao glúten, à fração protéica do trigo, ao centeio e à cevada.

Epidemiologia: (BMJ 1999; 319:236). A prevalência da doença costumava ser considerada abaixo de 1/1.000, mas o reconhecimento da doença assintomática ou latente (Gut 1993; 34:150) detectada por triagem sorológica elevou a prevalência para 2/200. A doença celíaca pode ocorrer em qualquer idade, embora se observe ligeiro declínio na infância. O pico de incidência fica por volta da quinta década, com predominância entre as mulheres na proporção de 3:1. As desordens associadas incluem diabetes tipo 1, tirotoxicose, deficiência de IgA (2%), síndrome de Sjögren, cirrose biliar primária, osteoporose e desordens neurológicas. O tabagismo parece ser um fator protetor (Gut 1996; 39:60).

Fisiopatologia: (GE 2000; 119:234) O glúten, o desencadeador da doença celíaca (também conhecida como espru celíaco, enteropatia de sensibilidade ao glúten) é a substância que permite a ligação da massa para fazer pão. A gliadina, que é a fração de glúten solúvel em álcool, contém proteínas ricas em glutamina e prolina, sendo tóxica a pacientes com doença celíaca. Essas toxinas estão presentes em altas concentrações no trigo, centeio e cevada e em concentrações menores na aveia (que pode ser tolerada por alguns pacientes). As proteínas tóxicas estão ausentes no milho, no milho miúdo e no arroz. Quando indivíduos sensíveis ingerem glúten, a mucosa é infiltrada por linfócitos. Segue-se a hiperplasia das criptas mucosas e, por fim, a atrofia das pequenas vilosidades intestinais. Essa atrofia provoca a síndrome clínica característica, embora nem todos os pacientes com mucosa anormal desenvolvam sintomas. A doença começa na porção proximal do intestino delgado e a extensão do envolvimento afeta o desenvolvimento dos sintomas. Os fatores genéticos são importantes com 70% de concordância em gêmeos homozigotos e associações significativas com HLA-DQ2 ou DQ-8 ou outros antígenos de leucócitos humanos. Entretanto, não existe só a genética como explicação e fatores ambientais, ainda não identificados, são provavelmente importantes. Pacientes suscetíveis desenvolvem auto-anticorpos à reticulina, um constituinte da matriz extracelular. Esses anticorpos são idênticos aos anticorpos **antiendomisiais** (EmA), permitindo o desenvolvimento de um teste de triagem. O auto-antígeno foi identificado como tecido **transglutaminase** (tTG) (Nat Med 1997; 3:797) e novos testes de triagem com essa base estão chegando à prática clínica. As células T parecem reagir ao tTG, iniciando e perpetuando o processo destrutivo que continua enquanto o indivíduo estiver exposto ao glúten.

Sintomas: A apresentação clássica do espru é a diarréia decorrente da disabsorção e subseqüente perda de peso. A diarréia está associada ao timpanismo, borborigmo e pouca dor. Existe uma tendência a se diagnosticar pacientes que apresentem sintomas como indigestão, fadiga ou deficiência de ferro. Os sintomas associados podem incluir neuropatia periférica, ataxia, infertilidade, ulcerações aftosas da boca, língua inflamada, fraqueza generalizada e artrite. Em casos graves, podem ocorrer síndromes de deficiência vitamínica. A dermatite herpetiforme é uma doença bolhosa da pele caracterizada por lesões cutâneas pruriginosas, pápulo-vesiculares (Nejm 1991; 325:1709), considerada manifestação da doença celíaca. Cerca de 75% dos pacientes com essa lesão apresentam atrofia das vilosidades e o exantema responde à dieta.

Sinais: Em casos graves, observam-se astenia, glossite e desnutrição. Fezes positivas para sangue oculto são comuns (Nejm 1996; 334:1163).

Evolução Clínica: A grande maioria dos pacientes responde satisfatoriamente ao tratamento com dieta e torna-se assintomática. As recaídas normalmente se devem à exposição diária ao glúten (freqüentemente sem intenção). Um pequeno grupo de pacientes não responde à dieta, sendo diagnosticado como refratário ou portador de espru não-classificado. Esse é um grupo heterogêneo com prognóstico insatisfatório e muitos pacientes acabam por fim diagnosticados como portadores de linfomas das células T (GE 2000; 119:243).

Complicações: A doença celíaca está associada ao linfoma do intestino delgado (RR = 77), ao câncer da boca, da faringe (RR = 23) e do esôfago (RR = 12). Esse risco parece ser reduzido ao normal após cinco anos de dieta livre de glúten (Gut 1989; 30:333). A osteoporose tem sido convincentemente associada à doença celíaca e a densidade óssea deverá ser avaliada (Gut 1994; 35:150; Gut 1995; 37:639).

Diagnóstico Diferencial: O principal problema diagnóstico é a falha em se considerar a doença celíaca no diagnóstico diferencial. Especialmente nos idosos é freqüente não se definir o diagnóstico (Gut 1994; 35:65). Uma história sugestiva ou um teste de triagem positivo leva à biópsia do intestino delgado, que mostrará a presença de atrofia das vilosidades. Pode-se observar biópsia semelhante no espru tropical (doença infecciosa de causa desconhecida [Gut 1997; 40:428]), na hipersecreção ácida do gastrinoma, na hiperproliferação bacteriana exagerada, no linfoma e na gastrenterite eosinofílica (Nejm 1991; 325:1709). Assim, o diagnóstico só será considerado correto quando os pacientes responderem a uma dieta isenta de glúten.

Laboratório: Os anticorpos antiendomisiais ao IgA são altamente sensíveis e específicos para casos envolvendo a atrofia completa das vilosidades, mas na prática os resultados não são tão bons para casos menos graves histologicamente (sensibilidade 31%) (Am J Gastroenterol 1999; 94: 888). Uma vez que a deficiência de IgA é comum na doença celíaca, um teste de anticorpos de IgG também será necessário. O teste é trabalhoso, pois o substrato é o esôfago do macaco. Os anticorpos antigliadina são menos sensíveis e específicos, mas o teste é mais fácil de se executar (Aliment Pharmacol Ther 1999; 13:1). Uma alternativa pode ser o teste sorológico para tTG. Há deficiência de folato e de ferro (ambos absorvidos no duodeno). As transaminases anormais são freqüentes (Lancet 1998; 352:26) e se resolvem com tratamento dietético. Em virtude das falhas do diagnóstico sorológico e da dificuldade de um tratamento dietético por toda a vida, a maioria dos pacientes submete-se a uma biópsia do intestino delgado para confirmação do diagnóstico. Isso pode ser desnecessário em pacientes sintomáticos com positividade para EmA de IgA (Dig Dis Sci 1996; 41:83).

Radiografia: A radiografia contrastada do intestino delgado (SBFT) pode-se mostrar normal na doença leve. Se a doença estiver mais avançada, haverá perda ou espessamento das pregas. Em casos avançados haverá dilatação e perda das características habituais das alças do intestino delgado, com trânsito rápido de bário.

Endoscopia: A endoscopia pode ser nitidamente normal ou mostrar ausência ou redução das pregas duodenais de Kerckring, ou ainda pregas em recortes (Nejm 1988; 319:741). A biópsia obtida via endoscopia mostra as anormalidades histológicas descritas anteriormente.

Tratamento: Teoricamente, o tratamento dietético da doença celíaca é direto. O paciente simplesmente evita todos os produtos contendo glúten: trigo, cevada e centeio. A aveia é menos tóxica e normalmente bem tolerada (Nejm 1995; 333:1033). Muitos médicos a adicionam à dieta após um período de estabilidade em dieta sem aveia. A verdade, porém, é o fato de uma dieta isenta de glúten ser difícil, pois o processamento alimentar moderno resulta na adição de glúten em muitos alimentos. É obrigatória a consulta a um nutricionista e muitas organizações fornecem listas de alimentos e receitas. Na prática, os pacientes motivados freqüentemente se tornam verdadeiros especialistas e podem ser úteis àqueles recentemente diagnosticados com a doença. Quando os pacientes não reagem, isso provavelmente se deve à ingestão continuada de glúten. Somente 50-70% dos pacientes acompanham a dieta adequadamente (Lancet 1997; 349:1755). Os pacientes deverão receber suplementação com folato, ferro e cálcio, se necessário. É possível também que esses pacientes não tolerem a lactose na fase inicial do tratamento. Pode-se usar anti-EmA para investigar a ingestão continuada de glúten em pacientes com sintomas recidivantes.

4.13 SÍNDROME DE INTESTINO CURTO

Gastroenterol Clin North Am 1998; 27:467; Ge 1997; 113:1767

Causa: Ressecção cirúrgica extensa do intestino delgado decorrente de doença vascular mesentérica, doença de Crohn ou câncer. A doença vascular trombótica pode ter como causa defeitos subjacentes de coagulação.

Epidemiologia: A epidemiologia segue aquela da doença subjacente que leva à cirurgia.

Fisiopatologia: O adulto normal possui jejuno de 240 cm, íleo de 360 cm e 160 cm de cólon. A nutrição enteral e a hidratação não podem ser normalmente mantidas quando a ressecção maciça deixa o paciente com menos de 70-100 cm de intestino delgado. Após a ressecção, existe uma fase de adaptação intestinal durante a qual a hipertrofia da mucosa aumenta a área de absorção de superfície, resultando em trânsito intestinal lento. Um grande número de fatores nutricionais e hormonais é crucial nesse processo de adaptação. A perda da área de superfície resulta em ingestão inadequada de calorias e proteína (provocando perda de peso), absorção insatisfatória de micronutrientes (especialmente vitaminas lipossolúveis) e de eletrólitos (especialmente CA^{++}, Mg^{++} e Zn^{++}). Os sais biliares e os ácidos graxos são mal absorvidos e podem piorar a diarréia em pacientes com cólon intacto pela estimulação da secreção de fluidos.

Sintomas: Diarréia, perda de peso, depleção de volume. As deficiências de micronutrientes específicos podem resultar em várias síndromes (Gastroenterol Clin North Am 1998; 27:467).

Sinais: Caquexia e depleção de volume.

Evolução Clínica: A evolução clínica é, em geral, determinada pela extensão do intestino delgado remanescente. O resultado é melhor em pacientes jovens e naqueles com (1) ressecções intestinais proximais (que permitem a absorção de sais biliares no íleo distal), (2) válvula ileocecal intacta e (3) cólon intacto.

Complicações: Acidose láctica D decorrente da fermentação de carboidratos mal absorvidos no cólon (apresentando-se como disartria, ataxia, confusão e diferença de ânions elevada). Cálculos de oxalato nos rins (pela excessiva absorção colônica de oxalato, que está aderido aos ácidos graxos mal absorvidos) e cálculos biliares podem ser vistos.

Radiografia: Pode-se usar a SBFT para se estimar a extensão remanescente de intestino.

Tratamento: (Scand J Gastroenterol 1997; 32:289). O enfoque inicial do tratamento pós-operatório é, em geral, diarréia volumosa que exige nutrição parenteral total, reposição de fluidos e de eletrólitos e um antagonista do receptor de histamina-2 para minimizar o volume de ácido gástrico. O uso precoce de cateter nasoentérico é indicado, uma vez que o processo de adaptação intestinal exige alimentação enteral. Utilizam-se substâncias inibidoras da motilidade intestinal (como a loperamida 16-20 mg diariamente). Pode ser necessária a redução de calorias provenientes de gorduras nos pacientes com cólon intacto para evitar a diarréia induzida por sais biliares, mas isso não é necessário nos pacientes sem cólon. Uma mistura de triglicerídeos da cadeia longa e da cadeia média é usada como fonte de gordura. Os pacientes recebem uma suplementação de vitaminas lipossolúveis (A, D, E e K). A reposição parenteral de Mg^{++} pode ser necessária por causa da diarréia provocada pelas preparações orais. A colestiramina pode ser necessária em pacientes com cólon intacto que desenvolvam diarréia induzida por sais biliares. Com essa abordagem, a maioria dos pacientes pode ser gradativamente transferida da nutrição parenteral total e da alimentação enteral para uma dieta oral.

Em pacientes que não melhoram com essas medidas, pode ser necessária a alimentação contínua por cateter envolvendo dieta polimérica, alimentação noturna ou nutrição parenteral total. Pacientes exigindo nutrição parenteral total a longo prazo têm tendência a complicações decorrentes de infecção, doença hepática induzida pela nutrição, acesso vascular insatisfatório e hiperproliferação bacteriana. As operações para criar segmentos antiperistálticos ou aumentar a área de absorção da superfície apresentaram resultados variados (Brit J Surg 1994; 81:486). O transplante de intestino delgado representa uma opção de alto risco, que pode ser necessária nos pacientes com complicações intratáveis da nutrição parenteral total (Lancet 1996; 347:1801).

4.14 OBSTRUÇÃO INTESTINAL

Lancet 1999; 353:1476; Adv Surg 1997; 31:1

Fisiopatologia: A maioria dos episódios de obstrução intestinal ocorre no intestino delgado e a causa principal são as aderências que, embora possam ser inflamatórias, geralmente ocorrem após cirurgia. Cerca de um terço dos pacientes que se submetem à laparotomia são internados novamente nos dez anos seguintes com complicações relacionadas às aderências (Lancet 1999; 353:1476). Pacientes submetidos a ressecções colônicas e cirurgia pélvicas estão em maior risco. A obstrução também pode ser resultante de hérnias, câncer, doença de Crohn, radiação, bezoares, intussuscepção, cálculo biliar no íleo (obstrução intestinal por cálculo biliar) e volvo. No cólon, o câncer é a causa mais comum de obstrução.

A obstrução resulta na distensão das alças intestinais, edema da parede intestinal e um "terceiro espaço" do volume intravascular. O intestino distendido e edematoso tem mais probabilidade de torcer, criando uma obstrução de alça fechada. Essa torção obstrui o suprimento de sangue arterial e provoca gangrena do intestino (estrangulamento).

Sintomas: Dores abdominais em cólica são os sintomas típicos (70%), embora a dor possa tornar-se mais uniforme à medida que a obstrução persiste (Scand J Gastroenterol 194; 29:715). São comuns a anorexia e as náuseas. Vômitos também são comuns, especialmente em obstruções proximais significativas. A diarréia pode ocorrer de modo transitório, à medida que as alças após o segmento obstruído vão sendo esvaziadas.

Sinais: Ruídos anormais e distensão no exame físico representam a melhor evidência de obstrução (Scand J Gastroenterol 1994; 29:715). Normalmente, os ruídos intestinais são intensos, mas, se observados mais tarde na evolução clínica da doença ou quando houver estrangulamento, eles poderão estar diminuídos ou ausentes. A distensão pode estar ausente se a obstrução for proximal. Sinais peritoneais (dor à percussão e a descompressão brusca, contratura involuntária da parede abdominal) sugerem a possibilidade de estrangulamento. O exame clínico deverá descartar hérnias inguinais e femorais.

Evolução Clínica: Boa parte dos pacientes com obstrução intestinal parcial recupera-se sem cirurgia. Dos que apresentam obstrução completa, de 8-23% apresentarão estrangulamento na cirurgia. As taxas de recorrência são elevadas (34% em quatro anos, 42% em 10 anos), exceto se a obstrução for provocada por hérnia. As taxas de recorrência são mais baixas em pacientes tratados com cirurgia (29% *vs*. 53%) e a mortalidade varia de 2-12% (Arch Surg 1993; 128:765).

Complicações: Estrangulamento com perfuração subseqüente e sepse intra-abdominal.

Diagnóstico Diferencial: Gastrenterite (dor, náuseas, vômitos), íleo e pseudo-obstrução (p. 166).

Laboratório: Em geral, não há leucocitose importante. Contagem de leucócitos acima de 15.000/mm^3 pode ser sinal de isquemia. As alterações eletrolíticas e a azotemia deverão ser investigadas e corrigidas.

Radiografia: (AJR Am J Roentgenol 1997; 168:1171). Radiografias simples do abdome são rotineiras em casos de suspeita de obstrução intestinal. Níveis de hidroaéreos em intestino delgado dilatado são diagnósticos, mas visualizados em apenas 50-60% dos casos. Cerca de 20-30% das radiografias são obscuras, e entre 10-20% são normais e podem induzir a erros de diagnóstico. As radiografias poderão ser normais se as alças estiverem preenchidas de fluido ou se a obstrução for proximal. A radiografia de tórax com o paciente em pé e centralizada no diafragma pode mostrar "ar livre" decorrente de perfuração intestinal.

A **TC** é muito útil no diagnóstico de obstrução (AJR Am J Roentgenol 1994; 162:255) e pode ser usada para visualizar alças cheias de ar ou de fluido sem ajuda de contraste oral, cuja administração pode ser dificultada por causa dos vômitos. Deve-se usar contraste intravenoso. Às vezes, é possível visualizar o ponto da obstrução. Caso o problema seja causado por um processo extrínseco, como massa ou inflamação, a TC pode identificar a causa. Além disso, a TC pode identificar sinais de estrangulamento que sugerem a realização de cirurgia mais precoce.

Outros estudos radiográficos podem ser necessários. Um enema não preparado de Gastrograffin é um meio eficiente de se avaliar a suspeita de obstrução colônica e poderá ser terapêutico se a obstrução for decorrente de fecaloma. Em casos agudos, estudos com bário (SBFT ou enteróclise) têm valor limitado, mas podem ser úteis após um episódio de obstrução que tenha sido resolvido espontaneamente. A ultra-sonografia pode ter algum valor na determinação da existência de obstrução (revelando alças dilatadas), mas geralmente não visualiza a causa (Radiology 1993; 188:649), embora seja uma técnica muito valiosa em pacientes grávidas.

Tratamento: Perdas de fluido para o terceiro espaço e anormalidades eletrolíticas devem ser rapidamente corrigidas. Pacientes com causa específica de obstrução (como massa ou hérnia) e aqueles sem cirurgia anterior que possa ter levado à formação de aderências, deverão ser submetidos à laparotomia. Se houver evidência de intestino comprometido, a cirurgia imediata será necessária (sinais peritoneais, toxicidade, evidência de perfuração). Na obstrução decorrente de prováveis aderências, deve-se tentar evitar a cirurgia. Um cateter nasogástrico deverá ser inserido para descompressão do estômago e do intestino delgado. Cateteres mais longos não comprovaram ter valor adicional (Am J Surg 1995; 170:366). A maioria dos pacientes que se recuperou sem operação manifesta melhora dentro de 24-48 horas, embora alguns especialistas esperem até cinco dias antes de desistirem e realizarem laparotomia (Am J Surg 1993; 165:121). Os pacientes com obstrução parcial têm menos risco de estrangulamento.

Os pacientes devem ser avaliados com freqüência mediante exame físico, em busca de sinais de comprometimento intestinal, sendo submetidos à laparotomia de urgência se houver evidências de estrangulamento. O papel da laparoscopia ainda não está definido (Surg Endosc 2000; 14:154). Membranas intraperitoneais bio-reabsorvíveis têm sido usadas para prevenir aderências recorrentes (J Am Coll Curg 1996; 183:297).

4.15 VOLVO COLÔNICO

Adv Surg 1996; 29:131

Epidemiologia: A incidência é menor em países ocidentais (1-3/100.000 por ano), atingindo mais a faixa etária entre 60 e 70 anos, e mais alta nos países em desenvolvimento (12/100.000 em Gana) afetando pacientes entre 40 e 60 anos. Os pacientes internados em instituições de atendimento e portadores de constipação crônica têm risco elevado.

Fisiopatologia: O volvo é uma torção axial de parte do trato gastrointestinal ao redor do mesentério, resultando em obstrução parcial ou completa. A maioria dos casos ocorre no sigmóide (para o que contribui um cólon redundante) ou no ceco. O mesentério cecal que não está bem aderido à parede abdominal posterior contribui para o volvo cecal. Os demais segmentos colônicos raramente são afetados.

Sintomas: A apresentação mostra um quadro de obstrução intestinal com distensão, dor e constipação. Uma vez que a condição pode resolver-se espontaneamente, os pacientes podem ter história de episódios semelhantes anteriores.

Sinais: A distensão é notável e freqüentemente assimétrica. Não há sinais peritoneais a menos que a isquemia tenha complicado o volvo.

Evolução Clínica: A mortalidade é alta nos países ocidentais (14%) (nos quais o volvo atinge os pacientes clinicamente incapazes) e mais alta ainda nos que precisam de operações de emergência (25%) (Dis Colon Rectum 2000; 343:414).

Complicações: Gangrena intestinal resultante da perda do suprimento vascular, representando 50% da mortalidade (Dis Colon Rectum 1982; 25:494).

Diagnóstico Diferencial: O diagnóstico diferencial inclui a obstrução mecânica decorrente de doença maligna ou de doença diverticular e pseudo-obstrução (J Am Coll Surg 1996; 183:297).

Radiografia: As radiografias simples são diagnósticas em 80% dos casos de volvo do sigmóide, com achados de sigmóide distendido, dois níveis hidroaéreos e deformidade em "bico de pássaro". O volvo ceco pode ser mais difícil de se identificar. Estudos com contraste podem identificar o "bico de pássaro" e atuar no tratamento pela descompressão do volvo.

Tratamento: Em casos de volvo sigmóide sem evidência clínica de perfuração ou isquemia, a sigmoidoscopia é a abordagem terapêutica inicial. Quando o aparelho passa pela torção, ocorre saída abrupta e volumosa de gás conforme há descompressão. A mucosa é então examinada em busca de sinais de isquemia. Deixa-se instalado um cateter de descompressão que pode ajudar a "engessar" o intestino no lugar. A cirurgia é indicada em pacientes selecionados devido ao alto risco de recorrência.

Operações que fixam o intestino (sigmoidopexia, sutura da serosa do sigmóide à parede abdominal posterior) estão associadas a taxas de recorrência mais altas (30-80%) que aquelas envolvendo a ressecção do intestino (Dis Colon Rectum 2000; 43:414). Entretanto, a ressecção traz um risco operatório maior. O posicionamento extraperitoneal do sigmóide sem ressecção tem sido descrito como uma alternativa, com taxas aceitáveis de mortalidade e de baixa recorrência (Dis Colon Rectum 1998; 41:381). O volvo cecal normalmente exige tratamento cirúrgico.

4.16 PSEUDO-OBSTRUÇÃO COLÔNICA AGUDA

Gastroenterologist 1994; 2:233; Annu Rev Med 1999; 50:37

Epidemiologia: A pseudo-obstrução colônica aguda (também conhecida como **síndrome de Ogilvie**) tem sido associada a uma longa lista de condições, notadamente com cirurgia ortopédica, narcóticos, anticolinérgicos e quimioterapia. Muitos distúrbios neurológicos, renais, cardíacos, obstétricos e pulmonares já foram descritos em associação a esta doença. Podem estar presentes doenças malignas e distúrbios metabólicos e endócrinos.

Fisiopatologia: Na pseudo-obstrução, as radiografias sugerem obstrução mecânica, que na verdade não existe e a patogênese da pseudo-obstrução colônica aguda é desconhecida. Acredita-se que represente um desequilíbrio entre a estimulação simpática e parassimpática.

Sintomas: A apresentação usual é a de distensão abdominal progressiva que ocorre por vários dias em um paciente hospitalizado. Dor, náuseas e vômitos são características variáveis.

Sinais: Timpanismo à percussão e distensão visível. Sons intestinais estão presentes e podem ser intensos.

Evolução Clínica: A evolução clínica depende muito da doença subjacente.

Complicações: Taxas de perfuração de até 3% já foram relatadas, e essa ocorrência está associada a uma taxa de 50% de mortalidade.

Diagnóstico Diferencial: O principal diagnóstico diferencial é a obstrução mecânica. Em pacientes com histórico anterior clínico típico podem ser aplicadas medidas conservadoras sem avaliação adicional. Nos pacientes que não melhoram dentro de 24 horas, a endoscopia ou o enema de contraste não-preparado e solúvel em água deverá ser executado para descartar a obstrução mecânica.

Laboratório: A bioquímica, Ca^{++}, MG^{++}, PO_4, uréia/creatinina, saturação de O_2 e hemograma são rotineiras. A leucocitose é um achado preocupante em casos de perfuração.

Radiografia: As radiografias abdominais (KUB: rins, ureteres, bexiga) mostram cólon com distensão. O diâmetro cecal deverá ser medido, pois o risco de perfuração se torna maior quando o diâmetro cecal atinge 12 cm. O exame deve ser repetido diariamente até a resolução do problema. Um enema de contraste solúvel em água deverá ser considerado em todos os pacientes antes de se usar neostigmina para descartar uma obstrução mecânica (Nejm 1999; 341:1622; discussão 1623).

Endoscopia: Ver Tratamento.

Tratamento: (Nejm 1999; 341:192). Anormalidades metabólicas, como acidose, hipocalemia, hipocalcemia, hipomagnesemia e depleção de volume, deverão ser corrigidas. As drogas que inibem a motilidade (como narcóticos e anticolinérgicos) deverão ser suspensas. A movimentação freqüente do paciente (ou "troca de posição", passar 15 minutos em cada posição de decúbito, prona ou supina) pode ser eficaz. Deve-se inserir um cateter nasogástrico e/ou um cateter retal. Se o paciente não melhorar ou piorar nas primeiras 24 horas, deve-se usar a neostigmina, se não houver contra-indicações. Uma dose de 2 mg intravenosa fornece descompressão em poucos minutos (Nejm 1999; 341:137). A droga deverá ser administrada com o paciente supino, com comadre e mediante um monitor cardíaco por causa do risco de bradicardia, que poderá exigir administração de atropina. A dor abdominal, a salivação e os vômitos podem se manifestar. Para pacientes que manifestam recaída ou não respondem a essa intervenção, a descompressão colonoscópica com um tubo colocado no cólon direito é o procedimento defendido pelos médicos (Gastrointest Endosc 1996; 44:144). Apesar da popularidade da abordagem endoscópica, não existe evidência crítica a indicar que os pacientes apresentem resultados melhores após a colonoscopia. Alguns especialistas tratam o problema sem essa intervenção (Dig Dis Sci 1988; 33:1391). A cirurgia é indicada para aqueles com evidência clínica de perfuração ou peritonite ou que não respondem a outros tratamentos.

4.17 PSEUDO-OBSTRUÇÃO INTESTINAL CRÔNICA

Annu Rev Med 1999; 50:37; Gut 1997; 41:675

Epidemiologia: Rara.

Fisiopatologia: Essa desordem é definida pela imagem radiográfica de obstrução crônica na ausência de obstrução mecânica. Várias doenças subjacentes podem resultar em defeito crônico na motilidade intestinal. Na maioria dos pacientes, o problema é posterior a doenças como esclerodermia, amilóide ou síndrome paraneoplásica associada à malignidade. Em alguns pacientes, existe um defeito no músculo liso entérico (miopatia de depressão visceral) e em outros ocorre um defeito do sistema nervoso entérico.

Sintomas: Os sintomas predominantes são: dor, distensão, vômitos, constipação e diarréia, e a história familiar pode sugerir uma das doenças primárias.

Sinais: Distensão ou sinais de doença do colágeno, vascular ou neurológica associada.

Evolução Clínica: Em pacientes com a forma secundária, a evolução clínica da doença depende da doença associada. Naqueles com miopatia primária do intestino ou neuropatia a evolução clínica é aquela da doença crônica, dor e desnutrição.

Complicações: Hiperproliferação bacteriana, desnutrição.

Diagnóstico Diferencial: Obstrução mecânica e doenças da mucosa, como a doença de Crohn, devem ser excluídas.

Laboratório: Deve-se solicitar bioquímica completa, hormônios tireoidianos, Mg^{++} e hemograma. Em centros especializados, estudos de motilidade e de trânsito podem ser conduzidos. A fibrose e outras anormalidades morfológicas são vistas em biópsias completas de espessura ou em amostras ressecadas.

Radiografia: As radiografias simples mostram intestino dilatado, dando a impressão de obstrução, embora a obstrução mecânica não exista.

Tratamento: As substâncias para promover a motilidade normalmente são ineficazes. A terapia é a de suporte, com nutrição e tratamento da hiperproliferação bacteriana. A cirurgia é indicada em distensões graves e sintomáticas, através de enterostomia com tubo de descompressão (Am J Gastroenterol 1995; 90:2147). Quando houver pseudo-obstrução localizada, pode-se realizar ressecção ou derivação.

4.18 PROCTITE E ENTERITE ACTÍNICAS

Am J Gastroenterol 1996; 91:1309

Causa: Tratamento radioterápico para câncer.

Epidemiologia: A colite actínica ocorre normalmente em pacientes submetidos a tratamento com radiação para câncer do útero, colo uterino, ovários e próstata. Na maioria dos pacientes, as alterações ficam confinadas ao reto e ocorrem em cerca de 2-5% dessa população. (Dig Dis Sci 1991; 36:373).

Fisiopatologia: A colite actínica pode ser aguda ou crônica. A lesão aguda ocorre como resultado da agressão às células da mucosa e pode persistir por três meses após o término do tratamento radioterápico. A colite actínica crônica resulta da isquemia e da fibrose decorrentes dos efeitos crônicos da radiação sobre os vasos sangüíneos e tecido conjuntivo (Dig Dis Sci 1991; 36:373). Quando o suprimento sangüíneo fica comprometido, os pacientes desenvolvem friabilidade, sangramento, úlceras, estenoses ou fístulas. O reto é a região mais vulnerável, pois está em posição fixa no campo de radiação (enquanto as outras alças intestinais podem movimentar-se), estando também em posição mais próxima ao órgão-alvo.

Sintomas: Espasmos retais doloridos (tenesmo), fezes em pequeno volume e sangramento são os sintomas agudos mais comuns. As fístulas e o sangramento são os sintomas crônicos mais comuns.

Sinais: Sangue nas fezes.

Evolução Clínica: A maioria dos pacientes que se apresenta com sintomas leves a moderados tem probabilidade de melhorar espontaneamente em dois anos (Q J Med 1983; 52:40). Em séries cirúrgicas cerca de 0-5% de pacientes apresentarão sintomas graves e intratáveis que duram anos e exigem cirurgia (Am J Gastroenterol 996; 9:309), mas isso provavelmente superestima a extensão do problema.

Complicações: Perda sangüínea grave e crônica é a complicação mais importante. Um pequeno grupo desenvolve estenose, fístulas ou perfuração.

Diagnóstico Diferencial: O diagnóstico não é difícil quando existe história de radioterapia e achados endoscópicos de neovascularização. Câncer, proctite ulcerativa ou infecciosa, ou úlcera isolada do reto (p. 239) são considerações pouco freqüentes.

Radiografia: Se executado, o enema baritado pode mostrar evidência de estenose ou de inflamação da mucosa, mas a colonoscopia é mais útil.

Endoscopia: A colonoscopia pode revelar palidez ou eritema, friabilidade ou ulceração da mucosa. Vasos sangüíneos telangiectásicos e de aparência bizarra (neovascularização) podem ser o único achado grosseiro e são a fonte do sangramento. Também podem ocorrer estenoses ou úlceras retais. Na fase crônica, a histologia mostra alterações vasculares de fibrose subintimal e vasos telangiectásicos.

Tratamento: O tenesmo e a dor são difíceis de tratar e não respondem adequadamente aos esteróides tópicos ou aos derivados 5-ASA (Am J Gastroenterol 1990; 85:1537). Os enemas de sucralfato parecem ser as terapias clínicas tópicas mais eficazes, mas não existem dados randomizados a longo prazo (Dig Dis Sci 1999; 44:973). O oxigênio hiperbárico tem sido usado, mas não está amplamente difundido (Dig Dis Sci 1991; 36:373). O sangramento pode ser tratado com medidas endoscópicas locais como o *laser* (Gastrointest Endosc 1993; 39:641), cautério bipolar (Gastrointest Endosc 1991; 37:492) ou formalina aplicada topicamente (Jama 1994; 272:1822). Um estudo pequeno e randomizado sobre supositórios de misoprostol administrados durante o tratamento demonstrou benefícios substanciais na prevenção de sintomas agudos e crônicos (Am J Gastroenterol 2000; 95:1961). A cirurgia, geralmente com colostomia, é o último recurso, sendo freqüentemente associada a complicações.

4.19 PNEUMATOSE INTESTINAL

Essa condição é definida pela presença de gás na parede intestinal. Os pacientes com esse achado e evidência de obstrução intestinal ou isquemia precisam de cirurgia, mas muitos outros com várias condições (anastomoses recentes, cateteres de jejunostomia, DII, uso de lactulose, quimioterapia, doença pulmonar obstrutiva crônica) recuperam-se sem intervenção cirúrgica (Ann Surg 1990; 212:160).

4.20 TIFLITE

Trata-se de uma desordem incomum de inflamação localizada do ceco e do cólon ascendente, observada em pacientes neutropênicos submetidos à quimioterapia para tratamento de câncer. A intervenção cirúrgica pode ser necessária (Am J Surg 1986; 151:563).

4.21 GASTRENTERITE EOSINOFÍLICA

Esse distúrbio se caracteriza por infiltração eosinofílica do trato GI e o envolvimento pode ser na mucosa, no músculo ou nas camadas subserosas do intestino, podendo atingir desde o esôfago até o cólon. Os pacientes com envolvimento subseroso apresentam-se com timpanismo e ascite e aqueles com envolvimento mucoso ou muscular podem se apresentar com sintomas igualmente funcionais, como a dispepsia (Dig Dis Sci 1997; 42:2327). São comuns as náuseas, vômitos, diarréia, perda de peso, anemia, enteropatia com perda de proteína e obstrução intestinal ou perfuração (South Med J 1996; 89:189). Cerca de 50% dos pacientes informam história de alergia. O diagnóstico é suspeito com sintomas gastrointestinais e eosinofilia, mas esta última pode estar ausente em 25% (Gut 1990; 31:54). Nesses casos, o diagnóstico é feito quando a biópsia mostra infiltração eosinofílica, mas o processo pode mostrar-se prejudicado e o diagnóstico perdido. Em alguns casos, a biópsia de espessura total pode ser necessária. A etiologia é desconhecida e outras causas de eosinofilia devem ser excluídas. A resposta aos esteróides é normalmente dramática (Am J Gastroenterol 1993; 88:70).

4.22 DIVERTÍCULO DE MECKEL

Gastroenterol Clin North Am 1994; 23:21

O divertículo de Meckel é um divertículo localizado na borda antimesentérica dentro de 100 cm da válvula ileocecal e é encontrada em 1-3% dos indivíduos. Em metade dos pacientes, o divertículo é revestido por mucosa gástrica heterotópica produtora de ácidos. Quando o divertículo ulcera, ele pode se apresentar como sangramento no trato inferior. A intussepção pode ocorrer em adultos, e o divertículo atua como a borda que lidera a invaginação. O divertículo contendo a mucosa gástrica pode ser detectado por cintilografia com pertecnato de Tc-99, mas resultados falsos-negativos podem ocorrer e o diagnóstico pode ser difícil.

4.23 ENDOMETRIOSE

A endometriose pode envolver o tubo digestivo e ser confundida com dor de origem intestinal. Dores tipo cólicas e fora da pelve podem se manifestar na doença extensa e as queixas nem sempre se intensificam antes ou durante a menstruação. A doença pode imitar a DII em estudos baritados (Arch IM 1995; 155:977). É importante considerar essa doença comum em pacientes femininas com queixas de dores crônicas (Dig Dis Sci 1991; 36:353).

5 Distúrbios Neoplásicos do Intestino

5.1 CÂNCER COLORRETAL

GE 2000; 118:S115; Lancet 1999; 353:391

Epidemiologia (Gastroenterol Clin North Am 1996; 25:717): O câncer colorretal (CCR) é a segunda causa de morte por câncer nos Estados Unidos. A incidência vitalícia para os nascidos norte-americanos é de 6% (Jama 1989; 261:580). A incidência específica à idade aumenta abruptamente por volta dos 40 anos, subindo regularmente daí em diante. Por exemplo, para homens entre 40 e 44 anos, a taxa de incidência é de 12/100.000/ano, subindo para 57/100.000/ano para homens entre 50 e 54 anos e para 320/100.000/ano para aqueles na faixa de 70-74 anos (Ann Intern Med 1990; 113:373). Observa-se ligeira predominância de CCR em mulheres e de câncer do reto em homens (Cancer 1994; 74:1979). A incidência vêm declinando na raça branca desde os anos de 1970 (queda de 1,6%), mas não na raça negra (aumento de 36% entre os homens afro-americanos), talvez por causa do acesso menos satisfatório dessa população à colonoscopia e polipectomia (Arch Fam Med 1995; 4:849). Nos EUA observa-se uma tendência das populações branca e afro-americana de condição socioeconômica menos favorecida a se apresentarem com cânceres em estágio avançado.

A variação geográfica é notável. A doença é comum nos EUA, Escandinávia, Europa Ocidental e Austrália, mas é rara na Ásia, África e América do Sul. Os imigrantes para as áreas de alta incidência da doença experimentam incidência nitidamente maior, sugerindo que fatores ambientais possam ser críticos na doença.

Cerca de 75% dos casos ocorrem em pacientes sem fatores de risco bem definidos (GE 1997; 112:594). Há vários desses fatores bem reconhecidos, incluindo:

Neoplásicos

- *Síndromes de polipose:* A polipose adenomatosa familiar (PAF) (p. 194) representa cerca de 1% de todos os casos, e a presença do gene PAF determina quase 100% de possibilidade de desenvolvimento de câncer. Os pacientes com história familiar de câncer de cólon hereditário sem polipose (HNPCC) representam cerca de 4% do total de casos e possuem 80% de risco vitalício de desenvolverem CCR se herdarem o gene do HNPCC (p. 192). A síndrome de Peutz-Jeghers (p. 198) e a polipose juvenil (p. 197) são fatores de risco incomuns.
- *DII:* Pacientes com colite ulcerativa proximal à flexura esplênica apresentam taxa aumentada de CCR após 8-10 anos e esse risco é de 7-14% aos 25 anos (p. 152).
- *História familiar de CCR:* O fato de possuir um parente de primeiro grau com CCR parece conferir ao indivíduo um risco vitalício de 12-24%. A faixa de maior risco é representada pelas pessoas com parentes de primeiro grau com CCR em idade menor de 45 anos (Gastrointest Endosc Clin N Am 1993; 3:715; Ann Intern Med 1993; 118:785). Se houver dois parentes de primeiro grau com CCR, o risco sobe para 25-35%. O período de maior risco relativo começa aos 45 anos (quando as taxas na população geral são baixas) (Nejm 1994; 331:1669). Assim, a triagem desses indivíduos representa um benefício máximo em potencial se iniciada mais cedo (por volta dos 40 anos). Quando somente um parente de segundo ou terceiro graus é afetado, o risco aumenta para somente 30-50% acima daquele da população em geral, de modo que a estratégia de triagem não sofre alteração (Gastroenterol Clin North Am 1996; 25:793).
- *História familiar de adenoma:* O risco relativo para pacientes cujos parentes de primeiro grau têm adenoma é de 1,78, subindo para 2,59 para irmãos de pacientes cujos adenomas foram diagnosticados antes dos 60 anos (Nejm 1996; 334:82).
- *CCR anterior:* O risco de um segundo câncer é baixo nos primeiros 10 anos após o diagnóstico, mas pode chegar a 6,3% após 18 anos (Clin Radiol 1984; 35:425).
- *Adenoma de cólon prévio:* Pacientes com adenomas vilosos ou tubulovilosos acima de 1 cm apresentam risco relativo (RR) para câncer de 3,6 em uma média de 14 anos de seguimento (Nejm 1992; 326:658).
- *Outros riscos:* O diabetes melito tipo 2 está associado a um RR = 1,43 para CCR em mulheres (J Natl Câncer Inst 1999; 91:542). Estudos de coorte populacional não mostram ligação entre o câncer de mama e o CCR, embora estudos menos sólidos em termos de metodologia tenham sugerido essa associação (J Clin Gastroenterol 1994; 19:57). Outros riscos incluem a ureterossigmoidostomia prévia (RR = 10) (J Urol 1990; 144:1110), irradiação para câncer ginecológico, acromegalia (Clin

Endocrinol [Oxf] 1990; 32:65), consumo elevado de carne vermelha (Cancer Res 1994; 54:2390) e dieta rica em gordura (Nejm 1990; 323:1664).

- *Fatores de proteção:* Há muito se acredita que as **fibras na dieta** sejam um fator de proteção contra o CCR, depois que Burkitt formulou a hipótese de que a baixa incidência desse tipo de câncer na população negra africana estava relacionada com o alto consumo de fibras na dieta. O baixo risco nessa população hoje parece ser decorrente do baixo consumo de produtos de origem animal (Am J Gastroenterol 1999; 94:1373). Os dados não são notáveis com relação ao efeito protetor das fibras. Uma metanálise significativa mostrou esse benefício (J Natl Cancer Inst 1990; 82:650), mas vários estudos de coorte não demonstraram esse resultado (Gastroenterol Clin North Am 1996; 25:717). O pensamento atual é o de que as fibras das frutas e dos vegetais são mais importantes que os cereais. O *Nurses Health Study* demonstrou benefício no uso de multivitaminas contendo **folato** por mais de 15 anos (RR = 0,25) e um efeito protetor mais modesto do folato contido na dieta (Ann Intern Med 1998; 129:517).

Existe evidência epidemiológica muito forte de que a **aspirina** previne o CCR. Dos 11 estudos observacionais conduzidos, 10 demonstraram esse efeito protetor (Ann Intern Med 1998; 128:713). O *Cancer Prevention Study II*, um estudo prospectivo de mortalidade por câncer que envolveu mais de 1 milhão de pessoas, mostrou redução de 40% do risco em pacientes que usavam aspirina em dias alternados (Nejm 1991; 325:1593). Redução de risco semelhante foi observada no *Health Professionals Study* (50 mil homens) após controle para variáveis de confusão (Ann Intern Med 1994; 121:241). Apesar dos dados epidemiológicos, o único estudo randomizado de longo prazo não mostrou diferença, após cinco anos de uso randomizado de aspirina (J Natl Cancer Inst 1993; 85:1220). Em um seguimento de 12 anos dessa coorte (na qual os sujeitos selecionaram por si mesmos o uso da aspirina ou não após cinco anos), o CCR foi observado com a mesma freqüência tanto em usuários como em não-usuários (Ann Intern Med 1998; 128:713). Embora seja biologicamente plausível que as drogas antiinflamatórias não-esteróides (AINEs) previnam o CCR, é possível que os aparentes benefícios sejam devidos a variáveis de confusão desconhecidas.

A **suplementação de cálcio** não mostra benefício consistente em estudos epidemiológicos, mas um estudo randomizado e controlado demonstrou esse benefício na prevenção de adenomas recorrentes (Nejm 1999; 340:101). O **óleo de peixe** é rico em ácidos graxos de ômega-3 e os suplementos contendo essa substância reduzem a síntese do araquidonato. O óleo de peixe reduz a proliferação da mucosa retal nos pacientes com adenomas (GE 1992; 103:883) e mostrou efeito protetor em um camundongo com CCR (Nutr Cancer 1991; 15:1). Pacientes **com atividade física** mais intensa e mais magros apresentam risco levemente menor de desenvolverem CCR (J Natl Cancer Inst 1997; 89:948). O tratamento com **estrogênio após a menopausa** está associado a 20% de redução de risco de CCR (por metanálise [Am J Med 1999; 106:574]). A redução na incidência de CCR foi observada em experiências com eventos coronários utilizando os **inibidores da HMG-CoA reductase**: a pravastatina (43% de redução na incidência [Nejm 1996; 335:1001]) e a sinvastatina (19% de redução [Arch IM 1996; 156:2085]).

Fisiopatologia:

- *Progressão de adenoma para carcinoma:* Os mecanismos moleculares que provocam a formação de adenomas e sua degeneração para câncer são hoje bem compreendidos (Gut 1993; 34:289). O primeiro passo comum é a mutação do gene da polipose adenomatosa colônica (APC). Esse gene (mutação hereditária presente na polipose adenomatosa familiar [p. 194]) parece ser crítico na regulação da proliferação celular e a morte programada das células (apoptose) (Curr Gastro Rep 1999; 1:449). Os defeitos do gene APC podem ser herdados ou adquiridos. Por exemplo, uma mutação sutil no gene (a mutação I1307K) é responsável pelo câncer hereditário entre os judeus ashkenazi (Nat Genet 1997; 17:79). Os adenomas surgem como "focos aberrantes nas criptas" e o posterior desenvolvimento de um pequeno adenoma para uma lesão de maior tamanho é marcado por uma série de mutações. Muitas delas ocorrem nos genes de reparo do DNA [defeitos descritos em pacientes portadores de HNPCC (p. 192)]. Um desses defeitos é a ativação de um oncogene, K-ras, enquanto os demais são principalmente a perda de genes supressores de tumor. A transformação posterior em câncer ocorre com a mutação do gene p53 e a doença metastática surge após várias mutações adicionais. Essa seqüência não ocorre de modo uniforme, e mutações adicionais serão certamente identificadas. Não se pode precisar com certeza o tempo exigido para a transformação de adenoma em câncer por mutações múltiplas. No *National Cooperative Polyp Study* somente cinco de 1.418 pacientes com adenomas desenvolveram câncer em seis anos, todos no estágio primário. Utilizando-se os dados disponíveis sobre a incidência e a prevalência de pólipos e dados sobre a diferença média de idade dos pacientes à época do diagnóstico de adenoma e do câncer, um painel de especialistas estimou que um pólipo leva cerca de dez anos em média para se transformar em câncer (GE 1997; 112:594), o que permite a interrupção do processo por meio da polipectomia endoscópica.
- *Câncer sem adenoma:* Uma pequena proporção de CCR parece surgir sem a existência de adenoma anterior. Em seus estágios iniciais, essas lesões

são totalmente planas ou ligeiramente elevadas, freqüentemente com o centro deprimido (Gastrointest Endosc 1995; 41:135) e demonstram habilidade de invadir a submucosa. É difícil estimar a proporção de cânceres resultante dessas lesões, mas elas podem explicar a presença de câncer ocasional que se assemelha a uma lesão ulcerosa.

- ***Cânceres sincrônicos*** (aqueles diagnosticados ao mesmo tempo que o primeiro encontrado) ocorrem em 2-5% dos pacientes e seu diagnóstico afeta a extensão da operação em cerca de 10% das vezes (Surgery 1997; 122:706). ***Cânceres metacrônicos*** (lesões diagnosticadas mais tarde, no seguimento) ocorrem em cerca de 2% dos pacientes, com intervalo médio de nove anos (Surgery 1997; 122:706). A taxa de lesões metacrônicas é mais alta em pacientes com HNPCC e naqueles que apresentam lesões sincrônicas (Dis Colon Rectum 1997; 40:935).
- *Localização de cânceres:* Observa-se uma tendência temporal inexplicada de o CCR ser encontrado em área proximal ao cólon sigmóide (Jama 1977; 238:1641).

Sintomas: A localização e as características do tumor determinam a maior parte dos sintomas do CCR. Um pequeno grupo de pacientes se apresentará **sem sintomas** após um exame de triagem positivo (FOBT, sigmoidoscopia flexível por fibra óptica (*flex sig*) ou colonoscopia). Um outro grupo manifestará **sangramento retal** visível. Esses quadros estão presentes, mais freqüentemente, em cânceres do cólon esquerdo. Nas consultas de rotina e durante a revisão de sistemas devem-se buscar história de sangramento retal visível. Essa prática apresenta bons resultados no atendimento primário de veteranos norte-americanos (13% de pólipos, 6,5% de câncer, 5% de DII). Não se encontraram características, nem na história nem no exame, que identificassem um grupo de baixo risco, e o exame completo do cólon foi necessário para fins de diagnóstico (Jama 1997; 277:44). A **mudança dos hábitos intestinais** (como alteração na freqüência ou calibre das fezes por uma lesão obstrutiva) é um sintoma tão importante quanto o sangramento retal e leva ao diagnóstico de câncer em uma proporção similar de pacientes (Am J Gastroenterol 1993; 88:1179). A **anemia profunda por deficiência de ferro** sem muitas alterações intestinais sugere lesão do lado direito, sendo uma apresentação comum em pacientes previamente sadios. Aqueles com doença mais avançada podem apresentar fadiga ou perda de peso. Manifestações menos freqüentes incluem obstrução intestinal completa exigindo cirurgia de urgência, perfuração, "câncer primário desconhecido" e endocardite por *Streptococcus bovis* (Am J Gastroenterol 1995; 90:1528).

Quadro 5.1 **Estadiamento de Câncer de Cólon**

Estágio	*Tumor (T)*	*Linfonodos (N)*	*Metástases (M)*	*Sobrevida em 5 anos*
I	O tumor invade a submucosa (T1) ou a muscular própria (T2)	Nenhum	Nenhum	> 90%
II	Tumor em toda a extensão da muscular própria (T3) Tumor em toda a extensão ou além da serosa (T4)	Nenhum	Nenhum	75%
III	Qualquer T	Positivo	Nenhum	50%
IV	Qualquer T	Qualquer N	Metástases a distância	< 10%

Sinais: Geralmente nenhum, mas pode haver massa no abdome, hepatomegalia por metástase ou massa no exame retal. O FOBT é freqüentemente positivo, mas não é confiável como teste negativo.

Evolução Clínica: O prognóstico é baseado no estágio da apresentação (Quadro 5.1). O sistema de estadiamento TNM (tumor, linfonodos, metástases) é o preferido e as variações do sistema mais antigo de Dukes não têm o devido suporte científico. A sobrevida está relacionada com o estágio do tumor (GE 1997; 112:594).

Complicações: Sangramento, perfuração, obstrução, efeitos de massa de doença a distância.

Diagnóstico Diferencial: O diagnóstico diferencial pode ser muito amplo, uma vez que os sintomas de CCR são variados e comuns a muitas doenças do intestino. Na prática, assim que um sintoma exige o exame do cólon por imagens ou endoscopia, as biópsias endoscópicas encerram a questão. O diagnóstico diferencial para massas no enema baritado (EB) ou na TC inclui fezes compactadas (talvez 50% das massas consideradas questionáveis na TC sejam fezes), estenose por isquemia, efeito de massa de doença diverticular ou DII e neoplasias colônicas não-comuns, como linfoma, carcinóide e lesões da submucosa.

Laboratório: Hemograma e bioquímica completa são exames de rotina. As provas de função hepática (LFT) não são indicadoras sensíveis de doença metastática. O antígeno cárcino embrionário (CEA) é uma medida de carga tumoral e possível indicador de recorrência do tumor e resposta ao tratamento. O controle da cura através do CEA é pequeno, se comparado ao custo (Arch Pathol Lab Med 1995; 119:1115).

Radiografia: O enema baritado é capaz de detectar o CCR e os pólipos colônicos, mas não é tão sensível como a colonoscopia. Um EB positivo exige colonoscopia para biópsia ou polipectomia. A avaliação da sensibilidade decorre de um estudo de 2.193 casos consecutivos de CCR nos quais os registros foram revisados quanto ao desempenho do EB ou da colonoscopia no período anterior de três anos (GE 1997; 112:17). Esse estudo abrangente, que provavelmente espelha a prática geral nos EUA, mostrou sensibilidade de 85% para enema baritado com duplo contraste (ACBE), 82% para EB com contraste único, 97% para colonoscopia por gastrenterologistas e 87% para colonoscopia por não-gastrenterologistas. Os cânceres encontrados na colonoscopia estavam, mais provavelmente, em estágio primário. A colonoscopia superou o enema baritado em todos os segmentos do intestino e o EB não teve melhor desempenho no cólon esquerdo que no direito. Quando o EB perde tumores, estes normalmente se tornam evidentes em retrospectiva (76%) e tipicamente se perdem no lago baritado ou por causa das alças superpostas umas às outras (Gastrointest Radiol 1991; 16:123). Estratégias para melhorar a eficácia do enema baritado têm sido propostas (AJR Am J Roentgenol 1993; 160:491), mas o intervalo entre os dois estudos tem pouca probabilidade de ser fechado. A colonoscopia virtual é uma nova técnica na qual a TC é usada para criar uma imagem tridimensional semelhante àquela vista na colonoscopia (Nejm 1999; 341:1496). Seu papel na detecção do CCR ainda não foi estabelecido.

Endoscopia: A colonoscopia é indicada sempre que existe probabilidade razoável de neoplasia colorretal. Se o cólon nao puder ser totalmente examinado, pode-se executar um enema baritado para exame do cólon não-visualizado. Se os sintomas colônicos persistirem apesar da colonoscopia negativa, deve-se considerar a possibilidade de uma lesão perdida.

Tratamento:

- *Dieta e prevenção quimioterápica:* É razoável que se recomende aos pacientes uma dieta rica em frutas e fibras vegetais e com baixo teor de gordura e produtos animais, uma vez que essa dieta parece exercer efeito protetor contra o CCR e outras doenças. A ingestão diária de multivitaminas com ácido fólico (400 mcg) também parece ser benéfica. As dietas ricas em grãos de cereais são mais úteis para o tratamento de constipação e prevenção da doença diverticular, mas ainda podem ser usadas como uma dieta com baixo teor de gorduras e com possíveis benefícios na prevenção do CCR. Os dados quanto à aspirina não são suficientemente significativos para recomendá-lo à população geral para prevenir CCR. Eu vou garantir minha aposta e manterei um vidro de aspirina no porta-luvas, para ingerir um comprimido toda vez que passar em um *fast food* para um hambúrguer e fritas a caminho do hospital, para remover um bolo de carne compactado.

- *Detecção e remoção de adenomas* (p. 186): Já está bem estabelecido que a forma mais eficaz de se prevenir o CCR é a detecção e a remoção de adenomas. Os dados mais convincentes são fornecidos pela coorte do National Cooperative Polyp Study. Os 1.418 pacientes incluídos eram portadores de um ou mais adenomas que foram removidos e eles foram acompanhados por um período médio de cinco anos e nove meses. Quando comparados aos três grupos de referência histórica (metodologicamente arriscado, mas é o melhor que temos) a incidência do câncer ficou entre 76% e 90% mais baixa que a esperada (Nejm 1993; 329:1977). Estudos de caso-controle de rastreamento por sigmoidoscopia rígida conduzidos em um grande plano de saúde (Nejm 1992; 326:653) e endoscopia com polipectomia em veteranos americanos (Ann Intern Med 1995; 123:904) demonstraram redução de 50% no risco da doença nas porções do intestino investigadas.
- *Cirurgia:* Todos os cânceres nos estágios I-III deverão ser tratados cirurgicamente como intenção de cura. As lesões no estágio IV devem ser tratadas cirurgicamente para paliar a dor, o sangramento ou a obstrução. A ressecção curativa envolve o tumor primário e sua drenagem linfática, com margem proximal de 5 cm e margem distal de 2 cm do intestino normal. A extensão do intestino ressecado é determinada normalmente pelo suprimento vascular do segmento envolvido. Espera-se que os estudos de colectomia laparoscópica informem resultados em 2001, porém as preocupações atuais a respeito de ressecção inadequada ou subestadiamento são evitadas para as informações de desfechos clínicos antes de esta abordagem ser aplicada fora dos ensaios randomizados (J Surg Oncol 1998; 68:255). Pacientes portadores de obstrução completa exigem operação em dois tempos. Inicialmente, é executada a colostomia de desvio de trânsito (na qual uma alça do cólon é trazida para o exterior, criando-se uma ostomia de "duas bocas") até que o intestino possa ser preparado e a cirurgia para câncer executada.

Cânceres Retais (Gastroenterol Clin North Am 1997; 26; 103): Essas lesões representam desafios especiais ao cirurgião. Quando o tumor está na porção superior do reto e é possível obter-se uma margem adequada, executa-se uma ressecção anterior do reto com anastomose primária. Em geral, todos os tumores fora do alcance de um dedo examinador podem ser ressecados dessa maneira. O grampeador circular para anastomose término-terminal revolucionou essa operação facilitando a anastomose (Dis Colon Rectum 1999; 42:1369). Pacientes com ressecção anterior do reto têm maior risco de recorrência anastomótica e, portanto, são acompanhados mais intensivamente após a operação. Para os pacientes nos quais um tumor volumoso, com disseminação local ou em localização muito distal dificulte a abordagem anterior, executa-se a ressecção abdominoperineal, ou a AP, do reto, criando-se uma colostomia sigmóide permanente. Esse procedimento está associado à disfunção sexual significativa (45%) e disfunção da bexiga (30%). A preservação do esfíncter (cirurgia executada por especialistas) pode ser considerada se o tumor estiver 3 cm acima da linha dentada. A anastomose coloanal também tem sido descrita. A excisão local pode ser razoável para tumores que estejam dentro de 8 cm da linha dentada, que sejam móveis, com histologia moderadamente ou bem diferenciada e que apareçam como T1 ou T2 na ultra-sonografia endoscópica.

A **doença metastática** para o fígado ou pulmão pode ser abordada cirurgicamente, especialmente se a lesão for solitária. Bom "*performance status*", boa reserva hepática e a habilidade de ressecar toda a doença evidente são pré-requisitos para o sucesso. A sobrevida livre de doença em cinco anos chega a 20-30% para ressecção de metástases hepáticas e os resultados são muito variáveis para metástases pulmonares (Gastroenterol Clin North Am 1997; 26:103).

- *Quimioterapia:* A utilidade da quimioterapia depende do estágio e da localização do tumor. O objetivo do tratamento adjuvante é o de tratar micrometástases não identificadas na operação (Semin Oncol 1999; 26:545). Para CCR no **estágio III** a combinação de 5-FU e levamisol durante 48 semanas reduz a taxa de recorrência em 40%, a mortalidade em 33% e tornou-se o padrão de tratamento (Ann Intern Med 1995; 122:321). A combinação de 5-FU e leucovorin é um regime eficaz, que pode ser administrado durante 6-8 meses com toxicidade tolerável (Lancet 1995; 345; 939). Alguns autores sugerem um ano de tratamento (GE 2000; 118:S115). Para CCR de **estágio II** regimes semelhantes parecem resultar em benefícios menos evidentes (GE 2000; 118:S115), em virtude do prognóstico melhor para esse grupo, e somente dados retrospectivos mostram algum benefício (J Clin Oncol 1999; 17:1349).

Para os cânceres de **estágios II e III**, a radiação pós-operatória e 5-FU (Nejm 1991; 324:709) ou a radiação pré-operatória (Nejm 1997; 336:980) melhoram a sobrevida. Para CCR no **estágio IV** o 5-FU é a base para regimes padronizados. Uma metanálise sugere que a infusão contínua resulta em melhores taxas de resposta do tumor que o tratamento em bolo, mas a sobrevida é de aproximadamente um ano em qualquer dos casos (J Clin Oncol 1998; 16:301). O Ironotecan (CPT-11) em combinação com 5-FU e leucovorin pode se transformar em um tratamento alternativo de primeira linha, embora mais tóxico. Várias novas substâncias estão sendo avaliadas (GE 2000; 118:S115).

Uma vez que a quimioterapia traz benefícios limitados, os investigadores voltaram-se para a terapia genética para casos de doença avançada. Nessa terapia, o DNA é levado para o núcleo celular do tumor, geralmente por meio de um vetor viral. Por exemplo, experiências estão sendo conduzidas com adenovírus para inserir material genético selvagem do tipo p53 em células cancerosas com a esperança de se restaurar sua morte programada. Outras estratégias incluem a inserção de genes suicidas que poderiam ser combinados com quimioterapia (Hematol Oncol Clin North Am 1998; 12:595).

- *Terapia endoscópica para obstrução:* É possível tratar a obstrução aguda com a colocação de *stents* de metal expansível, como ponte para ressecção, em um tempo ou como paliação (Gastrointest Endosc 1998; 47:277). As complicações significativas são comuns e o valor dessa abordagem necessita de avaliação adicional.
- *Pólipos malignos:* Ver p. 191.
- *Acompanhamento após o tratamento:* Cerca de 50% dos pacientes terão recorrência do CCR após o tratamento e a maioria dessas recidivas ocorrerá dentro de três anos da cirurgia. Programas intensivos de vigilância pós-operatória com controle de hemograma, CMP, CEA, CXR, FOBT, endoscopia freqüente e investigação por TC abdominal têm sido usados em várias combinações, com resultados desanimadores. Usando-se uma abordagem fundamentada em evidências, a American Society of Clinical Oncology sugere vigilância muito limitada (J Clin Oncol 1999; 17:1312). Deve-se executar uma **colonoscopia** pré ou perioperatória para procurar lesões sincrônicas, repetindo-se o procedimento a cada 3-5 anos, daí em diante. As diretrizes da American Cancer Society sugerem colonoscopia um ano após a ressecção do tumor (CA Cancer J Clin 2001; 51:50). Pacientes com câncer retal nos estágios II ou III *e que não recebam radiação*, podem se beneficiar da sigmoidoscopia "periódica" em busca de recorrência anastomótica (cada seis meses por dois anos). Se a ressecção de metástases do fígado for clinicamente indicada, deve-se então solicitar a dosagem do antígeno cárcino embrionário (CEA) pós-operatório a cada 2-3 meses durante ≥ 2 anos. Pacientes com elevações são avaliados completamente quanto à recorrência. Cerca de 30% dos CCR não produzem CEA e até 44% dos pacientes com CEA pré-operatório normal apresentam elevações na recorrência. As recomendações para a verificação de CEA baseiam-se em evidências incoerentes e não receberam suporte em duas outras análises (Can J Surg 1997; 40:90; Lancet 2000; 355:395).

Rastreamento para Câncer Colorretal: GE 2000; 119:837; Am J Gastroenterol 2000; 95:868; GE 1997; 112:594.

Rastreamento para Pacientes de Risco Médio: O CCR é uma doença ideal para triagem. Como anteriormente descrito, esse tumor é a segunda causa principal de morte por câncer nos EUA, com risco vitalício de 6%. O CCR tem uma fase assintomática longa e a progressão do adenoma para o câncer ocorre em dez anos. Durante esse período, pólipos pré-cancerosos e cânceres em estágio primário podem ser identificados e removidos. A triagem para CCR é um bom investimento. Quando transformada em dólares por ano de vida, salvo a triagem para CCR (custo entre US$ 15 mil a US$ 25 mil/ano economizado), compara-se favoravelmente àquela para câncer de mama (US$ 30 mil a US$ 35 mil), à instalação de *air-bags* duplos nos veículos (US$ 120 mil) e aos detectores de fumaça nas residências recém-construídas (US$ 210 mil) (Am J Med 1999; 106:7S).

Existem quatro conjuntos principais de recomendações: A abordagem mais conservadora, com base em evidências, é a da **U.S. Preventive Services Task Force**, uma força-tarefa americana dedicada a serviços de prevenção. Esse grupo endossa o rastreamento para pacientes em risco médio acima de 50 anos e com FOBT ou sigmoidoscopia anuais (Guide to Clinical Preventive Services. William & Wilkins, 1996). O relatório desse grupo tem valor prático limitado devido a uma falha na recomendação sobre o intervalo para a sigmoidoscopia e por sua conclusão de que as "evidências eram insuficientes" para se recomendar a favor ou contra a colonoscopia para pacientes em risco médio ou para aqueles com parentes de primeiro grau portadores de CCR.

O documento mais abrangente sobre rastreamento foi preparado pela **U.S. Agency for Healthcare Policy and Research (AHCPR)** (GE 1997; 112:594). Esse é o documento a ser examinado mais cuidadosamente para uma revisão abrangente dos dados. A limitação dessas diretrizes é o fato de o painel ter oferecido um menu de escolhas sem determinar qual escolha seria a preferida. As escolhas para pacientes em risco médio incluíram FOBT anual, sigmoidoscopia a cada cinco anos, sigmoidoscopia mais FOBT a cada cinco anos, enema baritado com duplo contraste de ar (ACBE) a cada 5-10 anos e colonoscopia a cada dez anos. Para pacientes com parente em primeiro grau portador de CCR ou de adenoma, o painel sugeriu o mesmo rastreamento que aquela para pacientes em risco médio, mas começando dez anos antes. É pena que esses especialistas não tenham elaborado recomendações mais específicas após revisão tão exaustiva.

As diretrizes da **American Cancer Society** são semelhantes, exceto pelo fato de endossarem o exame total do cólon a cada 5-10 anos (por colonoscopia ou ACBE) para aqueles com parente em primeiro grau portador de CCR ou de adenoma abaixo dos 60 anos (CA Cancer J Clin 2001; 51:50).

O **American College of Gastroenterology (ACG)**, para melhor ou pior, elaborou recomendações mais específicas sobre a escolha do rastreamento para CCR do menu de escolhas da AHCPR (Am J Gastroenterol 2000; 95:868). Essas diretrizes fazem da colonoscopia o teste escolhido para o rastreamento. Uma vez que esses grupos chegaram a conclusões diferentes com os mesmos dados, é valioso compreender o histórico anterior sobre escolhas de testes de rastreamento.

- *Colonoscopia por rastreamento:* A eficácia da colonoscopia como rastreamento não foi estabelecida em experiências controladas e randomiza-

Neoplásicos

das ou em estudos de caso de controle. Duas linhas de evidência suportam o uso desse procedimento. A primeira é representada por um estudo de caso de controle que demonstra que a sigmoidoscopia com polipectomia reduz o risco de morte por câncer de intestino distal em 60% (Nejm 1992; 326:653). A segunda linha de evidência vem do National Cooperative Polyp Study no qual os pacientes que tiveram adenomas eliminados do cólon por colonoscopia apresentaram uma redução de 76% a 90% na incidência de CCR, comparado a outros grupos de referência (Nejm 1993; 329:1977). Fica claro que a remoção de adenomas previne os cânceres e que a colonoscopia é a maneira mais eficaz de se detectar e remover esses adenomas.

As desvantagens do procedimento são o custo e o risco de perfuração (embora não tenham ocorrido perfurações nas 5.000 colonoscopias de triagem descritas na literatura) e/ou sangramento por causa da polipectomia. Nos EUA, esse procedimento de rastreamento não tem sido coberto por muitas empresas de seguro-saúde. A Medicare (o plano de saúde americano para idosos e incapacitados) aprovou recentemente o rastreamento com colonoscopia a cada 10 anos e outras seguradoras provavelmente farão o mesmo. É também provável que não haja fornecedores e unidades suficientemente treinados em todo o país para examinar todos os pacientes que serão elegíveis à colonoscopia de triagem.

O intervalo ótimo para esse procedimento é desconhecido. Em pacientes com colonoscopia inicial negativa, as chances de encontrar um câncer ou um adenoma patologicamente avançado aos cinco anos foram de 0% e de 1%, respectivamente (GE 1996; 111:1178). Com base em estimativas rudimentares do tempo que leva para que um adenoma evolua para câncer, tem sido proposta a colonoscopia a cada dez anos (GE 1997; 112:594).

- *Rastreamento por sigmoidoscopia:* A sigmoidoscopia é eficaz quando combinada à polipectomia para redução da mortalidade (Nejm 1992; 326:653; J Natl Cancer Inst 1992; 84:1572), mas sua principal limitação é o fato de não examinar grande parte do cólon. Dois estudos importantes de rastreamento por colonoscopia demonstram que mais da metade dos adenomas patologicamente avançados foi encontrada em pacientes sem adenomas distais à flexura esplênica (Nejm 2000; 343:169) (Nejm 2000; 343:162). A sigmoidoscopia para CCR pode ser associada ao rastreamento para câncer de mama por mamografia de uma das mamas (Nejm 2000; 343:207). Os pacientes submetidos a rastreamento com sigmoidoscopia morrerão por CCR passível de prevenção. As vantagens da sigmoidoscopia são: (1) custo baixo, (2) reembolso de plano de saúde, (3) pode ser executada por médicos de cuidados básicos de saúde e (4) não exige sedação. O intervalo ótimo para esse procedimento ainda não foi estabelecido, mas o efeito protetor pode durar até dez anos (Nejm 1992; 326:653). Não existe base lógica definida para sigmoidoscopia a cada cinco e colonoscopia a cada dez anos, exceto que uma sigmoidoscopia a cada cinco anos que detecte um adenoma distal pode levar à colonoscopia que limpará o cólon proximal!

- *FOBT:* Para o purista que se baseia em evidências, esse teste tem a vantagem de ter demonstrado eficácia em cinco estudos randomizados e controlados (Am J Med 1999; 106:7S). Pacientes submetidos a rastreamento anual com cartões reidratados para FOBT (que aumentam a sensibilidade e reduzem a especificidade) e dispõem da colonoscopia para um teste positivo apresentaram redução de 33% na mortalidade durante um período de 13 anos de seguimento (Nejm 1993; 328:1365). O exame bienal é menos eficaz e reduz a mortalidade em 21% (J Natl Cancer Inst 1999; 91:434). Um FOBT preciso exige que o paciente evite carne crua e uma variedade de alimentos e medicamentos (Ann Intern Med 1997; 126:811). O principal problema com o FOBT como estratégia é o fato de que, em virtude das questões de conformidade e falta de sensibilidade, espera-se que apenas 15% daqueles pacientes submetidos ao rastreamento com esse teste nos primeiros dez anos sejam salvos da morte por CCR (Am J Gastroenterol 2000; 95:3250).
- *Rastreamento por enema baritado:* Os dados sobre EB para triagem são limitados. Em uma experiência feita com ACBE e sigmoidoscopia, o enema perdeu 26% dos adenomas retossigmóides maiores que 1 cm e 25% dos cânceres (Endoscopy 1995; 27:159). É difícil argumentar que o EB representa uma ferramenta sensível de triagem (Am J Gastroenterol 2000; 95:868), embora as diretrizes da American Cancer Society e da AHCPR endossem esse conceito.

Recomendações para Pacientes em Risco Médio: Reconhecendo a limitação dos dados nos quais se baseiam as recomendações, as diretrizes atuais do ACG (definidas com base nas opções da AHCPR) parecem razoáveis (Am J Gastroenterol 2000; 95:868). O exame para rastreamento escolhido é a colonoscopia a cada 10 anos, iniciando-se por volta dos 50 anos. O intervalo de dez anos não é rígido e poderá ser alterado à medida que novos dados se tornem disponíveis. Os pacientes submetidos à colonoscopia periódica não deverão passar pela verificação anual com FOBT, pois a maioria dos testes positivos é, na verdade, falso-positiva, se o paciente tiver passado por colonoscopia recente. A alternativa (quando os custos ou os recursos disponíveis sejam proibitivos para a colonoscopia) é a combinação de FOBT anual com sigmoidoscopia a cada cinco anos. É difícil, porém, entender a base lógica para uma escolha diferente de intervalo de vigilância para sigmoidoscopia *vs.* colonoscopia.

Recomendações para Pacientes com História Familiar de CCR: O risco de CCR aumenta 3-4 vezes para pacientes com parente de primeiro grau com CCR abaixo de 60 anos ou com vários parentes mais velhos com

CCR. Recomenda-se começar a colonoscopia por volta dos 40 anos (ou dez anos antes da idade na qual o parente foi diagnosticado com CCR) e repetir a cada cinco anos (três anos para histórias mais significativas) (Am J Gastroenterol 2000; 95:868). O risco será menor se o parente tiver sido diagnosticado após os 60 anos (duas vezes) e as diretrizes do ACG recomendam a colonoscopia a cada dez anos, começando aos 40 anos. Ainda não está claro porque a diretriz é tão diferente (a cada cinco anos *vs.* a cada dez anos) para um paciente cujo parente tenha sido diagnosticado aos 59 anos *vs.* aos 61.

Recomendações para Pacientes com História Familiar de Pólipo Adenomatoso: A diretriz da AHCPR sugere que um paciente com parente de primeiro grau portador de adenoma seja considerado da mesma maneira que outro com parente de primeiro grau portador de CCR. Essa norma se baseia nos dados do National Polyp Study, que mostra risco maior para parentes de pacientes com adenomas (Nejm 1996; 334:82). Entretanto, o fato de um parente com pequeno adenoma tubular poder conferir um risco comparável àquele de um CCR ainda não está claro, e menos clara ainda a forma como tais pacientes deverão ser acompanhados. O ACG sugere a abordagem individualizada. Um paciente com parente portador de adenoma patologicamente avançado, especialmente se esse parente estiver com menos de 60 anos, poderá ser investigado de maneira semelhante àquele com parente de primeiro grau portador de CCR, mas ainda são necessários dados adicionais.

Recomendações para Outros Grupos de Alto Risco: Para polipose adenomatosa familiar (APF) (p. 194), câncer de cólon hereditário sem polipose (HNPCC) (p. 192), DII (p. 152) e para aqueles com história pessoal de adenoma (p. 190) e/ou CCR (p. 182) as diretrizes específicas são discutidas separadamente.

5.2 PÓLIPOS COLÔNICOS ADENOMATOSOS

Am J Gastroenterol 2000; 95:3053; GE 1997; 112:594; Ann Intern Med 1993; 119:836

Epidemiologia: Incidência cumulativa de 25% aos 50 anos, 40% aos 70 e predominância na população masculina. A prevalência de pólipos acima de 1 cm é de 15% aos 75 anos e os fatores de risco dietético para a incidência e recorrência de adenomas são semelhantes àqueles para CCR (Ann Intern Med 1993; 118:91).

Fisiopatologia: Os adenomas são neoplasias colônicas benignas importantes devido ao seu potencial de degeneração para CCR. A grande maioria de CCR surge de adenomas e a detecção e remoção desses tumores podem prevenir o CCR. O patologista classifica os adenomas como tubulares, tubovilosos ou vilosos com base na histologia. O endoscopista classifica os adenomas pelo tamanho, localização e morfologia. Os pólipos com pedículo são chamados pedunculados e mais fáceis de serem completamente ressecados. Pólipos achatados e com aderência ampla à parede colônica são chamados sésseis e mais difíceis de serem removidos à medida que aumentam de tamanho. As lesões pedunculadas são vistas mais freqüentemente no cólon esquerdo, possivelmente por causa do efeito de tração do bolo fecal formado sobre o pólipo em desenvolvimento.

O tamanho e a histologia determinam o risco para desenvolvimento de câncer. Pacientes com adenoma maior que 1 cm têm quatro vezes mais probabilidade de desenvolverem um câncer em outro sítio dentro de 14 anos (Am J Gastroenterol 1996; 91:448). Displasia grave, a condição precursora de carcinomas, tem mais probabilidade de se desenvolver em pacientes mais velhos e portadores de pólipos grandes e naquelas lesões com grande componente viloso. Um adenoma viloso grande (acima de 1 cm) em um paciente acima de 60 anos tem 50 vezes mais probabilidade de abrigar uma displasia grave que um adenoma tubular pequeno (abaixo de 5 mm) em pacientes jovens (GE 1990; 98:371). Os adenomas não regridem, embora seu crescimento obedeça a taxas altamente variáveis, a maioria permanecendo estável em tamanho. Entretanto, existe uma minoria que cresce à taxa de 2-4 mm por ano (Am J Gastroenterol 1997; 92:1117). Essas lesões levam, provavelmente, a média de dez anos para degenerarem de um adenoma pequeno câncer (GE 1997; 112:594).

Os adenomas se desenvolvem de uma célula primordial monoclonal do epitélio por uma seqüência de mutações nos genes supressores de tumor e pela ativação de genes causadores de câncer (oncogenes) (ver CCR, p. 173). O National Polyp Study, projetado para estudar a vigilância e o desfecho em pacientes com adenomas recentemente descobertos, fornece dados sobre resultados após a polipectomia colonoscópica. Em pacientes com um ou mais adenomas encontrados na colonoscopia inicial, 40% terão adenomas aos três anos de seguimento. Entretanto, adenomas com aspectos patológicos avançados (acima de 1 cm, displasia grave ou câncer) foram encontrados em apenas 3% dos pacientes após três anos e apenas 0,5% eram malignos. A taxa de adenoma avançado foi a mesma para pacientes com duas colonoscopias (1 e 3 anos após o exame inicial) ou colonoscopia única aos três anos (Nejm 1993; 328:901). Quando esses pacientes foram avaliados em média a cada cinco anos e nove meses, observou-se redução de 75-90% na taxa de câncer, comparado àquela em grupos de referência não tratados (Nejm 1993; 329:1977). Ainda não está claro se pacientes com adenomas tubulares pequenos removidos por endoscopia estão em alto risco de desenvolverem CCR no seguimento. Em 776 pacientes com adenomas tubulares pequenos (únicos ou múltiplos) removidos por sigmoidoscopia rígida e acompanhados em média durante 14 anos, o câncer retal desenvolveu-se em apenas quatro pacientes (Nejm 1992; 326:658). Entretanto, no National Cooperative Polyp Study observou-se que a redução significativa na incidência de câncer deveu-se à remoção de **todos** os adenomas. Dada à magnitude na redução de risco observada nesse estudo, parece prudente continuar a pesquisa de pacientes com adenomas tubulares, a menos que evidências mais convincentes de seu baixo rendimento se tornem disponíveis. A recorrência é freqüente (25% em uma série) para pólipos sésseis grandes (acima de 3 cm) e também pode ocorrer após uma inspeção colonoscópica negativa. O carcinoma é comum em recorrências (17%) e o risco de câncer metacrônico é substancial (4%) (Gastrointest Endosc 1992; 38:303).

Sintomas: Em geral, nenhum. Os pólipos maiores podem sangrar e as lesões distais podem sofrer prolapso para fora do reto.

Sinais: FOBT positivo em uma minoria de adenomas.

Evolução Clínica: São poucos os adenomas que se tornam cânceres, com transformação anual estimada para a malignidade de 2,5 cânceres para cada 1.000 pólipos por ano. Levam cerca de dez anos em média para que um adenoma esporádico se torne maligno, se esse for o seu destino. Pacientes com adenomas vilosos, tubulovilosos ou acima de 1 cm têm um risco relativo (RR) de 3,6 de contraírem câncer em 14 anos de seguimento em média (Nejm 1992; 326:658). Essa é a base lógica para a vigilância endoscópica daqueles com adenomas.

Complicações: CCR, sangramento.

Diagnóstico Diferencial: Os adenomas (cerca da metade dos pólipos do cólon) devem ser diferenciados patologicamente de outros pólipos. Esses outros pólipos incluem os hiperplásicos (talvez 30% de todos) que representam lesões não neoplásicas, geralmente com menos de 0,5 cm e freqüentemente no cólon distal. Apêndices ou mucosa redundante são lesões com aparência de pólipos, mas que possuem, histologicamente, mucosa colônica normal. Os lipomas, pólipos juvenis, pólipos inflamatórios, pseudopólipos da DII, lipoma da submucosa, carcinóides, neurofibromas e os pólipos de Peutz-Jeghers completam o diagnóstico diferencial. Alguns pólipos com aparência rudimentar de adenomas benignos acabam sendo diagnosticados como carcinomas (ver Pólipo Maligno na p. 191).

Laboratório: Os adenomas são classificados de acordo com sua histologia. A maioria é tubular, com glândulas compostas de várias estruturas ramificadas. A minoria representa adenomas vilosos (cerca de 10%), com longas glândulas semelhantes a dedos que se projetam da superfície de pólipo para o interior do lúmen intestinal. Essas lesões têm o maior risco de evolução clínica para câncer. Alguns pólipos (cerca de 20-30%)

contêm uma mistura de elementos tubulares e vilosos e são chamados de adenomas tubulovilosos. O patologista normalmente descreverá o grau de displasia na lesão. A displasia grave é o equivalente de carcinoma *in situ*, mas enquanto toda a displasia estiver acima da muscular da mucosa, não haverá desenvolvimento de câncer invasivo (Clin Radiol 1984; 35:425). O tamanho dos pólipos é mais bem estimado quando as lesões estão no cólon que após sua fixação.

Radiografia: O enema baritado (EB) com duplo contraste tem cerca de 50-80% de sensibilidade para pólipos com menos de 1 cm e 70-90% para pólipos acima de 1 cm. Todos os EB positivos e os resultados falsos-positivos (talvez 5%) levam à colonoscopia para polipectomia. O enema baritado não é o teste apropriado para detectar pólipos, a menos que a colonoscopia não esteja disponível ou não possa ser completada. A "colonoscopia virtual", na qual a TC é usada para criar imagens tridimensionais do cólon semelhantes, em aparência, àquelas visualizadas na colonoscopia, é uma tecnologia em evolução clínica. Essa técnica tem alta incidência de resultados falsos-positivos para pólipos (19 falsos-positivos em 87 exames), embora com sensibilidade razoável para pólipos acima de 10 mm (91%) (Nejm 1999; 341:1496). No momento, ela não representa alternativa adequada ou sensível à colonoscopia para a detecção de adenoma, mas os aperfeiçoamentos técnicos e a redução de custo podem alterar esse cenário.

Endoscopia: A colonoscopia é o teste escolhido para detecção e remoção de adenomas. Entretanto, ela ainda apresenta limitações (Am J Gastroenterol 1999; 94:194). As colonoscopias em série demonstram que um examinador experiente perderá 15% dos pólipos abaixo de 10 mm, mas raramente perderá lesões maiores (J Natl Cancer Inst 1990; 82:1769).

Executa-se a polipectomia por meio de várias técnicas. Os pólipos pequenos (abaixo de 5 mm) podem ser removidos com pinça de biópsia. Alguns endoscopistas preferem pinças de eletrocoagulação monopolar *(hot biopsy)* para a remoção de pólipos pequenos. A pinça para eletrocoagulação possui um núcleo isolado para a retirada do espécime, mas fornece corrente elétrica à base do pólipo. Suas principais desvantagens são o risco de remoção incompleta ou uma lesão pelo cautério à parede intestinal, especialmente no cólon direito, onde a parede é fina (Gastrointest Endosc 1988; 34:32). Pólipos pequenos também podem ser removidos laçando-os e removendo-os sem cautério. Pólipos maiores são removidos por eletrocoagulação com laçamento, no qual um fio em alça é enrolado ao redor da base do pólipo, aplicando-se eletrocoagulação (Am J Gastroenterol 1987; 82:615). Pólipos sésseis acima de 1 cm de diâmetro são geralmente removidos em várias laçadas, para minimizar o risco de lesão pelo cautério. Os pólipos maiores são removidos com mais facilidade e segurança após injeção de um coxim de soro fisiológico sob a lesão. Isso cria uma barreira térmica de mucosa colônica inchada com o soro para proteger a parece muscular de lesões decorrentes da corrente elétrica (Am J Gastroenterol 1994; 89:305). As complicações da polipectomia endoscópica incluem perfuração e sangramento. Este último tem mais probabilidade de ocorrer com pólipos grandes. O sangramento pode normalmente ser controlado endoscopicamente, mas pode exigir intervenção cirúrgica. A lesão térmica também pode criar a **síndrome pós-polipectomia** na qual os pacientes desenvolvem dor e peritonite localizada por causa de uma microperfuração ou "queimadura serosa". As perfurações livres exigem cirurgia, mas a maioria dos pacientes com essa síndrome se recupera em alguns dias com antibióticos (Gastrointest Endosc Clin N Am 1996; 6:343).

Tratamento: As diretrizes atuais do ACG para pacientes com pólipos colônicos não-familiares (Am J Gastroenterol 2000; 95:3053) são:

- *Colonoscopia completa e polipectomia endoscópica:* Quando os adenomas são detectados na sigmoidoscopia, geralmente se executa a colonoscopia completa e todos os adenomas são ressecados. Existe uma probabilidade pequena de se encontrar um adenoma avançado ou câncer após execução de colonoscopia para um único adenoma pequeno encontrado na sigmoidoscopia flexível (*flex sig*) em pacientes com risco médio (Ann Intern Med 1998; 129:273). As diretrizes do ACG recomendam que a decisão de realizar colonoscopia completa seja individualizada. Entretanto, dado o benefício da colonoscopia para rastreamento (ver discussão anterior), parece razoável que se proceda dessa forma na maioria das vezes. Pacientes com pólipos hiperplásicos encontrados na sigmoidoscopia estão em risco de 18% de incidência de adenomas no cólon mais proximal, embora esse número seja semelhante em pacientes submetidos à sigmoidoscopia sem qualquer pólipo (GE 1992; 102:317). Portanto, pólipos hiperplásicos na sigmoidoscopia não representam mais indicação para colonoscopia total que a sigmoidoscopia normal. Um paciente com adenoma grande ($\geq$ 2 cm) ressecado deverá submeter-se à colonoscopia em 3-6 meses para assegurar a ressecção completa, e se a ressecção não puder ser completada em 2-3 sessões, então a cirurgia será apropriada.
- *Polipectomia cirúrgica:* Se os adenomas não puderem ser ressecados na colonoscopia, justifica-se a colectomia a menos que o paciente esteja em alto risco cirúrgico. A hemicolectomia laparoscópica assistida pode permitir recuperação mais rápida sem aumento das complicações (Mayo Clinic Proc 2000; 75:344).
- *Seguimento pós-polipectomia:* Executa-se a colonoscopia completa para ressecar todos os adenomas. Se ainda houver dúvida quanto a essa

ressecção completa (por causa de adenomas múltiplos, preparo ou outros fatores técnicos), executa-se um exame de acompanhamento geralmente após um ano. Para pacientes com dois ou menos adenomas tubulares abaixo de 1 cm e sem história familiar de CCR, as novas diretrizes recomendam colonoscopia em cinco anos. Para aqueles com história familiar de CCR, com mais de dois adenomas, com histologia vilosa ou com um adenoma ≥ 1 cm, o primeiro exame de seguimento é feito após três anos. Se negativo, o intervalo de vigilância será subseqüentemente aumentado para cinco anos. O acompanhamento deverá ser individualizado por idade e expectativa de vida do paciente. A ACS sugere um exame aos três anos para todos os pacientes portadores de adenomas (embora isso possa ser retardado para seis anos, quando o adenoma for pequeno e isolado). Um outro exame é recomendado aos três anos para pacientes com adenomas iniciais maiores que 1 cm ou com adenomas múltiplos, ou ainda para aqueles com alterações vilosas ou displasia de alto grau (CA Cancer J Clin 2001; 51:50). Todos os demais casos se enquadram nas diretrizes envolvendo risco médio. As evidências para qualquer exame a realizar nos primeiros três anos após a polipectomia são extrapolação dos estudos observacionais e da opinião de especialistas. No momento, os clínicos gerais usam essas diretrizes como substituto para evidências de melhor qualidade. A melhor base de evidência para a redução de risco está no National Cooperative Polyp Study, no qual a colonoscopia foi feita a cada três anos durante seis anos.

- *Pólipo maligno:* Em termos patológicos, um pólipo é considerado maligno quando o câncer invadiu a muscular da mucosa e a submucosa (Hum Pathol 1998; 29:15). A preocupação com um pólipo maligno é a possibilidade de linfonodos comprometidos serem deixados se a colectomia não for executada. Entretanto, a maioria desses pacientes é curada por polipectomia, desde que o pólipo tenha três características favoráveis: (1) que ele seja completamente excisado e recuperado sem envolvimento da margem cirúrgica; (2) que o câncer não tenha diferenciação insatisfatória e (3) que não exista evidência de invasão linfática ou vascular. Em pacientes com pólipos nessas condições, o risco de doença metastática em pólipos pediculados é de 0,3% (GE 1986; 91:419). Uma vez que a mortalidade da colectomia é geralmente mais alta (0,2% para os muito jovens, 4,4% para aqueles acima de 70 anos, média geral de 2%), esses pacientes não são operados e comportam-se geralmente bem. O sítio do pólipo é inspecionado em três meses, para assegurar que a excisão foi completa, e a seguir o paciente retorna para a vigilância-padrão de adenoma (Am J Gastroenterol 2000; 95:3053). Em pólipos sésseis com as características favoráveis anteriormente descritas, o risco pode chegar a 4%, de modo que a colectomia será apropriada se o paciente não estiver em risco indevido. Entretanto, os dados são menos claros para pólipos malignos sésseis, uma vez que não são muitas as lesões malignas sésseis significativas ressecadas e acompanhadas. As grandes lesões do reto devem ser deixadas aos cuidados do cirurgião, que tem mais chance de removê-las completamente e suficientemente intactas, para se determinar se a polipectomia por si só é curativa (Endoscopy 1993; 25:469).

5.3 SÍNDROME DO CÂNCER DE CÓLON HEREDITÁRIO SEM POLIPOSE (HNPCC)

Jama 1997; 277:915

Causa: Mutação hereditária de genes de reparo de DNA.

Epidemiologia: Aparecimento do câncer por volta dos 44 anos de idade. Sem preferência de sexo. Cerca de 4% dos CCR estão relacionados à HNPCC.

Fisiopatologia: A **definição** técnica de HNPCC (critérios de Amsterdã) é a de que se trata de uma forma herdada de CCR que pode ser identificada quando: (1) três ou mais parentes têm CCR e um deles é parente de primeiro grau dos outros dois, (2) o câncer envolve duas gerações e (3) um dos casos tenha ocorrido antes dos 50 anos de idade (Dis Colon Rectum 1991; 34:424). Além disso, algumas famílias apresentam doenças malignas herdadas do endométrio, intestino delgado, ovário, pâncreas, estômago e vias biliares, além de carcinoma de células escamosas de transição do ureter e da pelve renal (GE 1993; 104:1535). A aplicação estrita dessa definição significará a exclusão de alguns pacientes portadores da doença (como definido pelo defeito genético). Pode-se suspeitar também de defeito genético quando um indivíduo tem câncer antes dos 30 anos, quando os critérios de idade não são cumpridos, quando um paciente apresenta vários cânceres primários e quando um paciente abaixo de 50 anos possui um parente de primeiro grau com CCR. As famílias com casos apenas de CCR são geralmente conhecidas como portadoras da síndrome de Lynch I e as com cânceres extracolônicos associados como Lynch II.

A patogênese do HNPCC tornou-se suspeita quando os tumores desses pacientes mostraram alteração disseminada em seqüências curtas e repetitivas de DNA, chamadas de instabilidade de microssatélites. Esse cenário sugeriu que erros de replicação ocorreram no desenvolvimento do tumor e levaram à identificação de mutações em vários genes que normalmente funcional no reparo do DNA (Curr Gastro Rep 1999; 1:449). As mutações de quatro genes: MSH2, MLH1, PMS1 e PMS2 são responsáveis por 73% dos casos de HNPCC. Muitas mutações já foram identificadas, mas muitas ainda permanecem desconhecidas. Esses defeitos são herdados de modo autossômico dominante, embora nem todos os pacientes que herdam os genes desenvolvam câncer (penetrância incompleta). Pacientes com HNPCC não possuem grande número de adenomas, mas quando presentes ocorrem na juventude, têm mais probabilidade de serem vilosos e evoluem para câncer a uma taxa muito mais rápida que os adenomas esporádicos (Gut 1992; 33:783). Cerca de 70% dos cânceres ocorrem em área proximal à flexura esplênica.

A **síndrome de Muir-Torre** (adenomas sebáceos, carcinomas sebáceos, queratoacantomas múltiplos e adenomas colônicos) é uma variante da HNPCC (Am J Gastroenterol 1998; 93:1572).

Sintomas/Sinais: Semelhante ao CCR esporádico (p. 173).

Evolução Clínica: O risco de CCR é de 75% por volta dos 65 anos. O risco de câncer metacrônico é de 50% aos 15 anos. O risco de câncer endometrial é de 40% por volta dos 70 anos. RR = 3,5 para câncer de ovário (Jama 1997; 277:915).

Complicações: Câncer extracolônico.

Diagnóstico Diferencial: Na ausência de um marcador de diagnóstico específico, o diagnóstico é normalmente feito pelo uso de critérios clínicos descritivos. A HNPCC deve ser diferenciada da adenomatose poliposa familiar (o que é fácil de se fazer com base no número de pólipos), da APF atenuada e de outras síndromes de polipose (ver adiante). Na verdade, a maioria dos casos de HNPCC passa despercebida, não por causa da dificuldade de distinção da doença com relação a outras síndromes de polipose raras, mas porque a maioria dos médicos desconhece sua existência.

Laboratório: Já existem disponíveis testes genéticos. Em laboratórios comerciais, o DNA do probando é avaliado por várias técnicas quanto a mutações em MSH2 e MLH1. Ao se identificar uma mutação, então os parentes podem ser testados. Se um parente apresentar resultado positivo, ele ou ela estarão na faixa de alto risco (80% de chance de câncer). Se um parente foi negativo com probando positivo, ele ou ela estarão em risco médio. Se o probando apresentar resultado negativo ou ambíguo, a verificação genética para o resto da família não terá nenhum significado, pois o probando provavelmente possui uma mutação que não pode ser identificada pelo teste. É obrigatório o aconselhamento genético sobre as conseqüências positivas e negativas de um teste positivo ou negativo (Am J Gastroenterol 1999; 94:2344).

Endoscopia: A colonoscopia é o teste de escolha para portadores de genes suspeitos. A sigmoidoscopia é inadequada, pois, diferentemente dos pacientes com APF, aqueles portadores de HNPCC possuem poucos pólipos e tendência à doença do lado direito.

Tratamento: As recomendações para o tratamento da HNPCC foram elaboradas pelo Cancer Genetic Consortium (um painel de especialistas) e resumidas (Jama 1997; 277:915). Devido ao alto risco de desenvolvimento de um segundo câncer posteriormente (CCR metacrônico), a operação escolhida para pacientes com CCR em um parentesco por HNPCC é a colectomia subtotal com anastomose ileorretal. Esse procedimento fornece resultado funcional excelente, mantendo um segmento curto de cólon/reto que pode ser facilmente vigiado quanto a novos adenomas. Os dados para recomendação a favor ou contra a histerectomia profilática e ooforectomia, seja à época da colectomia ou em outra ocasião, ainda são insuficientes. Os intervalos típicos de 3-5 anos para rastreamento de pólipos adenomatosos são inadequados para pacientes com HNPCC, pois o câncer se desenvolve, com freqüência, dentro de 3-5 anos da colonostomia (10% aos cinco anos) (Gut 1992; 33:783; Am J Gastroenterol 1994; 89:1978). O CCR tem sido informado dentro de 1-2 anos dos exames de rastreamento. Com base em evidências de um estudo observacional, a recomendação da AHCPR é a da realização da colonoscopia a cada 1-2 anos a partir dos 20-30 anos, anualmente ou a cada dois anos até os 40 anos e daí em diante anualmente (GE 1997; 112: 594). O rastreamento para câncer endometrial é mais incerto. Com base em "opiniões de especialistas" tem sido proposta a realização de ultrassonografia transvaginal ou aspiração endometrial a partir dos 25 e 35 anos, mas não há comprovação de benefícios e não se conhece a sensibilidade (Jama 1997; 277:915). Mesmo em parentescos conhecidos, é comum a falha no controle do câncer, por causa de problemas envolvendo o conhecimento do médico sobre as diretrizes de tratamento da HNPCC e os problemas com a obediência do paciente à terapia (Am J Gastroenterol 1999; 94:2344; Dis Colon Rectum 1993; 36:254).

5.4 POLIPOSE ADENOMATOSE FAMILIAR (PAF) E SÍNDROMES RELACIONADAS

Mayo Clin Proc 2000; 75:57; Brit J Surg 1994; 81:1722

Causa: Mutação do gene da polipose adenomatosa familiar (PAF).

Epidemiologia: Freqüência de mutação genética 1:5.000 a 1:25.000. Prevalência de 1:24.500 a 1:43.000. A herança autossômica dominante resulta em incidência igual para ambos os sexos. Observada em todos os grupos raciais e étnicos.

Fisiopatologia: (Q J Med 1995; 88:853). Na PAF, o paciente herda uma cópia normal do **gene da PAF** e uma cópia mutante. Essa mutação pode ser herdada de um dos pais em padrão autossômico dominante, ou pode ser o primeiro com a mutação na linha germinativa (e não possui história familiar positiva, como ocorre em 30% dos casos). Em 80% dos pacientes, essa mutação pode ser identificada. Nos indivíduos mais afetados, a mutação *frameshift* (inserção ou deleção de um ou mais nucleotídeos, alterando a leitura do código genético) ou a mutação *nonsense* (códon alterado sinalizando o término da cadeia) resultam na produção de uma "proteína truncada" que pode ser detectada no laboratório. A expressão do gene da PAF normal parece importante na morte programada das células (apoptose). A doença resulta quando o gene normal (ou "selvagem") do paciente sofre mutação de modo que as células passam a ter duas cópias defeituosas, uma mutação na linha de germinação e uma adquirida ("somática"). Muitas mutações já foram descritas e as variações na natureza da mutação são parcialmente responsáveis por quatro expressões diferentes de fenótipo da mutação do gene da PAF: PAF clássica, síndrome de Gardner, síndrome de Turcot e PAF atenuada.

Na **PAF clássica**, os pacientes desenvolvem centenas de adenomas quase sempre detectáveis por volta dos 35 anos e que resultam universalmente em câncer por volta dos 50 anos. Os adenomas são raros antes dos 12 anos. A hipertrofia congênita do epitélio do pigmento da retina é freqüentemente observada e já foi usada em análises de *pedigree*. Os adenomas são visto no estômago e no duodeno, especialmente na área periampular, e entre 5-8% dessas lesões evoluirão para câncer. Os pólipos hiperplásicos do estômago e os cistos glandulares fúndicos são comuns. Os tumores desmóides ocorrem em 4-15% e representam tumores fibrosos benignos que são a principal causa de morbidade pelo efeito de massa intra abdominal sobre o intestino e os vasos. Os tumores da tireóide (carcinoma papilar, geralmente em mulheres) e os hepatoblastomas (faixa etária entre 1 e 6 anos; ocorre em menos de 0,5%) estão associados, embora não sejam comuns. Os adenomas podem ocorrer no íleo após anastomose ileoanal.

Na **síndrome de Gardner**, os pacientes apresentam polipose adenomatosa associada a osteomas múltiplos, cistos epidermóides, tumores desmóides e dentes supranumerários, além de outras anormalidades dentárias. Às vezes, uma PAF simples e a síndrome de Gardner coexistem na mesma família. Pacientes com a **síndrome de Turcot** são portadores de polipose com tumores do sistema nervoso central (SNC), especialmente glioblastomas e meduloblastomas. A **PAF atenuada** é uma síndrome na qual são encontrados menos de 100 pólipos, os sintomas extracolônicos são comuns e existe grande variação no número de pólipos em uma mesma família.

Sintomas: Os sintomas típicos são sangramento pelo reto, diarréia, obstrução e dor abdominal vaga. Com freqüência, os pacientes mostram-se assintomáticos até se apresentarem com câncer.

Sinais: FOBT positivo, massas originárias de tumores desmóides no abdome, hipertrofia congênita do epitélio do pigmento da retina (ver anteriormente), massas mandibulares, cistos epidermóides.

Evolução Clínica: Os pólipos desenvolvem-se geralmente no final da adolescência e entre 20-30 anos de vida. A lesão antes dos dez anos ou após os 50 anos não é comum. Em pacientes não tratados, o câncer geralmente se desenvolve aos 30 anos, com a morte por volta dos 42 anos. As causas comuns de morbidade em pacientes submetidos à proctocolectomia são a malignidade GI superior, desmóides e complicações operatórias. A proporção de pacientes vítimas fatais do CCR diminuiu, mas esse tumor ainda é a causa mais comum de morte (Dis Colon Rectum 1996; 39:384), parcialmente porque mais de 20% dos pacientes não têm história familiar e, portanto, não são submetidos à triagem e também porque os indivíduos em risco geralmente atrasam a cirurgia ou a triagem por razões sociais (Brit J Surg 1997; 84:74). O câncer duodenal ocorre em 5% (Brit J Surg 1998; 85:742).

Complicações: Sangramento ou obstrução decorrentes do câncer. Efeito de massa dos desmóides. Cânceres extracolônicos.

Diagnóstico Diferencial: Em sua apresentação clássica, a PAF não é difícil de se diagnosticar, uma vez feita a sigmoidoscopia. A forma atenuada, com menos de 100 pólipos, pode provocar confusão diagnóstica.

Laboratório: A verificação genética deverá ser oferecida aos pacientes em risco e àqueles com pólipos múltiplos, para permitir que o paciente em risco determine se carrega o gene e planeje o tratamento adequadamente. Esse procedimento também traz alívio aos que não carregam o gene da doença. As desvantagens são os possíveis efeitos nas condições de emprego e possibilidade de seguro, e a "sensação de culpa do sobrevivente" naqueles que apresentarem resultados negativos para o gene (Am J Gastroenterol 1999; 94:2344). A verificação começa pela busca da proteína truncada (Nejm 1993; 329:1982) produzida pelo gene mutante da FAP (o chamado teste da proteína truncada [PTT]). Se o teste for positivo em um parente (como ocorre em 80% das famílias), então o parente terá a doença. Nem todas as mutações da PAF resultam em proteína truncada. Portanto, se o teste for negativo, um membro da família afetada precisará submeter-se ao teste para verificar se esse parentesco forma essa proteína. Somente se uma proteína truncada for encontrada em um membro afetado da família, esse teste terá um negativo confiável. Para as famílias que não formam essa proteína, a análise de ligação (exigindo pelo menos dois outros membros da família) poderá ser executada, com 95% de sensibilidade.

Endoscopia: Achados dramáticos de centenas a milhares de pólipos adenomatosos no cólon. A endoscopia digestiva alta (EDA) pode evidenciar um adenoma ampular.

Tratamento:

- *Cirurgia:* Deverá ser executada quando o paciente estiver no final da adolescência e são três as opções: (1) proctocolectomia total com ileostomia à Brooke, (2) colectomia subtotal com anastomose ileorretal e (3) proctocolectomia total com anastomose ileoanal (Surg Oncol Clin N Am 1996; 5:675). A ileostomia não é amplamente escolhida por pacientes jovens. A anastomose ileorretal tem a vantagem de baixa morbidade, com excelente resultado funcional e sem disfunção sexual, mas tem a desvantagem da necessidade vitalícia de vigilância e risco de câncer retal fatal. A anastomose ileoanal elimina o risco de CCR, mas os resultados funcionais (escope de fezes, freqüência das evacuações, evacuação noturna) não são tão satisfatórios (Ann Surg 1999; 230:648). A conversão posterior para anastomose ileoanal está associada à morbidade substancial (Dis Colon rectum 1999; 42:903). A maioria dos autores prefere a anastomose ileoanal (Ann Surg 1997; 226:514). Se o reto for poupado, o seguimento pós-operatório será difícil, pela dificuldade de se diferenciar pequenos cânceres de adenomas recorrentes e também devido a problemas de aderência ao tratamento. As taxas de câncer retal pós-cirúrgico variam amplamente, de 7-32% (Gastrointest Endosc Clin N Am 1997; 7:111).

- *Rastreamento de pacientes em risco:* (Mayo Clin Proc 2000; 75:57). Os pacientes em risco deverão submeter-se ao teste genético. Se a verificação for positiva, a sigmoidoscopia anual começará aos dez anos de idade, sendo realizada até que os adenomas sejam detectados e excisados cirurgicamente, ao final da adolescência. A triagem para hepatoblastoma é uma opção até os seis anos de idade. Os pacientes deverão submeter-se a exames anuais da tireóide. Naqueles com verificação genética duvidosa, a sigmoidoscopia anual deve começar aos dez anos, ter freqüência reduzida até os 25 e continuar até os 50 anos. Se o teste genético for inequivocamente negativo, a sigmoidoscopia ainda será sugerida durante alguns anos, devido à possibilidade de erro de laboratório.

- *Rastreamento pós-colectomia:* Se a anastomose retal for executada, a retoscopia a cada seis meses será obrigatória. Caso a proctocolectomia seja executada, a bolsa ileal será examinada em busca de adenomas a cada 3-5 anos. A EDA com visualização frontal e lateral (para detectar adenomas ampulares) será realizada começando aos 25 anos e a cada 1-5 anos e daí em diante, dependendo dos achados (Brit J Surg 1998; 85:742).

5.5 SÍNDROME DE PEUTZ-JEGHERS

Am J Gastroenterol 2000; 95:596; Lancet 1999; 353:1211

Causa: Mutação da linha germinativa em STK11, uma cinase serina/treonina, cuja função normal ainda não foi totalmente caracterizada (Nat Gent 1998; 18:38; Nature 1998; 391:184). O aumento da suscetibilidade decorre do defeito na linha germinativa e os pólipos desenvolvem-se quando ocorrer a mutação somática na cópia normal do gene do genitor não afetado.

Epidemiologia: Desordem rara, com taxa estimada de mutação de 1/200.000. Herdada como traço autossômico dominante. Sem predileção por sexo. Em geral, apresenta-se clinicamente na primeira ou segunda décadas de vida.

Fisiopatologia: A síndrome é definida pela presença de pigmentação de melanina característica na pele e mucosas, associada à polipose gastrointestinal. Os pólipos são hamartomatosos (crescimentos aberrantes, porém não-neoplásicos de tecido apropriado ao sítio) e ocorrem em todo o intestino. São mais freqüentes no intestino delgado, menos freqüentes no estômago e cólon. Os pólipos causam sintomas por obstrução, intussuscepção, prolapso ou sangramento.

A associação dessa síndrome com **malignidade** está bem estabelecida, apesar do fato de os pólipos não serem neoplásicos. A dificuldade de se determinar essa associação deve-se, em parte, à heterogeneidade dos aspectos clínicos em parentescos diferentes. Em uma série recente, o RR para câncer de qualquer tipo foi de 19 para mulheres e de seis para os homens, com RR 20 vezes maior para cânceres de mama e ginecológico (Ann Intern Med 1998; 128:896). O câncer do pâncreas em idade precoce e o raro tumor de Sertoli dos testículos são cânceres associados (Brit J Surg 1995; 82:1311).

Sintomas: Dores abdominais tipo cólica decorrentes da intussuscepção, sangramento retal (80%), hematêmese (10%) e extrusão anal de pólipos (Lancet 1999; 353:1211).

Sinais: Manchas de melanina características, descritas como sardas pequenas, de coloração marrom a azul-escuro, com poucos milímetros de diâmetro e encontradas com mais freqüência nos lábios e na mucosa bucal. Elas também aparecem nas palmas das mãos e planta dos pés, podendo clarear com a idade e variar significativamente em intensidade em alguns parentescos.

Evolução Clínica: Evolução clínica maligna, com obstrução, sangramento e malignidade excessiva, mas a morbidade está diminuindo com o tratamento eficaz de gerações mais recentes (Lancet 1999; 353:1211).

Diagnóstico Diferencial: A combinação de lesões cutâneas pigmentadas e a histologia dos pólipos geralmente não deixam dúvidas quanto ao diagnóstico.

Radiografia: A radiografia contrastada do intestino delgado (SBFT) é valiosa para identificar pólipos e planejar a intervenção cirúrgica apropriada.

Endoscopia: A endoscopia revela pólipos que variam de milímetros a muitos centímetros, normalmente lobulados. A histologia mostra um núcleo de fibras de musculatura lisa da muscular da mucosa estendendo-se para cima e para o interior da mucosa, em um padrão de ramificação que dá aos pólipos a aparência lobulada. Eles se apresentam revestidos de mucosa normal. Observa-se um padrão de pseudo-invasão, no qual forças mecânicas dirigem os elementos normais da mucosa para a submucosa, onde revestem espaços císticos cheios de mucina (Lancet 1999; 353:1211).

Tratamento: O objetivo é remover os pólipos para prevenir os sintomas e reduzir o risco de malignidade. O maior problema é representado pelos pólipos do intestino delgado que ficam fora do alcance do endoscópio. Todos os pólipos acima de 1,5 cm são removidos, em geral com laparotomias freqüentes e endoscopia intra-operatória. As diretrizes de vigilância (EDA a cada dois anos, SBFT a cada dois anos, rastreamento para cânceres de mama, gonádico e pancreático) foram publicadas, mas sua eficácia ainda não foi comprovada (Am J Gastroenterol 2000; 95:596).

5.6 PÓLIPOS JUVENIS E POLIPOSE JUVENIL

Brit J Surg 1995; 82:14

Causa: Até o momento, duas mutações foram identificadas como associadas a essa doença autossômica dominante. As mutações no gene que codifica a proteína chamada PTEN (Nat Genet 1998; 18:12) e as mutações no gene supressor tumoral SMAD4 (uma mutação comum observada em tumores pancreáticos) parece criar alterações no terreno do crescimento das células epiteliais (Curr Gastro Rep 1999; 1:449).

Epidemiologia: Essa desordem é muito rara. Em registros de polipose, ela é menos comum que a PAF. Assim, a freqüência do gene é provavelmente menor que 1:50.000. Não há preferência por sexo.

Fisiopatologia: O pólipo juvenil é hamartomatoso (não-neoplásico), caracterizado por espaços císticos dilatados e revestido de epitélio colunar, com uma lâmina própria inflamatória. Os pólipos juvenis solitários ocorrem em 1% das crianças. Deve-se suspeitar de polipose juvenil quando: (1) mais de 3-10 pólipos juvenis forem encontrados no cólon

(Arch Dis Child 1991; 66:971), (2) pólipos juvenis forem encontrados em todo o tubo digestivo, ou (3) um pólipo juvenil for encontrado em um paciente com história familiar de polipose juvenil. A síndrome pode se apresentar de forma grave na infância, mas ficar limitada ao cólon, ou envolver o estômago e os intestinos. Os pacientes desenvolvem pólipos múltiplos, que podem obstruir ou sangrar, mas a preocupação principal é o risco de CCR associado. Um estudo descreveu a incidência de 18% de CCR por volta dos 37 anos. O risco cumulativo vitalício de CCR é de aproximadamente 50%. É possível que o câncer se origine do desenvolvimento de displasia adenomatosa em um pólipo juvenil (Cancer 1991; 68:889) ou de adenomas sincrônicos. Observa-se maior incidência de outros cânceres gastrointestinais, especialmente do estômago. A história familiar está presente em 20-50% dos casos e presumivelmente a maioria dos outros represente novas mutações na linha germinativa. Várias manifestações extracolônicas já foram descritas em relatos de caso, e parece provável que exista heterogeneidade genética significativa na síndrome, que é autossômica dominante com penetrância variável.

Sintomas: Sangramento, diarréia ou obstrução causada pelos pólipos.

Sinais: Pólipos retais em prolapso, freqüentemente positivos para FOBT.

Evolução Clínica: Altamente variável, dependendo do número de pólipos. Risco de câncer, como anteriormente comentado.

Diagnóstico Diferencial: Uma vez disponível a histologia, o principal ponto de diferenciação é a polipose esporádica *vs*. familiar.

Radiografia: Constatação de pólipos no EB ou na radiografia contrastada do intestino delgado e trato gastrointestinal superior, mas se prefere a endoscopia.

Endoscopia: A colonoscopia revela pólipos vermelhos, esféricos ou lobulados, de cinco milímetros a vários centímetros e freqüentemente com pedículo.

Tratamento: Para pacientes com muitos pólipos colônicos que não conseguem ser eliminados com sucesso, recomenda-se a cirurgia. Alguns autores são mais agressivos e sugerem uma abordagem cirúrgica para todos os pacientes, dada à taxa cumulativa de 50% de CCR (J Am Coll Surg 1995; 181:407). Outros acreditam que a colectomia não é apropriada se o cólon puder ser limpo e o paciente obedecer ao seguimento (Arch Dis Child 1991; 66:971). A anastomose ileorretal é a abordagem mais comum, mas alguns defendem a anastomose ileoanal, em virtude das recorrências de pólipos no reto e da necessidade de vigilância no futuro (J Am Coll Surg 1995; 181:407). Existem poucos dados para orientar os intervalos do rastreamento endoscópico. Uma abordagem recomenda a colonoscopia anual até que o paciente apresente dois exames negativos seguidos pela extensão do intervalo do exame (Gastrointerest Endosc 1993; 39:561). O tubo digestivo superior também deverá ser pesquisado, com intervalos de 3-5 anos, se o exame for negativo.

5.7 SÍNDROMES DIVERSAS DE POLIPOSE

Nejm 1994; 331:1694

Doença de Cowden: Também conhecida como síndrome de hamartomas múltiplos, essa doença se caracteriza por triquilemomas faciais e outras pápulas mucocutâneas, doença fibrocística da mama, bócio, câncer da tireóide e múltiplos pólipos hamartomatosos do trato gastrointestinal de várias histologias. Os pólipos são incidentais e não existe risco associado de malignidade gastrointestinal.

Neurofibromatose: Neurofibromas submucosos que podem causar dor ou sangramento podem ser vistos em todo o tubo digestivo (Jama 1997; 278:51).

Síndrome de Ruvalcaba-Myhre-Smith: Macrocefalia, lesões penianas pigmentadas e hamartomas do tubo digestivo (Pediatr Dermatol 1988; 5:28).

Síndrome da Polipose de Devon: Pólipos fibróides inflamatórios recorrentes exigindo cirurgia (Gut 1992; 33:1004).

Neoplásicos

5.8 TUMORES CARCINÓIDES DO TUBO DIGESTIVO

Nejm 1999; 340:858, Lancet 1998; 352:799

Epidemiologia: A incidência é baixa, entre 0,5/100.000 e 2,1/100.000 (Dis Colon Rectum 1997; 40:349; Cancer 1997; 79:813).

Fisiopatologia: Os carcinóides surgem de células neuroendócrinas e contêm grânulos ricos em hormônios e aminas biogênicas. Acredita-se que os metabólitos de serotonina e outros hormônios sejam responsáveis pela **síndrome carcinóide** na qual existe rubor episódico, broncoespasmo, diarréia e, por fim, uma doença cardíaca valvular do lado direito. A síndrome carcinóide é vista somente em pacientes com metástases hepáticas que permitem a liberação de hormônios diretamente na circulação sistêmica, sem metabolismo hepático de primeira passagem. Várias quininas, prostaglandinas, gastrina, somatostatina, glucagon e outras substâncias podem ser liberadas dos tumores e o perfil varia de acordo com o sítio anatômico (Dis Colon Rectum 1997; 40:349). A serotonina é metabolizada em ácido 5-hidroxi indolacético (5-HIAA) que pode ser detectado na urina como marcador do tumor. Os carcinóides podem ocorrer em vários sítios e podem ser visualizados como parte da síndrome MEN-1 (Ann Intern Med 1998; 129:484). Os **carcinóides gástricos** são normalmente associados à gastrite atrófica e apresentam-se como lesões menores no corpo ou fundo, encontrados na endoscopia por dores não-específicas. Eles também podem ser vistos na síndrome de Zollinger-Ellison (p. 115) e esporadicamente. Somente as lesões esporádicas têm alta incidência de metástases e de síndrome carcinóide. Os **carcinóides do intestino delgado** surgem normalmente no íleo distal e apresentam-se com obstrução ou dor. Essas lesões podem ser multicêntricas e estão freqüentemente associadas à síndrome carcinóide. Os **carcinóides apendiculares** normalmente se apresentam como achados incidentais de apendicectomia. Em 95% dos casos eles possuem menos de 2 cm de tamanho e não formam metástases. Lesões maiores podem formar metástases e provocar a síndrome carcinóide. Os **carcinóides colônicos** normalmente se apresentam mais tarde como grandes massas colônicas do lado direito (Dis Colon Rectum 1994; 37:482) e a síndrome carcinóide ocorre em menos de 5% dos casos. Os **carcinóides do reto** são encontrados com freqüência na endoscopia (Dis Colon rectum 1992; 35:717). Eles contêm glucagon em vez de serotonina e raramente produzem síndrome carcinóide.

Sinais/Sintomas: Sintomas de dor ou de obstrução podem ser visualizados do efeito de massa do tumor ou das metástases. A maioria dos outros sintomas relaciona-se à **síndrome carcinóide**. O rubor é observado em 90% dos casos. No carcinóide gástrico, esse sintoma é representado por uma coloração púrpura prolongada que se manifesta em área extensa da face e do pescoço. Em carcinóides menores do intestino, o rubor tem coloração róseo-avermelhada e é de curta duração. Outras manifestações incluem a diarréia secretora (70%), dor abdominal (40%), telangiectasia (25%), broncoespasmo (15%) e doença cardíaca valvular (acima de 30%).

Evolução Clínica: No momento do diagnóstico, cerca de 45% dos pacientes apresentam-se com metástases. A sobrevida em cinco anos independente do sítio é de 50%, mas é mais alta para carcinóides apendicular e do reto (Cancer 1997; 79:813). A evolução clínica da doença metastática varia muito, com alguns pacientes apresentando uma sobrevida de muitos anos livre dos sintomas.

Complicações: Síndrome carcinóide (ver anteriormente). A doença cardíaca carcinóide atinge dois terços dos pacientes com essa síndrome (Nejm 1999; 340:858). O espessamento fibrótico do endocárdio provoca retração das cúspides das válvulas no coração direito, resultando em regurgitação tricúspide ou, menos freqüentemente, em estenose. Também menos freqüente é a regurgitação/estenose das valvas pulmonares ou localizadas do lado esquerdo. (Circulação 1993; 87:1188). A causa é desconhecida e o resultado é a deficiência de niacina (pelagra, dermatite, diarréia, demência), pois o triptofano precursor é consumido pelo tumor.

Diagnóstico Diferencial: Em geral, o diagnóstico é considerado pelos sintomas sugestivos da síndrome carcinóide. O diferencial é amplo, dependendo dos sintomas que se manifestarem.

Laboratório: Urina de 24 horas para 5-HIAA é um teste específico para carcinóide (se o nível estiver acima de 100 μmol/24 horas), embora exija várias restrições dietéticas e medicamentosas para um resultado preciso (Lancet 1998; 352:799).

Radiografia: A investigação por TC com e sem contraste é usada para detectar metástases hepáticas. A cintilografia com octreotide marcado pode ser usada para detectar metástases antes da operação, pois a substância adere aos receptores de somatostatina nas células do tumor (Nejm 1990; 323:1246). Histologicamente, esses tumores possuem células pequenas, com núcleos bem arredondados, que são coradas com cromato e com prata. Os corantes imunoquímicos são diagnósticos por confirmarem o teor hormonal do tumor.

Endoscopia: Este é o melhor teste para detecção de lesões gástricas e intestinais dentro do alcance do endoscópio.

Tratamento: Os carcinóides apendiculares menores de 2 cm são tratados por apendicectomia. Os maiores ou com extensão para a base do apêndice são tratados com hemicolectomia direita. Os carcinóides do reto são geralmente tratados com excisão local se tiverem menos de 1 cm e com ressecção se acima de 2 cm. A abordagem para lesões entre 1-2 cm é individualizada, pois ainda não está claro que a ressecção seja melhor que a excisão local para esse grupo. Lesões do intestino delgado são tratadas com ressecção. Pequenas lesões gástricas podem ser excisadas por endoscopia e as lesões maiores são ressecadas.

Na **síndrome carcinóide**, os pacientes deverão evitar álcool, alimentos apimentados e exercícios, que podem precipitar as crises. O octreotide, um análogo sintético da somatostatina, injetado duas vezes ao dia, inibe a liberação de serotonina e é eficaz em 70-90% dos pacientes, desde que sejam usadas doses adequadas (Aliment Pharmacol Ther 1995; 9:387). Um análogo de atuação prolongada, o lanreotide, mostrou eficácia similar em um estudo de pequeno porte e é injetado somente a cada dez dias (Cancer 2000; 88:770). Metástases hepáticas podem ser ressecadas em pacientes selecionados com alívio dos sintomas a longo prazo (Am J Surg 1995; 169:36). A oclusão da artéria hepática (por embolização ou cirurgia) pode ter benefício a curto prazo (vários meses) na doença não-ressecável. Pode haver benefício em se adicionar a quimioterapia para prolongar a resposta (Na Intern Med 1994;120: 302). O transplante para carcinóide metastático apresentou uma taxa surpreendente de 69% de sobrevida em cinco anos em uma série francesa recente (Ann Surg 1997; 225:355). A quimioterapia é desanimadora e a experiência com radioterapia é limitada (Nejm 1999; 340:858). O tratamento voltado para receptores de somatostatina está sendo investigado (Lancet 1998; 351:417).

6 Distúrbios Infecciosos do Intestino

Comentário: As causas mais freqüentemente encontradas para a diarréia são resumidas a seguir. A discussão sobre o diagnóstico diferencial pode ser encontrada em diarréia aguda (p. 19) ou em diarréia crônica (p. 22), que descrevem as medidas gerais de suporte para a doença. Para revisão geral, consulte (Dis Mo 1999; 45:268) ou (Am Gastroenterol 1993; 88:1667).

6.1 COLITE POR *CLOSTRIDIUM DIFFICILE* E DIARRÉIA ASSOCIADA A ANTIBIÓTICOS

Am J Gastroenterol 1997; 92:739; BMJ 1995; 310:1375

Causa: *Clostridium difficile,* um bacilo anaeróbio e formador de esporos.

Epidemiologia: A incidência dessa doença vem crescendo de maneira uniforme, provavelmente como resultado da melhor detecção e conscientização dos médicos. A desordem é mais comum nos idosos (embora não seja mais grave nessa população [Am J Gastroenterol 1999; 94:3263]), pacientes renais, pacientes cirúrgicos, portadores de DII (Gut 1983; 24:713) e naqueles com neoplasias malignas. A taxa de portadores na Europa e EUA é de 0-3% em adultos sadios e de 35-65% em neonatos sadios. O bacilo é adquirido com freqüência no ambiente hospitalar, pela ingestão dos esporos. Estes resistem à digestão e tornam-se vegetativos ao atingirem o cólon, transformando os pacientes em reservatórios da doença. Os organismos podem ser isolados de muitas superfícies nos locais de cuidados clínicos, e são transmitidos pelas mãos de profissionais de saúde ou pelos estetoscópios (J Antimicrob Chemoter 1998; 41[suppl C]:59).

Fisiopatologia: A diarréia associada a antibióticos é um quadro leve, autolimitado e de mecanismo desconhecido, provocado por muitos antibióticos, cessando com a suspensão dos medicamentos e que não causa danos estruturais ao cólon. O *C. difficile* provoca desde uma diarréia sem colite macroscópica evidente até formas mais graves associadas à alterações inflamatórias na mucosa colônica. Antes da descoberta desse organismo, esta moléstia era chamada de colite pseudomembranosa, por causa dos achados endoscópicos e histológicos, e acreditava-se ser provocada pelo *Staphylococcus aureus*. A descoberta de que 10% dos pacientes tratados com clindamicina desenvolveram colite pseudomembranosa levou à descoberta de que as toxinas produzidas pelo *C. difficile* são a causa da doença (BMJ 1995; 310:1375). O uso de antibióticos de amplo espectro é o elemento que desencadeia a grande maioria dos casos de colite por *C. difficile*. As alterações na flora intestinal normal parecem favorecer a proliferação do organismo, que é freqüentemente adquirido do meio ambiente como infecção hospitalar. Quando um paciente colonizado é exposto a esses antibióticos, ocorre um rápido supercrescimento desses organismos. Quase todos os antibióticos têm sido implicados no desenvolvimento da doença, incluindo clindamicina, as penicilinas, cefalosporinas, quinolonas, eritromicina, tetraciclinas e sulfonamidas. Doses elevadas de medicamento, cursos prolongados de tratamento e, especialmente, quando são usados antibióticos combinados, têm maior probabilidade de provocar a doença.

O *C. difficile* provoca a colite pela produção das toxinas A e B no lúmen do cólon. A toxina A provoca uma reação inflamatória e a secreção de fluidos. A toxina B é uma citotoxina potente em culturas de tecidos, mas não enterotoxigênica em cobaias animais (Nejm 1994; 330:257). Vários outros fatores de virulência podem ser importantes na promoção da colonização e na destruição dos tecidos (J Antimicrob Chemother 1998; 41 [suppl C]:13). Deve-se destacar que entre 5-25% das cepas não produzem toxina nem causam diarréia.

Sintomas: Os pacientes com doença leve normalmente se apresentam com início súbito de diarréia aquosa durante ou logo após um curso de antibióticos. Entretanto, pode haver atraso de muitas semanas entre o uso do medicamento e o início dos sintomas. Aqueles com doença mais grave podem apresentar diarréia grave, dor abdominal intensa e febre.

Sinais: Na doença leve pode haver sensibilidade abdominal leve ou fezes com FOBT positivo. Nos quadros mais graves observam-se febre, sinais de depleção de volume, delírio e distensão abdominal. Os sinais peritoneais localizados são comuns na doença grave e normalmente melhoram com tratamento apropriado. Um pequeno subgrupo apresentar-se-á com colite fulminante envolvendo dilatação tóxica, peritonite difusa ou sinais de perfuração.

Evolução Clínica: A recidiva é freqüente, ocorrendo em 15-35% dos pacientes (média de 20%). A maioria dos que recebem tratamento melhora dentro de 2-3 dias e cerca de 95% dos casos se resolve em dez dias (Nejm 1994; 330:257).

Complicações: Colite fulminante com peritonite, sepse por Gram-negativo e perfuração.

Diagnóstico Diferencial: A doença por *C. difficile* precisa ser diferenciada da diarréia simples relacionada com os antibióticos. Em pacientes com sintomas leves, isso significa suspender os medicamentos e aguardar. Naqueles com doença moderada, são feitos exames de fezes para o *C. difficile*. Caso os testes sejam negativos e a suspeita seja significativa, pode-se recomendar a execução de estudos endoscópicos. Em pacientes que adquirem a diarréia no hospital, as causas prováveis são *C. difficile*, drogas ou alimentação enteral. A produção de outros patógenos na diarréia hospitalar é significativamente baixa e as culturas rotineiras de fezes são normalmente inúteis.

Laboratório: Os **imunoensaios para toxinas** nas fezes são os testes mais amplamente usados nos EUA, com sensibilidade de 90% e variações conforme a marca, além de altamente específicos. Assim, um teste negativo é comum na prática clínica e o pedido de um segundo teste em dias diferentes consolidará os resultados (Ann IM 1995; 123:835). A **cultura** é o teste mais sensível e específico, sendo normalmente reservado para a investigação de surtos, quando a identificação da cepa pode ser importante. A **cultura de tecidos para toxina B** é incômoda e possui sensibilidade de apenas 90%. A **aglutinação de látex** detecta uma enzima metabólica do *C. difficile*, e não a toxina (J Clin Microbiol 1991; 29:2639). Esse teste identifica cepas não-patogênicas e apresenta outras reações cruzadas, tornando-se inadequado em termos de especificidade. A leucocitose é comum.

Radiografia: A radiografia do abdome (rins, ureteres e bexiga) é normal na doença leve, mas se houver evolução clínica podem surgir sinais radiográficos de colite, como "impressão do polegar" (irregularidade no delineamento da mucosa do cólon do tamanho aproximado de uma impressão do polegar) ou dilatação tóxica. A investigação por TC, freqüentemente realizada em pacientes em condições graves antes da confirmação do diagnóstico, pode mostrar espessamento da parede colônica por causa da colite.

Endoscopia: Na doença leve, a colite mostra-se mínima ou ausente. Quando a doença progride, há o achado patognomônico de pseudomembranas na colonoscopia. Essas pseudomembranas mostram-se como placas elevadas e amareladas, com aparência "aderida" e que variam em tamanho de poucos milímetros a mais de um centímetro de diâmetro. Em casos graves, essas placas podem aglutinar-se em segmentos maiores. Elas também podem ser arrancadas facilmente pelo endoscópio (daí a origem do termo "pseudomembrana") (Am J Gastroenterol 1997; 92:739). A mucosa subjacente pode se mostrar quase normal ou edematosa, friável e eritematosa, dependendo da gravidade da doença. Talvez em cerca de 10% dos pacientes, as pseudomembranas fiquem confinadas ao cólon proximal e passem despercebidas na sigmoidoscopia (GE 1982; 83:1259). Para esses casos o diagnóstico pode ser difícil, pois os pacientes podem ter menos diarréia, dada à presença de um cólon esquerdo relativamente poupado. Pacientes neutropênicos não apresentarão pseudomembranas, pois não haverá leucócitos suficientes para produzi-las (BMJ 1995; 310:1375).

Tratamento: Sempre que possível, os antibióticos deverão ser suspensos. As diretrizes atuais do ACG sugerem que, uma vez que vários casos se resolverão espontaneamente, o tratamento com antibióticos não deverá ser administrado rotineiramente (Am J Gastroenterol 1997; 92:739). Entretanto, essa diretriz é quase totalmente ignorada. A maioria dos médicos só solicita um teste diagnóstico em pacientes significativamente afetados e tratam todos os positivos. A reposição de fluidos e eletrólitos pode ser necessária. Os antidiarréicos deverão ser evitados, uma vez que prolongam o contato da mucosa com a toxina e podem piorar o quadro.

Em pacientes com doença leve a moderada, a droga de escolha para tratamento é o **metronidazol** 250-500 mg via oral três vezes ao dia durante 7-10 dias. Algumas cepas são resistentes a essa droga, mas isso não é comum. Em pacientes com doença grave e que freqüentemente não podem tomar medicamentos por via oral, a droga é administrada como injeção intravenosa de 500-750 mg, a cada 6-8 horas, dependendo do peso corporal e da gravidade da doença. A **vancomicina** oral* é muito dispendiosa e só deverá ser usada em pacientes que não respondam ou que não tolerem o metronidazol, que estejam em condições críticas ou que apresentem alguma contra-indicação a essa droga (gestação, por exemplo). A dosagem normal de vancomicina é de 125 mg via oral quatro vezes ao dia durante 7-10 dias, mas, em casos graves, podem-se administrar doses de até 500 mg via oral quatro vezes ao dia. Para pacientes em condições críticas, pode-se administrar a vancomicina oral em combinação com metronidazol intravenoso. Quando administrada por via intravenosa a vancomicina não funciona, pois ocorre excreção inadequada para o interior do cólon, onde fica o organismo. Alguns pacientes muito doentes que não respondam ao metronidazol podem

*N. do T.: Não há vancomicina oral disponível no Brasil.

ter diarréia causada por *S. aureus* e responder ao tratamento com vancomicina oral (Am J Gastroenterol 1997; 92:739).

A colestiramina ou o colestipol aderem à toxina (e à vancomicina), mas representam terapias marginais em comparação com a antibioticoterapia. A bacitracina é menos eficaz que a vancomicina (GE 1985; 89:1038) e várias outras drogas têm sido usadas para o tratamento dessa doença (Aliment Pharmacol Ther 1997; 11:1003).

Pacientes com **recorrência** sintomática deverão receber simplesmente um segundo curso de tratamento com metronidazol, uma vez que a causa da recidiva raramente está relacionada com a resistência à droga. O relapso ocorre pela germinação dos esporos no cólon, por reinfecção no ambiente hospitalar ou por causa de um outro curso de antibióticos. Não existe uma abordagem bem definida para pacientes com recaídas múltiplas. Alguns especialistas usam um curso prolongado de vancomicina oral, outros usam essa droga de maneira intermitente (125 mg via oral a cada 2-7 dias durante 1 ou 2 meses, e que se reduz à medida que o paciente melhora). A esperança é a destruição das formas vegetativas recentemente desenvolvidas dos esporos que escapam à ação dos antibióticos. Outras formas de tratamento incluem as preparações com lactobacilos, a administração oral de *Saccharomyces boulardii* (Aliment Pharmacol Ther 1998; 12:807; GE 1989; 96:981), enemas fecais e gamaglobulina intravenosa em pacientes deficientes (J Pediatr 1991; 118:633).

Pacientes com doença grave podem precisar de **cirurgia** para tratamento de perfuração ou de colite fulminante, com taxa de mortalidade de 25-67%. Vários estudos retrospectivos sugerem que os pacientes têm mais probabilidade de sobreviver se forem submetidos à colectomia subtotal, em vez de derivação simples (colostomia) ou colectomias menores (Dis Colon Rectum 1998; 41:1435; Postgrad Med J 1998; 74:216).

Pacientes com diarréia deverão ser isolados para **prevenir** disseminação da doença. Lavar as mãos é essencial, e a carga de esporos e de formas vegetativas é reduzida por meio da limpeza do ambiente e do equipamento. O tratamento de portadores assintomáticos com metronidazol ou vancomicina não é eficaz (Ann IM 1992; 117:297).

6.2 CAMPYLOBACTER

Clin Lab Med 1999; 19:489

Causa: A maioria das infecções humanas por esse organismo é causada pelo *Campylobacter jejunii*, mas outras espécies, incluindo o *C. coli* e qualquer uma das outras 12 subespécies, também podem causar a doença. Esses organismos são Gram-negativos e têm a forma de bastonetes curvos ou em espiral.

Epidemiologia: O *Campylobacter* é a causa bacteriana mais comum de diarréia após o *C. difficile*. Existe um pico bimodal de incidência (lactentes a adultos jovens), mas a doença afeta todas as idades. Os casos esporádicos estão normalmente associados à aves domésticas malcozidas ou não-manuseadas adequadamente e menos freqüentemente a outras carnes, água não-tratada ou leite cru. As epidemias estão associadas ao leite cru ou água contaminada.

Fisiopatologia: A ingestão de menos de 500 organismos pode resultar em infecção. O micróbio coloniza o íleo distal e o cólon, onde ocorre a invasão, inibindo a absorção intestinal e resultando em diarréia.

Sintomas: O período de incubação é de 1-5 dias e os pacientes apresentam-se, tipicamente, com dores tipo cólica, diarréia aquosa (freqüentemente misturada com sangue e muco) e febre. A cefaléia pode ser especialmente proeminente e indicativa da etiologia.

Evolução Clínica: A doença estende-se tipicamente por 4-5 dias, levando 1-2 semanas para resolução completa. Daqueles que buscam assistência médica, 20% ainda apresentam sintomas por mais de uma semana (Am J Gastroenterol 1993; 88:1667). A taxa de recidiva fica entre 10-20%.

Complicações: Existe evidência sólida, em termos sorológicos e de cultura, de que a infecção por *Campylobacter* pode resultar na síndrome de Guillain-Barré (Clin Microbiol Rev 1998; 11:555; Infect Dis Clin North Am 1998; 12:173). Pacientes positivos para o HLA-B27 (antígeno de leucócitos humanos) podem desenvolver uma síndrome de artrite reativa (dentro de 1-3 semanas) que se resolve em seis meses (Arch IM 1983; 143: 215). A pancreatite tem sido informada em 6% dos pacientes suficientemente doentes para hospitalização (Arch IM 1983; 143:215).

Laboratório: A coprocultura de fezes é o exame de escolha. Uma vez que o organismo é de crescimento lento, uma única cultura pode não ser adequada (Am J Gastroenterol 1993; 88:1667). Um observador experiente poderá ser capaz de isolar o organismo em um meio de Gram usando carbolfucsina como contracorante, pois se trata de um bastonete curvo, com a aparência de uma "asa de gaivota". Não existem outros métodos rápidos de sensibilidade e especificidade adequadas para uso comercial.

Endoscopia: Em geral, a endoscopia não é indicada, mas se executada mostrará aspectos de uma colite não-específica, com eritema, edema e perda do padrão vascular nos segmentos envolvidos.

Tratamento: Tipicamente, a cultura de fezes pode-se mostrar novamente positiva após a melhora do paciente, mas o tratamento nessa época não reduz a doença. Pacientes de recuperação lenta, com sintomas contínuos de disenteria, ou que estão imunocomprometidos deverão ser tratados com eritromicina 250 mg via oral quatro vezes ao dia durante 5 dias. Em um subgrupo de pacientes doentes, o tratamento com quinolona (como ciprofloxacina 500 mg via oral duas vezes ao dia durante 5 dias), administrado na apresentação dos sintomas e antes que os resultados da cultura estejam disponíveis, pode atenuar a moléstia (p. 21). Entretanto, a resistência crescente à quinolona limita o valor dessa abordagem. Na Europa e na Ásia essa resistência varia entre 41-88% e na América do Norte essa taxa já subiu em 10% (GE 2000; 118:848). Uma alternativa à eritromicina é a azitromicina 500 mg diariamente.

6.3 *SALMONELLA*

Dis Mo 1999; 45:268; Am J Gastroenterol 1993; 88:1667; South Med J 1978; 71:1540

Causa: Existem mais de 2.200 sorotipos de *Salmonella* e as espécies que mais provavelmente causam a gastrenterite nos EUA são: *S. Typhimurium, S. enteriditis, S. heilderberg* e *S. newport.*

Epidemiologia: Cerca de 40 mil casos são informados anualmente nos EUA, representando cerca de 1-5% do total real. A transmissão é feita por água ou alimentos contaminados, principalmente aves, ovos, laticínios e carnes processadas. A transmissão vertical em ovos de galinha criou um reservatório enorme (Gut 1994; 35:726). A disseminação fecal-oral é facilmente evitada com a lavagem das maos.

Fisiopatologia: A bactéria invade o epitélio intestinal e colônico, resultando freqüentemente em bacteremia (5%-10%). Os pacientes com anemia falciforme, HIV e imunossupressão ficam mais predispostos a essa reação. Com freqüência, os pacientes infectados desenvolvem gastrenterite e, menos freqüentemente, infecções extra-intestinais (osteomielite, pneumonia, arterite e meningite). Aqueles infectados com substâncias causadoras de doenças tifóides ou paratifóides desenvolvem a febre entérica (não discutida aqui). Após a infecção aguda, os pacientes geralmente excretam o organismo durante semanas e meses e são considerados crônicos se a excreção perdurar por mais de um ano, o que ocorre em 1% dos pacientes infectados com *Salmonella* não-tifóide.

Sintomas: Com freqüência, os pacientes apresentam-se com doença leve a moderada envolvendo dores abdominais tipo cólica e diarréia. Um pequeno subgrupo apresentar-se-á com um quadro mais grave, com febre alta e diarréia sanguinolenta. A doença mais grave tende a atingir os idosos, os muito jovens e os imunocomprometidos.

Sinais: Febre, dor abdominal (às vezes do lado direito, se houve envolvimento proeminente do íleo) e sangue nas fezes.

Evolução Clínica: Em geral, a doença é autolimitada com vários dias de duração e excreção prolongada de fezes, com 1% dos pacientes desenvolvendo a condição de portadores (acima de um ano com a infecção).

Complicações: As infecções extra-intestinais resultantes da bacteremia estão relacionadas anteriormente.

Laboratório: Cultura e antibiograma de fezes.

Radiografia: A radiografia abdominal (rins, ureteres e bexiga), se executada, pode evidenciar a colite com pregas colônicas espessas e os sinais de "impressão do polegar". A TC pode mostrar o espessamento da parede do cólon.

Endoscopia: Quando executada, mostra evidência de colite não-específica. As biópsias mostram colite aguda sem distorção da arquitetura da cripta ou perda de depleção da glândula mucosa observada na DII (Gut 1994; 35:726).

Tratamento: Em geral, o tratamento com antibióticos não encurta a evolução clínica da doença em pacientes de outra maneira sadios com doença leve a moderada. Esse tratamento deverá ser reservado para pacientes com sintomas graves (como febre alta, diarréia com sangue ou necessidade de hospitalização), pacientes em faixas etárias extremas ou aqueles imunocomprometidos. As escolhas incluem sulfametoxazol-trimetropim 800/160 mg via oral 2 vezes ao dia, ciprofloxacina 500 mg via oral 2 vezes ao dia ou norfloxacina 400 mg via oral 2 vezes ao dia durante 5-7 dias, dependendo da velocidade da resposta (Am J Gastroenterol 1997; 92:1962). No pequeno grupo de pacientes que desenvolve a condição de portador após uma enterocolite, o tratamento com quinolona durante 28 dias poderia ser considerado, embora mais por analogia a estudos em cepas tifóides que por evidência direta (GE 2000; 118:S48).

6.4 *SHIGELLA*

Am J Gastroenterol 1993; 88:1667

Causa: Há quatro espécies de organismos *Shigella* – *S. dysenteriae, S. flexneri, S. boydii* e *S. sonnei.*

Epidemiologia: Os únicos reservatórios para *Shigella* são os seres humanos e os macacos. Em países desenvolvidos essa é uma doença amplamente pediátrica, por causa da disseminação pessoa a pessoa. No Ocidente, a maioria das infecções é causada pelo *S. sonnei*, menos virulento. Ao contrário, nos países emergentes é comum a disseminação pela água e alimentos, e a doença é freqüentemente causada por organismos mais virulentos, como *S. flexneri* ou *S. dysenteriae.*

Fisiopatologia: A infecção pode ser causada por doses pequenas dos organismos, que geralmente resiste aos ácidos do estômago. A doença clínica normalmente começa em 12 horas, quando se inicia a invasão do intestino delgado. Nos dias que se seguem o cólon é invadido e o paciente manifesta dor na porção inferior do abdome e, em alguns casos, diarréia com sangue.

Sintomas: O sintoma mais comum é a diarréia volumosa (sangue em cerca de 50% dos pacientes, a clássica "disenteria"). A maioria deles apresenta dor abdominal tipo cólica, que pode tornar-se intensa, além de febre e vômito, que são comuns.

Sinais: Dor abdominal, febre e sangue nas fezes.

Evolução Clínica: Sem tratamento, a doença perdura normalmente uma semana, variando de 1-30 dias. Sintomas recidivantes cronicamente são raros.

Complicações: São relatadas obstrução intestinal, megacólon tóxico, perfuração, pneumonia e síndrome hemolítico-urêmica. Em cerca de 1-2% dos casos observa-se a síndrome de Reiter (artrite, dor nas costas, uretrite e conjuntivite), mais freqüentemente em pacientes positivos para HLA-B27, posteriormente a infecção aguda.

Laboratório: Cultura e antibiograma de fezes.

Endoscopia: Os achados da colonoscopia são os mesmos de uma colite não-específica.

Tratamento: O tratamento com antibióticos encurta a evolução clínica da doença e evita a disseminação pessoa a pessoa. Pacientes com doença adquirida nos EUA deverão ser tratados com sulfametoxazol-trimetropim 800/160 mg comprimidos via oral 2 vezes ao dia durante 5 dias. Pacientes cuja moléstia foi adquirida em viagens ao exterior deverão ser tratados com quinolona, como ciprofloxacina 500 mg via oral 2 vezes ao dia, com confirmação da sensibilidade (Am J Gastroenterol 1997; 92:1962). Os agentes antidiarréicos deverão ser evitados nos pacientes muito doentes, pois podem piorar o quadro (Jama 1973; 226:1525).

6.5 *E. COLI* 0157:H7

Annu Rev Med 1999; 50:335; Lancet 1998; 352:1207; Ann IM 1995; 123:698

Causa: *Escherichia coli* O157:H7, um organismo assim chamado por expressar o 157° antígeno somático (O) e o 7° antígeno contra flagelos. Outros organismos *E. coli* produzindo toxinas Shiga também provocam doença diarréica, mas seu papel ainda não está bem definido (GE 1993; 105:1724).

Epidemiologia: Incidência de 8/100.000/ano na Grã-Bretanha e na América do Norte, mais predominantemente na América do Sul, com o pico no verão. O gado sadio é o maior reservatório, mas o organismo também é encontrado em muitos outros animais, especialmente nos ruminantes. A doença é transmitida mais freqüentemente pelos alimentos ou pela água, mas em alguns cenários a transmissão de pessoa a pessoa pode ser importante, como no caso de uma instituição de cuidados infantis. A carne é contaminada no abate, especialmente se for moída no processo. A carne moída malcozida representa causa freqüente da doença. Os surtos têm sido associados ao produto fresco e à ingestão de água contaminada ou uso de piscinas com água sem cloro. Os alimentos implicados nessa doença vão desde o suco de maçã fresca (Jama 1993; 269:2217) até a carne de cervo conservada (Jama 1997; 277:1229), enfatizando-se a necessidade do envolvimento das autoridades de saúde pública na investigação dos casos. A dose infecciosa é muito baixa (bastam 50 organismos) e sua permanência nas fezes pode durar semanas após a recuperação.

Fisiopatologia: A virulência desse microorganismo baseia-se na produção de toxinas Shiga, um plasmídio de virulência, e em outros fatores ainda não caracterizados. O microorganismo adere à borda escovada no cólon e os fatores de virulência danificam as células levando à diarréia sanguinolenta. A síndrome hemolítico-urêmica é provocada pela aderência das toxinas Shiga às células do endotélio renal. Essa aderência provavelmente aciona a deposição de plaquetas e de fibrinas nos vasos renais, causando hemólise das hemácias e insuficiência renal secundária à oclusão microvascular.

Sintomas: A doença pode se apresentar como portador assintomático, diarréia sem sangue ou síndrome hemolítico-urêmica que leva à morte. O período de incubação é de 1-7 dias e a doença normalmente se manifesta como diarréia aquosa que se torna sanguinolenta em 70% dos pacientes. O vômito é comum (60%), mas a febre baixa é observada em apenas 30% dos pacientes.

Sinais: A dor abdominal pode ser acentuada e a febre alta não é comum. Pacientes com a síndrome hemolítico-urêmica podem desenvolver anormalidades neurológicas.

Evolução Clínica: A maioria dos pacientes recupera-se em sete dias. Entretanto, 3-7% da população atingida desenvolve a síndrome hemolítico-urêmica, dos quais 3-5% morrem, 5% desenvolvem insuficiência renal crônica ou outras seqüelas significativas, como acidente vascular cerebral ou convulsões, 30% apresentam seqüelas renais leves e 60% recuperam-se normalmente.

Complicações: Síndrome hemolítico-urêmica, mais comum nos muito idosos, nos muito jovens (abaixo de cinco anos de idade) e possivelmente naqueles que recebem antibióticos ou antidiarréicos.

Laboratório: Cultura e antibiograma de fezes. O organismo é presumivelmente identificado, pois não fermenta o sorbitol. Colônias negativas para sorbitol são então testadas para o antígeno O157. A leucocitose é comum.

Endoscopia: A endoscopia (geralmente desnecessária) revela mucosa hiperêmica e congestionada, com edema e ulceração superficial, freqüentemente observada no cólon direito. A biópsia não revela uma característica única que seja diagnóstica. Essa investigação pode revelar características de colite isquêmica e de colite pseudomembranosa. (Ann IM 1995; 123:698).

Tratamento: O tratamento é de suporte. Parece prudente o controle para o desenvolvimento da síndrome hemolítico-urêmica, especialmente nos muito idosos ou muito jovens. Deve-se evitar o uso de loperamida, que pode predispor ao aparecimento da síndrome (Pediatr 1990; 116:589). Os antibióticos são provavelmente perigosos. Um estudo prospectivo de coorte em crianças demonstrou incidência aumentada da síndrome nas crianças que receberam antibióticos, mesmo após o controle da gravidade da doença (Nejm 2000; 342:1930). A síndrome exige diálise em 50% dos casos. É fundamental que o médico informe às autoridades de saúde pública imediatamente após a confirmação de casos ou suspeita de surtos. A investigação imediata pode levar à prevenção de casos adicionais com a identificação rápida da fonte de contaminação.

6.6 CÓLERA E OUTROS VÍBRIOS

Am J Med 1998; 104:386; Lancet 1997; 349:1825

Causa: *Vibrio cholerae*, um bastonete curvo e Gram-negativo. As cepas O1 e O139 (descoberta mais recente) provocam doença epidêmica e as outras causam diarréia esporádica. O *vibrio parahemolyticus* provoca doença diarréica.

Epidemiologia: A cólera é endêmica na Ásia e na África, mas nos anos de 1990 reapareceu na forma epidêmica na América Latina. Uma cepa recentemente descoberta (O139) provocou epidemias na Índia, Bangladesh e sudeste da Ásia. Nas nações desenvolvidas a doença é mais comum em viajantes que retornam de outros países. A epidemia surge quando cepas epidêmicas são introduzidas em populações não-imunizadas. A transmissão é feita pela água, alimentos e disseminação de pessoa a pessoa. O *vibrio parahemolyticus* é transmitido pela ingestão de alimentos marinhos malcozidos, sendo comum no Japão e nas áreas da costa dos EUA.

Fisiopatologia: A cólera é o protótipo da diarréia secretora enterotóxica. O microorganismo adere às células epiteliais do intestino delgado e secreta a toxina da doença. Essa toxina induz a adenilato ciclase, aumentando a cAMP intracelular, que por sua vez aumenta a secreção de cloreto e reduz a absorção de sódio, em um processo que resulta em perda maciça de volume que caracteriza a doença.

Sintomas: Diarréia maciça, de até 1 litro por hora.

Sinais: Depleção de volume, estupor.

Evolução Clínica: A doença normalmente se resolve em seis dias, se for possível evitar o colapso vascular.

Laboratório: Cultura de fezes. O diagnóstico clínico é normalmente feito em casos de epidemia.

Tratamento: A base terapêutica é a reidratação, conduzida com o tratamento oral para hidratação consagrado pela Organização Mundial de Saúde (NaCl, KCl, bicarbonato de sódio e glicose) e intravenoso em casos graves. Tetraciclina, doxiciclina e as quinolonas atenuam a doença.

6.7 *YERSINIA* ENTEROCOLÍTICA

Clin Microbiol Rev 1997; 10:257

Esse patógeno é uma causa pouco comum da doença na América do Norte e provoca enterocolite aguda, pseudo-apendicite ou ileíte terminal sugestiva da doença de Crohn. O quadro pode ser complicado por septicemia com infecção metastática e várias outras seqüelas clínicas. O diagnóstico é feito por cultura e antibiograma das fezes, embora a sorologia também possa ser útil. Vários antibióticos são eficazes.

6.8 *E. COLI* ENTEROTOXIGÊNICO, ENTEROPATOGÊNICO E ENTEROINVASIVO

No laboratório clínico, é difícil fazer a distinção entre as cepas de *E. coli* que causam diarréia de outros *E. coli* não-patogênicos e a virulência dessas cepas é provocada por genes codificados nos plasmídios. Somente o tipo O157:H7 discutido anteriormente pode ser especificamente identificado na prática clínica comum. A cepa enteropatogênica representa, basicamente, uma doença infantil que pode prolongar-se. O tipo enterotoxigênico produz uma enterotoxina que causa a diarréia, sendo a principal causa da diarréia do viajante. O tratamento antibiótico com sulfametoxazol-trimetropim 800/160 mg ou quinolonas atenua a doença (p. 21). O tipo enteroinvasivo provoca a doença por invasão dos tecidos (Dis Mo 1999; 45:268; Am J Gastroenterol 1997; 92:1962).

6.9 PLESIOMONAS

Esse bastonete Gram-negativo e facultativamente anaeróbio provoca uma doença com diarréia, febre e sangue nas fezes. Parece tratar-se de uma infecção invasiva após ingestão de frutos do mar não-cozidos ou viagem ao México. Os antibióticos (sulfametoxazol-trimetropim 800/160 mg ou tetraciclina) podem melhorar o quadro (Ann IM 1986; 105:690).

6.10 AEROMONAS

O *Aeromonas*, um bastonete Gram-negativo facultativamente anaeróbio é encontrado em água fresca e salobra nos EUA, sendo a causa de diarréia no mundo todo. Os sintomas podem ser crônicos em adultos e agudos e graves nas crianças. A diarréia é provavelmente causada por uma enterotoxina. Os antibióticos parecem eficazes e o sulfametoxazol-trimetropim 800/160 mg é, provavelmente, a melhor escolha. (Ann IM 1986; 105:683).

6.11 GIARDÍASE

Clin Infect Dis 1997; 25:545

Causa: *Giardia lambia*, um protozoário flagelado.

Epidemiologia: A infecção resulta da ingestão de cistos, que podem permanecer viáveis durante meses em água fria. A maioria das infecções é proveniente da água contaminada ou, menos freqüentemente, por disseminação fecal-oral. Embora os cistos sejam com freqüência resistentes ao cloro contido na água potável, eles podem ser removidos com eficácia pela filtragem. Os campistas correm o risco de contraírem a doença da água contaminada por animais ("febre do castor"). O protozoário *Giardia* pode ser endêmico em áreas com tratamento inadequado da água, embora a maioria dos residentes dessas regiões permaneça assintomática.

Fisiopatologia: Após a ingestão dos cistos e sua chegada ao duodeno, eles se transformam em trofozoítos, as formas vegetativas. Alguns trofozoítos formam cistos no íleo e são excretados nas fezes. Não ocorre invasão dos tecidos, não se identificou nenhuma toxina e o mecanismo da diarréia não está completamente esclarecido, mas pode estar relacionado com o rompimento da borda escovada. Uma vez que os pacientes com hipogamaglobulinemia ou deficiência de IgA apresentam um quadro mais grave, uma resposta do hospedeiro mediada por anticorpos parece importante. É comum a disabsorção. A intolerância à lactose é encontrada em 20-40% dos pacientes e pode durar semanas, mesmo após a infecção ter sido eliminada.

Sintomas: Em geral, o período de incubação é de 1-2 semanas e a maioria das infecções permanece assintomática. Pacientes com sintomas agudos apresentam-se com dores abdominais tipo cólica, na região abdominal médio-superior, timpanismo, flatulência e fezes amolecidas e com odor fétido. São comuns a anorexia e perda de peso. Às vezes, observa-se febre na manifestação da doença. Não há sangue nas fezes. À medida que a infecção se torna gradativamente crônica, podem predominar o mal-estar e dor epigástrica, com atenuação da diarréia.

Sinais: Distensão, ruídos intestinais hiperativos.

Evolução Clínica: A infecção não-tratada dura de semanas a meses, embora se resolva espontaneamente em hospedeiros sadios. Em caso de recaídas múltiplas, deve-se considerar um quadro de infecção recorrente (verificar a água do poço!), hipogamaglobulinemia, HIV ou outras condições de deficiência imunológica.

Laboratório: O antígeno contra *Giardia* nas fezes é o teste de escolha, sendo altamente sensível e específico. Exames parasitológicos de fezes são insensíveis, mesmo com amostras múltiplas. Os testes sorológicos têm pouca utilidade, pois não diferenciam entre infecção prévia e ativa. O "teste do cordão", no qual o paciente engole uma cápsula anexa a um cordão, para pesquisa da presença de trofozoítas é desconfortável. Uma alternativa parece ser o uso empírico de antibióticos.

Tratamento: Nos EUA, o tratamento mais comum é usar metronidazol 250 mg via oral 3 vezes ao dia durante 5-7 dias. Como alternativa pode-se usar furazolidona (100 mg via oral 4 vezes ao dia durante 7-10 dias), albendazol, tinidazol e paromomicina. A quinacrina não está mais disponível nos EUA por causa da toxicidade. Em virtude da freqüência da deficiência de lactase, os pacientes deverão reduzir a ingestão de lactose e serem alertados de que essa deficiência pode durar semanas e provocar uma recaída aparente quando eles tentarem reintroduzir derivados do leite na alimentação.

6.12 AMEBÍASE

Clin Infect Dis 1999; 29:1117; Clin Infect Dis 1995; 20:1453

Causa: *Entamoeba histolytica*, um protozoário parasita. Existem várias espécies não-patogênicas, como *E. dispar*, que é dez vezes mais freqüente, mas morfologicamente idêntica à *E. histolytica*, e espécies de patogenicidade ocasional ou incerta, como *E. coli* (Lancet 1991; 38:254) e *Dientamoeba fragilis* (Dig Dis Sci 1996; 41:1811).

Epidemiologia: A infecção é endêmica em muitos países emergentes e incomum em nações com sistemas de saneamento bem desenvolvidos. Cerca de 40 a 50 milhões de casos ocorrem por ano. Nos EUA trata-se mais de uma doença de imigrantes e de viajantes retornando de outras regiões. O abscesso hepático é 7 a 12 vezes mais freqüente na população masculina. A disseminação é feita por via fecal-oral, por alimentos e água contaminada.

Fisiopatologia: O parasita é ingerido na forma de cisto e produz oito trofozoítas que aderem às glicoproteínas intestinais de mucina e invadem as células hospedeiras. Após a invasão do cólon, a infecção pode-se desenvolver em sítios distantes e o mais comum é o abscesso hepático.

Sintomas: Alguns pacientes permanecem como portadores totalmente assintomáticos, especialmente em área endêmicas. Portadores de colite amébica apresentam-se com início gradual de dor abdominal, febre e diarréia que se torna sanguinolenta. O início gradual é uma característica típica e a perda de peso é comum. A febre não é comum na colite isolada. O abscesso amebiano apresenta-se como dor e febre, às vezes com massa no quadrante superior direito.

Sinais: Sangue nas fezes é um sinal comum nos casos de colite (70%). Pode-se também detectar uma tumoração em pacientes que desenvolvem massa segmentada localizada de tecido de granulação, chamada de "ameboma" (Gastroenterol Clin North Am 1996; 25:471).

Evolução Clínica: Em geral, a resposta ao tratamento é satisfatória, mas gestação, neoplasia maligna, uso de esteróides, desnutrição e infecção neonatal têm mais probabilidade de resultar em um quadro fulminante (Clin Infect Dis 1995; 20:1453).

Complicações: Doença extra-intestinal com abscesso do fígado, baço, cérebro, empiema ou pericardite. Os abscessos podem-se romper. A colite fulminante ocorre em menos de 0,5% e pode exigir cirurgia com mortalidade de 50%.

Diagnóstico Diferencial: O diagnóstico diferencial para o abscesso hepático amebiano é o abscesso piogênico do fígado, o equinococo e o carcinoma hepatocelular.

Laboratório: Um exame de fezes para antígeno específico contra *E. histolytica* (Gut 1994; 335:1018) é o teste de escolha, pois apresenta 87% de sensibilidade e 90% de especificidade. Exames parasitológicos de fezes falham em mais da metade das infecções (a menos que se obtenham amostras múltiplas) e não podem diferenciar entre espécies patogênicas e não-patogênicas. A sorologia é um adjunto útil (sensibilidade de 75-90%), mas não diferencia entre infecções recentes e anteriores, podendo mesmo ser negativa logo no início da doença. Os pacientes portadores de abscesso hepático apresentam níveis 80% mais altos de fosfatase alcalina.

Radiografia: As investigações por ultra-sonografia e TC são eficazes para o diagnóstico de abscesso.

Endoscopia: Em caso de dúvida quanto ao diagnóstico, deve-se executar a colonoscopia, que é um exame superior à sigmoidoscopia. A mucosa parece semelhante àquela da DII, com granularidade, friabilidade e mucosa ulcerada. As úlceras podem apresentar bordas nitidamente definidas e corrosivas, chamadas "úlceras em botão de camisa". Fragmentos da base das lesões são examinados em busca de trofozoítas e a biópsia é obtida para coloração convencional e imunoistoquímica (Gastroenterol Clin North Am 1996; 25:471).

Tratamento: Tanto os trofozoítas quanto os cistos devem ser mortos para eliminar a infecção, o que pode ser conseguido com o tratamento com metronidazol 750 mg via oral 3 vezes ao dia durante 10 dias. Os cistos são tratados com um curso de furoato de diloxanida 500 mg via oral 3 vezes ao dia durante 10 dias ou de iodoquinol 650 mg via oral 3 vezes ao dia durante 20 dias. Os transmissores assintomáticos de cistos podem ser tratados sem o curso de metronidazol. Para casos de colite fulminante administra-se metronidazol via intravenosa. Existe um tratamento alternativo para pacientes gestantes e em circunstâncias especiais (GE 2000; 118:S48). Para tratar abscessos hepáticos, o tratamento inicial é feito com metronidazol/diloxanida. Na maioria dos casos não é necessária a drenagem percutânea ou a cirurgia.

6.13 CRIPTOSPORIDIOSE

Adv Parasitol 1998; 40:37

Causa: *Cryptosporidium pavum,* um parasita protozoário onipresente.

Epidemiologia: Esta é uma infecção comum, com taxas de prevalência abaixo de 2% nas nações desenvolvidas, mas que chega a 30% nos países emergentes (Epidemiol Rev 1996; 18:118), e altamente infecciosa. As infecções em seres humanos são transmitidas por animais (especialmente gado), mais freqüentemente via o abastecimento de água. A ocorrência de grandes surtos em cidades com tratamento de água satisfatório demonstra a dificuldade de se controlar este organismo (Ann IM 1996; 124:459). Cerca de 4% dos pacientes infectados com o HIV nos EUA desenvolvem a criptosporidiose. Outros riscos incluem a desnutrição e a habitação coletiva.

Fisiopatologia: O mecanismo pelo qual os *Cryptosporidia* causam uma diarréia profusa ainda não foi estabelecido. Nenhuma toxina foi identificada até agora e a destruição intestinal evidente é rara.

Sintomas: Após um período de incubação de aproximadamente seis dias, os hospedeiros sadios desenvolvem uma infecção autolimitada e marcada por diarréia aquosa, anorexia, dores abdominais e, às vezes, febre ou tosse. Alguns pacientes infectados pelo HIV apresentam doença transitória, mas têm mais probabilidade de desenvolver doença crônica. Uma minoria de pacientes imunodeprimidos apresentará doença fulminante, parecida à cólera por sua agressividade.

Sinais: Depleção de volume, ruídos intestinais ativos e, às vezes, febre.

Evolução Clínica: Trata-se de uma doença autolimitada que dura de alguns dias a semanas em hospedeiros sadios. Em pacientes HIV-positivos a doença é crônica e com prognóstico de sobrevida reduzida (Q J Med 1992; 85:813).

Complicações: A infecção respiratória é comum e pode provocar tosse e dispnéia graves, além da possibilidade de ser letal para pacientes infectados pelo HIV, nos quais a infecção pode provocar um quadro parecido ao da colangite esclerosante, que melhora com a esfincterotomia.

Laboratório: A coloração modificada para microorganismos ácido-resistentes de Ziehl-Neelsen é o teste comum escolhido. Testes fluorescentes de anticorpos estão disponíveis comercialmente e parecem ser mais sensíveis que as técnicas de coloração (Clin Lab Med 1995; 15:307).

Tratamento: O tratamento de suporte é o mais importante, uma vez que não existe um tratamento antimicrobiano altamente efetivo. Hospedeiros sadios conseguem eliminar a infecção. Aqueles que parecem sadios, mas que não melhoram, deverão submeter-se ao exame para HIV. Esses pacientes aparentemente sadios, mas que sustentam moléstia prolongada e aqueles portadores do HIV deverão ser tratados com paromomicina 500 mg via oral 4 vezes ao dia durante 2 semanas (GE 2000; 118:S48), mas a eficácia do tratamento varia caso a caso (Postgrad Med J 1997; 73:713). Para pacientes com HIV os antivirais são a base do tratamento. Deve-se usar loperamida ou outras drogas antimotilidade. A octreotide pode ser usada como tratamento sintomático com algum benefício.

6.14 CICLOSPORA

Infect Dis Clin North Am 1998; 12:1

Causa: *Cyclospora cayetanensis*, um protozoário coccidiano relacionado com os organismos *Cryptosporidium* e *Isospora*.

Epidemiologia: O organismo é encontrado no mundo todo e a doença é adquirida pela ingestão de oocistos, como resultado da contaminação da água ou dos alimentos. O surto mais notável ocorrido nos EUA foi associado a framboesas da Guatemala (Ann IM 1999; 130:210). Tanto os surtos como os casos esporádicos foram associados à água não-tratada. Viajantes retornando de áreas endêmicas estão em risco alto de contraírem a doença.

Fisiopatologia: Uma vez ingerido, o organismo transforma-se em parasita intracelular do epitélio do intestino delgado. A compreensão do quadro além dessas observações preliminares ainda é limitada.

Sintomas: Os pacientes apresentam-se com diarréia aquosa e sanguinolenta, que pode ocorrer em ciclos. Fadiga, anorexia, perda de peso e distensão abdominal são sintomas comuns. A diarréia é precedida, uma semana antes, de um quadro semelhante à gripe.

Sinais: A perda de peso é evidente, mas os achados físicos não são específicos.

Evolução Clínica: Em indivíduos imunocompetentes a infecção pode durar semanas, com persistência da anorexia e da fadiga, mas com atenuação da diarréia. Em pacientes infectados pelo HIV a doença pode ser mais prolongada e tem mais probabilidade de recorrência.

Laboratório: A coloração modificada ácido-resistente de Ziehl-Neelsen é o método de detecção mais usado. A detecção é reforçada por métodos de concentração e novas técnicas de detecção estão surgindo (Arch Pathol Lab Med 1997; 121:792).

Endoscopia: Quando executada, a biópsia pode mostrar atrofia de vilosidades e hiperplasia da cripta (Ann IM 1993; 119:377).

Tratamento: Uma experiência controlada por placebo mostrou que um comprimido de sulfametoxazol-trimetropim 800/160 mg 2 vezes por semana durante 7 dias é altamente eficaz (Lancet 1995; 345:691). A repetição das doses 3 vezes por semana pode ser necessária para prevenir recaídas em pacientes com AIDS (GE 2000; 118:S48).

6.15 *ISOSPORA BELLI* E MICROSPORIDIA

O *Isospora belli* foi responsabilizado pela diarréia que atingiu soldados na Primeira Guerra Mundial (daí o seu nome). Esse patógeno é hoje identificado quase exclusivamente em pacientes com AIDS (Nejm 1986; 315:87). Acredita-se que a água ou alimentos contendo oocistos sejam o modo de transmissão. O organismo pode ser encontrado em células epiteliais do intestino delgado e provoca atrofia de vilosidades e hiperplasia da cripta. Os sintomas são a diarréia aquosa com dores tipo cólica e esteatorréia. O diagnóstico é feito pela detecção microscópica de oocistos com o corante de carbolfucsina e a doença geralmente responde ao sulfametoxazol-trimetropim 800/160 mg via oral 4 vezes ao dia durante 10 dias, além de regimes para prevenção de recorrência, também já descritos na literatura (GE 2000; 118:S48).

Os **microsporidia** podem causar infecção em hospedeiros sadios, mas representam na maior parte um patógeno de pacientes com AIDS. Há muitas espécies que podem causar uma doença diarréica. Os microorganismos são pequenos e de difícil identificação nas fezes e nas amostras de tecido. Usa-se uma coloração tricrômica modificada em amostras de fezes. O albendazol é um tratamento efetivo para algumas espécies (Parasitology 1998; 117:S143).

6.16 *BLASTOCYSTIS HOMINIS*

Este protozoário produz uma doença de diarréia e dores abdominais. Muitos pacientes hospedeiros desse parasita apresentarão um segundo agente infeccioso. Sua presença indica que o paciente foi exposto a alimentos ou água contaminada. Trata-se de um microorganismo não-invasivo e, na maioria das vezes, o tratamento não é necessário. Pacientes com sintomas persistentes e nos quais não se identificou nenhuma etiologia podem ser tratados com metronidazol 750 mg via oral 3 vezes ao dia durante 10 dias (J Clin Gastroenterol 1990; 12:525).

6.17 *DIENTAMOEBA FRAGILIS*

Este protozoário provoca uma doença de diarréia e dores abdominais e está associado à infecção por oxiúros. O tratamento é feito com diiodoidroxiquina em adultos e com metronidazol em crianças (Dig Dis Sci 1996; 41:1811).

6.18 GASTRENTERITE VIRAL

Jama 1993; 269:627; Nejm 1991; 325:252

Os vírus são causa freqüente de diarréia. Entretanto, o tratamento para todas as doenças mencionadas adiante é de suporte e raramente se exige um diagnóstico específico, exceto na investigação de epidemias. O **rotavírus** é causa freqüente de diarréia com desidratação, persistindo por 5-7 dias em crianças menores. A doença em geral não é grave após os três anos de idade e a infecção é freqüentemente assintomática. Ela ocorre com mais freqüência no inverno em climas temperados, sendo facilmente diagnosticada, se desejado, pela verificação de antígenos nas fezes. O **vírus Norwalk** provoca surtos de diarréia, febre, vômitos e mialgia em crianças e adultos e ocorre, com freqüência, em ambientes como navios de cruzeiro, acampamentos e berçários. Os surtos estão associados a frutos do mar, água ou outros alimentos contaminados. A doença dura um dia ou dois e a verificação está disponível em laboratórios de pesquisa. Os **adenovírus entéricos** causam doenças diarréicas prolongadas em crianças e adultos jovens. O **calicivírus e o astrovírus**, semelhantes ao Norwalk, são causas menos bem caracterizadas de diarréia.

6.19 DIARRÉIA EM PACIENTES COM HIV

Ge 1996; 111:1724

Causa: Muitas causas da diarréia em portadores do HIV já foram identificadas e incluem: *Campylobacter, Salmonella, Shigella, C. difficile, Cryptosporidia, Giárdia,* microsporídia, *Isospora,* o complexo *Mycobacterium avium* (embora reduzindo com o tratamento anti-retroviral efetivo), amebíase, CMV, adenovírus, proctocolite e drogas. Em até 29% dos pacientes podem-se identificar patógenos múltiplos (Gut 1996; 39:824).

Diagnóstico Diferencial: O diagnóstico diferencial precisa incluir as causas de diarréia observadas em pacientes não-infectados com o HIV (p. 20). A diarréia secundária a drogas é comum em pacientes portadores do HIV.

Laboratório: Parasitológico de fezes em três amostras, cultura para patógenos bacterianos, antígeno para *C. difficile,* antígeno para *Giárdia,* microsporídia (tricroma modificado), *Isospora* (carbolfucsina) e testes para *Cryptosporidia* (ácido-reagentes ou triagem de antígenos). Recomenda-se pelo menos o exame de três amostras de fezes, mas o melhor número é desconhecido (GE 1996; 111:1724).

Endoscopia: A colonoscopia demonstrará a causa (geralmente o CMV ou criptosporidia, mas também adenovírus ou espiroquetas) em 30% dos pacientes, com exames de fezes negativos e contagens baixas de CD4. A maioria desses achados foi coberta pelo campo de alcance da sigmoidoscopia em uma série (Gut 1996; 39:824), mas o resultado da colonoscopia *vs.* sigmoidoscopia foi de 39% *vs.* 22% em outro estudo de grande porte (Gastrointest Endosc 1998; 48:354). Recomenda-se a endoscopia digestiva alta (EDA), que pode demonstrar a causa (*Cryptosporidia*, Giárdia, MAI, CMV ou microsporídia) em até 44% dos pacientes com exames de fezes negativos e contagens de CD4 abaixo de 200/μL (Gut 1996; 39:824). Alguns autores sugerem que a colonoscopia com biópsia do íleo terminal é tão eficaz quanto a sigmoidoscopia associada à EDA e sugerem que esta última não acrescenta nada de novo ao resultado. Entretanto, esses autores tiverem um resultado muito baixo de microsporídia em seus estudos de biópsias com EDA (Am J Gastroenterol 1999; 94:596). Ao se discutir a estratégia com pacientes, a colonoscopia + EDA apresenta o melhor resultado diagnóstico possível e qualquer outra abordagem corre o risco de perder diagnósticos tratáveis.

Tratamento: As causas específicas são tratadas como apresentado anteriormente, com o patógeno específico. Não existe tratamento coerentemente efetivo para *Cryptosporidia* (Postgrad Med J 1997; 73:713) ou microsporídia, mas o tratamento com anti-retrovirais potentes restaura a imunidade e elimina os patógenos (Lancet 1998; 351:256). O CMV no cólon é tratado com ganciclovir ou foscarnet, como é tratado no esôfago (p. 81).

6.20 HELMINTOS INTESTINAIS

Os pacientes com estas infecções nem sempre se apresentam com diarréia, mas sim com dores abdominais não-específicas e eosinofilia. Os cestódeos importantes (tênias) incluem *Diphyllobothrium latum, Taenia, Hymenolepis* e *Dipylidium caninum* (Gastroenterologist 1993; 1:265). Os nematódeos comuns incluem (1) *Ascaris Lumbricoides*, (2) *Trichuris trichiura* (eu vi um que sobreviveu a um galão de Colyte* e nadava pelo cólon, desaparecendo em seguida), (3) *Necator americanus* e *Ancylostoma duodenale* (ancilostomídeos), (4) *Enterobius vermicularis* (oxiúro), (5) Anisaquíase (os parasitas do sushi [Am J Gastroenterol 1986; 81:1185]) e (6) Triquinose (Gastroenterologist 1994; 2:39). Os gastrenterologistas têm interesse especial nos ascarídeos porque esses organismos podem migrar para os ductos biliar e pancreático, causando colangite e atuando como ninho

*N. do R.: Laxante usado nos EUA.

para a formação de cálculos. Uma vez feito o diagnóstico (geralmente por exames parasitológicos) o tratamento efetivo está disponível (GE 2000; 118:S48).

6.21 SUPERCRESCIMENTO BACTERIANO

Clin Perspect Gastro 2000; 3:225

Causa: Colonização do intestino delgado com alta concentração de bactérias.

Epidemiologia: Os idosos estão mais sujeitos ao supercrescimento bacteriano na ausência de outros riscos identificáveis (Am J Gastroenterol 1997; 92:47).

Fisiopatologia: Normalmente, o intestino delgado contém baixas concentrações de bactérias ($< 10^4$ cfu/ml) que permitem várias funções úteis, incluindo a produção de vitamina K e a fragmentação de açúcares não absorvidos em ácidos graxos absorvíveis no cólon. Várias condições podem levar ao supercrescimento bacteriano, incluindo-se a perda da acidez gástrica (especialmente a iatrogênica causada pelo tratamento com inibidores da bomba de prótons [PPI]), baixa motilidade (esclerodermia, neuropatia diabética) e anormalidades anatômicas (divertículos, alças cegas, fístulas e estenoses). Em geral, os pacientes são colonizados por gêneros múltiplos de bactérias orais ou colônicas, em vez de por uma única espécie (Am J Gastroenterol 1999; 94:1327). As bactérias separam os ácidos biliares no intestino delgado, impedindo a formação de micelas (misturas de sais biliares conjugados e lipídios dietéticos) e reduzindo assim a absorção de gordura dietética. Os sais biliares separados também são tóxicos aos enterócitos, resultando em disabsorção de carboidratos e de proteínas. As bactérias degradam as proteínas. A absorção de vitaminas é reduzida e os níveis de B_{12} podem cair por causa do consumo de B_{12} por bactérias e pela adesão de receptores de absorção de B_{12} no íleo por metabólitos bacterianos de B_{12}.

Sintomas: Diarréia crônica associada a timpanismo e dores abdominais tipo cólica são os sintomas típicos. Com freqüência, os pacientes notam borborigmo e flato fétido. A perda de peso é comum. Nos idosos os sintomas podem ser inespecíficos (anorexia, náuseas) (Am J Gastroenterol 1997; 92:47).

Sinais: O exame não revela achados específicos, embora os pacientes possam apresentar doenças (como a esclerodermia) que predispõem ao supercrescimento bacteriano.

Evolução Clínica: Uma vez que as condições predisponentes são geralmente crônicas, recorrências múltiplas são comuns.

Complicações: Os pacientes podem desenvolver complicações envolvendo desnutrição ou síndromes de deficiência de vitaminas específicas (cegueira noturna com a vitamina A, neuropatia e anemia com a deficiência de vitamina B_{12}).

Diagnóstico Diferencial: O diagnóstico diferencial é simples, conforme visto em diarréia crônica (p. 23).

Laboratório: Em pacientes com a condição predisponente e uma boa história clínica, é razoável o tratamento empírico, em vez de um diagnóstico laboratorial. O padrão ouro para esse diagnóstico em laboratório é a cultura de um pequeno aspirado intestinal. Esse procedimento é raro fora do ambiente de pesquisa, por causa das dificuldades existentes com as culturas anaeróbicas, pela dificuldade de se obter a amostra e pelo potencial de perda do supercrescimento distal. O teste do hálito com ^{13}C-xilose é o método preferido de diagnóstico laboratorial. As bactérias metabolizam a xilose marcada (que os seres humanos sadios absorvem geralmente intacta) e o CO_2 marcado com ^{13}C é detectado no ar expirado. Esse teste tem sensibilidade e especificidade superiores a 90%, mas é muito dispendioso. Os testes de hidrogênio no hálito são menos sensíveis e específicos (Am J Gastroenterol 1996; 91:1795).

Radiografia: A radiografia contrastada do intestino delgado (SBFT) pode evidenciar condições predisponentes, como divertículos no intestino delgado, estenoses ou a doença de Crohn.

Tratamento: Se possível, deve-se tratar a condição predisponente subjacente, o que geralmente não é possível. Os dados existentes sobre a escolha do antibiótico ou a duração do tratamento são muito limitados. Os antibióticos são tipicamente administrados em cursos de 7-10 dias. Em pacientes com recidivas freqüentes os cursos de antibióticos são administrados durante uma semana por mês, por meio de um programa rotativo. A norfloxacina (800 mg por dia, em doses divididas) e a amoxicilina-clavulanato (500 mg via oral 3 vezes ao dia) demonstraram eficácia em um pequeno estudo randomizado (GE 1999; 117:794). Com base mais na experiência clínica que em estudos, outras escolhas comuns incluem a tetraciclina 250 mg via oral 4 vezes ao dia, a doxiciclina 100 mg via oral 2 vezes ao dia, a cefalexina 250 mg via oral 4 vezes ao dia ou a ciprofloxacina 500 mg via oral 2 vezes ao dia. Às vezes, o metronidazol é usado como substância única, mas é mais freqüente a sua combinação com uma substância ativa contra aeróbios.

6.22 INTOXICAÇÃO ALIMENTAR

Postgrad Med 1998; 103:125; Feldman M, Scharschmidt B, Sleisenger M, eds. Sleisenger & Fordtran's gastrointestinal and liver disease. 6a. ed. Philadelphia: WB Saunders, 1998:1624-1627.]

As doenças provocadas por alimentos podem resultar de infecção ou de toxinas pré-formadas e as causas infecciosas já foram discutidas anteriormente. As causas mais comuns de doença tóxica alimentar são:

Staphylococcus aureus: A enterotoxina pré-formada desse organismo é a causa mais comum de intoxicação alimentar por toxinas. Ela provoca um início súbito de náuseas e vômitos em um período de incubação pequeno (1-6 horas) e com duração de 24 horas. Febre, cólicas e diarréia são menos proeminentes. O organismo é transmitido de um manipulador de alimentos para o alimento (especialmente alimentos com alta concentração de sal ou de açúcar) no qual a toxina é formada, pois o organismo cresce em alimentos aquecidos.

Clostridium perfringens: Este organismo produz uma toxina, pois cresce em carne bovina ou de aves não resfriadas adequadamente. Ele provoca uma diarréia aquosa e dores tipo cólica com incubação de 8-24 horas e duração de 24-36 horas.

Bacillus cereus: Este organismo produz uma doença com cólicas, diarréia e vômitos. A incubação é de 6-14 horas e a doença dura 20-36 horas. A febre não é comum. A doença está associada a alimentos mantidos aquecidos por períodos prolongados. Já foi informada uma variação com predominância de vômitos.

Diversos: As doenças alimentares tóxicas mais raras incluem intoxicação por cogumelos, cólera, botulismo. Intoxicação por tetrodotoxina do baiacu, intoxicação por mariscos e intoxicação por peixes *scombroids* (ver N. do T. p. 130).

Infecciosos

6.23 DOENÇA DE WHIPPLE

Gastroenterol Clin North Am 1998; 27:683; Scand J Gastroenterol 1994; 29:97

Causa: No primeiro caso informado por Whipple em 1907, foram descritos bacilos semelhantes a bastonetes. O agente causador, o *Tropheryma whippelii*, é um actinomiceto Gram-positivo, identificado primeiro pela seqüência de RNA ribossômico e recentemente por cultura (Nejm 2000; 342:620).

Epidemiologia: A doença é muito rara e encontrada tipicamente em homens brancos, de meia-idade.

Fisiopatologia: A doença de Whipple é uma moléstia crônica, multissistêmica e recidivante. A transmissão de pessoa a pessoa nunca foi documentada e os fatores do hospedeiro são provavelmente importantes, assim como a produção reduzida de interleucina dos monócitos (Gastroenterol Clin North Am 1998; 27:683). Quase todos os tecidos que podem ser infiltrados pelos macrófagos carregados com material PAS-positivo (bacilos em degeneração) que caracterizam o distúrbio.

Sintomas: A apresentação da doença pode ser bem variável e os sintomas mais comuns são a perda de peso (cerca de 9-13 kg) e a diarréia por causa da disabsorção. É comum a presença de artrite não-destrutiva, que pode preceder os sintomas por anos (Mayo Clin Proc 1988; 63:539). As dores abdominais são vagas, sem características específicas. Pode haver tosse. As manifestações do SNC ocorrem em 10-50% dos casos e podem incluir cefaléia, ataxia, fraqueza, convulsões e alterações de personalidade. Alguns pacientes apresentam-se somente com a doença do SNC (Scand J Infect Dis 1999; 31:411). Cerca de até 15% dos pacientes nunca manifestaram sintomas gastrointestinais (Medicine 1997; 76:170). O envolvimento ocular pode ocorrer com a presença de irite ou perda da visão.

Sinais: Linfadenopatia periférica, dor abdominal, hiperpigmentação, febre, enfraquecimento geral e edema periférico são comuns. Os sopros são causados por endocardite ou pancardite, podendo-se auscultar atrito. Pesquisa de sangue oculto fecal positivo é comum (Dig Dis Sci 1994; 39:1642).

Evolução Clínica: Sem tratamento, a doença progride lentamente, mas o prognóstico é bom com antibióticos, observando-se uma resposta sintomática dentro de alguns dias ou semanas após a administração do tratamento. A recidiva é comum (40%), meses ou anos após um tratamento bem-sucedido (Gastroenterol Clin North Am 1998; 27:683).

N. do T.: PAS – Ácido Periódico de Schiff.

Diagnóstico Diferencial: A parte mais difícil do diagnóstico diferencial é considerar essa rara doença na falta de sintomas específicos. A combinação de disabsorção, febre, adenopatia e sintomas articulares levanta a suspeita. O diagnóstico é estabelecido por biópsia do tecido envolvido, geralmente por biópsia do intestino delgado na EDA. A reação da cadeia da polimerase (PCR) de tecidos infectados pode ser útil em pacientes que não demonstram envolvimento intestinal (Nejm 1995; 332:390).

Laboratório: Anemia (90%), disabsorção (índice elevado de gordura fecal em coleta de 72 horas, teste de d-xilose anormal), baixa concentração de caroteno sérico, hipoalbuminemia. A PCR pode ser usada para identificar seqüências de *T. whippelii* em tecidos quando as características da biópsia não são diagnósticas.

Radiografia: Geralmente, a radiografia contrastada do intestino delgado (SBFT) revela anormalidades, com dilatação e espessamento da mucosa (Mayo Clin Proc 1988; 63:539). A TC pode mostrar adenopatia.

Endoscopia: A EDA mostra pregas espaçadas e espessas com placas amarelas ou esbranquiçadas, mas que podem ser grosseiramente normais (Medicina 1997; 76:170). A biópsia típica mostra vasos linfáticos dilatados, infiltração da lâmina própria por macrófagos com coloração forte para PAS-positivo e contendo bacilos Gram-positivos e AFB-negativos. Uma vez que o envolvimento do tubo digestivo pode se mostrar salteado, várias amostras deverão ser obtidas (Scand J Gastroenterol 1994; 29:97).

Tratamento: Vários antibióticos têm sido usados com sucesso. Aqueles que não cruzam a barreira hematoencefálica não deverão ser usados (Mayo Clin Proc 1988; 63:539). O sulfametoxazol-trimetropim 800/160 mg é considerado como a substância de primeira linha (Dig Dis Sci 1994; 39:1642) e é administrado por um período de 6 a 12 meses. Podem ocorrer falhas no tratamento antibiótico (GE 1994; 106:782). Ainda não foi estabelecido o papel da biópsia repetitiva ou da PCR do fluido cefalorraquidiano para avaliar a erradicação da doença.

7 Distúrbios Anorretais

7.1 HEMORRÓIDAS

Prim Care 1999; 26:35

Epidemiologia: As hemorróidas predominam em 80-90% da população adulta dos EUA, com incidência igual em homens e mulheres (Dis Colon Rectum 1983; 26:435). Doença sintomática não é comum antes dos 20 anos, tem pico entre os 45 e os 65 anos e está associada às condições socioeconômicas mais elevadas (GE 1990; 98:380). A gravidez representa fator de risco.

Fisiopatologia: As hemorróidas são classificadas como internas ou externas com base em sua localização anatômica. Duas áreas importantes devem ser reconhecidas. A borda anal é a porção mais distal do canal anal. Cerca de 2-3 cm acima da borda está a linha dentada ou pectínea, que é a junção das mucosas anal e retal. As hemorróidas são dilatações patológicas dos leitos vasculares normais. São internas se forem originárias do leito vascular acima da linha dentada e externas se sua origem for a área abaixo dessa linha, no leito próximo da borda anal. O ponto de origem, e não a extensão distal das hemorróidas, define sua condição de interna ou externa. As hemorróidas internas são cobertas pela mucosa do reto e não apresentam sensação somática, enquanto as externas são cobertas por anoderme e possuem a sensação somática da pele. As hemorróidas internas são classificadas com base no grau de prolapso (I = sem prolapso, II = redução espontânea, III = redução manual, IV = sem possibilidade de redução). A patogênese das hemorróidas ainda não está bem compreendida, embora se acredite que o esforço excessivo seja importante no rompimento dos leitos vasculares. Tanto a constipação quanto a diarréia são condições associadas às hemorróidas (Dis Colon Rectum 1998; 41:1534).

Sintomas: As hemorróidas internas causam sangramento ou prolapso indolor. O sangue apresenta-se normalmente vermelho-brilhante, observado no papel higiênico ou ao redor do bolo fecal, podendo gotejar no vaso sanitário se houver prolapso. As hemorróidas com prolapso poderão sujar a roupa íntima. A trombose dolorosa de hemorróidas internas é rara. As hemorróidas externas começam como pequenos plicomas de pele que causam problemas de higiene, provocam irritação perianal e podem provocar trombose aguda, causando dor aguda e intensa.

Sinais: As hemorróidas externas são visíveis e as internas não, a menos que sofram prolapso. A maioria das hemorróidas internas não é palpável e a anuscopia é obrigatória para se estabelecer sua presença ou ausência.

Evolução Clínica: Os sintomas são normalmente leves e intermitentes. Apenas uma minoria de pacientes exige intervenções além das medidas tópicas ou desenvolve complicações, como trombose ou prolapso permanente.

Complicações: Trombose, que se apresenta como dor aguda.

Diagnóstico Diferencial: A presença de hemorróidas é facilmente estabelecida e a armadilha diagnóstica geralmente está em determinar se as hemorróidas são a causa de um determinado sintoma. O diagnóstico diferencial inclui outras causas de sangramento retal, como fissura, pólipos, câncer e DII, além de outras causas de desconforto perianal, como abscesso ou fístula. Deve-se suspeitar de fissura se houver dor e espasmo durante o exame. As hemorróidas não devem ser aceitas como causa de sangramento retal sem uma avaliação mais completa (detalhes na p. 32).

Laboratório: Geralmente não indicado, exceto no caso de sangramento crônico e substancial.

Endoscopia: A anuscopia é um exame fácil de se executar e muito informativo. As hemorróidas são mais bem avaliadas com um anuscópio que com um colonoscópio, embora este último seja mais fácil de manejar. Na anuscopia identifica-se a linha dentada, inspeciona-se a mucosa distal do reto e as hemorróidas são identificadas como protrusões vermelho-azuladas no lúmen. A anuscopia também permite a avaliação de fissuras.

Tratamento: Dieta rica em fibras, para manter as fezes macias, é em geral o que se precisa para sintomas de sangramento indolor de hemorróidas dos graus I ou II. Alguns pacientes experimentam problemas locais com prurido ou queimação secundários à higiene difícil ou edema associado às hemorróidas. Essa situação geralmente melhora com medidas locais como lenços umedecidos, aplicação de chumaços embebidos em loção de hamamélis (p. ex., *Tucks Pads*®) ou banhos de assento. A aplicação tópica de cremes à base de hidrocortisona sem anestésico (p. ex., *Anusol HC* a 1%, aplicação na área anal três vezes ao dia) ou com anestésico (p. ex., *ProctoCream* a 2,5%, aplicação na área anal três vezes ao dia) é um tratamento auxiliar sem eficácia comprovada.

A ligadura elástica é um procedimento efetivo para reduzir as hemorróidas. O mamilo hemorroidário é sugado para a luz de um cilindro oco recoberto externamente por plásticos de borracha. Um elástico é então liberado do cilindro, envolvendo a base do mamilo hemorroidário. Os elásticos são colocados pelo menos 5 mm acima da linha dentada para evitar a dor. O procedimento é feito com um mamilo hemorroidário de cada vez, com intervalo de 2-4 semanas entre os tratamentos. Cerca de

5-10% dos pacientes experimentam dor, algum sangramento e, raramente, sepse pélvica. A escleroterapia com injeções, a coagulação com radiação infravermelha, a eletrocoagulação, a crioterapia e o tratamento a *laser* são modalidades já usadas com sucesso. A ligadura elástica é mais econômica e tem eficácia mais duradoura, mas apresenta maior incidência de dor pós-operatória que a coagulação infravermelha ou a escleroterapia com injeções (Am J Gastroenterol 1992; 87:1600). A hemorroidectomia cirúrgica é feita para pacientes com prolapso (graus III e IV), para aqueles com hemorróidas externas concomitantes e para aqueles nos quais os demais métodos falharam. Hemorróidas externas com trombose apresentam-se como massa visivelmente inchada, geralmente dolorosa e preenchida por coágulos firmes. O paciente deverá ser tratado com a evacuação imediata do coágulo para alívio da dor.

7.2 FISSURA ANAL

Brit J Surg 1996; 83:1335

Epidemiologia: Queixa comum em adultos jovens, afetando igualmente os dois sexos.

Fisiopatologia: (Scand J Gastroenterol Suppl 1996; 218:78). A fissura anal é representada por uma rachadura na pele do canal anal. As fissuras agudas são muito superficiais e resultam, geralmente, de laceração traumática decorrente de um bolo fecal endurecido e ressecado. A minoria delas tem cicatrização difícil e torna-se profunda, com bordas endurecidas. As fissuras crônicas ocorrem na linha média posterior, em mais de 90% das vezes, e o restante na linha média anterior. Uma hipótese para essa ocorrência é o fato de que o tônus elevado de repouso do esfíncter anal interno resulta em perfusão insatisfatória da pele na linha média posterior e na falha de cicatrização.

Sintomas: Os sintomas típicos são dor com ou após as evacuações, sangue no papel higiênico ou ao redor das fezes e prurido.

Sinais: As fissuras agudas são lacerações superficiais que podem ser visualizadas com freqüência afastando-se as nádegas. As fissuras crônicas possuem bordas elevadas e espessadas, base com aparência fibrótica e, geralmente, um plicoma de pele na linha média ao final da fissura. O exame retal ou anuscópico pode ser difícil em virtude do espasmo associado.

Evolução Clínica: A maioria das fissuras é aguda e cicatriza espontaneamente. A minoria se torna crônica (sintomas persistindo por mais de 6-8 meses) e apresenta ciclos de cicatrização e recorrência.

Diagnóstico Diferencial: As fissuras podem ser secundárias à doença de Crohn, sífilis, tuberculose ou infecção por HIV. Esses diagnósticos devem ser considerados, especialmente se a fissura não estiver na linha média.

Endoscopia: As fissuras anais são mais bem visualizadas com um anuscópio que com o colonoscópio. A lidocaína tópica pode ser útil, mas às vezes a dor e o espasmo são tão intensos que fica difícil prosseguir com o exame sem anestesia geral.

Tratamento: A maioria das fissuras agudas é tratada com o amolecimento do bolo fecal (dieta rica em fibras e suplementos alimentares contendo fibras ou então com o uso de moderadores do trânsito intestinal [emolientes], como o ducossato sódico 100 mg via oral 3 vezes ao dia) e preparações à base de hidrocortisona com anestésico (p. ex., *ProctoCream* HCl a 2,5%). Chumaços, umedecidos embebidos em loção de hamamélis (p. ex., *Tucks Pads*®) ou banhos de assento podem aliviar os sintomas. As fissuras crônicas são tratadas por métodos que reduzem a pressão do esfíncter anal inferior e presumivelmente restauram o fluxo sangüíneo para a pele da linha média posterior. A dilatação anal forçada é eficaz, mas está associada a altas taxas de incontinência fecal. A esfincterotomia lateral interna é a abordagem cirúrgica atual mais comum. Nesse procedimento, o esfíncter anal interno é secionado em posição lateral (em vez de na linha média posterior). O principal problema com o procedimento é a incontinência, com taxas já informadas de até 35% dos casos (Am J Surg 1996; 171:512). As modificações do procedimento como a esfincterectomia ajustada à extensão da fissura podem reduzir essas taxas (Dis Colon Rectum 1997; 40:1439). Os nitratos tópicos dilatam o esfíncter anal e resultam na cicatrização das fissuras em 50-80% dos pacientes (Dis Colon Rectum 1999; 42:1007; Lancet 1997; 349:11; Dis Colon Rectum 1997; 40:1318). O trinitrato de gliceril a 0,2% é aplicado duas vezes ao dia no canal anal, durante seis semanas, sendo em geral bem tolerado. Essa é uma concentração muito mais baixa de nitroglicerina que aquela usada na doença cardíaca e não está comercialmente disponível nos EUA, mas pode ser formulada em uma boa farmácia de manipulação. A toxina botulínica injetada no esfíncter é mais eficaz que o placebo (Nejm 1998; 338:217), mas é muito dispendiosa para competir com os nitratos. Uma vez que o tratamento clínico não está associado à incontinência, uma experiência com nitratos faz sentido como tratamento de primeira linha, seguido da esfincterectomia lateral, caso esse tratamento falhar (BMJ 1997; 314:1638).

7.3 FÍSTULA E ABSCESSO ANORRETAL

As glândulas anais estão localizadas na linha dentada no canal anal. Caso essas glândulas se tornem obstruídas e infectadas agudamente, o paciente desenvolverá um abscesso anorretal. E se a infecção estabelecer uma via em direção à pele perianal, haverá a formação de fístula anal crônica. Em geral, o diagnóstico não é difícil e o tratamento é cirúrgico, com abordagem orientada pela localização do abscesso ou da fístula (Prim Care 1999; 26:69).

7.4 INCONTINÊNCIA FECAL

Dig Dis Sci 1999; 44:2488; J Clin Gastroenterol 1998; 27:108

Epidemiologia: A incontinência de fezes sólidas tem uma prevalência entre 0,5-1,5%, sendo oito vezes mais comum nas mulheres e também comum em pacientes internados em casas de repouso. A prevalência aumenta acentuadamente para 17% após os 85 anos de idade (Dig Dis Sci 1999; 44:2488).

Fisiopatologia: A continência é mantida pelo esfíncter anal (uma combinação dos esfíncteres interno e externo e o músculo puborretal) e pelo ângulo anorretal de 90 graus. As duas principais condições a provocar o rompimento dessa estrutura são o dano direto ao esfíncter e a desnervação do assoalho pélvico. As causas específicas da incontinência incluem a lesão obstétrica ao esfíncter ou a sua inervação (a causa mais comum), a desnervação resultante do esforço na evacuação, lesão do nervo pudendo, cirurgia anorretal anterior, fecaloma, câncer, prolapso retal, trauma adicional ao esfíncter e doenças neurológicas. A sensação ou a capacidade retal inadequadas também podem resultar em incontinência.

Sintomas: Com freqüência, os pacientes não oferecem voluntariamente uma história clara de sua incontinência. Altos graus de incontinência (perda de fezes sólidas) são geralmente esclarecidos pela história, mas a incontinência mais sutil (para flatos ou fezes líquidas) pode provocar uma queixa de "excesso de gás", urgência ou diarréia. Os pacientes conhecerão a localização de todos os banheiros públicos da cidade e terão receio de sair de casa. A gravidade pode ser quantificada perguntando-se sobre o uso de tampões e manchas na roupa íntima.

Sinais: A pele perianal pode apresentar manchas ou irritação. Em casos mais graves, pode-se observar o esfíncter abrindo-se em fendas. O examinador pode, no exame retal, avaliar o tônus voluntário e de repouso. A retirada do dedo deverá provocar o reflexo de fechamento. Deve-se avaliar a sensação cutânea perianal em busca de indicações de doença neurológica. A apalpação deverá excluir a presença de massa retal distal.

Evolução Clínica: É mais comum a piora lenta e gradativa da incontinência.

Diagnóstico Diferencial: Fístulas, prolapso retal, proctite e lesões de massa são os principais diagnósticos diferenciais.

Laboratório: Vários testes especializados podem ser usados para avaliação da incontinência fecal, a saber: manometria, endossonografia, eletromiografia (EMG) e outros. Esses procedimentos especializados não estão prontamente disponíveis para a maioria dos clínicos gerais, nem são necessários para o tratamento de pacientes com esse problema comum. Entretanto, eles podem ser necessários para se determinar a melhor abordagem para o tratamento dos pacientes que não melhoram com o tratamento clínico.

Endoscopia: A sigmoidoscopia flexível é indicada para excluir lesões estruturais e fornece a oportunidade de exploração do intestino distal.

Tratamento: A maioria dos pacientes responde à combinação de aumento da ingestão de fibras para acrescentar volume às fezes e uso de substâncias antidiarréicas. Essa terapia cria um bolo fecal volumoso e ressecado, com pouca probabilidade de vazamento. A loperamida é bem tolerada e doses diárias (não conforme o necessário) de 1-2 mg são normalmente necessárias. Os pacientes são instruídos para o fato de que qualquer causa de fezes soltas (como doenças diarréicas agudas, intolerância à lactose, excesso de consumo de sorbitol, cafeína) agravará a incontinência. O *biofeedback** tem seus defensores e funciona melhor com pacientes altamente motivados. O reparo cirúrgico também é satisfatório (80% de sucesso) se houver um defeito definido no esfíncter anal externo, mas a maioria dos casos não apresenta esse defeito, sendo decorrência da desnervação pélvica. O reparo pós-anal (Dis Colon Rectum 1994; 37:369) e várias outras abordagens cirúrgicas (Dis Colon Rectum 1993; 36:77) têm sido tentados para casos neuropáticos, com sucesso limitado.

7.5 PRURIDO ANAL

Surg Clin N Am 1994; 74:1277

Epidemiologia: Para o prurido anal sem causa demonstrável, a proporção entre homens e mulheres é de 4:1.

Fisiopatologia: O mecanismo mais comum para o prurido perianal é a higiene não-satisfatória da área perianal após as evacuações. Em alguns pacien-

*(N. do T.: Espécie de fisioterapia anal que objetiva aumentar a sensibilidade do reto ao conteúdo fecal e melhorar a força de contração dos esfíncteres anais.)

tes, fatores dietéticos, doenças de pele ou fatores psicogênicos podem perpetuar o prurido. Em outros, o uso crônico de substâncias irritativas (como lavagem inadequada com sabonete) pode provocar uma dermatite. Em muitos casos autolimitados a causa do prurido não é identificada.

Sintomas: Urgência irresistível para coçar a área.

Sinais: A pele da área perianal pode apresentar manchas fecais, deformidade, eritema, pregas de pele espessadas ou com rachadura e evidência de escoriação.

Evolução Clínica: Os episódios são, em geral, autolimitados, a menos que exista uma condição crônica predisponente.

Complicações: Não há.

Diagnóstico Diferencial: Muitos casos de prurido perianal apresentam uma causa definível e tratável relacionada com a higiene da área. A incapacidade de manter a área limpa de resíduos fecais é observada em pacientes com tônus de esfíncter insatisfatório, diarréia crônica, hemorróidas externas ou plicomas de pele, cirurgia anal anterior, fístulas anteriores ou abscessos perianais que cicatrizam com deformidade, obesidade mórbida e hábitos insatisfatórios de higiene pessoal. Outros pacientes podem apresentar causas subjacentes de natureza dermatológica, dietética, medicamentosa, ginecológica ou psicogênica para o prurido. Nas crianças deve-se considerar a presença de oxiúros.

Laboratório: Teste da fita adesiva para oxiúros; biópsia de pele ou raspados em casos incomuns, para buscar outras doenças primárias como psoríase, infecção fúngica ou malignidade.

Tratamento: Em pacientes com evidência de manchas fecais, a causa subjacente deverá ser tratada, se possível. Os pacientes deverão ser instruídos para lavar a área com lenços umedecidos, chumaços embebidos em loção de hamamélis ou água morna, mas devem evitar o sabonete. Deve-se também evitar o atrito excessivo durante a higiene. As preparações tópicas à base de hidrocortisona (p. ex., Anusol HCI a 1% aplicada à região anal 3 vezes ao dia) pode fornecer alívio. Na maioria dos casos idiopáticos os sintomas de resolvem em 4-6 semanas. As causas dietéticas significativas incluem a ingestão de cafeína, chocolate, produtos cítricos e de tomate e deve-se tentar uma modificação da dieta. Os pacientes deverão ser reconfortados quanto ao fato do distúrbio não ser grave nem maligno.

7.6 FECALOMA

Mayo Clin Proc 1998; 73:881

Comentário: É muito freqüente que pacientes sofram com impactações não diagnosticadas ou, então, não sejam pronta e agressivamente tratados após o diagnóstico. O paciente mais agradecido que tratei enquanto residente foi um cavalheiro cuja impactação eliminei em seu leito na unidade de terapia coronariana intensiva. O tormento da impactação reduziu a quase nada a sua preocupação sobre suas condições cardíacas.

Epidemiologia: O maior risco é observado em pacientes com constipação e nos institucionalizados com impedimentos de ordem mental ou física.

Fisiopatologia: O episódio inicial é a retenção de um bolo fecal por várias causas subjacentes, como condições dolorosas do ânus, reconhecimento reduzido da necessidade de evacuar (pelo uso de drogas ou doença do SNC) ou falta de sensação retal. O bolo fecal resseca no reto e o cólon continua enviando mais material, até que um novo bolo se forma e fica impedido de passar pelo diâmetro do esfíncter anal.

Sintomas: Os pacientes em condições mentais intactas geralmente reconhecerão a falta de evacuação e a dor no reto. Entretanto, a apresentação pode não ser específica em pacientes mental ou fisicamente comprometidos, com sintomas como alterações de *performance status*, náuseas, timpanismo ou febre. Alguns pacientes apresentarão diarréia aparente, à medida que as fezes exsudam ao redor do bolo impactado.

Sinais: Normalmente é possível perceber a presença de um bolo fecal, mas às vezes ele é mais mole que o esperado ou a impactação fica além do raio de alcance do dedo do examinador. O abdome pode estar distendido ou doloroso e as fezes podem ser palpáveis.

Evolução Clínica: Pode recorrer se não houver um regime adequado para o tratamento da condição crônica do intestino.

Complicações: Podem surgir úlceras estercorais (úlceras causadas por necrose de pressão local do intestino por bolo fecal duro e ressecado). A perfuração colônica é uma complicação rara causada pela necrose de pressão da espessura total.

Diagnóstico Diferencial: A consideração diferencial importante é a obstrução mecânica por tumor.

Laboratório: Leucocitose e anormalidades eletrolíticas podem estar presentes em casos muito graves.

Radiografia: Radiografias simples demonstram a presença do bolo fecal no cólon e no reto, com níveis hidroaéreos nos casos mais graves. Uma radiografia não substitui o exame retal.

Endoscopia: Deve-se descartar uma causa mecânica para a impactação por meio da colonoscopia se a razão não for aparente e se o paciente estiver na faixa etária de risco para câncer colorretal.

Tratamento: A desobstrução manual é o primeiro passo. Um anestésico tópico, como gel de lidocaína, pode ser útil e a sedação consciente pode ser uma benção em algumas circunstâncias. O canal anal é delicadamente dilatado com dois dedos e o bolo fecal é fragmentado pelos dedos do examinador, que deverá estar bem protegido para a investida violenta das fezes. Se esse procedimento não for bem-sucedido ou o bolo fecal não puder ser alcançado, deve-se aplicar um enema de óleo mineral ou água morna. Caso essa conduta também não dê resultado, pode-se tentar um enema com leite e melado. O enema com *Gastrograffin®* pode ser diagnóstico e normalmente funciona como terapia quando as outras medidas falharem. Na falta de evidência de obstrução, pode-se administrar soluções orais de polietileno (*Glytely* ou *Colyte*) por via oral ou cateter nasogástrico, no volume de 100 ml/hora até a eliminação (Dig Dis Sci 1997; 42:1454).

7.7 SÍNDROME DA ÚLCERA SOLITÁRIA DO RETO

Brit J Surg 1998; 85:1617

Epidemiologia: Essa doença não é comum (1 por 100.000/ano), manifesta-se tipicamente na 3ª ou 4ª década de vida, com prevalência igual entre os dois sexos.

Fisiopatologia: A causa é desconhecida. É possível a existência de causas diferentes em grupos diferentes. O prolapso retal (seja evidente ou oculto) e a contração paradoxal dos músculos do assoalho pélvico parecem importantes e podem causar ulceração ao induzir isquemia local.

Sintomas: Sangramento retal, eliminação de muco, sensação de evacuação incompleta e esforço na evacuação. O prolapso retal é comum. Alguns pacientes são assintomáticos.

Sinais: A úlcera pode ser palpável e o prolapso pode ser identificado ao exame.

Evolução Clínica: Em cerca da metade dos pacientes, as úlceras persistem por mais de cinco anos, apesar do tratamento (GE 1983; 84:1533).

Complicações: Sangramento volumoso ou formação de estenoses são complicações raras.

Diagnóstico Diferencial: As principais considerações em termos de diagnóstico diferencial são a malignidade, a DII e o trauma de repetição. Em 25% das vezes a doença é confundida com outras. Os diagnósticos incorretos são, em geral, a DII ou a neoplasia (Dis Colon Rectum 1993; 36:146).

Laboratório: A manometria anorretal mostra várias anormalidades, mas nenhuma delas ajuda no diagnóstico ou tratamento.

Endoscopia: A maioria dessas lesões é encontrada a 5-10 cm da borda anal, na parede anterior do reto. Trata-se normalmente de úlceras com vários centímetros de diâmetro, mas a aparência varia, podendo-se visualizar úlceras múltiplas ou lesões circunferênciais, elevadas e polipóides. As biópsias mostram edema mucoso, fibrose variável e desorientação do músculo liso da musculatura que se estende até o interior da lâmina própria. A ultra-sonografia endoscópica mostra falta de relaxamento do puborretal.

Tratamento: O tratamento tópico é normalmente ineficaz, pois não trata o defeito subjacente. Pode-se tentar a dieta rica em fibras para minimizar o esforço para evacuar. Alguns pacientes parecem possuir um componente comportamental significativo com esforço excessivo e o *biofeedback* tem sido usado com algum sucesso (Gut 1997; 41:817). A cirurgia é uma opção para qualquer paciente refratário. A retopexia é o procedimento cirúrgico mais comum e cerca de 50% dos pacientes apresentarão melhora. A ressecção anterior não é satisfatória (Br J Surg 1998; 85: 1246) e a colostomia é uma alternativa drástica.

7.8 INTUSSUSCEPÇÃO

Ann Surg 1997; 226:134; Gastroenterol Clin North Am (1994; 23:21

Nesse processo, uma borda principal do intestino invagina para o interior do lúmen intestinal distal a ela. A lesão é incomum em adultos e a maioria dos casos está associada à neoplasia dessa borda. Nas crianças, a maior parte dos casos de intussuscepção não está associada a nenhuma anormalidade anatômica. A doença apresenta-se normalmente como uma obstrução ou sangramento, sendo diagnosticada com freqüência como lesão-alvo na TC ou na ultra-sonografia. Nos adultos, o tratamento é cirúrgico.

7.9 PROCTALGIA FUGAZ

Trata-se de doença muito comum, caracterizada por crises intermitentes e imprevisíveis de dor grave e espasmódica no reto, que duram de segundos a minutos. Entre as crises o paciente sente-se bem e apresenta evacuações normais. A causa é desconhecida, mas pode estar relacionada com a disfunção do esfíncter anal interno. Já foi descrita na literatura uma forma hereditária desta doença (GE 1991; 100:805). O diagnóstico é feito com base na história característica e por exclusão de doença retal por sigmoidoscopia, se houver qualquer dúvida clínica. A maioria das crises é tão breve que não precisa de tratamento. A pressão manual aplicada com a palma da mão à área anal pode ajudar. Já foram aplicados tratamentos com banhos quentes e eliminação do flatus na posição genupeitoral. A forma hereditária responde à nifedipina, mas pode representar uma doença diferente (Gut 1995; 36:581). O salbutamol, um beta agonista inalado, reduz as crises (Am J Gastroenterol 1996; 91:686).

7.10 CÂNCER DO CANAL ANAL

Esta doença representa cerca de 1,5% de todas as neoplasias do trato gastrointestinal e está associada à transmissão sexual do papiloma vírus humano. A maioria dos pacientes não precisa de cirurgia, sendo curada por meio da terapia combinada com quimioterapia e radioterapia. Ver Nejm 2000; 342:792 para uma revisão mais abrangente.

7.11 DOENÇA DE HIRSCHSPRUNG

Esta doença resulta da ausência congênita de células ganglionares no ânus e em uma extensão variável do intestino distal (Curr Probl Surg 1996; 33:389), causando obstrução funcional que normalmente se apresenta no primeiro ano de vida como uma constipação grave ou como sepse decorrente de enterocolite. A manifestação na vida adulta é rara e os sintomas nos adultos em geral já estão presentes desde a infância (J Clin Gastroenterol 1984; 6:205). O tratamento é cirúrgico, com a remoção do segmento agangliônico de funcionamento insatisfatório.

8 Distúrbios Vasculares do Intestino

8.1 ISQUEMIA MESENTÉRICA AGUDA

GE 1992; 103:1075

Causa: Esta doença catastrófica resulta na maioria das vezes de êmbolos, mas pode também resultar de trombos arteriais ou venosos ou estados de baixo fluxo.

Fisiopatologia: A oclusão súbita de um vaso mesentérico provoca isquemia que evolui para infarto, em geral, dentro de 24 horas.

Sintomas: Os pacientes apresentam uma dor abdominal grave que, com freqüência, é desproporcional aos achados do exame físico. Pode haver fatores de risco associados, como infarto do miocárdio, insuficiência cardíaca congestiva, estados de hipercoagulação ou evidências de isquemia crônica preexistente (dor pós-prandial). No entanto, muitos pacientes não apresentam fatores de risco associados.

Sinais: No início da doença, o exame abdominal pode ser relativamente inocente, mas na medida em que a isquemia piora, aumenta a sensibilidade, há perda do murmúrio intestinal e instalam-se os achados peritoneais.

Diagnóstico Diferencial: Dor abdominal aguda (p. 5).

Evolução Clínica: A taxa de mortalidade varia de 59-93%.

Laboratório: Não existe nenhum exame laboratorial útil para estabelecer o diagnóstico. O hemograma completo com diferencial, a bioquímica completa (para procurar por outras causas e avaliar o *anion gap* como uma pista para acidose metabólica) e a amilasemia devem ser obtidos para ajudar no diagnóstico diferencial.

Radiografia: Usamos radiografias simples para excluir a presença de ar livre que exige laparotomia imediata. O ecodoppler pode avaliar as porções proximais da artéria celíaca, artéria mesentérica superior (MAS) e artéria mesentérica inferior (AMI), mas as oclusões podem ser assintomáticas tornando o exame menos útil no quadro agudo. A tomografia computadorizada pode mostrar anormalidades tardiamente na evolução clínica da doença causada por êmbolos na artéria mesentérica superior (como gás na parede intestinal, espessamento intestinal, gás venoso na porta), mas não é sensível antes do infarto. A TC é mais útil na identificação das oclusões da veia mesentérica. A angiografia mesentérica é o procedimento-padrão de eleição, mas os especialistas discordam de seu uso de rotina na suspeita de isquemia mesentérica. Os autores que sugerem a realização de angiografia de uma artéria mesentérica inferior suspeita, descrevem diversos resultados negativos que evitam a realização de laparotomia e permitem um diagnóstico precoce. Os autores que se opõem a este procedimento, mencionam atrasos no diagnóstico pela ausência da disponibilidade e pelo tempo necessário para realizar o exame. A experiência local vai desempenhar um papel muito importante. A angiografia pode demonstrar a presença de êmbolo (com oclusão tanto parcial quanto completa) tanto nos grandes vasos como nos ramos distais. Pode também mostrar evidências de isquemia mesentérica não-oclusiva (IMNO) onde não há oclusão, porém existe intensa vasoconstrição microvascular (Am J Surg 1996; 171:405).

Endoscopia: Não está indicada.

Tratamento: Os pacientes com suspeita de isquemia mesentérica sem acesso à angiografia são submetidos à laparotomia, como os pacientes com sinais peritoneais. O tratamento de pacientes com angiografias positivas depende dos achados. Os êmbolos maiores são tratados com embolectomia e os trombos com um *bypass* (Arch Surg 1999; 134:328). Os êmbolos menores (nos menores vasos distais) podem ser tratados com trombolíticos, papaverina ou anticoagulação. Os trombos da veia mesentérica superior sem sinais peritoneais podem ser tratados com anticoagulação. A isquemia mesentérica não-oclusiva pode ser tratada com papaverina.

8.2 ISQUEMIA MESENTÉRICA CRÔNICA

GE 2000; 118:954

Causa: Trombose vascular secundária à doença aterosclerótica.

Fisiopatologia: A maioria dos pacientes (90%) apresenta estenose grave ou oclusão de dois ou três de seus vasos mesentéricos. São incapazes de aumentar o fluxo sangüíneo intestinal em resposta ao alimento. Uma pequena minoria apresenta oclusões da artéria mesentérica superior (7%) ou celíaca (2%) isolada.

Sintomas: Os pacientes apresentam dor de 1-3 horas após as refeições que persiste por 1- 3 horas e os sintomas ocorrem com freqüência crescente em semanas ou meses. A dor, também conhecida como angina abdominal, gera medo de comer e uma subseqüente perda de peso.

Sinais: Podemos encontrar caquexia e sopros abdominais.

Diagnóstico Diferencial: O diagnóstico diferencial é o da dispepsia (p. 3). A chave para estabelecer o diagnóstico é considerar esta hipótese na lista de possibilidades.

Evolução Clínica: A sobrevida em cinco anos daqueles que sobrevivem à revascularização é de 70%.

Complicações: Evoluir para infarto, desnutrição.

Radiografia: A angiografia é o método de eleição para o diagnóstico. Outros testes estão disponíveis (por exemplo, Doppler de mesentérica após estímulo alimentar [Am J surg 1995; 169:476], RNM/AngioRM, ou consumo de oxigênio intestinal), porém com menos sensibilidade e especificidade (GE 2000; 118:954). Os pacientes assintomáticos acima de 65 anos (18%) vão freqüentemente apresentar Doppler anormal (AJR Am J Roentgenol 1993; 161:985). Alguns médicos usam o Doppler nos pacientes com baixa probabilidade como um pré-teste, a fim de evitar a angiografia com baixo rendimento.

Tratamento: A revascularização cirúrgica (por endarterectomia ou *bypass* [Ann Vasc Surg 1998; 12:299]) fornece em torno 70-90% de sucesso inicial, 10% de recidiva e baixa mortalidade. A angioplastia mesentérica apresenta taxas de sucesso inicial similares, porém com taxas de recidiva mais elevadas, levando um grupo de especialistas a recomendar este procedimento só nos pacientes com maior risco cirúrgico (GE 2000; 118:954). A angioplastia pode ser utilizada para restaurar a permeabilidade (Cardiovasc Intervent Radiol 1987; 10:43).

8.3 COLITE ISQUÊMICA

GE 2000; 118:954

Causa: A colite isquêmica é causada pela perfusão inadequada do cólon apesar dos vasos mesentéricos parecerem macroscopicamente normais. Está associada à cirurgia aórtica ou cardíaca prévia; vasculite, coagulopatias; drogas (cocaína [Am J Gastroenterol 1994; 89:1558], AINEs [J Clin Gastroenterol 1993; 16:31], pseudoefedrina [Am J Gastroenterol 1999; 94:2430], BCPs [J Clin Gastroenterol 1994; 19:108]); exercício prolongado (corridas à distância); lesões colônicas; e eventos cardiopulmonares que causam hipotensão.

Epidemiologia: Mais freqüente nos idosos.

Fisiopatologia: A forma mais comum da doença é a hemorragia submucosa e mucosa transitórias, com inflamação. Mais raramente, podemos encontrar características de colite crônica, estenose ou progressão para uma gangrena em toda a espessura da alça. Não existem evidências de oclusão vascular de grandes vasos, mas provavelmente os pacientes apresentam aterosclerose subjacente.

Sintomas: Os pacientes apresentam tipicamente o início súbito de dor abdominal de intensidade relativamente grave, em cólicas e diarréia sanguinolenta. A forma crônica, com dor, diarréia sanguinolenta ou estenose de cólon é pouco freqüente.

Sinais: Podemos encontrar dor e peritonite localizadas.

Diagnóstico Diferencial: As principais hipóteses são as causas de diarréia sanguinolenta: infecções (*Salmonella, Campylobacter, Shigella, E. coli* O157:H7) e a doença inflamatória intestinal. Em alguns casos devemos considerar a diverticulite, isquemia mesentérica aguda ou obstrução.

Evolução Clínica: A maioria dos pacientes recupera-se completamente sem cirurgia. As séries cirúrgicas acadêmicas superestimam a gravidade da enfermidade (p. ex., Dis Colon Rectum 1992; 35:726).

Complicações: Estenose de cólon, gangrena.

Laboratório: Hemograma completo, bioquímica e amilase são realizados em geral, para excluir outras doenças. Deve-se solicitar uma coprocultura, fezes para *C. difficile,* ou para outros estudos nas fezes.

Radiografia: As radiografias simples são úteis para excluir a presença de ar livre e detectar "impressões digitais" edema mucoso e obstrução do cólon. Uma tomografia computadorizada mostra, com freqüência, evidências de colite (Radiologia 1999; 211:381) e é mais sensível para a perfuração do que a radiografia de abdome. A TC é útil para excluir outras causas de dor abdominal. A angiografia não está indicada a menos que a dúvida seja o diagnóstico de isquemia mesentérica aguda (situação em que os pacientes costumam referir dor contínua na porção mediana do abdome e não em cólicas com diarréia sanguinolenta).

Endoscopia: A colonoscopia é feita para estabelecer o diagnóstico e excluir a possibilidade de câncer ou de doença inflamatória intestinal. Os achados são de colite segmentar friável, com hemorragia e exsudato. Pode haver evidências de fibrose, dependendo da duração da enfermidade. A colonoscopia é realizada em geral depois que o paciente melhorou clinicamente devido ao risco de perfuração. As biópsias são normalmente inespecíficas, mas podem demonstrar necrose coagulativa sugestiva. Geralmente o reto não está comprometido, mas a flexura esplênica está freqüentemente afetada (porque se encontra na vertente entre os ramos periféricos da artéria mesentérica superior e inferior).

Tratamento: Os pacientes são mantidos em jejum, com hidratação venosa, e são avaliados e tratados quanto às condições cardiopulmonares associadas. Antibióticos de amplo espectro são administrados de rotina (cefotetan, ampicilina-sulbactam), com base em estudos experimentais que mostram benefícios, mas faltam dados em humanos. Se os pacientes melhoram, a dieta é progredida e os antibióticos são suspensos. Um pequeno número de pacientes vai deteriorar devido ao desenvolvimento de gangrena de toda a espessura ou vai apresentar colite refratária e será tratado cirurgicamente. A estenose pode demandar uma ressecção segmentar, mas pode melhorar sem tratamento com o passar do tempo.

8.4 ANGIODISPLASIAS DO TRATO GASTROINTESTINAL

Gastrointest Endosc Clin N Am 1997; 7:509; Am J Gastroenterol 1993; 88:807

Causa: A causa subjacente da angiodisplasia é desconhecida.

Epidemiologia: Mais freqüente nos idosos.

Fisiopatologia: As lesões representam a ectasia das veias submucosas e dos capilares adjacentes e podem ocorrer em todo o trato GI. São mais comuns no cólon. Em geral, não se apresentam com sangramento maciço porque são lesões de baixa pressão (venosas). Lesões semelhantes podem ser vistas na telangiectasia hemorrágica hereditária (doença de Osler-Rendu-Weber) (Dig Dis 1998; 16:169), na síndrome de Turner, ou na síndrome CREST (calcinose, doença de Raynaud, refluxo esofágico, esclerodactilia e telangiectasia). Os pacientes portadores de Von Willebrand podem ser difíceis de tratar devido à sua predisposição a sangramento com pequenas lesões (Br J Haematol 2000; 108:524). Nestas condições, as lesões múltiplas são um desafio clínico. Existe uma associação com a estenose aórtica e a substituição da válvula pode parar o sangramento. Nos pacientes sem estes distúrbios associados, as lesões são encontradas mais freqüentemente no ceco e no cólon ascendente. As lesões na esquerda com importância clínica são menos freqüentes. As angiodisplasias também podem ser vistas no intestino delgado ou no estômago.

Sintomas: A maioria dos pacientes é assintomática. Alguns podem se apresentar com sintomas secundários à anemia crônica ou à hematoquezia aguda.

Sinais: Presença de sangue positivo nas fezes. A angiodisplasia mucocutânea é encontrada na telangiectasia hemorrágica hereditária.

Diagnóstico Diferencial: Estas lesões são consideradas no diagnóstico diferencial do sangramento agudo ou crônico do trato GI (p. 28).

Evolução Clínica: Um pequeno subgrupo de pacientes apresenta-se com sangramento macroscópico recorrente.

Complicações: Anemia, hemorragia maciça. Perfuração pelo tratamento endoscópico.

Laboratório: O hemograma é realizado de rotina. O estudo da coagulação é importante para os pacientes problemáticos, procurando coagulopatias.

Radiografia: Lesões substanciais podem ser vistas como uma veia de drenagem tardia na angiografia. A angiografia é utilizada com freqüência muito menor do que a endoscopia para o diagnóstico. A angiografia apresenta uma sensibilidade de apenas 17% em comparação com a endoscopia (Mayo Clin Proc 1988; 63:993).

Endoscopia: As lesões são vermelhas, achatadas ou com elevação mínima, podem apresentar bordas redondas ou estreladas e é possível individualizar, com freqüência, os pequenos vasos. A endoscopia é o método diagnóstico de eleição.

Tratamento: Diversos métodos endoscópicos foram descritos. Os mais usados são o eletrocautério bipolar e o termocautério *(heater probe)*. Os pacientes com sangramento recorrente podem-se beneficiar do uso de estrogênios (Am J Hematol 1992; 411:276).

8.5 ANEURISMA DA AORTA ABDOMINAL

O gastrenterologista encontra esta lesão quando apresenta dor abdominal aguda devido à dissecção ou como um achado incidental no exame físico ou nos estudos de imagens. A correção eletiva está em geral indicada para pacientes saudáveis com aneurismas da aorta abdominal (AAAs) na faixa de 5-6 cm. Os pacientes com aneurismas menores podem ser acompanhados com ultra-sonografia a cada seis meses e 60% vão eventualmente ser submetidos a uma correção cirúrgica (Mayo Clin Proc 2000; 75:395).

9 Pâncreas

9.1 PANCREATITE AGUDA

Nejm 1999; 340:1412; Nejm 1994; 330:1198; Arch IM 1993; 153:1185

Causa: Muitas causas de pancreatite aguda já foram identificadas (Nejm 1994; 330:1198; Gastroenterol Clin North Am 1999; 28:571). Na maior parte do mundo, os **cálculos biliares** são a causa principal da doença, seguidos de perto pelo **álcool**. A **pancreatite idiopática** ocupa o terceiro posto na lista, embora muitos desses casos representem uma falha no diagnóstico de cálculos biliares e da microlitíase (Nejm 1009; 326:589). Um número desconcertante de **drogas** tem sido implicado como causa da pancreatite aguda (Aliment Pharmacol Ther 1996; 10:23; Am J Gastroenterol 1999; 94:2417) incluindo azatioprina/6-mercaptopurina, L-asparaginase; compostos do ácido 5-aminossalicílico (mesalamina, olsalazina, sulfasalazina), didanosina (um anti-retroviral), ácido valpróico, furosemida, cimetidina, famotidina, tiazidas, lisinopril, codeína (Am J Gastroenterol 2000; 95:3295), antibióticos (tetraciclina, metronidazol, nitrofurantoína, eritromicina, sulfonamidas, pentamadina) e as drogas antiinflamatórias não-esteróides (AINE): ibuprofeno, sulindac e celecoxib (Arch IM 2000; 160:553). A **hipertrigliceridemia** é uma causa relativamente comum de pancreatite aguda, sendo observada quando os níveis de triglicérides estão acima de 1.000 mg/dl. A pancreatite ocorre mais freqüentemente na hiperlipidemia tipo V e menos freqüentemente nos tipos I e IV (Gastroenterol Clin North Am 1990; 19:783).

A **colangiopancreatografia endoscópica retrógrada** (ERCP) diagnóstica está associada a um risco de 3-9% de pancreatite aguda e as taxas podem ser mais altas com a esfincterotomia ou com a manometria do esfíncter de Oddi. **Traumas contusos** do abdome também podem causar pancreatite aguda se romperem o ducto. As **infecções** sempre são mencionadas como causa da doença, mas na prática clínica com adultos isso é incomum. Também foram implicados como causa: caxumba, vírus coxsackie, CMV, *Campylobacter,* hepatite A e hepatite B. Os pacientes infectados pelo HIV apresentam alta incidência de pancreatite associada à várias infecções e drogas. A associação do **hiperparatireoidismo** à pancreatite aguda tem recebido mais atenção do que realmente merece, sendo pouco freqüente (0,23% de 800 pacientes consecutivos com hiperparatireoidismo em um estudo) (Brit J Surg 1986; 73:282). Acredita-se que a ocorrência de pancreatite aguda após uma **cirurgia cardíaca** esteja relacionada com isquemia. **Êmbolos** e **vasculite** são causas raras. O veneno do escorpião (BMJ 1970; 1:666), os inseticidas organofosforados e o metanol são causas **tóxicas** raras de pancreatite aguda. Existe uma forma familiar rara (pancreatite hereditária) associada a surtos recorrentes da doença resultando na pancreatite crônica (Gut 1999; 45:317).

Outros **distúrbios obstrutivos**, como o câncer pancreático ou o câncer ampular podem obstruir o ducto e provocar a pancreatite aguda. No *pancreas divisum* os ductos dorsal e ventral do pâncreas não se fundem e o ducto dorsal maior (ducto pancreático acessório ou ducto de Santorini) drena através da papila menor. Caso o ducto menor mostre-se relativamente estenótico, pode resultar em pancreatite aguda. A estenose ou a disfunção do esfíncter de Oddi, os cistos coledocianos (p. 282) e a ectasia do ducto mucinoso (p. 263) também são causas pouco comum de pancreatite aguda.

A **úlcera péptica penetrante** raramente se apresenta como pancreatite aguda. A doença de Crohn, a fibrose cística e a hipotermia normalmente se apresentam associadas a outros sintomas. A pancreatite pós-parto parece ser mais de natureza biliar (Mayo Clin Proc 2000; 75:361).

Epidemiologia: A pancreatite aguda é uma doença comum, com incidência de 24/100.000 por ano no Reino Unido (Brit J Surg 1987; 74:398). A incidência aumentou nos últimos 40 anos, por razões ainda não esclarecidas, e é mais comum entre os homens que entre mulheres.

Fisiopatologia: (Surg Clin N Am 1999; 79:699). Ainda não foi possível determinar os meios pelos quais as várias causas da pancreatite resultam em doença clínica semelhante. O refluxo biliopancreático parece ser um evento importante que desencadeia a pancreatite por cálculo biliar (Gut 1995; 36:803). Entre as muitas causas da pancreatite aguda, observa-se uma característica compartilhada que é a ativação prematura de enzimas proteolíticas e sua retenção inadequada nas células acinares. A lesão subseqüente a essas células provoca a liberação de citocinas e a ativação do sistema complemento. Células inflamatórias são então recrutadas para o pâncreas e resultam em liberação adicional de mediadores inflamatórios (como o fator de ativação de plaquetas (PAF), TNF, IL-1 e IL-6), provocando edema nos tecidos, necrose das células e os efeitos sistêmicos e distantes de hipotensão, febre, hipoxia, vazamento de capilares e a síndrome da angústia respiratória do adulto (SARA). A melhor compreensão dessa cascata de eventos poderá permitir as intervenções terapêuticas apropriadas (ver adiante).

A pancreatite é classificada como edematosa e intersticial se o tecido pancreático permanecer viável. A pancreatite é dita necrosante (mais grave) se o tecido pancreático se tornar não-viável.

Sintomas: O sintoma mais comum é a dor no abdome superior, geralmente epigástrica e que se irradia para as costas. Geralmente, a dor é constante e pode-se tornar intensa. Náuseas e vômitos são comuns.

Sinais: A febre é comum e não implica necessariamente em infecção. Hipotensão e taquicardia podem estar associadas à depleção de volume. A dor abdominal é maior no epigástrio, mas pode estar presente em qualquer área do abdome por onde o processo inflamatório se desenvolver. Em casos mais graves, observa-se distensão, rigidez, dor à percussão ou ausência de ruídos hidroaéreos. Caso o paciente desenvolva fleimão ou pseudocisto, uma massa poderá ser percebida no abdome superior. A descoloração azulada dos flancos (sinal de Grey Turner) e da área periumbilical (sinal de Cullen) raramente aparece e deve-se à hemorragia em casos de doença grave e necrosante. Os campos pulmonares podem mostrar sinais de derrame ou de atelectasia. A pele pode apresentar xantomas eruptivos (pápulas vermelho-amareladas de poucos milímetros, especialmente nas superfícies do extensor) se a causa da doença for uma hiperlipidemia. Às vezes, observam-se nódulos cutâneos vermelhos e sensíveis resultantes de necrose de gordura.

Evolução Clínica:

- *Causas de mortalidade*: A evolução clínica da doença é determinada pela extensão da necrose glandular do pâncreas, pelo grau de destruição do tecido circundante pelo suco pancreático, pelos efeitos sistêmicos de mediadores liberados na resposta inflamatória e pelo desenvolvimento de infecção em áreas de necrose. A morte prematura resulta da falha multiorgânica (na primeira semana) e as fatalidades tardias resultam geralmente de infecção. Cerca de 80% das mortes têm sua origem em complicações sépticas. Na pancreatite necrosante (casos com segmentos de tecido pancreático não-viável) entre 30-40% dos pacientes desenvolvem infecção na necrose (World J Surg 1997; 21:130). A obesidade representa risco para um resultado insatisfatório (Brit J Surg 1993; 80:484).

- *Previsão clínica de gravidade*: Vários métodos já foram descritos para a avaliação da gravidade da doença (Surg Clin N Am 1999; 79:733). Três métodos de avaliação de gravidade da pancreatite usando testes clínicos e laboratoriais simples foram descritos. O primeiro são os critérios de **Ranson**. Nesse sistema, os fatores de prognóstico insatisfatório são identificados pela avaliação na internação do paciente e após 48 horas. Para a **pancreatite alcoólica** esses fatores são:

  Na internação: (1) idade > 55 anos; (2) leucocitose > 16.000/mm^3; (3) glicemia > 200 mg/dl; (4) LDH > 350 U/l e (5) AST > 250 U/l.

  Após 48 horas da internação: (1) Queda do hematócrito > 10%; (2) aumento da uréia nitrogenada > 5 mg/dl, (3) Ca^{++} < 8 mg/dl;

Pâncreas

(4) déficit de base > 4 mmol/l; (5) déficit de fluido > 6 litros e (6) pO_2 < 60 mmHg.

- Se estão presentes menos de três fatores, a mortalidade é de 1%. Caso haja 3-4 fatores, a mortalidade passa a 15% e aumenta gradativamente com cada fator de risco adicional. Durante as primeiras 48 horas de internação aplicam-se os critérios de **Glasgow**, menos significativos. Nesse sistema os fatores de prognóstico insatisfatório são: (1) idade > 55 anos; leucocitose > 15.000/mm^3; (3) glicemia > 180 mg/dl; (4) uréia nitrogenada > 45 mg/dl; (5) LDH > 600 U/l; (7) albumina < 3,3; (8) Ca^{++} < 8 e (9) pO_2 < 60 mmHg. A presença de três ou mais fatores indica aumento de risco. O maior problema com esses sistemas é a falta de precisão e a necessidade de se esperar 48 horas para se completar o estadiamento. No sistema de Glasgow 30% dos pacientes com pancreatite grave são perdidos e 40% com três ou mais critérios apresentam evolução clínica benigna (Surg Clin N Am 1999; 79:733). O terceiro sistema, a classificação **APACHE-II**, é mais complexo, mas pode ser superior aos outros sistemas de graduação porque pode ser usado diariamente e, portanto, com mais precisão (Am J Gastroenterol 1997; 92:377).
- *Prognóstico da gravidade por TC:* A TC pode avaliar a gravidade da doença. O prognóstico será excelente se a TC resultar normal ou mostrar dilatação do pâncreas devido ao edema ou alterações inflamatórias peripancreáticas moderadas. Caso se observem coleções de fluido, o risco de infecção aumenta para 30-50% e a mortalidade será de 15%. A TC também é usada para se determinar se o pâncreas se tornou necrótico. As áreas com necrose não realçam com contraste intravenoso. Na pancreatite necrosante o prognóstico é pior, especialmente se houver infecção nas áreas com necrose. O grau de inflamação e de necrose poderá ser classificado em um sistema de dez pontos que se relaciona ao resultado (Radiology 1994; 193:297). O contraste usado na TC piorou a condição de pancreatite em uma cobaia animal, mas a relevância clínica dessa observação ainda não está esclarecida (GE 1994; 106:207).

Complicações:

- *Complicações sistêmicas:* As complicações pulmonares incluem hipoxia, atelectasia e derrame pleural. Pneumonia ou SARA desenvolvem-se em casos mais graves. Insuficiência renal e colapso cardiovascular podem resultar da depleção de volume, devido a sangramento ou perda de fluido para o interior do retroperitônio. A hipocalcemia é comum e deve-se à precipitação de cálcio com gorduras no processo de necrose da gordura peripancreática. A hiperglicemia é conseqüência da redução dos níveis de insulina. Também foram descritos casos esporádicos de coagulopatia, nódulos subcutâneos de necrose metastática de gordura, retinopatia e psicose.

- *Pseudocisto:* O pseudocisto é uma cavidade cheia de fluido e revestida por uma capa de tecido inflamatório, no lugar do epitélio de um cisto verdadeiro. Os pseudocistos verdadeiros possuem paredes espessas e bem desenvolvidas e formam-se em 4-6 semanas após a doença aguda; eles devem ser diferenciados das coleções de fluido peripancreático de paredes finas observados na fase inicial da doença.
- *Necrose pancreática infectada:* Quando as células pancreáticas inflamadas se tornam necróticas, no início, mostram-se estéreis. Entretanto, existe o potencial de se tornarem infectadas por patógenos entéricos. A necrose pancreática infectada pode ser identificada por biópsia de agulha orientada por TC, sendo geralmente visualizada após a primeira semana (GE 1987; 93:1315).
- *Abscesso pancreático:* O abscesso pancreático é representado por uma coleção de fluido pancreático que se torna infectada, sendo notado em 1-4% dos casos. O abscesso exige drenagem, mas é bem menos perigoso que a necrose infectada.
- *Complicações pouco freqüentes:* Fístulas pancreáticas para o cólon, necrose intestinal adjacente, varizes gástricas resultantes de trombose das veias esplênicas, hematoma esplênico e hemorragia aguda em pseudocistos ou no retroperitôneo.

Diagnóstico Diferencial: Ver Dor Abdominal Aguda (p. 5).

Laboratório: A amilase é um preditor sensível de prognóstico da pancreatite aguda, mas aumentos falsos-positivos podem ser observados em câncer pancreático, infarto mesentérico, obstrução intestinal, úlcera perfurada e insuficiência renal. A amilase da saliva provoca resultados falsos-positivos que podem ser facilmente identificados por fracionamento da amilase. A macroamilasemia provoca níveis séricos elevados de amilase na ausência da pancreatite e pode ser detectada por fracionamento. A lipase é mais específica que a amilase, mas pode mostrar-se elevada em casos de úlcera perfurada, isquemia ou obstrução. Essa enzima é liberada mais vagarosamente e pode ser útil se os pacientes se apresentarem para consulta médica alguns dias após a manifestação do evento. Todos os pacientes deverão ter pelo menos hemograma e perfil metabólico completo diários) logo no início da doença para avaliação de função renal, eletrólitos, cálcio, glicose e função hepática. Aumentos nos níveis de AST/ALT (> 3 vezes o normal) e de bilirrubina sugerem cálculos biliares como etiologia.

Radiografia: A ultra-sonografia é um teste mais sensível para cálculos biliares que a TC, sendo indicada rotineiramente para pacientes com pancreatite aguda e sem histórico anterior de colecistectomia. A TC com cortes finos do pâncreas e grandes doses de contraste intravenoso é usada para estadiar a doença com base no grau de inflamação e de necrose (ver estadiamento anteriormente mencionado). A TC deverá ser feita em pacientes com doença clinicamente grave ou que pareçam não melhorar após alguns dias de internação. Radiografias simples serão necessárias se houver suspeita de perfuração ou de obstrução.

Endoscopia: Recomenda-se uma ERCP como medida terapêutica em casos de pancreatite biliar grave ou colangite (ver Tratamento). Esse procedimento também é indicado em casos de pancreatite aguda recorrente, para o diagnóstico de condições como *pancreas divisum,* ectasia do ducto mucinoso e estenose da ampola (resultante de fibrose associada à passagem de cálculo biliar). Uma amostra de bile deverá ser colhida na ERCP ou na EDA (endoscopia digestiva alta) para exame microscópico, em busca de cristais de monoidrato de colesterol ou de grânulos de bilirrubinato. Utiliza-se a estimulação de colecistocininas (CCK) para a obtenção dessa amostra. O lodo pode ser detectado ao microscópio em muitos casos nos quais não tenha sido detectado pela ultra-sonografia. A manometria do esfíncter de Oddi pode ser indicada em pacientes selecionados com suspeita de disfunção (p. 279).

Tratamento:

- *Medidas de suporte:* Os pacientes são mantidos em jejum e recebem hidratação vigorosa, com correção e monitorização da condição de volume e de eletrólitos. Os pacientes classificados como grau III são tratados em UTI. Nos primeiros dias pode-se observar um déficit significativo de fluidos, seguido de diurese intensa quando o paciente se recuperar. É importante o uso de um cateter de Foley para controlar o débito urinário nos pacientes em condições graves. O uso de cateter nasogástrico (NGT) não altera o resultado, mas pode proporcionar alívio sintomático se o paciente apresentar vômitos ou íleo. A aplicação intravenosa de antagonistas dos receptores de histamina-2 (ARH2) reduz os volumes gástricos e pode aliviar os sintomas, mas não melhora os resultados. Deve-se suspender o uso de álcool e de drogas agressivas.
- *Antibióticos:* Estudos recentes não puderam demonstrar qualquer benefício resultante do uso de antibióticos no tratamento da pancreatite, pois incluíram muitos pacientes cuja doença não era necrosante. Entretanto, nos pacientes com pancreatite necrosante, a descontaminação seletiva (com antimicrobianos orais e retais) reduziu a morbidade e a mortalidade (Ann Surg 1995; 222:57). Essa abordagem deve ser feita em ambiente de tratamento intensivo e os antibióticos por via intravenosa são mais fáceis de se aplicar. O imipenem (500 mg por via intravenosa a cada 6-8 horas, ajustado conforme o peso e a função renal) atinge níveis excelentes no tecido pancreático. Em um estudo prospectivo de pequeno porte (Surg Gynecol Obstet 1993; 176:480) e em outro estudo retrospectivo já se demonstrou que essa droga reduz a infecção (arch Surg 1997; 132:487). Ela é superior à perfloxacina na prevenção da infecção (GE 1998; 115:1513) e deverá ser usada rotineiramente em doença necrosante.

- *ERCP:* A base lógica da execução de uma ERCP de urgência em casos suspeitos de pancreatite biliar é a remoção do cálculo impactado para prevenir a pancreatite ou colangite subseqüentes. Estudos iniciais demonstraram resultados melhores para os pacientes com doença grave submetidos à esfincterotomia (Lancet 1988; 2:979). Experiências posteriores controladas e randomizadas produziram resultados conflitantes. Em um estudo de grande porte o benefício pareceu ser o resultado mais do tratamento da colangite (Nejm 1993; 328:228). Um outro estudo que excluiu pacientes com níveis de bilirrubina ≥ 5 mg/dl ou com colangite clínica não demonstrou nenhum benefício resultante da ERCP anterior, mas apresentou aumento na freqüência de complicações respiratórias (Nejm 1997; 336:237). Uma metanálise sugere benefícios da ERCP precoce e esfincterotomia para remoção de cálculos (Número necessário para tratamento: 7,6 pacientes para complicações e 26 para morte) (Am J Gastroenterol 1999; 94:3211). A maioria dos médicos usa a ERCP seletivamente quando os estudos clínicos ou de laboratório sugerem obstrução biliar ou colangite. Surtos recorrentes de pancreatite aguda associados ao *pâncreas divisum* podem ser tratados com colocação de *stents* com orientação endoscópica ou por esfincterotomia do ducto menor (Gastrointest Endosc 2000; 52:9).
- *Lavagem peritoneal:* Na pancreatite grave, três dias de lavagem contínua do peritônio não melhoram o resultado (conforme experiência controlada e randomizada [Nejm 1985; 312:399]). A lavagem mais prolongada (sete dias) parece exercer algum benefício na redução da infecção posterior (Ann Surg 1990; 211:708), mas esse procedimento não tem uso disseminado e não foi comparado ao tratamento com imipenem.
- *Nutrição:* Os pacientes são mantidos em jejum nas fases iniciais da doença. Aqueles em condições graves podem apresentar doença prolongada e serem incapazes de tolerar uma dieta oral, iniciando o regime de nutrição parenteral total (TPN) para evitar complicações de nutrição. Entretanto, duas experiências controladas e randomizadas sugerem que a alimentação via cateter nasogástrico pode ser tanto mais segura quanto mais econômica (Gut 1998; 42:431; Brit J Surg 1997; 84:1665).
- *Avaliação de necrose para infecção:* Nos pacientes diagnosticados com necrose pela TC e que apresentam melhora clínica não há necessidade de intervenções para provar que a necrose permaneceu estéril. Entretanto, para aqueles cuja doença sistêmica piora (febre, taquicardia, insuficiência respiratória) ou que não melhoram até a segunda semana, deve-se realizar uma biópsia com agulha orientada por TC para se determinar se a necrose está infectada (GE 1987; 93:1315). Pacientes com infecção detectada por essa biópsia precisam ser submetidos à debridamento cirúrgico e aqueles com aspirados negativos recebem tratamento clínico.

- *Debridamento cirúrgico:* A necrose pancreática infectada é indicação clara de debridamento cirúrgico, para o que várias técnicas já foram descritas (Nejm 1999; 340:1412). Os benefícios do debridamento nos pacientes com toxicidade sistêmica precoce ou tardia e sem evidência de necrose infectada permanecem sem comprovação. Entretanto, muitos cirurgiões usam o debridamento em pacientes que não melhoram após um tratamento clínico prolongado (Am Coll Surg 1995; 181:279). O procedimento também pode ser necessário em casos suspeitos de pseudocisto contendo necrose organizada, pois a simples drenagem leva à infecção (Am J Gastroenterol 1994; 89:1781).

- *Pseudocistos:* (Am J Gastroenterol 1997; 92:377). Pseudocistos assintomáticos não exigem intervenção. A prática anteriormente comum de se operar pseudocistos assintomáticos acima de 5 cm e presentes por mais de seis semanas não tem suporte nos dados atuais. Esses pseudocistos podem sofrer descompressão por meios cirúrgicos, endoscópicos ou radiográficos. Não existem experiências de comparação úteis que determinem a melhor abordagem possível e a experiência local é normalmente o fator determinante. Os métodos cirúrgicos incluem a gastrostomia do cisto (se este for adjacente ao estômago), a jejunostomia por anastomose à *Roux-en-Y* e a pancreatectomia distal. Pode-se executar uma gastrostomia endoscópica do cisto se ele estiver em contato com o estômago posterior (Gastrointest Endosc 1989; 35:1). O cisto pode ser drenado com um cateter *pigtail*, desde que o ducto principal não esteja obstruído (uma vez que o cisto não será eliminado se o ducto não for patente), mas a taxa de recorrência é alta (Surg Gynecol Obstet 1992; 175:293).

- *Colecistectomia:* Os pacientes com cálculos biliares como causa de sua pancreatite deverão submeter-se à colecistectomia assim que a pancreatite se resolver. Eles não deverão ser submetidos a longas esperas, pelo risco de recorrência (Am J Surg 1990; 159:361). Cálculos biliares comuns deverão ser eliminados por colangiografia intra-operatória, ERCP ou colangiopancreatografia por ressonância magnética (p. 270). Se for verificado que os cálculos não podem ser operados, eles poderão ser removidos por laparoscopia (por um cirurgião altamente especializado). O procedimento pode ser convertido em uma exploração aberta do ducto biliar, ou em uma ERCP pós-operatória e a extração do cálculo poderá ser feita se houver a experiência necessária (Am J Surg 1993; 165:515).

- *Tratamento da lama biliar:* Este parece ser a causa da pancreatite aguda e o tratamento por esfincterotomia ou colecistectomia reduz as taxas de recorrência (Nejm 1992; 326:589). Entretanto, em muitos pacientes a lama pode ser um achado incidental. A pancreatite recorre em até 20% dos pacientes, apesar do tratamento da lama biliar (Gastroenterol Clin North Am 1999; 28:571).

- *Terapia para reduzir a resposta inflamatória sistêmica:* Uma vez que os mediadores inflamatórios provocam a doença sistêmica observada na pancreatite, tentativas têm sido feitas para interromper esse processo. O tratamento com antiproteolíticos, glucagon, atropina e somatostatina são ineficazes (Gut 1998; 42:886). Um estudo de grande porte com lexipafant, um antagonista do fator de agregação plaquetária, não mostrou eficácia (BMJ 2000; 320:244).

9.2 PANCREATITE CRÔNICA

J Clin Gastroenterol 1999; 29:225; Nejm 1995; 332:1482

Causa: A maioria dos casos de pancreatite crônica está associada ao alcoolismo e 60-70% dos pacientes nos países desenvolvidos apresentam história de mais de seis anos de consumo diário acima de 150 g de etanol. Nos demais casos, a maioria apresenta "pancreatite idiopática". Um grupo muito menor terá outras causas identificáveis de pancreatite crônica, como: (1) anormalidades estruturais provocando obstrução crônica dos ductos, como se observa após trauma, pseudocistos ou tumores ampulares; (2) *pancreas divisum*, no qual o fluxo proveniente do grande ducto pancreático dorsal fica relativamente obstruído pela papila menor (p. 249); (3) mutações do gene da fibrose cística, comuns em pacientes com pancreatite crônica aparentemente idiopática (e sem evidência clínica de fibrose cística) (Nejm 1008; 339:653); (4) pancreatite hereditária, uma doença dominante autossômica rara causada por mutações no gene do tripsinogênio, tornando-o incapaz de inativar a tripsina (Gut 1999; 45:317); (5) hipercalcemia (uma associação não convincente) e (6) pancreatite tropical, observada em áreas empobrecidas da Ásia e da África e de origem desconhecida. A insuficiência pancreática pode ser observada em várias doenças sem pancreatite, mais notadamente na fibrose cística (Surg Clin N Am 1999; 79:829).

Epidemiologia: Uma vez que a doença fica freqüentemente sem diagnóstico, as taxas de prevalência da pancreatite crônica são desconhecidas e as estimativas variam de 0,04-5,0%. A idade média de manifestação da doença é de 45 anos no caso da pancreatite crônica alcoólica. Uma incidência bimodal é observada na condição idiopática, com início no final da adolescência e por volta dos 50 anos de idade (GE 1994; 107:1481).

Fisiopatologia: (Gut 1990; 31:629). Na pancreatite crônica ocorre a hipersecreção de proteína das células acinares por causa da falta de bicarbonato e de fluido adequados. Isso resulta em tampões de proteína que podem tornar-se calcificados, resultando em cálculos pancreáticos. Observa-se o aumento da pressão no interior dos ductos, cuja causa é incerta e pouco importante. A dor pode ser provocada por necrose de tecidos, pseudocistos, pressão elevada no ducto e no interstício pancreáticos, isquemia ou dano aos nervos.

Sintomas: A maioria dos pacientes com pancreatite crônica apresenta história de alcoolismo e informa crises recorrentes de dor no abdome superior que se irradia pelas costas, aliviados na posição ereta. A dor pode ser intermitente ou crônica e implacável. Cerca de 10-20% dos pacientes se apresentam sem dor, mas com diabetes, disabsorção, perda de peso ou icterícia.

Sinais: Dor epigástrica ou massa, se houver pseudocisto.

Evolução Clínica: Na pancreatite crônica, desenvolve-se a destruição progressiva generalizada do tecido pancreático, resultando em disfunção endócrina e exócrina. A dor tende a se "extinguir" com o tempo, freqüentemente acompanhada pelo desenvolvimento de insuficiência pancreática. Aos 25 anos, a mortalidade é de 50%, mas grande parte dessas fatalidades ocorre por causa de doenças associadas ao alcoolismo.

Complicações: O câncer pancreático ocorre em 4% dos pacientes após 20 anos com a doença (Nejm 1993; 328:1433). O diabetes e a insuficiência exócrina são características tardias causadas pela destruição de mais de 80-90% da glândula. A insuficiência exócrina pode resultar em má nutrição e deficiência de vitaminas solúveis em gordura (A, D, E e K). Pseudocistos podem causar dor ou ruptura, tornarem-se infectados, sangrarem ou comprimirem os órgãos adjacentes (ver Pancreatite Aguda). Raramente pode ocorrer trombose das veias porta ou esplênica, mas esta última pode resultar em varizes gástricas isoladas (Dig Dis Sci 1992; 37:340).

Diagnóstico Diferencial: O diferencial amplo é aquele da dispepsia (p. 3). Nos pacientes com disabsorção, o diagnóstico diferencial inclui as muitas causas da disabsorção/indigestão (p. 26). A maioria dos pacientes manifestando dores crônicas da pancreatite e resultados normais em estudos por imagem permanecerão sem diagnóstico a menos que se apliquem provas de função pancreática (ver Laboratório). Alguns pacientes com pancreatite crônica aparente são portadores de câncer pancreático que pode ser impossível de se diagnosticar sem cirurgia, a menos que uma ERCP revele uma longa estenose que possa ser escovada para diagnóstico.

Laboratório: A amilase e a lipase podem apresentar níveis modestamente elevados, mas se mostram freqüentemente normais devido à destruição glandular. As provas de função hepática podem-se mostrar elevadas devido ao alcoolismo associado ou à obstrução do ducto biliar (provocado por alterações fibróticas ou edematosas no pâncreas). Vários testes sem praticidade e sensibilidade para a função pancreática já foram descritos e o mais sensível é a coleta de suco duodenal com aferição de seu teor de proteínas e de bicarbonato após a administração de secretina (testes de secretina-pancreozimina). Os testes que dependem da digestão pancreática de substratos administrados por via oral ou da detecção de quimotripsina ou de tripsina nas fezes também podem ser usados para detectar uma disfunção pancreática mais sutil. Entretanto, esses testes (como o teste do pancreolauril e o teste de bentiromida) apresentam um problema significativo em termos de valor prognóstico insatisfatório nos pacientes para os quais são necessários (aqueles manifestando dores crônicas e resultados negativos na investigação por imagens). A coleta de fezes de 72 horas para detectar a presença de gordura em uma dieta diária de 100 g de gordura é o melhor teste para se determinar se a diarréia resulta da má absorção de gordura pela insuficiência exócrina. A coloração por manchas de Sudan para gordura nas fezes oferece um resultado positivo bom, mas o resultado negativo para esteatorréia não é confiável.

Radiografia: As calcificações pancreáticas são visualizadas em radiografias abdominais em 30% dos pacientes. A TC é mais sensível para calcificações e anormalidades do ducto (75-90%, dependendo do estudo e do grau de doença [GE 1994; 107:1481]), mas não é tão boa quanto a ERCP. O uso da MRCP é indefinido.

Endoscopia: A ERCP é a investigação por imagens preferida para o diagnóstico. A doença precoce mostra alterações leves no ducto principal e ectasia dos ramos laterais. Em quadros mais avançados, observam-se a formação de contas e a dilatação do ducto principal e de suas ramificações laterais. A ERCP não tem sensibilidade perfeita e pode apresentar resultados normais em pacientes cuja função pancreática seja anormal e que posteriormente desenvolvem sintomas de pancreatite crônica. O papel da ultra-sonografia endoscópica ainda não foi estabelecido (GE 1994; 107:1481).

Tratamento: (GE 1998; 115:765).

- *Tratamento clínico da dor:* Os episódios de dor podem ser tratados com analgésicos narcóticos prescritos por um único médico para minimizar o abuso em potencial. Antidepressivos, como amitriptilina, podem ser usados para reduzir a percepção da dor. As **enzimas pancreáticas** podem ser benéficas por causar a inibição negativa de *feedback* da secreção pancreática ao desnaturar o peptídeo liberador de colecistocinina (CCK). Seis estudos randomizados e controlados foram descritos e uma metanálise falhou na demonstração de benefícios (Am J Gastroenterol 1997; 92:2032). Entretanto, dois estudos positivos usaram preparações em comprimidos, em vez de cápsulas de enzimas. Seis comprimidos de Viokase (pancrelipase) via oral antes das refeições e à noite reduzem a dor em 75% em pacientes com doença leve a moderada (GE 1984; 87:44). A supressão da função pancreática pela redução da acidez gástrica ou pelo uso de octreotide não parece ajudar. Os **bloqueios** dos nervos com corticosteróides ou álcool são amplamente tentados em casos de dores crônicas com taxas variáveis de sucesso.

- *Tratamento endoscópico da dor:* A inserção de *stents* que presumivelmente aliviam a obstrução do ducto pancreático foi relatado em um modelo aberto para aliviar a dor em até 60% dos pacientes com pancreatite crônica (Gastroentest Endosc 1999; 49:S77). Entretanto, esse procedimento também provoca alterações nos ductos que podem não ser reversíveis (Gastrointest Endosc 1996; 44:268). Na falta de estudos randomizados controlados, esses procedimentos potencialmente mórbidos deverão ficar restritos a centros especializados como parte de estudos específicos. Os cálculos pancreáticos podem ser removidos do ducto principal com alívio da dor em mais de 50% dos pacientes, mas a relevância desses cálculos como causa da dor ainda não está esclarecida (Int J Pancreatol 1996; 19:93).
- *Tratamento cirúrgico da dor:* (GE 1998; 115:765). O procedimento de escolha para pacientes com dores não aliviadas por medidas clínicas e associadas a um ducto pancreático dilatado (igual ou acima de 6 mm) é a pancreatojejunostomia (a chamada operação tipo Puestow). A morbidade desse procedimento é relativamente baixa, podendo-se esperar alívio da dor em 60% dos pacientes após dois anos. Para os casos de ductos não-dilatados é necessária a ressecção pancreática. As ressecções pancreáticas distais geralmente falham em aliviar a dor, a menos que a doença esteja confinada à cauda (como estenoses pós-traumáticas do ducto). A pancreatoduodenectomia (procedimento de Whipple) parece ser eficaz, embora represente uma solução drástica. O alívio da dor é satisfatório (85%), mesmo que a cauda doente do pâncreas seja abandonada.
- *Disabsorção:* A disabsorção clínica ocorre na doença avançada quando mais de 80-90% da glândula é destruído, causando disabsorção de gordura (esteatorréia) e de proteínas (azotorréia). Os sintomas são tratados fornecendo-se cerca de 30.000 UI de lipase e 10.000 UI de tripsina durante o período pós-prandial. Essa reposição representa apenas cerca de 5% do débito digestivo normal. Podem-se usar comprimidos ou cápsulas entéricas revestidas. Os comprimidos são menos dispendiosos e passíveis de degradação ácida no estômago (como Viokase com 8.000 U de lipase por comprimido). As preparações entéricas revestidas (como Creon, Pancrease MT, Ultrase) resistem a essa degradação, apresentam concentrações mais altas de lipase por cápsula e podem funcionar quando as preparações não-revestidas falharem. A adição de supressão de ácidos pode melhorar a eficácia dos comprimidos.
- *Tratamento de outras complicações:* O diabetes tende a se mostrar "frágil" com alto risco de hipoglicemia devido à perda de glucagon pela destruição das células das ilhotas. Os pseudocistos são discutidos no capítulo sobre pancreatite aguda. Para ascite pancreática o vazamento agressivo de um ducto rompido ou de um pseudocisto é normalmente tratado com cirurgia. O ducto biliar ou a obstrução duodenal geralmente exigem cirurgia.

9.3 CÂNCER PANCREÁTICO

GE 1999; 117:1464; Lancet 1997; 349:485; Nejm 1992; 326:455

Epidemiologia: (Surg Oncol Clin N Am 1998; 7:67). O câncer pancreático é a décima primeira causa de câncer nos EUA (taxa de 9/100.000), mas a quinta de morte por câncer, em decorrência da proporção cruel entre morte e incidência de 0,99. A doença é ligeiramente mais comum nos homens e nos negros e o risco relativo (RR) para fumantes é de pelo menos 1,5. Fatores como uma dieta com alto teor de gordura ou de carne vermelha aumentam o risco, enquanto o consumo elevado de fibras, frutas e vegetais reduz esse risco. O café foi *erroneamente* mencionado como risco em um estudo amplamente divulgado (Nejm 1981; 304:630) e o álcool não exerce efeito algum na incidência da doença. A gastrectomia parcial aumenta o risco e a tonsilectomia diminui esse risco. Nos casos de pancreatite crônica o risco de câncer é de 4% após os 20 anos de idade (Nejm 1993; 328:1433). Existe uma associação ao diabetes, mas esse não é um fator de risco independente (Nejm 1994; 331:81). A exposição ocupacional a aminas aromáticas (trabalhadores da indústria química) pode representar um risco.

Fisiopatologia: No câncer pancreático os defeitos subjacentes são as mutações adquiridas e herdadas de genes que provocam câncer. Os genes que se tornam defeituosos são aqueles supressores de tumor (cuja função normal restringe a proliferação de células), os oncogenes (os genes que, quando ampliados ou alterados, provocam a transformação das células) e os genes de reparo do DNA (cuja função normal é a de reparar os erros de replicação). Muitos defeitos genéticos já foram descritos (J Am Coll Surg 1998; 187:429).

Sintomas: A dor abdominal está presente em 90% dos pacientes, podendo ser vaga e não-descritível, ou mesmo referida no dorso. A perda de peso e a saciedade precoce são comuns. A icterícia é um achado relativamente precoce se o tumor estiver na cabeça do pâncreas e obstruir o ducto biliar. Esse sintoma pode ser um achado tardio se o tumor causar icterícia por metástases, em vez de obstrução. Às vezes, os pacientes apresentam-se com pancreatite aguda (3%). A manifestação de diabetes pode preceder o câncer pancreático (15%). A depressão pode ser uma característica associada.

Sinais: Massa abdominal, caquexia ou icterícia.

Evolução Clínica: No diagnóstico, o tumor está confinado ao pâncreas em menos de 10% dos pacientes. Cerca de 40% apresenta disseminação local e 50% tem disseminação a distância. A maioria dos pacientes morre dentro de um ano após o diagnóstico e a sobrevida em cinco anos é menor que 3%.

Complicações: Icterícia obstrutiva, obstrução duodenal, efeitos da doença metastática.

Diagnóstico Diferencial: Uma armadilha diagnóstica é a distinção entre câncer pancreático e pancreatite crônica, pois os cenários clínicos e radiográficos são similares. O adenocarcinoma pancreático deve ser diferenciado de outros tumores menos comuns do epitélio do ducto pancreático (como as neoplasias císticas do pâncreas (p. 263), os tumores das células das ilhotas (p. 263) e os tumores de células acinares ou de tecidos não epiteliais [como o linfoma]). Esses outros tumores não são comuns.

Laboratório: Os níveis de antígenos cárcino embrionários (CEA) e de CA 19-9 podem-se mostrar elevados. Entretanto, níveis elevados têm pouco significado prognóstico e não têm valor para o estadiamento.

Radiografia: A TC é o exame mais útil, pois pode detectar tumores com menos de 1-2 cm, bem como a disseminação local e a distância. Quando a TC prognosticar a impossibilidade de ressecção, a precisão será de 90%, mas ao prognosticar uma lesão passível de ressecção a precisão fica entre 50-90%. Pode-se executar uma biópsia com agulha orientada por TC, mas esse procedimento é geralmente reservado para pacientes considerados inelegíveis para cirurgia por doença radiograficamente irressecável ou estado geral debilitado. A angiografia é usada em alguns centros para detectar a invasão vascular se a cirurgia estiver sendo cogitada. Modalidades mais novas de investigação por imagens estão em desenvolvimento (Lancet 1997; 349:485).

Endoscopia: A ERCP permite a detecção de tumores do ducto de até 1 cm de tamanho e separa os pacientes com câncer ampular e colangiocarcinoma que podem ter maior chance de ressecção. Escovados e biópsias devem ser obtidos à época da realização da ERCP e a obstrução poderá ser aliviada com a inserção de *stents* (ver Tratamento). A ultra-sonografia endoscópica pode ser superior à TC para lesões menores, linfonodos e invasão vascular, mas depende muito do operador.

Tratamento:

Cirurgia: O primeiro passo para a determinação da abordagem correta é o estadiamento com uma combinação da TC e das outras modalidades. A laparoscopia diagnóstica é usada em alguns centros para determinar a ressecabilidade, uma vez que as metástases locais pequenas são freqüentemente não-identificadas em outros estudos de investigação por imagens. Essa técnica pode ser especialmente útil em tumores do corpo e da cauda do pâncreas (onde são freqüentes as metástases minúsculas) e na presença de ascite. A cirurgia será executada se não houver evidência radiográfica de invasão vascular, disseminação local ou a distância e se o paciente estiver clinicamente apto. Quase todas as lesões com potencial de ressecção estão localizadas na cabeça do pâncreas, uma vez que o paciente manifesta um sintoma (icterícia) quando o tumor ainda é pequeno. Cerca de 80-90% das lesões são irressecáveis.

O procedimento executado é a **pancreatoduodenectomia** (operação de Whipple) com ou sem preservação pilórica. Se não houver invasão patológica local ou vascular, a sobrevida em cinco anos será de 50%, mas esses pacientes são poucos e raros. Abordagens cirúrgicas mais radicais aumentam a morbidade, mas não melhoram o prognóstico. Tumores menores que 2 cm permitem sobrevida melhor. Pode-se indicar um **desvio** para aliviar a obstrução biliar ou duodenal, se o paciente apresentar doença irressecável na cirurgia. A **esplancnectomia** química intra-operatória (por injeção de álcool absoluto) é eficaz para controle da dor.

Quimioterapia e radioterapia: Em pacientes com possibilidade de ressecção (cuja maioria recorre) a combinação de quimioterapia e radioterapia pode resultar em melhor controle local da recorrência da doença e controle da dor. A combinação de radioterapia com 5-fluorouracil (5-FU) pode melhorar a sobrevida de 10,9 meses para 21 meses (Cancer 1987; 59:2006). A gemcitabina é uma opção para pacientes com doença avançada e *perfomance status* ruim (Ann Oncol 1999; 10:140). A radioterapia pode reduzir a dor local. As doses de radioterapia externa são limitadas pela radiossensibilidade das estruturas normais ao redor da lesão. Implantes intra-operatórios já foram tentados com sucesso mínimo (J Clin Gastroenterol 2000; 30:230).

Paliação da icterícia: A icterícia obstrutiva pode provocar prurido, mal-estar, colangite e desconforto abdominal que é desagradável para os pacientes. Estes podem ser aliviados com eficácia pela inserção de *stents* ou por desvio cirúrgico. Os pacientes com doença avançada, os idosos e os com *performance status* ruim são provavelmente mais bem paliados com os *stents*. Os de metal resultam em menos complicações decorrentes do entupimento que os plásticos trocados a cada três meses (Gastrointest Endosc 1998; 47:1). Os dispositivos de plástico são mais baratos e podem ser apropriados se a expectativa de vida for curta. Pacientes jovens em bom estado geral podem-se beneficiar de abordagem cirúrgica. Na cirurgia é possível fazer o diagnóstico tecidual e realizar um desvio de trânsito para a obstrução duodenal e biliar. As vantagens dessa abordagem são a menor incidência de colangite pela obstrução do *stent* e a prevenção de obstrução duodenal em sobreviventes com expectativa de vida prolongada. Isso tudo ocorre à custa da morbidade cirúrgica.

Paliação da obstrução duodenal: A gastrojejunostomia alivia efetivamente a obstrução do duodeno. A colocação endoscópica de *stents* tem sido descrita, mas precisa de avaliação adicional (Gastrointerest Endosc 1998; 47:267).

9.4 NEOPLASIAS CÍSTICAS DO PÂNCREAS

Cistodenomas e Carcinomas Mucinosos: (40%). Essas lesões possuem grandes cistos com septos e calcificação periférica, podendo ainda apresentar um componente sólido. O fluido é normalmente rico em marcadores tumorais e pobre em amilase. Os tumores benignos só podem ser diferenciados dos malignos ao microscópio e após a ressecção. A transformação de um tumor benigno em maligno é um risco substancial, de modo que essas lesões precisam ser ressecadas. A distinção com pseudocistos pode ser difícil.

Cistoadenomas Serosos: (30%). Essas lesões possuem cistos pequenos, múltiplos, com cistos maiores na periferia. Com freqüência observa-se uma calcificação central estrelada que permite sua identificação na TC. Esses tumores apresentam potencial maligno muito pequeno. Os cistoadenomas serosos com características diagnósticas reveladas pela TC podem ser acompanhados sem ressecção (a menos que sejam sintomáticos), embora a transformação maligna já tenha sido descrita (Am J Surg Pathol 1989; 13:61).

Neoplasias Ectásicas do Ducto Mucinoso: Essas lesões representam alterações neoplásicas do ducto pancreático principal ou de suas ramificações laterais (Am J Gastroenterol 1992; 87:300). Elas produzem uma cavidade preenchida por muco que se comunica com o ducto pancreático principal. Na ERCP pode se observar globos de muco sendo expelidos por um orifício ampular dilatado. As lesões podem ser benignas ou malignas.

Neoplasias Císticas Papilares: Essas lesões são as mais raras do grupo e representam, na maioria, tumores sólidos com áreas císticas de hemorragia e necrose e, com freqüência, uma cápsula. São encontradas com mais freqüência em mulheres jovens e podem ser benignas ou malignas (GE 1996; 110:1909).

9.5 TUMORES DAS CÉLULAS DAS ILHOTAS

J Clin Endocrinol Metab 1995; 80:2273; J Am Coll Surg 1994; 178:187

Epidemiologia: São tumores raros com incidência combinada de 1/100.000 ao ano.

Fisiopatologia/Sintomas/Sinais/Diagnóstico Diferencial: Esses tumores se originam das células primordiais neuroendócrinas e, como tumores, podem secretar vários hormônios polipeptídeos. Muitos deles fazem parte da síndrome da neoplasia endócrina múltipla (MEN) do tipo I (tumores do pâncreas, da paratireóide, da hipófise, do córtex adrenal e da tireóide) (Ann IM 1998; 129:484). Vários tumores de células das ilhotas já são reconhecidos:

Insulinoma: (50% dos tumores de células das ilhotas). Essa lesão se localiza no pâncreas e provoca hipoglicemia de jejum associada a tremores, irritabilidade, fraqueza, diaforese e apetite (pela liberação de epinefrina) ou sintomas neurológicos, como confusão, comportamento bizarro e convulsões (diretamente devidos à hipoglicemia). Em geral, tratam-se de adenomas benignos isolados, mas podem ser múltiplos, malignos ou associados à hiperplasia. O diagnóstico diferencial inclui outras causas de hipoglicemia de jejum, mais notadamente a auto-administração de insulina. Revisado em Surg Oncol Clin N Am 1998; 7:819.

Gastrinoma: (10-15%). Ver p. 115.

Peptídeo intestinal vasoativo (VIPoma): (10-15%). Essas lesões estão localizadas no pâncreas ou na cadeia simpática e causam diarréia aquosa, hipocalemia, hipocloridria e acidose. A diarréia é volumosa e persiste com o jejum. Os tumores podem ocorrer como parte da síndrome MEN do tipo I, mas normalmente são lesões isoladas. O uso furtivo de laxantes pode imitar a síndrome e o diferencial mais amplo de diarréia crônica precisa ser considerado.

Glucagonoma: (1%) Essas lesões causam a síndrome "4D": diabetes, dermatite, depressão e DVT (trombose venosa profunda). O exantema patognomônico é um eritema migratório necrótico no qual manchas vermelhas nas extremidades, coxas ou períneo evoluem para vesicopústulas que descamam e causam prurido.

Somatostatinoma: Essas lesões causam diabetes, diarréia, esteatorréia e doença da vesícula biliar (tipo A). A lesão do tipo B está associada à neurofibromatose e pode provocar sangramento gastrointestinal ou efeito de massa. Estas lesões tendem a ser grandes e malignas.

Polipeptídeo pancreático (PPoma): Essas lesões não causam sintomas, a menos que se apresentem com metástases vasculares e podem estar associadas à síndrome MEN do tipo I.

Tumores não-funcionais: Esses tumores com produtos de polipeptídeos não funcionais apresentam-se com sintomas similares àqueles do adenocarcinoma do pâncreas (perda de peso, dor, icterícia, efeito de massa).

Laboratório: Para **insulinoma**, os níveis de insulina e de glicose seriada são diagnósticos. Os níveis do peptídeo C são úteis para exclusão da auto-administração de insulina (que é provavelmente mais comum que o insulinoma). Níveis hormonais elevados definem o **VIPoma** e o **somatostatinoma**. Os níveis elevados de glucagon ou a biópsia de pele são usados para diagnosticar **glucagonoma**.

Radiografia: A TC é usada para localização do tumor e avaliação das metástases. Em mãos especializadas, a arteriografia com amostragem venosa trans-hepática dos níveis hormonais da porta pode fornecer informações adicionais (Clin Radiol 1994; 49:295). A exploração com radionuclídeos e octreotides pode ser usada para obter imagens de tumores com receptores de somatostatina e pode ajudar na identificação de recorrências (Semin Ultrasound CT MR 1995; 16:331).

Endoscopia: Uma experiência recente realizada por um especialista sugere que a ultra-sonografia endoscópica é precisa na localização pré-operatória e pode reduzir a necessidade da angiografia, diminuindo assim o custo (Gastrointest Endosc 1999; 49:19).

Tratamento: Em caso de suspeita da presença de tumor de células das ilhotas baseada nos sintomas clínicos e nos níveis hormonais, o tratamento dependerá da presença de metástases e da possibilidade de se encontrar ou não um tumor localizado. Caso sejam encontradas metástases o tratamento oferecido será a quimioterapia, geralmente com estreptozotocina e 5-FU, com taxas de resposta de até 60% (Nejm 1980; 303: 1189). A ressecção será executada se o tumor for localizado e se não houver metástases. Caso contrário, será considerado o tratamento clínico ou, em alguns casos, a pancreatectomia subtotal. As características da síndrome MEN tipo I deverão levantar a possibilidade de lesões múltiplas. Os octreotides poderão ser usados para tratar a diarréia em pacientes com doença não-passível de ressecção, especialmente VIPoma (Dig Dis Sci 1999; 44:148).

10 Vias Biliares

10.1 COLECISTITE E CÓLICA BILIAR

Clin Perspect Gastro 2000; March:87; Nejm 1009; 328:412

Epidemiologia: O risco de formação de cálculos biliares aumenta com a idade. A prevalência de cálculos em mulheres jovens é de 5-8% e aumenta para 35% acima de 75 anos. Na população masculina, a prevalência aumenta para 20% aos 70 anos. O risco aumenta mais tarde para os homens, provavelmente porque a gravidez confere um risco mais precoce para as mulheres. A obesidade representa risco significativo para a formação de cálculos, especialmente nas mulheres, e cerca de 10-25% dos pacientes desenvolvem cálculos em processos de perda rápida de peso (Ann IM 1993; 119:1029). Nos grupos etários mais jovens a proporção H:M é de 2:1. O tratamento de reposição de estrogênio aumenta o risco (GE 1988; 94:91). Níveis aumentados de estrogênio promovem a supersaturação do colesterol biliar e podem ser responsáveis por algumas das diferenças observadas. A incidência de cálculos biliares em gestantes é de 2%, embora ocorra formação de lama em 30%, que desaparece após o parto em metade dessas pacientes (Ann IM 1993; 119:116). As atividades físicas de recreação reduzem o risco (independente do peso).

A hipertrigliceridemia aumenta a atividade da HMG-CoA redutase, aumentando assim o risco de aumento da secreção de colesterol na bile (Semin Liver Dis 1990; 10:159). Certos grupos étnicos (mulheres da tribo dos índios Pima no sudoeste dos EUA, nativos chilenos) apresentam incidência muito elevada. O risco é menor nos negros com relação aos brancos. Lesões medulares provocam hipomobilidade da vesícula biliar ou levam a alterações nos lipídios biliares que promovem a formação de cálculos (GE 1987; 92:966).

Fisiopatologia: Nos EUA, 85% dos cálculos são compostos de colesterol e o restante de cálculos de pigmento (principalmente de bilirrubinato de cálcio) e cálculos mistos. A fisiopatologia da formação de cálculos de pigmento ainda não está completamente elucidada, mas a base físico-química da formação de cálculos de colesterol tem sido extensivamente estudada. Há três tipos de lipídios na bile: (1) colesterol (4%), (2) fosfolipídios (22% principalmente como fosfatidilcolina, também conhecida como lecitina), e (3) sais biliares (67%) (Semin Liver Dis 1990; 10:159). Estão presentes também pequenas quantidades de bilirrubina

(0,3%) e de proteína (4,5%). O colesterol não é solúvel em água (trata-se de um elemento hidrofóbico). Os sais biliares e as lecitinas possuem superfícies polares e não-polares e são chamados de *anfifilos*. As superfícies polares permitem que os sais biliares se dissolvam na água. O colesterol biliar é transportado em partículas estáveis (micelas) constituídas de lecitina e de sais biliares.

A bile fica supersaturada quando se excede a capacidade dos sais biliares e da lecitina manterem o colesterol em solução. A **supersaturação** é o primeiro passo na formação de cálculos e ocorre, em geral, devido ao excesso de secreção de colesterol na bile. A **nucleação** é o fenômeno de transição da forma líquida dos cristais de colesterol para cristais sólidos na bile. Embora muitas pessoas possuam bile supersaturada, os cálculos precipitam-se em pequena quantidade. O fator de nucleação mais importante é a mucina da vesícula biliar, mas outras proteínas pró e antinucleação já foram identificadas. A **estase** da vesícula biliar promove a formação de cálculos por permitir que estes cresçam sem serem expelidos da vesícula.

- *Lama biliar:* É uma mistura de mucina e de pequenos cristais de colesterol ou de bilirrubinato de cálcio, a partir dos quais os cálculos macroscópicos podem desenvolver-se (GE 1988; 95:508). Essa lama pode ser identificada por ultra-sonografia (US) e provocar sintomas biliares como cólicas, colecistite ou pancreatite. Pacientes com lama assintomática podem ser tratados com boas expectativas, mas os que manifestam perda rápida de peso, tratados com ceftriaxona ou octreotide, pacientes gestantes ou submetidos a transplante de órgãos estão em risco para lama biliar (Ann IM 1999; 130:301).
- *Conseqüências do desenvolvimento de cálculos:* Pacientes com cálculos biliares podem (1) permanecer assintomáticos, (2) desenvolver cólica biliar resultante de obstrução cística leve e intermitente do ducto, (3) desenvolver colecistite aguda resultante de obstrução cística prolongada do ducto, com infecção secundária inflamatória e bacteriana, (4) desenvolver colecistite crônica resultante de surtos agudos recorrentes, (5) sofrer migração de cálculos para o ducto biliar comum e para o duodeno, o que pode provocar dor, pancreatite ou colangite, (6) desenvolver câncer da vesícula ou (7) desenvolver íleo biliar (obstrução intestinal por um cálculo biliar).
- *Colecistite sem cálculos:* É a colecistite na ausência de cálculos, observada mais freqüentemente em pacientes com complicação de cirurgia de grande porte, trauma ou queimaduras. O mecanismo preciso é desconhecido (J Am Coll Surg 1995; 180:232).
- *Colecistite xantogranulomatosa:* Esta anormalidade é encontrada em cerca de 1,7% dos casos de excisão da vesícula biliar. Trata-se de uma condição inflamatória, destrutiva e formadora de fibrose da vesícula, caracterizada

pela presença de macrófagos carregados de lipídios, que talvez se desenvolvam em resposta à bile extravasada (J Clin Pathol 1987; 40:412).

Sintomas:

- *Cólica biliar:* A maioria dos cálculos da vesícula não provoca sintomas. O sintoma mais comum associado à colelitíase é conhecido como cólica biliar (Postgrad Med 1991; 90:119). As características da cólica biliar são crises de dor, discretas e imprevisíveis, que persistem desde minutos até cinco horas antes de desaparecerem, com maior freqüência à noite. Entre as crises, o paciente sente-se bem. Em geral, a dor é epigástrica ou no hipocôndrio direito (e, às vezes, subesternal ou no hipocôndrio esquerdo), irradiando-se freqüentemente para fora do abdome, tipicamente para a área abaixo da escápula. Podem ocorrer náuseas e vômitos. A febre não é comum na ausência de colecistite. Ao contrário do que se ensina, não existe evidência de que a intolerância a alimentos gordurosos, eructação ou timpanismo estejam relacionados com o desenvolvimento de cálculos da vesícula (Scand J Gastroenterol 2000; 35:70). Caso os sintomas se manifestem de modo previsível ou com freqüência (mais de uma vez por semana), deve-se pesquisar outra causa que não colelitíase.
- *Colecistite aguda:* Nessa complicação, o paciente manifesta, de início, uma crise de cólica biliar que não se resolve. A dor tende a se localizar no hipocôndrio direito e pode estar associada a vômitos. Pode haver febre. Uma minoria importante de pacientes pode manifestar pouca, ou mesmo nenhuma dor, especialmente os diabéticos, os imunocomprometidos, os portadores de doença do SNC e os que recebem esteróides.
- *Pancreatite aguda:* Os cálculos da vesícula podem-se apresentar inicialmente com sintomas de pancreatite aguda (PA) (p. 248).
- *Coledocolitíase:* Esses pacientes podem-se mostrar assintomáticos ou apresentar sintomas de cólica biliar (freqüentemente com irradiação para a escápula), icterícia, urina escura e pancreatite.
- *Colangite:* Classicamente, esses pacientes apresentam-se com a tríade de Charcot: febre, dor no hipocôndrio direito e icterícia, embora nem todos esses achados possam estar presentes.

Sinais: No quadro de cólica biliar em geral não há achados físicos. Na colecistite podem-se desenvolver sensibilidade localizada com achados peritoneais (dor à percussão, contratura de defesa adominal ou dor à descompressão). Muitos pacientes demonstrarão o sinal de Murphy, a cessação abrupta da inspiração por piora da dor quando o examinador estiver apalpando o hipocôndrio direito, onde é possível a palpação de uma massa. Icterícia e febre são típicas em pacientes com colangite, mas nem sempre apresentam dor no hipocôndrio direito.

Evolução Clínica: (Ann IM 1993; 119:606). A maioria dos cálculos permanece assintomática. No grupo de pacientes inicialmente assintomático e portador de cálculos biliares, os sintomas desenvolvem-se mais tarde, na média de 1-2% por ano, embora essa taxa possa ser mais alta (4% por ano) nos primeiros cinco anos. Uma vez ocorrida uma crise de cólica biliar, a chance de crises recorrentes será elevada, mas 30% dos pacientes não terão um segundo episódio em dez anos de acompanhamento. A taxa de pancreatite aguda pode ser mais elevada em pacientes com cálculos pequenos (Arch IM 1997; 157:1674).

Complicações: Câncer da vesícula biliar (p. 277). Alguns pacientes desenvolverão um cálculo que poderá ficar preso no colo da vesícula e obstruir o ducto comum. Essa condição é conhecida como síndrome de Mirizzi (Am Surg 1994; 60:889).

Diagnóstico Diferencial: Dependendo da apresentação, o diferencial poderá ser: dispepsia (p. 3), pancreatite (p. 248) ou icterícia (p. 38).

Laboratório: Nos casos de cólica biliar, os exames laboratoriais são normais. Para crises de dor biliar suspeita deve-se executar provas de função hepática, amilase e lipase, para buscar evidência de pancreatite ou de cálculos no ducto comum. Na passagem aguda de cálculos as transaminases poderão mostrar-se muito elevadas (200-800 U/L) e apresentar um padrão mais sugestivo de hepatite que de obstrução. Se o cálculo passar, as provas de função hepática normalizar-se-ão rapidamente. Se a obstrução persistir, a fosfatase alcalina e a bilirrubina subirão lentamente e as transaminases ficarão em níveis 2-3 vezes acima do normal. Em casos de colecistite pode haver leucocitose.

Radiografia:

- *Cólica biliar:* A US é o teste indicado para pacientes com suspeita de cólica biliar. A sensibilidade é de 97% e a especificidade chega a 99%. Entretanto, uma vez que muitos pacientes com resultados negativos na ultra-sonografia nunca se submetem ao teste principal (colecistectomia), foram propostos valores ajustados de 90% para sensibilidade e 97% para especificidade (Arch IM 1994; 154:2573). A TC não tem sensibilidade e o resultado negativo não é confiável. No colecistograma oral (OCG), o paciente engole comprimidos gigantes de uma substância de contraste, que é excretada na bile e absorvida na vesícula biliar. A OCG não é usada com freqüência por ser menos sensível que a US e também porque não é específica caso a não-visualização da vesícula seja considerada como positiva.
- *Colecistite aguda:* A US é normalmente a primeira investigação executada em busca de cálculos. Essa exploração por imagens pode revelar evidência direta de colecistite, como vesicular biliar com paredes espessadas ou coleção de fluido. O exame pode mostrar ductos biliares dilatados resultantes de coledocolitíase. Caso a ultra-sonografia seja negativa e haja suspeita de colecistite aguda, realiza-se uma cintilografia (denominada de cintilografia HIDA [ácido iminodiacético hepatobi-

liar] independente do isótopo usado). Em pacientes normais, o contraste é excretado na bile e flui para o interior da vesícula. Caso o ducto cístico esteja obstruído (como ocorre na colecistite aguda) o marcador não será visualizado na vesícula e o teste será positivo. A sensibilidade é de 97% e a especificidade de 90%. Já que a colecistite pode ocorrer sem cálculos, a exploração HIDA tem vantagens sobre a ultra-sonografia no diagnóstico da colecistite acalculosa

- *Cálculos no ducto comum:* A TC e US são testes insatisfatórios para detecção de cálculos no ducto comum. O exame escolhido é a colangiopancreatografia retrógrada endoscópica (ERCP), a menos que o paciente esteja sendo recomendado para cirurgia e seja portador de um colangiograma intra-operatório. A colangiopancreatografia por ressonância magnética (MRCP) é uma alternativa em evolução clínica (Endoscopy 1997; 29:472). Ainda durante algum tempo, não é provável que a sensibilidade da MRCP informada pelos centros especializados seja reproduzida na comunidade.

Tratamento:

- *Colecistectomia laparoscópica*: Os pacientes com cálculos biliares sintomáticos deverão ser submetidos à colecistectomia, exceto na presença de contra-indicação significativa. Os pacientes assintomáticos deverão aguardar o desenvolvimento dos sintomas, evitando cirurgia profilática. A abordagem laparoscópica substituiu a colecistectomia aberta sem que uma experiência randomizada pudesse dar suporte a essa aplicação. Períodos reduzidos de internação hospitalar, redução da dor, recuperação mais rápida e a demanda do consumidor estabeleceram que uma experiência randomizada e controlada nunca será feita. A mortalidade esperada dessa abordagem é de 0,1-0,2% e as complicações atingem 5% dos pacientes. Essas taxas são semelhantes àquelas da operação aberta (Ann Surg 1993; 218:129). As contra-indicações à abordagem laparoscópica incluem a formação de cicatrizes ou inflamação que impeçam o acesso ao hipocôndrio direito, peritonite difusa e coagulopatia. Nem todos os pacientes podem ser tratados por esse procedimento e alguns deles (cerca de 5%) precisam ser encaminhados para a cirurgia aberta (Nejm 1991; 324:1073). Embora as indicações para colecistectomia laparoscópica não sejam supostamente diferentes daquelas para o procedimento aberto, o advento da abordagem laparoscópica aumentou a utilização em cerca de 11% (Surg Endosc 1996; 10:746).
- *Colecistectomia laparoscópica e o ducto biliar comum:* O acesso ao ducto biliar não é fácil na via laparoscópica. Cerca de 8-17% dos pacientes submetidos à colecistectomia são diagnosticados com cálculos no ducto biliar comum e 1-2% apresentarão cálculos "retidos" e diagnosticados após a cirurgia (J Am Coll Surg 1998; 187:584). Esforços consideráveis têm sido

dedicados a métodos que prognostiquem a presença de cálculos no ducto biliar comum com base em dados não-invasivos, como as provas de função hepática e os achados de US. Cerca de 90% dos pacientes são considerados de baixo risco para coledocolitíase por apresentarem provas de função hepática normais, ausência de dilatação do ducto biliar e de história de icterícia ou pancreatite. Mas mesmo nesse grupo de baixo risco, a incidência de cálculos é de 5%. Os pacientes com provas de função hepática crescente apresentam incidência muito alta de coledocolitíase (Gastrointest Endosc 1997; 45:394). Atualmente, a ferramenta de pesquisa mais acurada e sob avaliação prospectiva é a rede neural (uma técnica computadorizada de inteligência artificial) (J Am Coll Surg 1998; 187:584). Na prática, o ducto biliar deverá ser explorado por imagens quando houver dilatação, provas de função hepática anormais (a menos que voltem rapidamente a níveis normais), pancreatite ou história de icterícia. Em caso de suspeita de cálculos no ducto comum, várias abordagens são possíveis. Se houver alta probabilidade (icterícia, ductos dilatados, colangite) executa-se a ERCP antes da colecistectomia laparoscópica. Se a ERCP falhar, pode-se usar a colecistectomia aberta. Os centros altamente especializados em exploração laparoscópica do ducto biliar ou em ERCP pós-operatória poderão pular a ERCP antes da cirurgia em pacientes com alta probabilidade de cálculos no ducto biliar comum. O papel da MRCP ainda não está bem definido, pois a qualidade dessa investigação varia muito entre as instituições e o exame não é terapêutico. Quando não se executa nem a ERCP nem a MRCP, os cálculos no ducto biliar comum podem ser diagnosticados por colangiografia intra-operatória. Os pacientes com colangiogramas positivos são submetidos ou a (1) ERCP pós-operatória com esfincterotomia e extração dos cálculos (Surg Endosc 1995; 9:1235), (2) remoção laparoscópica dos cálculos do ducto comum (nas mãos de especialistas) (World J Surg 1998; 22:1125) ou (3) conversão para cirurgia aberta. Os métodos laparoscópicos de exploração do ducto biliar apresentam poucas complicações e custam menos se executados em centros especializados, mas os resultados ainda não são prováveis em termos de comunidade (Am Surg 1999; 65:135). Normalmente, a experiência local dita a abordagem a ser seguida (Am J Surg 1993; 165:474).

- *Complicações da colecistectomia:* A complicação mais temida da colecistectomia laparoscópica é a lesão ao ducto biliar. Essas lesões podem ser representadas por (1) transecções ou ligações significativas dos ductos, (2) vazamentos decorrentes de cotos de ductos císticos ou (3) vazamentos decorrentes de ramificações superficiais dos ductos hepáticos direitos que ficam expostos na cirurgia (Am J Surg 1994; 167:27). Esses episódios ocorrem mais freqüentemente nas mãos de cirurgiões inexperientes (Birt J Surg 1995; 82:307). Na presença dessas lesões os pacientes manifestam dor em vários graus, distensão abdominal, íleo e febre. As

Vias Biliares

provas de função hepática podem ser normais ou próximas do normal em pacientes com vazamentos, mas se ocorreu ligação do ducto haverá icterícia. Na suspeita de vazamento, a exploração HIDA normalmente demonstra a ocorrência e os estudos de investigação por imagens podem mostrar coleção de fluido. Vazamentos de cotos de ductos císticos ou de ramificações do sistema hepático direito podem ser tratados com a colocação de um *stent* no esfíncter da ampola hepatopancreática (esfíncter de Oddi) na ERCP (Gastrointest Endosc 1993; 39:416). Assim que o *stent* cruza o esfíncter e reduz a pressão no ducto biliar, o vazamento é sustado na grande maioria dos casos (Am J Gastroenterol 1995; 90:2128). O *stent* é removido várias semanas depois, verificando-se o fechamento do vazamento. Alguns especialistas preferem executar a esfincterotomia e inserir um tubo nasobiliar, que em geral pode ser removido após alguns dias, quando o edema da esfincterotomia diminuir e o paciente é poupado de um segundo procedimento. Não há estudos comparativos diretos disponíveis. A maioria das transsecções pode exigir intervenção operatória e está associada à elevada incidência de estenoses subseqüentes, custo elevado e mortalidade (Ann Surg 1997; 225:268). Outras complicações notáveis são o sangramento e a lesão intestinal (Nejm 1991; 324:1073). Os cálculos podem-se perder no abdome e raramente resultar em complicações infecciosas ou mecânicas (Surg Endosc 1999; 13:848).

- *Colecistostomia:* Pacientes com colecistite aguda e em alto risco para cirurgia podem ser tratados com a colocação de um tubo de drenagem de colecistostomia ou com punção da vesícula orientada por ultra-sonografia, sem tubo de drenagem. Essas intervenções podem salvar a vida do paciente (Lancet 1993; 341:1132).
- *Dissolução de cálculos:* Em pacientes não-candidatos à cirurgia, os cálculos podem ser dissolvidos com ácido ursodesoxicólico (UDCA). Essa droga reduz a secreção de colesterol na bile e permite a dissolução do colesterol na superfície dos cálculos. Estes precisam ser constituídos de colesterol (e flutuam na OCG), não podem estar calcificados (o que é determinado pelo exame abdominal por radiografias) e o ducto cístico deve ser patente (verificado pela OCG). Pode-se esperar taxas de sucesso de 30-55% e a taxa de recorrência é elevada (43% aos quatro anos) (Gut 1988; 29:655), embora possa ser reduzida com UDCA ou aspirina.
- *Litotripsia:* A litotripsia extracorpórea por ondas de choque (ESWL) pode ser usada para fragmentar os cálculos em peças menores que podem passar ou ser dissolvidas com mais facilidade pelo UDCA, e o sucesso varia com o tamanho e o número de cálculos (22-90%). Esse procedimento pode ser complicado por cólica biliar resultante de fragmentos de cálculos (Ann IM 1990; 112:126). Solventes orgânicos instilados diretamente na vesícula podem dissolver rapidamente os cálculos, mas

essa abordagem é raramente usada hoje em dia (Gastroenterol Clin North Am 1991; 20:183).

- *Prevenção da formação de cálculos durante processos de perda de peso:* O UCDA previne a formação de cálculos resultante de perda rápida de peso (Am J Gastroenterol 1993; 88:1705).
- *Pós-colecistectomia de coledocolitíase:* (Am J Gastroenterol 1997; 92:1411). Os pacientes podem apresentar pós-colecistectomia com achados sugestivos de cálculos no ducto comum (crises de dor no hipocôndrio direito irradiando-se para as costas, provas de função hepática anormais, ductos biliares dilatados, pancreatite ou colangite). Os pacientes com alta probabilidade de cálculos deverão ser submetidos à ERCP. Nessa investigação, o ducto biliar é canulado e injetado com contraste, executando-se uma esfincterotomia em caso de identificação de cálculos. Esse procedimento permite a extração de cálculos para o duodeno, com o uso de um balão ou peneira para capturá-los. A remoção dos cálculos implica risco de complicações em curto prazo de pancreatite, sangramento ou perfuração. O ducto biliar pode ser limpo em mais de 90% dos casos. O acompanhamento em longo prazo indica que a esfincterotomia não é uma cura para todos os males, com recorrência e estenose do esfíncter ocorrendo em até 24% dos pacientes após 15 anos (Gastrointest Endosc 1996; 44:643). A dilatação do esfíncter com balão e extração do cálculo tem eficácia e complicações semelhantes, mas não cria uma esfincterotomia (em um estudo controlado e randomizado [Lancet 1997; 349:1124]). Falta um acompanhamento a longo prazo e os resultados podem não ser similares fora de um centro especializado. A nitroglicerina sob a língua também tem sido usada para a extração de cálculos por meio de um esfíncter temporariamente dilatado (Am J Gastroenterol 1997; 92:1440). Cálculos muito grandes são mais difíceis de se remover, pois a esfincterotomia não pode ser feita em tamanho suficiente para a passagem livre do cálculo (Gut 1993; 34:1718). Nesses casos o cálculo pode ser capturado em uma cesta de esmagamento reforçada e a seguir fragmentado em pedaços menores que passarão pelo esfíncter seccionado (litotripsia mecânica). Outras abordagens incluem o uso de *stents*, ondas de choque, *laser* ou litotripsia eletroidráulica e solventes orgânicos para dissolução (Am J Gastroenterol 1991; 86:1561).
- *Síndrome da pós-colecistectomia:* Estes pacientes apresentam os mesmos sintomas que os trouxeram para a colecistectomia ou então desenvolvem novos sintomas pós-operatórios sugestivos de dor no trato biliar. Esses pacientes representam três grupos. O primeiro é o grupo de pacientes com disfunção do esfíncter de Oddi (p. 279). O segundo grupo envolve os pacientes portadores de coledocolitíase (ver acima). O terceiro é aquele composto dos pacientes que vieram para a colecistectomia

por sintomas não-associados à doença da vesícula biliar. Estes pacientes podem ser portadores de doença do refluxo gastresofágico, doença do intestino irritável, doença de úlcera péptica ou outra doença grave e não-diagnosticada. Uma revisão cuidadosa da história orientará a escolha do próximo passo, diagnóstico ou terapêutico. Não existe um propósito específico em se deixar o paciente com um rótulo não específico de síndrome da pós-colecistectomia.

10.2 COLANGITE BACTERIANA

Am J Gastroenterol 1998; 93:2016

Causa: Na maioria dos casos, a colangite é o resultado de infecção em via biliar obstruída por cálculos biliares. Na Ásia, a ascaríase é causa comum dessa doença.

Fisiopatologia: As bactérias infectam a bile no colédoco, normalmente atrás de um cálculo de obstrução. Ocorre aumento de pressão nas vias biliares e as bactérias voltam para a circulação sistêmica causando sepse.

Sintomas: Dor no hipocôndrio direito ou epigástrico, às vezes irradiando para as costas. Alguns pacientes não manifestam dor, mas este fato não descarta a presença de colangite. Febre ou calafrios são comuns. Podem ocorrer náuseas e vômitos.

Sinais: Febre, às vezes muito alta. A maioria dos pacientes com colangite apresenta icterícia. Eles podem manifestar dor relativamente fraca no abdome superior, comparados àqueles que apresentam colecistite.

Evolução Clínica: Sem alívio da obstrução, a mortalidade é muito alta. Mesmo com a ERCP a mortalidade ainda chega a 10%.

Diagnóstico Diferencial: O diagnóstico precisa ser considerado em qualquer paciente com febre ou um quadro de sepse e provas de função hepática anormais. A colecistite e a pancreatite são as duas considerações mais comuns, mas quadros, como perfuração de víscera oca, isquemia intestinal ou qualquer outra catástrofe intestinal, podem apresentar cenário semelhante. A pneumonia pode causar dor e provas de função hepática anormais com sepse. A sepse de qualquer natureza pode provocar alteração da função hepática, especialmente se houver um quadro associado de "fígado de choque" (p. 356).

Laboratório: É comum que as provas de função hepática mostrem sinais de obstrução, com bilirrubina elevada e fosfatase alcalina e transaminases geralmente abaixo de 200. A trombocitopenia e a hipoalbuminemia são fatores de risco para prognóstico ruim (Nejm 1992; 326:1582).

Radiografia: A ultra-sonografia pode mostrar dilatação biliar e, às vezes, cálculos ou gás nos ductos biliares. Normalmente, a TC não é necessária. Se houver administração de contraste oral para TC, este deverá ser purgado com uso de laxante, pois o contraste interfere na ERCP. A MRCP pode ser útil para pacientes com pouca probabilidade de colangite, mas nos quais essa possibilidade não pode ser completamente ignorada (Endoscopy 1997; 29:472).

Tratamento: Os pacientes com colangite suspeita devem ser tratados com um antibiótico de amplo espectro (ciprofloxacina, ampicilina-sulbactam) e fluidos intravenosos. A ciprofloxacina atinge concentrações mais altas nas vias biliares obstruídas que muitas outras drogas (Gastrointest Endosc 1994; 40:716). A ERCP é executada após a recuperação dos níveis de volume e antes de se iniciar a antibioticoterapia. Na maioria dos pacientes, a esfincterotomia e a extração de cálculos são conseguidas no procedimento inicial (ver p. 273 para técnicas de extração de cálculos). Em alguns pacientes em condições críticas, com coagulopatia, ou então nos portadores de cálculos grandes e múltiplos é possível a inserção de um tubo nasobiliar como alternativa segura e efetiva (Am J Gastroenterol 1998; 93:2065). Os cálculos podem ser removidos eletivamente após o tratamento clínico da sepse e quando o pacientes já estiver estável. Caso a cirurgia de urgência seja feita para esse grupo, a mortalidade chega a 30% (*versus* 10% para a ERCP); por essa razão as preferências a favor da abordagem endoscópica são significativamente maiores (baseado em estudo controlado e randomizado [Nejm 1992; 326:1582]).

10.3 COLANGIOCARCINOMA

Nejm 1999; 341:1368

Epidemiologia: A incidência de colangiocarcinoma é baixa, cerca de: 1/100.000 por ano. Dois em cada três pacientes estão acima de 65 anos (Ann Surg Oncol 2000; 7:55) e os fatores de risco incluem: colangite esclerosante primária (CEP) com 10% de risco, tabagismo, cistos do colédoco, doença de Caroli, exposição ao meio de contraste de dióxido de tório (Thorotrast) e infecção crônica pelos parasitas *Opisthorchis viverrini* e *Clinorchis sinensis*. Na maioria dos casos nenhum fator de risco é identificado.

Fisiopatologia: Na maioria das vezes, o colangiocarcinoma envolve os ductos biliares extra-hepáticos ou o hilo hepático, na bifurcação dos ductos biliares (tumor de Klatskin). Menos freqüentes são as lesões intra-hepáticas ou multicêntricas. A lesão epitelial aguda ou crônica aos ductos biliares é provavelmente importante na transformação maligna, mas o processo ainda não está totalmente esclarecido.

Vias Biliares

Sintomas: Os pacientes apresentam-se com sintomas típicos de obstrução biliar. A icterícia está presente em mais de 90%, às vezes associada a acolia, colúria e prurido. A dor não é uma característica proeminente e a perda de peso sugere doença avançada. A colangite não é comum.

Sinais: Dependendo da localização do tumor, pode haver massa palpável ou vesícula palpável.

Evolução Clínica: A probabilidade de sobrevida em cinco anos é de 10-45%, com a média de 12-30 meses. Para aqueles não candidatos à cirurgia, a sobrevida é de 3-6 meses (Gut 1008; 42:76).

Diagnóstico Diferencial: O colangiocarcinoma entra no diagnóstico diferencial de icterícia (p. 38). As principais considerações incluem câncer pancreático, câncer ampular, coledocolitíase e estenoses biliares benignas (freqüentemente associadas à pancreatite crônica ou cirurgia biliar anterior).

Laboratório: As provas de função hepática mostram elevações de bilirrubina e de fosfatase alcalina fora das proporções em relação às transaminases. O tempo de protrombina (PT) pode se mostrar elevado em decorrência da absorção insatisfatória da vitamina K na ausência de bile na luz intestinal. O CA 19-9 é o marcador sérico tumoral mais útil e mostra-se elevado em mais de 80% dos pacientes (Oncology 1996; 53:488).

Radiografia: A ultra-sonografia evidencia dilatação biliar, mas freqüentemente não consegue individualizar a lesão, especialmente se esta estiver no colédoco distal. A TC é mais sensível e pode permitir avaliação dos linfonodos e sinais de invasão local. A investigação por ressonância magnética (IRM) pode ser usada para detectar envolvimento vascular. Entretanto, a colangiografia é o melhor exame possível. A ERCP geralmente é o primeiro estudo realizado (por ser diagnóstico e terapêutico), mas a MRCP pode fornecer informações mais úteis se a ERCP não for adequada (Nejm 1999; 341:258). A colangiografia percutânea transepática (PTHC) pode ser usada se não for possível conseguir drenagem adequada somente com a ERCP.

Endoscopia: A ERCP com escovações/biópsia e colocação de *stents* alivia os sintomas associados à icterícia. Em centros especializados, a citologia de aspiração com agulha fina ou a escovação podem apresentar um resultado diagnóstico de 75% (Gut 1997; 40:671), mas a citologia pode ser negativa pelo fato do tumor ser desmoplásico.

Tratamento: A cirurgia é a única modalidade que prolonga a sobrevida. A seleção de pacientes por ressecção baseia-se nas características do tumor e do hospedeiro (Ann Oncl 1999; 10:239). Muitos pacientes têm *performance status* ruim, doença cardiopulmonar ou cirrose (Curr Probl Surg 1995; 32:1). A ressecção é executada para lesões intra-hepáticas. Os tumores do hilo exigem ressecção com hepaticojejunostomia. Os tumores distais são tratados como cânceres da cabeça do pâncreas, por meio de pancreatoduodenectomia (procedimento de Whipple). As lesões distais têm mais probabilidade de ressecção (Ann Surg 1996; 224:463). O transplante hepático tem sido usado para colangiocarcinomas associados à colangite esclerosante primária, mas os resultados têm sido insatisfatórios e o transplante precoce tem sido proposto para a CEP (Hepatology 1996; 23:1105). A radioterapia (feixe externo ou intraluminar) pode apresentar benefícios muito limitados (Gut 1996; 39:852; Brit J Surg 1995; 82:1522). A quimioterapia não traz benefício algum. A colocação de *stents* alivia os sintomas da icterícia. Os dispositivos de metal têm menor probabilidade de colabar e causar colangite, mas os *stents* de plástico são mais econômicos. Pacientes com tumores maiores de 30 mm sobrevivem em média três meses e os dispositivos plásticos são adequados. Aqueles com tumores menores poderão ser mais bem servidos por *stents* de metal (Gut 1998; 42:76).

10.4 CÂNCER DA VESÍCULA BILIAR

Nejm 1999; 341:1368

Epidemiologia: (Am J Gastroenterol 2000; 95:1402). A doença atinge pessoas na média de 65 anos de idade, com predominância na população feminina e as taxas variam muito entre os países, com as mais altas observadas no Chile (13/100.00/ano), Israel, Polônia, México e Bolívia. Nos EUA a taxa é de 2,5/100.00 por ano, com incidência 50% maior nos brancos que nos negros. Os fatores de risco importantes incluem: (1) colecistite crônica e cálculos biliares (especialmente se maiores de 3 cm), (2) pólipos da vesícula (especialmente as lesões solitárias, sésseis e hipoecogênicas e maiores de 10 mm), (3) junção anômala do ducto pancreático-biliar (na qual a união fica fora do duodeno e existe um canal comum muito longo, com risco de 25% para câncer do duodeno [GE 1985; 89: 1258]), (4) parede calcificada da vesícula ("vesícula em porcelana") (J Clin Gastroenterol 1989; 11:471), (5) tifóide, (6) colangite esclerosante primária e (7) exposição ocupacional a metais pesados.

Fisiopatologia: Existe a hipótese de que a inflamação predispõe ao câncer, mas o mecanismo é desconhecido.

Sintomas/Sinais: Dor crônica no hipocôndrio direito, febre, mal-estar, perda de peso ou crise aguda de colecistite são apresentações comuns. Alguns pacientes apresentarão o diagnóstico por acaso, durante a colecistectomia. Pode haver massa dura e palpável no hipocôndrio direito.

Evolução Clínica: A maioria dos pacientes apresenta-se com a doença já em estado avançado e a sobrevida em cinco anos é de 5-10%. A sobrevida média é de três meses (Am J Gastroenterol 2000; 95:1402).

Complicações: Obstrução biliar.

Diagnóstico Diferencial: O diagnóstico diferencial fica normalmente entre a doença inflamatória e a neoplasia da vesícula, desde que os sintomas não-específicos tenham exigido estudos por imagens. O diagnóstico pré-operatório é correto antes da cirurgia em cerca de 50% dos pacientes (Ann Surg 1994; 219:275).

Laboratório: As provas de função hepática podem traduzir colestase se a invasão local ou o efeito de massa causar obstrução.

Radiografia: O volume tumoral e o espessamento substancial da parede da vesícula podem ser evidenciados na ultra-sonografia e a distinção entre doença inflamatória e neoplásica pode ser impossível. As lesões curáveis geralmente não são identificadas na US e na TC (World J Surg 1999; 23:708). A TC ou a IRM podem fornecer informações adicionais para fins de estadiamento (Radiology 1990; 174:131).

Tratamento: A cirurgia é o único tratamento efetivo, mas pouco menos de 10% dos pacientes possui lesão operável. Recomenda-se uma segunda cirurgia de ressecção para os cânceres encontrados ao acaso na colecistectomia laparoscópica, a menos que as lesões sejam classificadas como estádio 0 ou 1 (Cancer 1998; 83:423). A cirurgia radical parece ser pouco benéfica nos EUA (arch Surg 1990; 125:237), mas para ter benefícios no Japão (World J Surg 1991; 15:337). Da mesma forma, a quimioterapia e a radiação trazem poucos benefícios. Uma vez que o resultado para uma doença sintomática é tão desfavorável, recomenda-se com ênfase a **colecistectomia profilática** para os casos de vesícula em porcelana e junção anômala do ducto pancreático-biliar. A colelistectomia profilática poderá também ser considerada para pacientes com pólipos de vesícula maiores de 1 cm, com cálculos biliares acima de 3 cm, para os portadores de febre tifóide, nos idosos e para as mulheres indígenas norte-americanas portadoras de cálculos biliares (Am J Gastroenterol 2000; 95:1402).

10.5 CÂNCER AMPULAR

Nejm 1999; 341:1368

O câncer da ampola de Vater é uma lesão rara que se apresenta com icterícia obstrutiva ou ocasionalmente com pancreatite. Os adenomas ampulares são lesões precursoras (Gut 1991; 32:1558) e deverão ser excisados por procedimento cirúrgico (Brit J Surg 1997; 84:948) ou por alça endoscópica (Gastrointest Endosc 1993; 39:127). Os adenomas ampulares são mais comuns em pacientes com polipose adenomatosa familiar e que estejam em risco de câncer ampular mesmo após a colectomia. A apresentação é semelhante a do câncer pancreático e o diagnóstico é feito geralmente por ocasião da ERCP feita para avaliar a obstrução biliar, com a obtenção de biópsias. A pancreatoduodenectomia (procedimento de Whipple) é executada se não houver evidência de doença a distância, e em mãos especializadas a cirurgia pode proporcionar 40% de sobrevida de cinco anos (Ann Surg 1008; 227:821).

10.6 PÓLIPOS DA VESÍCULA BILIAR

Am J Gastroenterol 2000; 95:1402; Brit J Surg 1992; 79:227

Os pólipos da vesícula são encontrados em 3-6% dos pacientes submetidos à ultra-sonografia, e os mais comuns são os de colesterol, uma forma de colesterolose da vesícula biliar. Essas lesões têm geralmente menos de 10 mm, não exigem intervenção e, se maiores, podem ser confiavelmente identificadas por aspiração com agulha fina (Am J Gastroenterol 1996; 91:1591). Vários outros tipos de pólipos não-neoplásicos já foram identificados. A maior preocupação é a possibilidade de um pólipo transformar-se em adenoma e evoluir para carcinoma. O risco de câncer será maior nos pólipos maiores que 10 mm, isolados, sésseis, hipoecogênicos na ultra-sonografia ou associados a cálculos biliares (Am J Gastroenterol 2000; 95:1402). O melhor tratamento possível para os pólipos da vesícula ainda não foi estabelecido. Alguns especialistas sugerem a colecistectomia se o pólipo for maior de 10 mm e o paciente estiver apto para cirurgia (Brit J Surg 1992; 79:227). A alternativa é o US seriado, embora a acurácia seja ruim (Gut 1996; 39:860). Para pólipos menores (abaixo de 10 mm), o US seriado (a cada seis meses nos três primeiros anos e depois anualmente) tem sido sugerido, com colecistectomia para os pólipos que aumentarem de tamanho (South Med J 1997; 90:481). Muitos médicos ignoram os pólipos pequenos, especialmente se forem múltiplos e em paciente sem riscos substanciais para câncer da vesícula biliar.

10.7 DISFUNÇÃO DO ESFÍNCTER DE ODDI – DISCINESIA BILIAR

Can J Gastroenterol 2000; 14:411; Am J Surg 1996; 172:48

Epidemiologia: A proporção M:H é de 7:1 e a doença apresenta pico aos 40 anos. Cerca de 6% dos pacientes queixam-se de alguma forma de dor biliar após a colecistectomia sem causa definível, como é o caso dos cálculos.

Vias Biliares

Fisiopatologia: O esfíncter de Oddi é constituído de fibras musculares que mantêm tônus de repouso, atuando como resistência ao fluxo da bile e do suco pancreático. Pacientes com disfunção da porção biliar do esfíncter sofrem dores biliares, geralmente com provas de função hepática anormais e dilatação dos ductos. Aqueles com envolvimento do esfíncter pancreático podem apresentar pancreatite recorrente. Os pacientes com suspeita de disfunção do esfíncter de Oddi são classificados, com base nos achados clínicos, em três tipos (Endoscopy 1988; 20 (suppl 1):179) **Tipo 1** – pacientes com ducto biliar dilatado (> 12 mm na ERCP, > 10 mm na US), drenagem retardada do contraste da ERCP (> 45 minutos) e pelo menos dois episódios de dor, associados à elevação de fosfatase alcalina ou de transaminases (2 × o normal). Todos esses pacientes são considerados como portadores de disfunção do esfíncter de Oddi. **Tipo 2** – pacientes manifestando dor e apenas uma ou duas das anormalidades anteriormente mencionadas e entre eles apenas 50-60% apresentam a disfunção do esfíncter de Oddi. **Tipo 3** – pacientes manifestando dor, mas sem qualquer outra anormalidade e dos quais menos de 10% apresentam disfunção do esfíncter de Oddi. O padrão-ouro para o diagnóstico é a manometria do esfíncter. Esse procedimento mostra alguns pacientes com estenose do esfíncter (pressão de repouso elevada), o que pode representar uma lesão estrutural, como a fibrose. Os demais apresentam achados de esfíncter não-coordenado, condição essa denominada de discinesia do esfíncter de Oddi. Ainda não está claro se os pacientes com vesículas biliares intactas desenvolvem distensão do esfíncter de Oddi sintomática (uma vez que a vesícula atua como um reservatório complacente para reduzir pressões e, portanto, a dor), mas já foram informados casos de resposta à esfincterotomia (Gastrointest Endosc 1993; 39:492).

Sintomas: Os pacientes geralmente se apresentam, vários anos após a colecistectomia, com crises de dor epigástrica ou no hipocôndrio direito, às vezes associados à irradiação para dorso, náuseas ou vômitos. A dor pode ser intensa e durar várias horas. Em pacientes com envolvimento do esfíncter pancreático, podem ocorrer sintomas de pancreatite.

Sinais: Pode-se observar dor localizada no hipocôndrio direito ou no epigástrio, mas não há ocorrência de peritonite.

Diagnóstico Diferencial: Os cálculos do colédoco são a principal consideração nos pacientes do tipo 1. Os tumores intra-ampulares podem imitar uma disfunção do esfíncter de Oddi (Gastrointest endosc 1995; 42:296). Deve-se considerar o diagnóstico diferencial de pancreatite em pacientes com sintomas de pancreatite (p. 248). O diferencial é amplo nos pacientes tipo 3, muitos dos quais apresentam altos níveis de somatização ou de depressão (GE 1999; 116:996).

Laboratório: As provas de função hepática, amilase e lipase deverão ser obtidos 3-4 horas após a crise de dor, pois poderão apresentar resultados normais se executados no início do episódio.

Radiografia: A cintilografia biliar pode mostrar anormalidades, como atraso no tempo de trânsito do hilo para o duodeno (Dig Dis Sci 1994; 39:1985). Um escore para a cintilografia biliar com reputada sensibilidade e especificidade tem sido desenvolvido (J Nucl Med 1992; 33:1216). Esses estudos podem ter algum papel no futuro como uma alternativa mais segura para a manometria, mas ainda não foram adequadamente validados. O teste da secretina com resultados anormais à ultra-sonografia (com dilatação do ducto pancreático acima de 1 mm para mais de 20 minutos em resposta à secretina) poderá ser uma alternativa à manometria do esfíncter de Oddi em casos de pancreatite recorrente (Dig Dis Sci 1999; 44:336).

Endoscopia: Executa-se a ERCP em busca de cálculos de colédoco, para avaliar a dilatação e para a drenagem do ducto. A manometria do esfíncter de Oddi é feita em pacientes selecionados (ver adiante). Introduz-se um cateter de motilidade no esfíncter pancreático ou no biliar (dependendo da apresentação clínica), executando-se a manometria antes e após a injeção de colecistocinina (CCK). O risco de pancreatite é alto (8%) e até mais alto ainda (29%) se a indicação para o teste for pancreatite recorrente (J Gastroenterol Hepatol 1995; 10:334).

Tratamento:

- *Disfunção biliar do esfíncter de Oddi:* No caso de pacientes que apresentem estenose do esfíncter na manometria, a esfincterotomia alivia os sintomas (90% *vs*. 25% em pacientes tratados com SHAM em um estudo controlado e randomizado [Nejm 1989; 320:82]). Por outro lado, os pacientes com disfunção do esfíncter no mesmo estudo não se beneficiaram da esfincterotomia. A nifedipina pode beneficiar esses pacientes (Am J Gastroenterol 1993; 88:530). Todos os pacientes com disfunção tipo 1 deverão ser submetidos à esfincterotomia, pois há alívio e a manometria pode mostrar resultados incorretamente normais (Gastrointest Endosc 1993; 39:779). Os pacientes com disfunção tipo 2 deverão ser considerados para encaminhamento a um centro especializado para manometria de esfíncter de Oddi (muito dependente do operador) e submetidos à esfincterotomia. Os pacientes tipo 3 podem apresentar episódios de dor como parte da sensibilidade visceral alterada e um estudo recente sugere que essa dor possa ser reproduzida pela distensão duodenal (GE 1999; 116:900).

- *Disfunção pancreática do esfíncter de Oddi:* Os pacientes com pancreatite recorrente e disfunção do esfíncter de Oddi podem se beneficiar da esfincterotomia biliar, que é bem menos mórbida que a pancreática. Entretanto, muitos pacientes não se beneficiam e prosseguem para a esfincteroplastia cirúrgica transduodenal com divisão do septo entre os ductos pancreático e biliar (Brit J Surg 1996; 83:1205). Nesses pacientes altamente selecionados, 15 de um grupo de 26 pacientes foram curados pelo procedimento e 8 dos 26 apresentaram somente sintomas leves após o tratamento. Uma alternativa recente é a esfincterotomia pancreática endoscópica.

10.8 CISTOS DO COLÉDOCO E COLEDOCOCELE

Lancet 1996; 347:779; Ann Surg 1994; 220:644

Causa: Desconhecida, mas os cistos podem ser tanto congênitos como adquiridos.

Epidemiologia: 1/15.000 nascimentos vivos no Ocidente, mais comum no Japão.

Fisiopatologia: Existem cinco tipos reconhecidos de cistos: tipo I (dilatação do ducto biliar comum), tipo II (divertículo do ducto biliar), tipo III (cistos do ducto biliar comum intramural projetando-se no lúmen do duodeno, também chamados de coledococele), tipo IV (cistos múltiplos dos ductos biliares intra e/ou extra-hepáticos) e tipo V (dilatações focais dos ductos biliares intra-hepáticos, também chamados de doença de Caroli).

Sintomas: Nas crianças os sintomas são tipicamente dor, icterícia e deficiência de crescimento. Os adultos podem apresentar sintomas semelhantes e têm mais probabilidade de desenvolver pancreatite, cálculos biliares e neoplasia maligna da vesícula ou dos ductos biliares.

Sinais: Geralmente nenhum, mas pode haver icterícia e efeito de massa.

Complicações: Colangiocarcinoma, pancreatite e cálculos biliares.

Diagnóstico Diferencial: Uma vez que essas lesões são raras, elas não são consideradas significativas na lista de causas de dor abdominal, icterícia ou pancreatite. Ao investigar as vias biliares com exames de imagem (seja qual for a razão) o diagnóstico será evidente.

Laboratório: Provas de função hepática ou amilase/lipase anormais, dependendo da apresentação.

Radiografia: A ultra-sonografia é útil, especialmente em crianças.

Endoscopia: A ERCP (ou colangiografia intra-operatória) delineia a anatomia. As lesões tipo III (coledococele) estão sendo cada vez mais reconhecidas na ERCP.

Tratamento: Uma vez identificados, todos os cistos com exceção dos tipo III deverão ser excisados com derivação biliar (Ann Surg 1994; 220:644). Se forem drenados, haverá risco de evolução clínica para neoplasia maligna, cálculos ou estenose. As lesões do tipo III (coledococele) podem ser tratadas com esfincterotomia (para aliviar a obstrução ou remover os cálculos), mas o endoscopista deverá reconhecer a possibilidade de colangiocarcinoma associado (Endoscopy 1995; 27:233).

10.9 DOENÇA BILIAR ASSOCIADA AO HIV

Gastroenterol Clin North Am 1997; 26:323

A **colangite relacionada com AIDS** apresenta-se com provas de função hepática anormais, dor abdominal e febre. Pode haver evidência de estenose ampular e/ou achados radiográficos semelhantes a colangite esclerosante das vias biliares (Am J med 1989; 86:539). A causa é desconhecida, embora vários patógenos relacionados com AIDS tenham sido descritos nesses pacientes. O tratamento é direcionado a qualquer patógeno associado e a esfincterotomia parece ser efetiva para a dor da estenose da ampola. Pacientes portadores de HIV podem desenvolver **colecistite sem cálculos** secundária a infecções oportunistas, geralmente CMV, *Cryptosporidium* ou *Isospora*. A apresentação é, geralmente, de dor crônica no hipocôndrio direito, febre e provas de função hepática com características de colestase, resultante do envolvimento associado das vias biliares. O tratamento é a colecistectomia, embora a sobrevida seja curta, pois esta doença é um achado tardio na AIDS (Gastroenterol Clin North Am 1997; 26:323).

10.10 SÍNDROME DA COSTELA DOLORIDA

Gut 1993; 34:1006; Lancet 1980; 2:632

Epidemiologia: Esta condição corresponde a 3-5% dos encaminhamentos clínicos de natureza gastrointestinal em dois estudos.

Fisiopatologia: A síndrome é definida por (1) dor no hipocôndrio direito ou porção inferior do tórax e (2) dor no rebordo costal que reproduz as queixas do paciente. A causa da dor é incerta, mas tem sido atribuída à mobilidade anormal das articulações intercostais inferiores.

Sintomas: Dor freqüente, que piora com a inclinação para frente ou ao abaixar-se. Os pacientes podem evitar deitar sobre o lado afetado. A dor geralmente diminui quando o paciente se deita ou alonga-se e pode ser constante ou intermitente.

Sinais: O exame é normal, exceto quando se palpa o rebordo costal. Os dedos em gancho sob o rebordo costal e o movimento para cima é um procedimento especialmente útil para reproduzir a dor e convencer o paciente de que o diagnóstico é correto.

Evolução Clínica: Cerca de 70% dos pacientes informam dor persistente no acompanhamento médio de oito anos após o diagnóstico. Cerca de 30% dos pacientes apresentaram um segundo encaminhamento pelo mesmo motivo, mesmo após a elaboração de um diagnóstico definitivo. Para a grande maioria a dor é incômoda, mas não incapacitante.

Diagnóstico Diferencial: Ver Dispepsia, na p. 3.

Tratamento: Em geral não é necessário um tratamento ou exames específicos. Em pacientes nos quais a dor é refratária, o bloqueio do nervo intercostal pode ser útil (Postgrad med 1989; 86:75). Já foram informados casos de cirurgia para excisar a costela afetada (Brit J Surg 1984; 71:522).

11 Infecções do Fígado

11.1 HEPATITE A

Lancet 1998; 351:1643; Gastroenterologist 1996; 4:107

Causa: Vírus da hepatite A, um vírus de RNA pequeno, sem envelope, do gênero *Hepatovirus*. Há quatro genótipos humanos estáveis e um sorotipo.

Epidemiologia: (J Infect Dis 1995; 171 Suppl 1:52). A Hepatite A é geralmente adquirida antes dos cinco anos de idade nos países emergentes da África, Ásia e América Latina, onde a soroprevalência é maior que 90% antes da idade adulta. Nos países ocidentais observa-se uma queda nessa incidência, chegando a 43% nos EUA. A disseminação da doença ocorre pela via fecal-oral com taxas de crises secundárias em ambientes domésticos de aproximadamente 20-50%. O período de incubação é de 15-50 dias. O vírus pode ser encontrado nas fezes por cerca de duas semanas antes e até várias semanas após a manifestação clínica da doença. Nos EUA os fatores de risco para a Hepatite A incluem: (1) contato doméstico ou sexual com um paciente, (2) empregados ou participantes de cuidados diários, (3) viajantes e (4) alimentação (incluindo os frutos do mar e moluscos) ou epidemias causadas por água contaminada. Em 45% do total de casos não existe um fator de risco presente (Am Fam Phys 1996; 54:107).

Fisiopatologia: Após a ingestão oral, o vírus é transportado através do epitélio intestinal para o interior dos hepatócitos. O vírus sofre replicação no interior dos hepatócitos e o dano hepatocelular resulta da resposta imune do hospedeiro contra as células infectadas (J Clin Lab Immunol 1993; 40:47). Uma vez instalada a icterícia, os títulos virais vão diminuindo à medida que anticorpos são produzidos contra o vírus.

Sintomas: Geralmente observa-se nos adultos um quadro inicial de febre, mal-estar, anorexia, náuseas e vômitos. Os pródromos retrocedem dando lugar à icterícia. Nas crianças, a doença mostra-se usualmente anictérica e apresenta-se com sintomas semelhantes aos da gripe com faringite, tosse, secreção nasal, fotofobia e cefaléia. A diarréia é observada em 50% das crianças, mas não é comum nos adultos.

Sinais: Normalmente há icterícia e hepatomegalia, mas a esplenomegalia é menos comum. Angiomas aracneiformes podem se desenvolver, mas regridem após a doença. Linfonodos cervicais posteriores também podem ser observados. A vasculite cutânea é rara. A insuficiência hepática iminente pode ser anunciada por confusão, irritabilidade e asterixe.

Evolução Clínica: A taxa de mortalidade é estimada em 0,35%. Entretanto, são tantos os casos que passam despercebidos que esse índice é, provavelmente, uma estimativa exagerada. Cerca de 70% das fatalidades ocorrem nos 8% de pacientes infectados após os 50 anos. A evolução clínica típica é de uma doença clínica de 3-6 meses. A icterícia normalmente persiste por 6-8 semanas. As provas de função hepática resolvem-se com os sintomas clínicos. A **insuficiência hepática fulminante** pode-se desenvolver em 0,14-0,35% dos pacientes hospitalizados por hepatite A. Esses pacientes apresentam exames de função hepática piores, tempo de protrombina acentuadamente prolongado e alteração no estado mental. Cerca de 70-95% deles desenvolve edema cerebral, insuficiência de múltiplos órgãos e morte. A **hepatite A recidivante** ocorre em 3-20% de todos os casos. Esses pacientes apresentam uma recuperação clínica aparente e, após semanas ou meses, desenvolvem a doença recorrente com piora das provas de função hepática e padrão de liberação viral, mas chegam a se recuperar (J Clin Gastroenterol 1999; 28:355). A **hepatite A colestática prolongada** é observada em 3-5% dos pacientes, que apresentam bilirrubina acima de 10 mg/dl, fosfatase alcalina 3-5 vezes acima do normal e que se recuperam após doença que se prolonga por alguns meses (Ann IM 1984; 101:635).

Complicações: Pancreatite (Am J Gastroenterol 1992; 87:1648), insuficiência renal (Clin Nephrol 1993; 39:156), colecistite (Ann IM 1994; 120:398), insuficiência hepática fulminante, síndrome de Guillain-Barré (Intern Med 1994; 33:799), púrpura trombocitopênica (J Clin Gastroenterol 1993; 17:166), vasculite e artrite.

Diagnóstico Diferencial: Consulte a p. 35.

Laboratório: O diagnóstico é feito demonstrando-se a presença do anticorpo de IgM contra a hepatite A, que está sempre presente durante a doença aguda e que persiste durante 3-6 meses. A presença de anticorpos de IgG sem IgM detectável indica infecção anterior e imunidade atual. As transaminases variam de 500 a 5.000 U/l. A bilirrubina fica geralmente abaixo de 10 mg/dl, mas pode subir para 20 mg/dl em casos não-complicados. Deve-se obter o tempo de protrombina como marcador da gravidade do quadro. Os linfócitos atípicos são comuns.

Radiografia: A ultra-sonografia poderá ser indicada nos casos em que a icterícia obstrutiva represente uma questão clínica.

Tratamento: Na maioria dos pacientes o tratamento é feito ambulatorialmente, com abstinência de álcool, atividade moderada e dieta, até onde tolerada. O repouso no leito é desnecessário (Nejm 1969; 281:1421), mas as precauções entéricas para minimizar a disseminação doméstica são cruciais.

Há duas vacinas comercialmente disponíveis nos EUA e outras em desenvolvimento. Trata-se de vacinas de vírus mortos atenuados que induzem a resposta de anticorpos em quase todos os pacientes sadios dentro de um mês. Os adultos recebem Havrix (SmithKline Beecham) ou VAQTA (Merck) em uma dose única de 1,0 mL intramuscular seguida de uma dose de reforço de 1,0 mL cerca de 6-12 meses depois. Essas vacinas são indicadas para viajantes com destino a áreas endêmicas, para pacientes com doença hepática crônica (especialmente a hepatite C [Nejm 1998; 338:286]), para aqueles com desordens de coagulação (por causa do uso de produtos sangüíneos concentrados), em epidemias nas comunidades, para homossexuais masculinos sexualmente ativos e para usuários de drogas ilícitas. Outras ocupações de alto risco também podem ser consideradas (trabalhadores em esgotos, profissionais de cuidados diários). A vacinação universal tem sentido para áreas endêmicas, mas as barreiras práticas são muitas. A vacina também pode ser usada para prevenir uma disseminação secundária (NNT – 18 para prevenir um caso secundário) (Lancet 1999; 353:1136), mas ainda não se realizou nesse ambiente uma comparação direta com a imunoglobulina.

A **imunoglobulina** é usada para a **profilaxia** após a exposição em casos de contatos domésticos e como prevenção primária em lactentes, um ambiente no qual a experiência com a vacina é limitada. A imunoglobulina é administrada em uma dose única de 0,02 ml/kg em uma única injeção intramuscular assim que o caso índice for reconhecido (Am Fam Phys 1996; 54:107) e fornece proteção se administrada dentro de duas semanas após a exposição, persistindo por cerca de 4-6 semanas. As doses de 0,06 ml/kg fornecem proteção para viajantes até seis meses, mas a vacina é preferível.

Infecções do Fígado

11.2 HEPATITE B

Ann IM 2000; 132:723; J Hepatol 2000; 32:89; Nejm 1997; 337:1733

Causa: Vírus da hepatite B, um vírus de DNA da família *hepadnaviridae.* Esse organismo é formado de uma peça de DNA circular e parcialmente com filamento duplo, cercada de um núcleo chamado de nucleocapsídeo que, por sua vez, é cercado por um envelope. Esse envelope é antigênico (o antígeno de superfície da Hepatite B ou HbsAg) e o nucleocapsídeo é antigênico (o antígeno do núcleo da Hepatite B ou HbcAg). A imunidade ao HbsAg é protetora e constitui a base da imunidade natural e induzida pela vacina. Tanto a hepatite B quanto o antígeno (HbeAg) derivam do gene nuclear, que é modificado e exportado das células hepáticas. Ele é um marcador para a replicação ativa do vírus e é observado em pacientes portadores do DNA viral circulante da hepatite B.

Epidemiologia: Em áreas endêmicas (África, Sudeste da Ásia, China) 50% da população torna-se infectada e 8% tornam-se portadores crônicos do vírus. A infecção é disseminada da mãe para o neonato (transmissão vertical) ou de uma criança para outra. Em áreas de menor prevalência (América do Norte, Europa) a doença é transmitida sexualmente entre adultos jovens. Nas nações desenvolvidas os outros riscos incluem o uso de drogas intravenosas, exposição ocupacional, exposição a sangue contaminado, diálise ou transmissão hospitalar (Nejm 1992; 326:721). Cerca de 20-30% dos pacientes não apresentam riscos identificados. Há informações sobre a transmissão por cirurgiões infectados (Nejm 1997; 336:178). Nos EUA a prevalência da infecção crônica é de 0,35% e o risco vitalício de infecção é de 5%. A Hepatite B é a principal causa de cirrose e de carcinoma hepatocelular no mundo.

Fisiopatologia: A hepatite clínica é o resultado da resposta do hospedeiro aos antígenos virais que se apresentam na superfície dos hepatócitos. Se a compatibilização entre o repertório de células-tronco do hospedeiro e os antígenos expressos nos hepatócitos for satisfatória, o resultado será a ativação da resposta imune. Neste caso, os hepatócitos infectados são eliminados, os virions infectivos em circulação são neutralizados pelos anti-HBs e o hospedeiro eliminará a infecção. Se a resposta imune for inadequada, a infecção persistirá. Para as primeiras 2-4 semanas de infecção nos adultos, ocorre uma replicação viral, mas não a destruição dos hepatócitos, uma vez que a resposta imune não se desenvolveu. Os níveis de DNA viral são altos e o HbsAg está presente, mas o paciente não está doente e o nível de alanina aminotransferase (ALT) é normal. Quando a resposta imune é ativada, os níveis de DNA são reduzidos, os hepatócitos são mortos, a ALT aumenta e o paciente fica doente. Esse processo geralmente dura algumas semanas se o paciente apresentar a hepatite aguda típica, mas naqueles destinados à hepatite crônica esse processo destrutivo persiste vários anos resultando em cirrose. Quando a resposta imune elimina as células infectadas, a replicação viral é interrompida, o DNA viral reduz-se acentuadamente (embora pequenas quantidades ainda possam ser encontradas pela reação da cadeia da polimerase) e o HbeAg desaparece. Nesse estágio, o genoma viral integra-se ao DNA do hospedeiro, provocando a expressão de HbsAg nos hepatócitos. Os pacientes diagnosticados nesse estágio são normalmente chamados de "portadores sadios", embora esse termo possa ser desorientador, uma vez que a maioria deles pode ser portadora de doença hepática substancial. Por fim, os anti-HBs aparecem e o hospedeiro é protegido contra a ativação da infecção ou de uma nova infecção.

Para serem considerados como **portadores saudáveis** os pacientes deverão se apresentar sem sintomas, com ALT normal, sem evidência de HbeAg ou DNA viral da hepatite B e, de modo ideal, uma biópsia do fígado normal ou quase normal (Hepatology 1987; 7:758). Esses pacientes não precisam de tratamento antiviral, mas precisam ser monitorizados para se determinar se a doença se desencadeia subitamente (com replicação viral) e considerar avaliação para carcinoma hepatocelular. No Ocidente (onde a doença é freqüentemente adquirida por transmissão horizontal) a maioria desses pacientes passa bem e parece estar em risco mínimo para o carcinoma (GE 1994; 106:1000; Ann IM 1993; 118: 191). Os portadores sadios em áreas endêmicas para a transmissão neonatal (Taiwan, Japão e Alasca) possuem risco elevado de desenvolverem hepatocarcinoma (Hepatology 1987; 7:764).

As mutações ocorrem em todas as regiões do genoma. **Vírus mutantes** têm sido identificados na doença grave e em portadores assintomáticos. Os mutantes precoces não produzem HbeAg e as infecções replicativas podem escapar à detecção em laboratório (Gut 1993; 34:1).

Sintomas: A maioria dos pacientes com hepatite B aguda possui doença subclínica. Aqueles com doença clinicamente detectável geralmente se apresentam com icterícia, mal-estar, anorexia e febre. Os portadores de hepatite B crônica são geralmente assintomáticos, mas podem queixar-se de fadiga ou mal-estar.

Sinais: Nas infecções agudas: icterícia, hepatomegalia dolorosa e febre. Pode haver estigmas de doença hepática crônica (p. 35).

Evolução Clínica: A maioria dos pacientes adultos apresenta hepatite que se resolve em seis meses. Cerca de 3-5% desenvolvem hepatite crônica. Até metade dos adultos com infecção aguda é sintomática. Os pacientes são considerados como portadores de hepatite crônica se apresentarem HbsAg detectável no soro por mais de seis meses ou possuírem HbsAg sem evidência de IgM anti-HBc. Cerca de 95% dos neonatos afetados e 30% das crianças abaixo de seis anos apresentam doença assintomática que se torna crônica. Os adultos com hepatite crônica têm 20% de risco de progressão para cirrose em quatro anos (Gut 1991; 32:294). A hepatite fulminante com coagulopatia, encefalopatia e edema cerebral ocorre em menos de 1% dos casos de hepatite B aguda (Nejm 1993; 329:1862). Qualquer uma das complicações da doença hepática em fase terminal pode ocorrer (p. 337). Pacientes portadores de infecção por hepatite C concomitante apresentam doença hepática agressiva, mas os infectados com HIV não apresentam doença hepática mais grave que aqueles não-infectados (Ann IM 1992; 117:837).

Complicações: A infecção de hepatite D (Delta) é causada por um vírus passageiro que exige a presença da hepatite B para replicação e provoca doença hepática grave (p. 287). O carcinoma hepatocelular (p. 326) complica a infecção de hepatite B prolongada e normalmente se desenvolve nos pacientes com cirrose entre 25 e 30 anos após o início da infecção. A poliarterite nodosa (hipertensão, eosinofilia, dor abdominal, exantema, poliartrite e vasculite necrosante envolvendo o tubo digestivo, os rins e o SNC) é rara, mas constitui uma complicação grave da infecção de hepatite B (Lupus 1998; 7:238). A glomerulonefrite (Ann IM 1989; 111:479) e a vasculite alérgica ou de hipersensibilidade (J Clin Gastroenterol 1995; 21:42) são complicações incomuns.

Diagnóstico Diferencial: Consulte a p. 35.

Laboratório: A **infecção aguda** é diagnosticada pela presença de HbsAg e IgM anti-HBc no soro. Em alguns casos muito precoces, a IgM anti-HBc pode estar ausente e tornar-se positiva mais tarde, na evolução clínica da doença. Nos pacientes que se recuperam da infecção aguda, o núcleo de IgM desaparece, aparecendo então os anticorpos do núcleo de IgG. O HbsAg é eliminado em cerca de 24 semanas e o anti-HBs aparece cerca de oito semanas mais tarde, indicando a recuperação completa e a imunidade para o futuro. Durante o intervalo entre o desaparecimento do HbsAg e o aparecimento do anti-HBs ("a janela"), o diagnóstico é feito pela presença de IgM anti-HBc. O anticorpo de IgG contra o antígeno nuclear (anti-HBc) desenvolve-se e normalmente é vitalício. A presença da IgM anti-HBc significa a probabilidade de infecção recente, pois a fração da IgM geralmente é eliminada dentro de oito meses após a infecção. Um pequeno número de pacientes com uma exacerbação de hepatite B crônica produzirá IgM anti-HBc. O HBeAg está presente durante as infecções agudas e é eliminado logo no começo da doença. Na **infecção crônica**, observa-se a presença de HbsAg no soro durante um período superior a seis meses (por definição). A IgM anti-HBc geralmente está ausente. O HBeAg está presente e os níveis de DNA são altos quando a replicação viral é elevada. Os mutantes "precore" podem produzir infecção ativa, mas não produzem o HBeAg e podem passar despercebidos na detecção laboratorial.

A **biópsia do fígado** em casos de hepatite crônica mostra inflamação variável da zona portal, necrose focal de hepatócitos e hepatócitos com aspecto de "vidro moído" *(ground glass)*, contendo HBsAg. À medida que a lesão progride, observa-se alteração necroinflamatória mais grave com possível fibrose em ponte ou multiacinar. (Am J Clin Pathol 2000; 113:40). Os termos descritivos mais antigos, como "hepatite crônica persistente" ou "hepatite crônica ativa", não são mais usados. Em lugar deles, os patologistas descrevem o grau tanto da inflamação como da fibrose (classificada como leve, moderada, acentuada e muito acentuada). Os padrões histológicos não têm correlação com os sintomas. A utilidade da biópsia é questionável, pois a decisão de tratar baseia-se na evidência mais da replicação viral que da histologia. Entretanto, a biópsia é valiosa para o estadiamento da doença.

Tratamento:

- *Hepatite B aguda:* Não existe tratamento específico para a infecção aguda. Devem ser tomadas precauções contra qualquer fonte de disseminação do vírus, como compartilhamento de utensílios domésticos, aparelhos de barbear, escovas de dente, banho em conjunto e relações sexuais. Não há, entretanto, restrição quanto às atividades. Os pacientes são acompanhados quanto ao desenvolvimento de complicações que sugiram doença hepática de descompensação.
- *Hepatite B crônica:* Os hepatócitos com vírus em replicação são o alvo da destruição imune mediada pelo hospedeiro e que provoca a fibrose. Portanto, o objetivo do tratamento é o de converter a infecção replicativa em não-replicativa. O sucesso é determinado pela perda de HBeAg e de DNA viral mensurável no soro (soroconversão). Os pacientes tratados com mais sucesso continuarão a ter o HbsAg no soro, mas a infecção agora não é mais replicativa e destrutiva. Todos os pacientes sendo considerados para tratamento deverão possuir níveis detectáveis de HBsAg, HBeAg e DNA viral mensuráveis no soro. As escolhas atuais de tratamento incluem o interferon-α 2b ou a lamivudina, um nucleosídeo análogo. O **Interferon-α 2b** é mais eficaz em pacientes com níveis elevados de ALT (> 200 U/l) e níveis baixos de DNA viral (< 200 pg/ml). Esses pacientes apresentam em geral um quadro de hepatite ativa na biópsia. Uma metanálise indica que cerca de 33% dos pacientes tratados *vs*. 12% dos controles eliminarão o HBeAg dentro de 3-6 meses de tratamento (Ann IM 1993; 119:312). Pacientes respondedores apresentam melhor sobrevida a longo prazo e menos complicações (Nejm 1996; 334:1422). O tratamento consiste, tipicamente, em uma dose de 5 milhões de unidades via subcutânea diariamente (ou 10 milhões de unidades três vezes por semana) durante 16 semanas. Esses pacientes devem ter a doença hepática satisfatoriamente compensada, pois o tratamento pode causar exacerbação intensa (BMJ 1993; 306:107). Nos casos avançados, pode-se usar uma dose menor de interferon (GE 1995; 109: 908). Essa substância tem inúmeras reações adversas (p. 296).

A **lamuvidina** deverá ser aplicada em pacientes que não apresentem os níveis elevados de ALT ou baixos de DNA viral associados à resposta satisfatória ao interferon. A lamuvidina é mais fácil de usar e menos dispendiosa que o interferon, sendo a única boa escolha de tratamento para pacientes com níveis normais de ALT, cirrose descompensada ou mutantes negativos para HBeAG ("precore") (Hepatology 1999; 29:889). Essa droga constitui um nucleosídeo análogo que inibe a transcriptase reversa e reduz a replicação. Na dosagem de 100 mg por dia, cerca de 17% dos pacientes eliminarão o HBeAg dentro de um ano, e a maioria apresentará melhora em termos histológicos (Nejm 1998; 339:61). Os pacientes nos quais ocorrer soroconversão deverão interromper o tratamento depois de um ano, mas aqueles que não apresentaram essa reação deverão continuar o tratamento por mais um ano, com probabilidade de soroconversão de 10% (GE 2000; 119:172). Os mutantes resistentes à lamivudina (denominados de mutantes YMDD) aparecem em até um terço dos pacientes após um ano de tratamento e provocam uma exacerbação da hepatite (Hepatology 1999; 30:567). A lamuvidina é bem tolerada, com reações adversas, como náuseas, anorexia, anemia, leucopenia e neuropatia. O tratamento de combinação e uso de outros nucleosídeos está sob investigação (GE 2000; 118:S83). Seria razoável imunizar pacientes com hepatite B crônica com a vacina da hepatite A.

- *Triagem para carcinoma hepatocelular*: Consulte a p. 326.
- *Imunização passiva*: Pode-se usar soro contendo títulos elevados de anti-HBs para criar uma preparação enriquecida de IgG chamada "globulina imune da hepatite B" (HBIG). Essa substância é usada na profilaxia pós-exposição (geralmente com vacina) para recém-nascidos de mães infectadas, para aqueles com exposição a sangue ou fluidos corporais positivos para HbsAg e para aqueles indivíduos infectados e receptores de um transplante.
- *Vacinação*: As vacinas são preparadas a partir de antígenos de superfície purificados ou por técnicas recombinantes. Uma série de três injeções intramusculares produz imunidade em mais de 90% de adultos jovens. Entretanto, a vacina é menos efetiva nos idosos, nos pacientes submetidos à hemodiálise e naqueles imunocomprometidos. A combinação da vacina com HBIG tem eficácia de 79-98% na prevenção da infecção crônica em recém-nascidos de mães HBeAG positivas (Clin Microbiol Rev 1999; 12:351). Embora os níveis de anti-HBs se tornem muito baixos na maioria dos pacientes com o passar do tempo, a proteção contra a infecção aguda clinicamente aparente ou contra a infecção crônica persiste. Doses de reforço não são recomendadas (exceto em pacientes submetidos à diálise [Am J Kidney Dis 1998; 32:1041]). Nos EUA a vacina é atualmente sugerida para (1) todos os adultos em condições de alto risco, (2) lactentes (para prevenir a aquisição da doença na infância) e (3) adolescentes não-vacinados quando crianças, para que fiquem imunes antes de atingirem a idade de comportamento de alto risco em termos sexuais e consumo de drogas. Existem disponíveis duas vacinas recombinantes. As doses recomendadas para adultos são Engerix-B 20 μg ou Recombivax 10 μg em três doses: ao nascer, com 1-2 meses e com 6-12 meses. A verificação pós-vacinação para anti-HBs é necessária somente para os grupos de alto risco (como os profissionais de cuidados de saú-

de, os pacientes submetidos à diálise e os homens homossexuais ou bissexuais).

- *Transplante*: (Ann IM 1997; 126:805). Pacientes submetidos a transplante hepático devido à hepatite B apresentam sobrevida reduzida (73% até um ano, 44% até cinco anos), em comparação com aqueles cujo transplante tem outras indicações. Esses pacientes também apresentam incidência elevada de infecção recorrente (90%), especialmente se possuírem marcadores de replicação ativa (HBeAg e DNA viral) à época do transplante. Os pacientes com hepatite B fulminante e aqueles negativos para marcadores de replicação viral comportam-se satisfatoriamente e são bons candidatos ao transplante. A combinação de lamuvidina com HBIG parece ser a mais promissora para a prevenção da recorrência (Hepatology 1998; 28:585).

11.3 HEPATITE C

Ann IM 2000; 132:296; Lancet 1998; 351:351; Mayo Clin Proc 1998; 73:355

Causa: O vírus da hepatite C é um vírus de RNA da família *Flaviviridae*, cuja seqüência de nucleotídeos mostra variações substanciais e seis genótipos (numerados de 1 a 6), com mais de 50 subtipos (designados por letras, como a ou b) já identificados. Os genótipos 1a e 1b são os mais comuns nos EUA e junto com o genótipo 4, os mais difíceis de se tratar. Um único indivíduo pode mostras variações nas seqüências do genótipo que o infecta (conhecidas como quase-espécies). Estas podem surgir de mutações em resposta à vigilância imune.

Epidemiologia: Nas nações desenvolvidas, a soroprevalência é de 1-2%, com taxas mais altas na África, Europa Oriental e Egito. O sangue de transfusão foi anteriormente considerado um risco dos mais importantes, mas esse índice caiu para 1/100.000 nas unidades completamente testadas (Nejm 1996; 334:1685). O uso de drogas intravenosas é o principal fator de risco para a transmissão. A cocaína intranasal e o uso de *piercing* nas orelhas entre os homens também estão associados à infecção (Nejm 1996; 334:1691). A multiplicidade de parceiros sexuais também representa fator de risco, mas a doença não é transmitida de imediato pelas relações sexuais (Hepatology 1997; 26:66S). A taxa de transmissão vertical está abaixo de 5% (Nejm 1994; 330:744) (Obstet Gynecol 1999; 94:1044). A disseminação iatrogênica pelos cirurgiões (Nejm 1996; 334:555), agulhas e transplantes de órgãos também ocorre, assim como a disseminação por mordidas humanas (Lancet 1990; 336:503). O risco para um trabalhador sadio após lesão por picada de uma agulha de um paciente infectado é de até 7% (MMWR Morb Wkly Rep 1998; 47:1). Em alguns estudos, até mesmo 25% dos pacientes não apresentam risco identificável, porém é mais provável que esta taxa seja de 5%.

Fisiopatologia: O vírus penetra no organismo pela injeção deliberada ou rompimento acidental de uma barreira normal quanto a pele ou as mucosas. A seguir, ele é absorvido por hepatócitos, tendo início a replicação. Existe uma resposta tanto humoral quanto mediada pelas células à infecção, mas a resposta imune em geral é ineficaz. O desenvolvimento de quase-espécies mutantes ou os efeitos de outras proteínas de HCV podem ser importantes na falta da liberação da imunidade. A resposta imune inadequada não só falha em eliminar o vírus como também causa a destruição do parênquima, causando por fim a cirrose.

Sintomas: A maioria dos pacientes é assintomática ou apresenta sintomas não-específicos como fadiga ou dores articulares (Am J Gastroenterol 1999; 94:1355). A icterícia é rara na infecção aguda. Na doença avançada pode ocorrer icterícia, ascite ou encefalopatia.

Sinais: Geralmente nenhum, exceto nos casos avançados, nos quais os sinais de cirrose ou de insuficiência hepática podem estar presentes (p. 35).

Evolução Clínica: (Hepatologia 2000; 31:1014). Estudos sobre a evolução clínica da hepatite C são prejudicados pelo acompanhamento de curta duração, pelo desenho retrospectivo e pela tendência de encaminhamento. Cerca de 85% dos pacientes infectados parecem desenvolver hepatite crônica. Cerca de 20% progridem para a cirrose, 6% dos pacientes desenvolvem doença hepática descompensada, 4% chegam ao carcinoma hepatocelular e 3,6% morrem como conseqüência da infecção. A infecção após os 50 anos na população masculina e o consumo de álcool aumentam o risco de progressão (Lancet 1997; 349:825). A maioria dos pacientes morre em decorrência de outras causas que não a doença hepática.

Alguns grupos seguem evolução clínica diferente. Uma coorte de mulheres jovens da Irlanda infectadas pela globulina imune anti-D apresentou uma taxa de apenas 2% de cirrose em 17 anos (Nejm 1999; 340:1228). Cerca de 50% das crianças infectadas durante uma cirurgia cardíaca eliminaram o vírus nos 20 anos seguintes (Nejm 1999; 341:866). Os pacientes com transaminases normais apresentam uma taxa mais lenta de progressão da fibrose (Hepatologia 1998; 27:868). É importante ressaltar a possibilidade de ocorrência de qualquer uma das complicações da doença hepática em estágio terminal (p. 337).

Complicações: Cirrose com insuficiência hepática, ascite e encefalopatia. O carcinoma hepatocelular (p. 326) desenvolve-se em 4% dos pacientes infectados, geralmente após o aparecimento da cirrose. A porfiria cutânea tardia (Hepatology 1992; 16:1322), a crioglobulinemia (Ann IM 1992;117: 573) e a glomerulonefrite são complicações extra-hepáticas bem estabelecidas (Ann IM 1995; 123:615).

Diagnóstico Diferencial: Consulte a p. 35.

Laboratório: Em geral, o diagnóstico é estabelecido pela detecção de anticorpos anti-HCV pelo ensaio ELISA. Podem ocorrer resultados falsos-positivos, especialmente em pacientes com hipergamaglobulinemia. Os testes positivos deverão ser confirmados com RIBA (ensaio *radioimmunoblot*) para anticorpos contra proteínas HCV específicas ou com verificação da presença de partículas virais por técnicas PCR. A PCR é preferida para pacientes que se submeterão a tratamento e o genótipo deverá ser determinado à época desse ensaio. O genótipo, e possivelmente a carga viral, determinarão a duração desse tratamento. As estimativas de carga viral (número de cópias de vírus por ml de soro) podem variar significativamente entre os laboratórios. Aqueles com ELISA e RIBA positivos, mas com PCR negativo provavelmente eliminaram a infecção.

A biópsia do fígado na hepatite C mostra graus variáveis de inflamação portal, principalmente com linfócitos, hepatite da interface periportal (antigamente denominada de "necrose fragmentada"), inflamação, degeneração do ducto biliar sem perda do ducto e esteatose. Como ocorre na hepatite B, as biópsias são classificadas em uma escala de quatro pontos de gravidade para o grau de inflamação e o grau da fibrose. Esse sistema substituiu a terminologia antiga que usava termos como "hepatite crônica ativa" e "hepatite crônica persistente". A biópsia fornece informações sobre o estágio da doença e prognóstico, mas geralmente não influencia as decisões sobre o tratamento. Em pacientes com dificuldades por causa das reações adversas às drogas, essas informações podem ajudar a decidir pela continuação do tratamento (para aqueles com biópsia de aparência ruim) ou pela suspensão do mesmo (para aqueles com biópsia de aparência mais leve). A biópsia do fígado envolve riscos (p. 365) e o tratamento sem ela pode ser mais favorável em termos de custo-benefício (Jama 1998; 280:2088). A proporção entre AST/ALT acima de 1 é insensível (53%), mas altamente específico (100% como preditor) de cirrose em uma biópsia (Am J Gastroenterol 1998; 93:44).

Tratamento: (GE 2000; 118:S104)

- *Medidas gerais:* Os pacientes infectados deverão evitar bebidas alcoólicas, pois ainda não foi estabelecido um nível seguro de consumo. As vacinas deverão ser administradas para prevenção da hepatite A, que é altamente mórbida em pacientes com hepatite C (Nejm 1998; 338:286) e hepatite B.
- *Seleção de candidatos para tratamento antiviral:* O tratamento é nitidamente apropriado para adultos com níveis persistentemente anormais de ALT, RNA viral detectável no soro e evidência de inflamação ou de fibrose na biópsia. Entretanto, a biópsia não é usada universalmente na seleção do tratamento, pois os pacientes com resultados moderadamente satisfatórios podem progredir para a cirrose e aqueles com doença hepática leve respondem melhor ao tratamento. Pacientes por-

tadores de cirrose bem compensada respondem razoavelmente bem ao tratamento, mas o tratamento apropriado para casos descompensados é desconhecido. Os pacientes com níveis persistentemente normais de transaminases representam um grupo com melhores resultados (Hepatologia 1998; 27:868) e podem não precisar de tratamento. Alguns especialistas submetem esses pacientes à biópsia e oferecem a eles o tratamento se houver evidência de inflamação ou de fibrose. Os mais idosos têm mais probabilidade de falecer de outras causas além da doença hepática e são tratados de maneira muito seletiva. Aqueles sendo considerados para tratamento deverão ser submetidos a estudos laboratoriais em busca de outras causas para os testes anormais de função hepática (p. 36) e oferecida a eles a biópsia para estadiamento da doença. Além disso, eles deverão ser avaliados quanto a contra-indicações ao tratamento, como depressão ativa, alcoolismo ou situação social instável.

- *Tratamento inicial com interferon/ribavirina:* A ribavirina é um nucleosídeo análogo com efeitos antivirais, mas é ineficaz como monoterapia. Os interferons (glicoproteínas normalmente produzidas pelos leucócitos em resposta à infecção) possuem propriedades antivirais, mas também não correspondem quando administrados isoladamente. Três estudos randomizados e controlados indicam que o tratamento de 48 semanas com terapia combinada de interferon-α2b e ribavirina é mais eficaz que a administração de interferon isoladamente (Nejm 1998; 339:1485; Nejm 1998; 339:1493; Lancet 1998; 352:1426). Em um desses ensaios, a resposta virológica sustentada (definida como vírus não detectável e ALT normal seis meses após o final do tratamento) foi observada em 43% dos pacientes tratados com essa combinação, comparado a 19% daqueles que receberam 48 semanas de tratamento só com interferon (Lancet 1998; 352:1426). A terapia é mais bem-sucedida nos genótipos 2 e 3 (65% de resposta virológica sustentada) e 24 semanas de tratamento são tão eficazes quanto 48 semanas para esses genótipos. Outros indicadores de resposta satisfatória são a idade (quanto mais jovem, melhor), a fibrose mínima (sem fibrose em ponte ou cirrose), menos de 3,5 milhões de cópias/ml, e o sexo feminino (Bailliere's Best Pract Res Clin Gastroenterol 2000; 14:211). Em pacientes com genótipo 1, o tratamento durante 48 semanas foi muito mais eficaz que o de 24 semanas (30% *vs*. 17%), embora com carga viral baixa (< 2.000.000 de cópias/ml) os resultados tenham sido similares. O interferon-α2b é administrado em injeção subcutânea de 3 milhões de unidades três vezes por semana e a ribavirina é dada em 1.000 mg via oral diariamente para pacientes com menos de 75 kg e em 1.200 mg para pacientes acima desse peso.
- *Reações adversas:* A ribavirina provoca anemia hemolítica previsível, com redução média de 2-3 g em Hgb, que se estabiliza nas primeiras quatro

semanas. Em 5% dos pacientes, esse nível pode baixar para menos de 9,6 g/dl. Essa droga é teratogênica e, portanto, a contracepção deve estar assegurada. Podem ocorrer leucopenia e trombocitopenia, que exigem controle. São comuns os sintomas semelhantes aos da gripe e a depressão é o motivo mais comum para a suspensão do tratamento, podendo ocorrer em até 50% dos pacientes tratados (Hepatology 2000; 31:1207). Hipertireoidismo ou hipotireoidismo ocorrem em cerca de 3% (GE 1992; 102:2155) e o diabetes é uma complicação rara.

- *Interferon/ribavirina para falhas da monoterapia com interferon:* Cerca da metade dos pacientes recidivantes após resposta ao tratamento só com interferon apresentarão resposta virológica sustentada ao tratamento de combinação. Aqueles que não apresentarem nenhuma resposta ao interferon também não terão resposta satisfatória ao tratamento combinado (cerca de 8% de resposta sustentada) (GE 2000; 118:S104).
- *Peginterferon:* O interferon pode ter ligação covalente ao polietileno glicol, criando uma preparação com meia vida mais longa. A monoterapia com peginterferon-α2b é mais eficaz que aquela com interferon-α2b (Nejm 2000; 343:1666). Dados preliminares indicam que a combinação de ribavirina e peginterferon é superior àquela de ribavirina com interferon (Hepatology 2000; 32:297A).
- *Monoterapia com interferon:* No momento, a monoterapia é recomendada somente para pacientes com contra-indicações à ribavirina como: anemia, doença cardiopulmonar grave, insuficiência renal ou não-intenção de praticar contracepção. A resposta virológica sustentada a essa monoterapia é observada em cerca de 8% dos pacientes (Hepatologia 1996; 24:778).
- *Transplante:* (Semin Gastrointest Dis 2000; 11:96). A hepatite C é hoje o motivo principal de transplante hepático nos EUA. A infecção do enxerto é quase universal. A combinação e uso profilático de interferon e ribavirina podem representar o melhor caminho, mas faltam estudos nesse sentido (Am J Gastroenterol 2000; 95:2164). Apesar da alta taxa de reinfecção, a sobrevida após o transplante é semelhante àquela observada em outras doenças hepáticas crônicas (Nejm 1996; 334:815).
- *Prevenção:* (MMWR Morb Mortal Wkly Rep 1998; 47:1, Hepatology 1997; 26:2S). Precauções universais são tomadas no ambiente de cuidados de saúde. Uma conferência de consenso do National Institutes of Health dos EUA sugeriu que as alterações nas práticas sexuais são desnecessárias para casais em um relacionamento monogâmico. Outros discordam e consideram que o uso dos preservativos representa um pequeno preço a pagar para prevenir os 5% de risco de infecção em um período de 10 a 20 anos. Aparelhos de barbear e escovas de dente não devem ser compartilhados. A gestação não é contra-indicada e a

amamentação natural parece ser segura. Os Centers for Diseases Control dos EUA (CDC) recomenda o teste de hepatite C nos indivíduos que tenham usado drogas ilícitas injetáveis, recebido concentrados do fator de coagulação antes de 1987, recebido transfusão de sangue ou transplante de órgãos antes de julho de 1992, nas crianças nascidas de mulheres portadoras de hepatite C, nos pacientes submetidos à diálise, naqueles com ALT em níveis elevados e nos trabalhadores expostos a incidentes (MMWR Morb Mortal Wkly Rep 1998; 47:1).

- *Carcinoma hepatocelular:* A resposta virológica sustentada ao interferon reduz o risco de carcinoma hepatocelular (Ann IM 1998; 129:94). Um estudo controlado e randomizado mostrou que o tratamento com interferon reduziu o risco de carcinoma hepatocelular de 38% para 4% em pacientes cirróticos tratados, apesar do fato de que somente 16% desses pacientes tenham eliminado o vírus com o tratamento (Lancet 1995; 346:1051). Alguns especialistas examinam seus pacientes periodicamente com ultra-sonografia e determinação dos níveis de alfa-fetoproteína, mas não há resultados que suportem essa abordagem à hepatite C.

11.4 OUTRAS CAUSAS DE HEPATITE VIRAL

Hepatite D (hepatite Delta): (Jama 1989; 261:1321). O vírus da hepatite D é um vírus de RNA incompleto que exige a presença do vírus da hepatite B para se replicar. A infecção de hepatite D ocorre somente em pacientes já infectados com a hepatite B. No Ocidente, essa infecção é observada intensamente nos pacientes com fatores de risco como uso de drogas intravenosas ou hemofilia com transfusões múltiplas (Hepatology 1985;5:188). Com a prevenção efetiva da hepatite B, observa-se queda na incidência de novas infecções delta nos países do Ocidente (GE 1999; 117:161). Pacientes simultaneamente infectados com hepatites B e D normalmente se recuperam sem qualquer seqüela. A doença mais grave ocorre quando os pacientes com hepatite B crônica se tornam superinfectados com hepatite D, podendo resultar em doença hepática progressiva e grave (Jama 1989; 261:1321). A infecção por hepatite D deverá ser considerada em qualquer paciente com hepatite B crônica que desenvolva icterícia sem razão aparente, em pacientes com infecção aguda prolongada ou grave e naqueles considerados para tratamento para hepatite B crônica. Em casos de superinfecção, a maioria progride para cirrose clinicamente evidente, mas uma minoria apresenta sobrevida longa com doença leve (GE 1999; 117:161). O diagnóstico é feito pela detecção de anticorpos anti-hepatite D em pacientes com infecção crônica e evidente por hepatite B. Nos casos em que a infecção é rapidamente eliminada, a resposta com anticorpos pode ser tardia e fraca, mas essa resposta é forte no caso de infecção crônica (Lancet 1987; 1:478). Doses de interferon usadas tipicamente em hepatite B são ineficazes para a hepatite D (Hepatology 1991; 13:1052). Doses mais altas (9 milhões de unidades três vezes por semana) melhoram a histologia e os níveis de ALT, mas a resposta virológica sustentada não é comum (Nejm 1994; 330:88). A lamuvidina não é eficaz (Hepatology 1999; 30:546).

Hepatite E: (Epidemiol Rev 1999; 21:162; Gastroenterol Clin North Am 1994; 23:357). O vírus da hepatite E é um vírus de RNA da família dos calicivírus. A doença assume formas epidêmicas e ocorre como endemia em países emergentes, devido ao saneamento básico insatisfatório, disseminando-se pela água contaminada com fezes. A doença afeta com mais freqüência pacientes entre 15 e 40 anos. Pode haver reservatórios animais. As características clínicas são semelhantes àquelas da hepatite A, podendo ocorrer infecção subclínica. O diagnóstico deverá ser considerado em pacientes retornando de viagens às áreas endêmicas e que desenvolvam icterícia sem qualquer outra etiologia no período típico de incubação de 2-9 semanas. A taxa de mortalidade é baixa (0,5-4,0%), exceto nas grávidas que apresentam taxas de fatalidade entre 10-42% (média de 20%). A hepatite E não leva à condição crônica. Imunoensaios para anticorpos contra hepatite E e técnicas de PCR podem ser usados, mas não estão comercialmente disponíveis. A verificação pode ser obtida por meio dos CDC nos EUA. Não se recomenda a viagem às áreas endêmicas durante a gestação.

Hepatite F: Esse vírus tem sido descrito em uma série de casos na França e sua importância é desconhecida (J Virol 1994; 68:7810).

Hepatite G: (J Clin Gastroenterol 1997; 24:62). O vírus de hepatite G teve origem em um paciente com hepatite crônica adquirida na comunidade e foi demonstrado mais tarde como sendo 95% homólogo a outro vírus conhecido como vírus "G.B.". Este último havia sido identificado no plasma de um cirurgião cujas iniciais eram G e B e foi transmitido a sagüis. Nos anos seguintes três vírus foram isolados desses macacos, dois dos quais eram derivados dos animais (chamados de vírus A e B). O terceiro vírus isolado recebeu o nome de vírus-C de hepatite GB (HGBV-C). O resultado é uma terminologia confusa, mas HGV e HGBV-C são o mesmo vírus de RNA. Ele é encontrado em 1-2% dos doadores de sangue nos EUA e em freqüência muito maior nos hemofílicos, nos usuários de drogas intravenosas e nos pacientes submetidos à hemodiálise (Nejm 1996; 334:1485), podendo ser transmitido por transfusão ou vertical. Ainda não está claro se esse vírus provoca doença clínica. A vasta maioria dos pacientes infectados não apresenta doença hepática. Esse vírus pode ser o agente causador em alguns casos de hepatite viral ou pode simplesmente representar um espectador inocente de alguma outra causa desconhecida de hepatite (Nejm 1997; 336:741; Nejm

1996; 334:1536). É detectado somente por PCR. Não existe nenhum teste sorológico prático.

Vírus de Epstein-Barr (EBV): Os adolescentes e os adultos jovens infectados com EBV podem apresentar sintomas e sinais sugestivos de hepatite viral aguda, mas outras indicações estão normalmente presentes e levam ao diagnóstico de mononucleose infecciosa. Adultos mais velhos têm mais probabilidade de contraírem faringite e linfadenopatia sugestivas do diagnóstico. Os pacientes com mais de 40 anos desenvolvem icterícia em mais de 25% dos casos (Nejm 1999; 340:1228). Os níveis de transaminases e de bilirrubina se mostram elevados em 90% dos pacientes, mas normalmente entre 2 e 3 vezes acima do normal. O teste de anticorpos heterófilos em geral é positivo, mas os anticorpos de IgM contra os antígenos do capsídeo do EBV são mais específicos. Pode ocorrer hepatite grave (Am J Gastroenterol 1999; 94:236) ou insuficiência hepática fulminante (Liver Transpl Surg 1998; 4:469).

Citomegalovírus (CMV): Este agente pode provocar uma hepatite semelhante àquela causada pelo EBV, embora a icterícia seja muito menos comum (Medicine 1986; 65:124). O diagnóstico é feito pelo teste de IgM para CMV ou por cultura de urina e de sangue.

11.5 ESQUISTOSSOMOSE HEPÁTICA

Am J Gastroenterol 1991; 86:1658

A doença pode ser provocada por cinco espécies de esquistossomos e cerca de 200 milhões de pessoas estão infectadas no mundo todo. A infecção ocorre por exposição às cercárias liberadas pelo hospedeiro caramujo de água dose. As cercárias penetram a pele, evoluem para o estado de vermes e migram para os vasos mesentéricos, onde põem os ovos que são carregados para o fígado. A lesão hepática é decorrente da resposta inflamatória à presença desses ovos e a gravidade dependerá da carga de vermes e de fatores do hospedeiro. Os pacientes podem manifestar dor, febre, diarréia, hepatoesplenomegalia ou evidência de hipertensão portal ou ainda hemorragia varicosa. O diagnóstico deverá ser suspeitado se o paciente que se apresenta com tais sintomas for proveniente de uma área endêmica (Oriente Médio, Arábia Saudita, Egito, África, América do Sul (especialmente Brasil e Venezuela), Caribe, Filipinas e Extremo Oriente). O diagnóstico é feito pela identificação dos ovos em amostras de fezes ou de tecidos (especialmente por biópsia retal). O envolvimento do fígado pode ser desigual demais para a obtenção de uma biópsia confiável para fins diagnósticos. Na TC podem-se observar estruturas pouco atenuadas em ramificação (por causa da fibrose periportal). O praziquantel é o tratamento usual.

11.6 ABSCESSO PIOGÊNICO DO FÍGADO

Curr Opin Gastroenterol 2000; 16:251

Fisiopatologia: Para abscesso amébico, consulte a p. 219. Antes do aparecimento dos antibióticos, a maioria dos abscessos hepáticos era causada por pileflebite (inflamação ou infecção da veia porta ou de suas tributárias) resultante de uma infecção intra-abdominal. Hoje, as causas mais comuns são a infecção do trato biliar e os casos idiopáticos (Surg Gynecol Obstet 1992; 174:97). Outras causas associadas incluem endocardite e trauma. Os organismos usualmente causadores da doença incluem os entéricos Gram-negativos (*E. coli, Klebsiella*), o *Streptococcus* do grupo D e o *Staphylococcus.* Mais da metade dos isolados se mostra polimicrobiano e contém organismos anaeróbios (J Med Microbiol 1998; 47:1075).

Sintomas/Sinais: A apresentação em geral é insidiosa, com mal-estar, anorexia, dor no quadrante superior direito e febre.

Evolução Clínica: A mortalidade está entre 10-20%, geralmente em pacientes com co-morbidades significativas, como algum tumor maligno (Ann Surg 1990; 212:655).

Complicações: Sepse não-controlada, morte.

Diagnóstico Diferencial: Em geral, a doença é descoberta em investigações por imagem na busca de sintomas abdominais não-específicos.

Laboratório: O aumento nos níveis de fosfatase alcalina ocorre em mais de 70% dos casos, mas a icterícia é rara se não houver obstrução biliar. A leucocitose é comum.

Radiografia: A TC é muito sensível (95-100%) e a ultra-sonografia tem sensibilidade um pouco mais baixa (South Med J 1993; 86:1233).

Endoscopia: A colangiopancreatografia endoscópica retrógrada (ERCP) deverá ser considerada em qualquer paciente portador de cálculos, dilatação biliar ou provas de função hepática colestáticas persistentes, devido à alta freqüência de doença do trato biliar nessa população (Gastrointest Endosc 1999; 50:340).

Tratamento: Antibióticos de amplo espectro que cubram a faixa de possíveis organismos anteriormente mencionados são administrados antes ainda dos resultados da cultura. Baseado nas culturas, o tratamento passa a ser feito com antibióticos mais específicos, continuando-se a terapia até que a resolução ou aparência estável possam ser comprovadas pela TC (em alguns casos a TC nunca de normaliza, persistindo a presença de um cisto). A base do tratamento é a drenagem percutânea (embora alguns pacientes possam ser curados somente com os antibióticos [GE 1979; 77:618]). A drenagem por cateter é mais eficaz que a simples aspiração (conforme estudo randomizado e controlado [AJR Am J Roentgenol 1998; 170:1035]). O tratamento cirúrgico é indicado quando os métodos percutâneos falharem ou não forem viáveis pela presença de abscessos múltiplos ou multiloculados.

12 Doença Metabólica e Inflamatória do Fígado

12.1 ESTEATO-HEPATITE NÃO-ALCOÓLICA E ESTEATOSE HEPÁTICA

Mayo Clin Proc 2000; 75:733: Ann IM 1997; 126:137

Epidemiologia: A prevalência é desconhecida. A esteato-hepatite não-alcoólica (NASH) é encontrada em 7-9% dos pacientes que se submetem à biópsia do fígado nos países do Ocidente, com predominância de mulheres de meia-idade e associação comum de obesidade, diabetes e hiperglicemia. Entretanto, a doença não fica limitada a pacientes com esses fatores de risco (GE 1994; 107:1103). O quadro de esteato-hepatite pode ser observado em casos de inanição, uso de nutrição parenteral total, perda rápida de peso, cirurgia bariátrica e como resultado de várias drogas.

Fisiopatologia: A doença é diagnosticada por três critérios: (1) biópsia de fígado, mostrando alteração gordurosa macrovesicular, e inflamação portal ou lobular, com ou sem fibrose; (2) evidência convincente de uso de álcool abaixo de 40 mg semanais (cerca de quatro doses por semana; consulte a p. 331) e (3) ausência de infecção ativa por hepatites B ou C (Hepatology 1990; 11:74). Alguns autores sugerem critérios restritos de inclusão histológica, insistindo na fibrose e na distensão ou degeneração dos hepatócitos (Ann IM 1997; 126:137). A esteatose hepática é diagnosticada quando se observa alteração gordurosa sem inflamação ou fibrose. A patogênese dessa condição é desconhecida. Ainda não está esclarecido se a alteração gordurosa induz a inflamação e a fibrose ou se algum outro insulto celular produz a alteração gordurosa e a fibrose de maneira independente.

Sintomas: A maioria dos pacientes não apresenta sintomas, mas algumas pessoas podem demonstrar fadiga ou desconforto no quadrante superior direito do abdome.

Sinais: A hepatomegalia é comum. Uma minoria apresenta sinais de doença hepática avançada (p. 35).

Complicações: Qualquer uma das complicações da doença hepática em estágio terminal pode se manifestar (p. 337).

Evolução Clínica: Metade dos pacientes com esteato-hepatite não-alcoólica apresenta a doença estável durante alguns anos e os demais sofrem piora histológica. Cerca de 15% dos doentes evoluem para cirrose. A sobrevida é similar àquela dos controles combinados por idade (GE 1994; 107:1103). Devido à proporção esperada de mulheres obesas e diabéticas com cirrose criptogênica aparente, recentemente surgiu a hipótese de que a NASH é uma causa não reconhecida desse tipo de cirrose (Hepatology 1999; 29:664). Pacientes portadores de esteatose hepática, mas sem inflamação ou fibrose não apresentam doença hepática progressiva (Hepatology 1995; 22:1714).

Diagnóstico Diferencial: Deve-se considerar a esteato-hepatite não-alcoólica como uma possibilidade em pacientes demonstrando provas de função hepática anormais. Esses resultados anormais são geralmente encontrados no processo de avaliação de outros problemas clínicos e as outras causas para essas anormalidades e para a cirrose devem ser excluídas (p. 36). O ponto diferencial mais difícil é aquele da doença hepática alcoólica. Um diagnóstico de NASH só pode ser feito mediante biópsia do fígado. Entretanto, dada a natureza indolente dessa doença e sua falta de tratamento comprovado, muitos médicos esquecem esse recurso de investigação (Ann IM 1997; 127:410). Assume-se que pacientes com avaliação pouco esclarecedora quanto a outras causas para provas de função hepática anormais ou são portadores de esteatose hepática (sem inflamação) ou de NASH. O tratamento efetivo para a esteato-hepatite não-alcoólica tornaria mais importante a distinção entre esteatose hepática e NASH.

Laboratório: Os níveis de ALT estão normalmente acima dos de AST, mas ambos ficam em valores 2-3 vezes acima do normal. A fosfatase alcalina mostra-se freqüentemente com elevação leve. A bilirrubina e o tempo de protrombina em geral estão dentro da normalidade. A ferritina mostra-se elevada em mais da metade dos pacientes, mas em geral abaixo de 1.000 ng/ml (GE 1994; 107:1103). Várias alterações histopatológicas já foram descritas. A esteatose é vista principalmente na zona 3 do fígado. A inflamação em geral é leve e localizada nos lóbulos, sem alterações portais graves. Estão presentes hepatócitos em degeneração e a alteração hialina de Mallory pode ser visualizada (como ocorre na hepatite alcoólica). A fibrose começa nos sinusóides e pode progredir para cirrose. Os fatores preditivos de fibrose incluem idade $\geq$ 50 anos, índice de massa corporal $\geq 28\ kg/m^2$, triglicerídeos $\geq$ 1,7 mmol/L e ALT $\geq$ 2 vezes o normal (GE 2000; 118:1117). Um sistema de classificação tendo por base esses parâmetros pode selecionar os pacientes com pouca probabilidade de mostrar fibrose na biópsia.

Radiografia: A ultra-sonografia pode mostrar ecogenicidade aumentada compatível com gordura, ou a TC pode mostrar evidência de alterações gordurosas. Nenhum estudo tem sensibilidade para detecção da esteato-hepatite não-alcoólica.

Tratamento: Nenhum tratamento efetivo para NASH foi ainda identificado. A perda gradual de peso tem sido defendida e pode resultar em melhora bioquímica (Acta Med Scand 1986; 220:83). Entretanto, faltam estudos de grande porte, além da perda de peso ser uma tarefa difícil. Um estudo piloto sobre o ácido ursodeoxicólico (UDCA) mostrou melhora bioquímica e histológica após 1 ano (Hepatology 1996; 23:1464). O transplante tem sido usado efetivamente para tratar a doença em estágio terminal, embora haja risco de recorrência (Transplantation 1996; 62: 1802). Experiências com outros tratamentos clínicos estão em desenvolvimento (Lancet 1999; 353:1634).

12.2 CIRROSE BILIAR PRIMÁRIA

Can J Gastroenterol 2000; 14:43; Lancet 1997; 350:875; Nejm 1996; 335:1570

Epidemiologia: A predominância da cirrose biliar primária é notável nas mulheres (90%), com prevalência variando de 5-392/1.000.000 (Semin Liver Dis 1997; 17:13). A cirrose biliar primária (PBC) familiar é incomum (1%) e parece estar relacionada com fatores herdados da mãe (Gut 1995; 36:615).

Fisiopatologia: A cirrose biliar primária é uma doença destrutiva dos pequenos ductos biliares interlobulares e tem como causa provável um defeito na regulação do sistema imune. Quase todos os pacientes apresentam anticorpos antimitocondriais (AMA) que são direcionados contra os antígenos presentes nas células epiteliais dos ductos biliares, com antigenicidade similar àquela da subunidade E2 da enzima piruvato desidrogenase (J Clin Invest 1993; 91:2653). A destruição imune dos ductos biliares pode ser mediada dessa forma e à medida que os ductos são destruídos aumentam as concentrações de ácidos biliares hidrofóbicos e de outras toxinas hepatocelulares, causando mais destruição. Esse processo provoca o recrutamento de células inflamatórias que produzem citocinas e podem promover fibrose (Can J Gastroenterol 2000; 14:43).

Sintomas: (Semin Liver Dis 1997; 17:23). Cerca de 60% dos pacientes mostram-se assintomáticos no diagnóstico. A fadiga ocorre em mais de 60% dessa população, constituindo um problema frustrante de causa desconhecida. O prurido é o segundo sintoma mais comum e pode ser intenso. Alguns pacientes manifestam dor no quadrante superior direito, que geralmente desaparece. Uma minoria apresentar-se-á com uma complicação da doença hepática em fase terminal, como varizes ou ascite. Muitos pacientes apresentam pelo menos uma outra doença auto-imune, como tireoidite, esclerodermia, artrite reumatóide, a síndrome CREST ou a síndrome de Sjögren.

Sinais: (Can J Gastroenterol 2000; 14:43). Os achados variam com o estágio da doença. No quadro precoce pode-se observar escoriações. A hepatomegalia é comum (70%) e a esplenomegalia desenvolve-se em cerca de 35% dos pacientes. Icterícia, angiomas aracneiformes e ascite são manifestações tardias. Os xantomas ocorrem geralmente ao redor dos olhos (xantelasma) e menos freqüentemente nas extremidades, desaparecendo com a melhora do quadro.

Evolução Clínica: A taxa de progressão varia acentuadamente entre os pacientes. A sobrevida média em pacientes assintomáticos é de 10-16 anos, comparado aos sete anos naqueles que manifestam sintomas. Muitos pacientes inicialmente assintomáticos desenvolvem sintomas dentro de cinco anos, mas um subgrupo permanece sem sintomas durante vários anos. Nenhum teste é útil para o prognóstico sobre quem vai melhorar da doença (Am J Gastroenterol 1999; 94:47). Vários modelos têm sido usados para prever a evolução clínica da doença avançada, podendo ser usados para se determinar o momento certo para o transplante do fígado (Semin Liver Dis 1997; 17:147). Pacientes com cirrose biliar primária negativa para AMA parecem ter uma evolução clínica semelhante ao dos pacientes AMA-positivos (Hepatology 1997; 25:1090).

Complicações: A osteoporose é a doença óssea mais comum e não existe ainda um tratamento efetivo (Hepatology 1995; 21:389). A esteatorréia e a deficiência de vitaminas lipossolúveis podem ser observadas na doença avançada. Cerca de 20% dos pacientes apresentam hipotireoidismo. Já foram relatados casos de artrite reumatóide (10%), esclerodermia (4%), síndrome CREST e lúpus eritematoso sistêmico (EEI) (Q J Med 1996; 89:5). A xerostomia ou a xeroftalmia atingem até 68% dos pacientes, que podem apresentar disfagia (Dysphagia 1997; 12:167). Qualquer uma das complicações da doença hepática em fase terminal também pode manifestar-se (p. 337). A evolução clínica para câncer hepatobiliar é mais comum na PBC (RR = 46 em uma série de referência [Hepatology 1999; 29:1396]), fato menos freqüente nas outras causas de cirrose (Am J Gastroenterol 1997:92:676). As varizes são vistas mais cedo no curso da PBC que em outras doenças hepáticas, pois a hipertensão portal é parcialmente pré-sinusoidal e a função sintética pode estar relativamente bem preservada.

Diagnóstico Diferencial: A cirrose biliar primária é normalmente considerada na avaliação de um paciente assintomático com níveis elevados de fosfatase alcalina ou quando há evidência de doença hepática crônica, como ascite ou sangramento de varizes. Alguns casos de PBC são identificados por meio da pesquisa de auto-anticorpos positiva solicitada por outras razões em pacientes com provas de função hepática normais. Esse grupo evolui para a cirrose biliar primária típica (Lancet 1996; 348:1399). O diagnóstico diferencial geralmente inclui as outras causas de resultados anormais das provas de função hepática ou de cirrose (p. 36). Os pontos principais de confusão são a colangite esclerosante (p. 308) que produz anormalidades semelhantes das provas de função hepática, a colestase induzida por drogas e a hepatite auto-imune. Quando a biópsia hepática mostrar lesões dos ductos biliares sugestivas de PBC, mas com resultado AMA-negativo e anticorpos antinucleares, bem como anticorpos antimúsculo liso positivos é fazer um diagnóstico confiável. Alguns especialistas consideram esses pacientes como portadores de uma síndrome de superposição denominada colangite auto-imune, que pode responder a esteróides como a hepatite auto-imune (Gut 1997; 40:440). Para se fazer um diagnóstico de cirrose biliar primária é preciso excluir a presença de obstrução biliar através de exames de imagem, especialmente se o teste para AMA for negativo.

Laboratório: O **anticorpo antimitocondrial** (AMA) tem 95% de sensibilidade e 98% de especificidade para a cirrose biliar primária. Esses anticorpos são direcionados contra uma família de enzimas de desidrogenase, principalmente a piruvato desidrogenase (Semin Liver Dis 1997; 17:61). O principal auto-antígeno, localizado na membrana interna da mitocôndria, é o componente E2 da enzima piruvato desidrogenase (J Hepatol 1986; 2:123). Os níveis não se correlacionam com a gravidade da doença. A elevação da fosfatase alcalina é a anormalidade laboratorial mais notável no estágio inicial da doença. Os níveis de gama glutamil transpeptidase (GGTP) e de 5' nucleotidase se mostram paralelamente elevados. ALT/AST estão normalmente abaixo de cinco vezes do normal. A bilirrubina e o tempo de protrombina elevam-se à medida que a doença evolui. A maioria dos pacientes apresenta colesterol alto. Uma vez que esse aumento é observado na fração HDL do colesterol, o risco de doença cardíaca é baixo (Hepatology 1992; 15:858). Os anticorpos antinucleares e antitireóideos são comuns. Muitos outros auto-anticorpos já foram informados. Também se observam aumentos de IgM e de IgG policlonal.

Na **biópsia do fígado** são reconhecidos quatro estágios patológicos. No estágio I as células inflamatórias cercam um ducto biliar com evidência de degeneração epitelial. Em alguns casos observa-se um ducto nitidamente necrótico em um granuloma (a chamada "lesão ductal florida"). No estágio II, a fibrose desenvolve-se nas zonas portais e a inflamação estende-se para os lóbulos. No estágio III, a fibrose une as tríades portais. O estágio IV mostra a cirrose já estabelecida.

Radiografia: A obstrução dos ductos biliares deverá ser excluída por ultra-sonografia ou TC. A ERCP deverá ser reservada para casos nos quais existe séria consideração de colangite esclerosante primária (p. 308).

Endoscopia: A endoscopia deverá ser executada em pacientes com doença avançada para identificação e tratamento das varizes (p. 337).

Tratamento:

- *Ácido ursodesoxicólico:* Quatro estudos randomizados e controlados avaliaram o ácido ursodesoxicólico (UDCA) (Hepatology 1995; 22:759; Nejm 1994; 330:1342; GE 1994; 106:1284; Hepatology 1994; 19:1149). Em geral, uma dose de 13-15 mg/kg por dia é normalmente bem tolerada. Observa-se melhora nos resultados das provas de função hepática e no prurido para alguns pacientes. Na experiência com acompanhamento de quatro anos, o risco relativo (RR) para morte ou transplante foi de 0,32 no grupo tratado (Nejm 1994; 330:1342). A droga não melhora a evolução clínica da doença avançada.
- *Outro tratamento clínico:* A ciclosporina não demonstrou vantagem convincente de sobrevida comparada ao placebo e provocou piora da função renal em um estudo (GE 1993; 104:519). A colchicina a 0,6 mg via oral 2 vezes ao dia melhorou as provas de função hepática, mas não prolongou a sobrevida ou atrasou o transplante em um estudo de pequeno porte (Hepatology 1991; 14:990). O metotrexato (MTX) melhora as provas de função hepática, o prurido e a histologia (GE 1991; 101:1332), mas a única experiência randomizada e controlada por placebo usando dose baixa (7,5 mg; semana) não mostrou qualquer benefício (GE 1999; 117:400). A combinação de doses baixas de metotrexato e de UDCA não é melhor que o UDCA isolado (J Hepatol 1997; 27:143). O uso não-controlado de MTX para a falha do tratamento com colchicina apresentou sucesso parcial com uma dose de 15 mg/semana (Ann IM 1997; 126:682). Com base no anteriormente exposto, quase todos os pacientes recebem tratamento inicial com UDCA e alguns especialistas acrescentam a colchicina ou o MTX para aqueles que não respondem satisfatoriamente.
- *Transplante hepático:* O transplante é um tratamento altamente eficaz (Semin Liver Dis 1997; 17:137). A sobrevida de um ano em 85-90% dos pacientes e a sobrevida a longo prazo são semelhantes àquela dos controles da mesma idade. A recorrência histológica tem sido bem documentada, mas a doença recorrente não tem progresso tão rápido (Hepatology 1993; 18:1392).
- *Prurido:* A maioria dos pacientes responde à colestiramina (tipicamente 4 mg via oral 3 vezes ao dia) ou ao colestipol. As anti-histaminas são usadas em casos leves. Há relatórios do uso de naloxona, ondansetron, flumecinol, tamoxifeno, rifampim, fenobarbital e plasmaférese (Q J Med 1996; 89:5).

- *Osteoporose:* Os pacientes deverão ser avaliados quanto à osteoporose e tratados com cálcio (1.500 mg/dia) e vitamina D (400-800 U/dia). A reposição de estrogênio em pacientes pós-menopáusicas melhora a densidade óssea (Am J Gastroenterol 1994; 89:47), mas o UDCA não parece ser eficaz para essa finalidade (Hepatology 1995; 21:389). O transplante parece reverter a perda óssea após os primeiros poucos meses de tratamento com esteróides e repouso no leito (Hepatology 1991; 14:296).

12.3 COLANGITE ESCLEROSANTE PRIMÁRIA

Hepatology 1999; 30:325; Am J Gastroenterol 1998; 93:515; Nejm 1995; 332:924

Epidemiologia: Cerca de 70% dos pacientes portadores de colangite esclerosante primária (PSC) são do sexo masculino. Cerca de 75% dos pacientes também são portadoras de doença inflamatória intestinal (IBD). A maioria dos portadores de IBD também apresenta colite ulcerativa (85%), mas também se observa a presença da doença de Crohn. A prevalência estimada é de 1-15/100.000 com ampla variação geográfica (Scand J Gastroenterol 1998; 33:99).

Fisiopatologia: A PSC é caracterizada por inflamação e fibrose dos ductos biliares intra e extra-hepáticos. A doença é definida pela presença de estenoses dos ductos biliares reveladas pela colangiografia, por anormalidades colestáticas nas provas de função hepática e pela ausência de doenças que poderiam fornecer um cenário semelhante (consulte o parágrafo sobre Diagnóstico Diferencial). Acredita-se que os mecanismos imunes sejam importantes na patogênese, especialmente pelo fato de a doença estar associada à IBD, pela elevação de auto-anticorpos e de imunoglobulina, e pelo fato de a inflamação ser mediada pelas células T. As etiologias infecciosa e tóxica foram consideradas e rejeitadas. Embora a PSC cause obliteração de ductos biliares maiores que a cirrose biliar primária, o resultado final é o mesmo: a colestase que provoca destruição progressiva do parênquima.

Sintomas: A maioria dos pacientes apresenta-se para diagnóstico devido a resultados anormais nas provas de função hepática, às vezes detectados na avaliação de sua doença inflamatória intestinal associada. Esses pacientes são geralmente assintomáticos. À medida que a doença progride podem surgir fadiga, prurido, icterícia, suores noturnos e perda de peso. Uma minoria importante de pacientes (cerca de 10%) experimenta crises de febre, dor no hipocôndrio direito do abdome e piora nas provas de função hepática, em um cenário que imita a colangite bacteriana.

Sinais: Na doença precoce o exame é normal. À medida que a doença progride os sinais de icterícia, escoriações resultantes de prurido intratável e outros achados de doença hepática em estágio terminal podem ser evidentes (p. 35).

Metabólica e Inflamatória

Evolução Clínica: A colangite esclerosante primária tem evolução clínica independente da doença inflamatória intestinal associada. Um estudo populacional demonstrou sobrevida de dez anos em 70% dos pacientes e a sobrevida média sem transplante parece ficar entre 9 e 12 anos (Scand J Gastroenterol 1997; 32:1042). Alguns pacientes apresentam uma evolução clínica descendente rápida e outros seguem por vários anos sem qualquer morbidade. Modelos de prognóstico têm sido desenvolvidos para ajudar a estabelecer o melhor momento para o transplante (Mayo Clin Proc 2000; 75:688; GE 1992; 103: 1893).

Complicações: Colangiocarcinoma (p. 275), observado em 10-20% dos pacientes afetados (Hepatology 1998; 27:311). Sete por cento dos pacientes submetidos a transplante apresentam colangiocarcinoma no fígado explanto, podendo ser difícil diferenciar as estenoses benignas das malignas. O nível de CA 19-9 pode-se mostrar elevado (Mayo Clin Proc 1993; 68:874), mas não há evidência de que esse marcador permita a detecção do tumor em um estágio ressecável. O transplante precoce é, provavelmente, a melhor opção (Hepatology 1996; 23:1105). Alguns dados sugerem que pacientes portadores de PSC e de colite ulcerativa (UC) têm maior chance de contraírem displasia colônica e câncer colorretal que aqueles somente com UC. Entretanto, os dados não são suficientes para justificar rastreamento colônico mais intenso para os pacientes portadores dessas duas doenças (Hepatology 1999; 30:325). A osteoporose afeta 8% dos pacientes com colangite esclerosante primária, comparado a 30% daqueles com cirrose biliar primária, com maior incidência nos pacientes em condições graves ou portadores de doença inflamatória intestinal de longa data (J Hepatol 1998; 29:729). Qualquer uma das complicações da doença hepática em estágio terminal pode se manifestar (p. 337).

Diagnóstico Diferencial: Deve-se suspeitar da presença de colangite esclerosante primária quando se observar um padrão colestático nas provas de função hepática, especialmente em um paciente portador de IBD. A colangiografia é a chave para o diagnóstico, embora várias doenças raras também produzam um colangiograma similar, como a colangiopatia por HIV (p. 283), a estenose dos ductos biliares causada por cálculos, cirurgia e colangite isquêmica (Mayo Clin Proc 1998; 73:380), câncer, quimioterapia intra-arterial ou anormalidades congênitas. Quanto mais limitada for a anormalidade colangiográfica, maior a probabilidade de um diagnóstico alternativo. Raramente um paciente apresentará anormalidades nas provas de função hepática sugestivas de colangite esclerosante primária, biópsia do fígado com alterações de PSC e colangiografia normal. Esses pacientes são considerados como portadores de PSC dos ductos menores (Semin Liver Dis 1991; 11:11).

Laboratório: Em geral, o nível de fosfatase alcalina mostra elevação desproporcional, aumentando à medida que a doença progride. Da mesma forma, observa-se aumento nos níveis de GGTP e de 5'NT. A bilirrubina também aumenta com a evolução clínica da doença. Em geral, os níveis de ALT/AST ficam abaixo de sete vezes do normal. Com o avanço da doença, ocorre queda na albumina e aumento no tempo de protrombina. Os níveis de IgG ficam modestamente elevados em metade dos pacientes. Podem estar presentes auto-anticorpos citoplasmáticos antineutrófilos (ANCA), anticorpos antinucleares (ANA) e os anticorpos antimúsculo liso perinucleares, mas os anticorpos antimitocondriais estão ausentes. A **biópsia do fígado** pode se mostrar não-específica; o diagnóstico baseia-se na colangiografia. A biópsia pode fornecer informações sobre estadiamento, mas os erros de amostragem são substanciais (Am J Gastroenterol 1999; 94:3310). O estadiamento é semelhante ao da cirrose biliar primária. No estágio I observa-se a degeneração do epitélio do ducto biliar com um infiltrado de linfócitos e fibrose nas tríades portais. Podem ocorrer proliferação dos ductos biliares e, raramente, a lesão patognomônica "em casca de cebola" de anéis concêntricos de tecido fibroso ao redor do ducto. No estágio II a perda dos ductos biliares é mais evidente, com aumento da inflamação e da fibrose para o interior do parênquima. No estágio III observa-se fibrose interportal. No estágio IV a cirrose é ostensiva.

Endoscopia: Aplica-se a colangiopancreatografia endoscópica retrógrada (ERCP) para se obter a qualidade de colangiograma necessária para o diagnóstico, embora o papel da colangiopancreatografia por ressonância magnética (MRCP) (AJR Am J Roentgenol 1998; 171:1027) possa crescer. Na ERCP observam-se múltiplas estenoses e dilatações de vários comprimentos, além de evaginações e ectasia ductal. Com freqüência, isso resulta em uma aparência "em contas de colar" dos ductos biliares. Na fase inicial da doença podem ocorrer alterações sutis em ductos grandes. No quadro grave, pode ser impossível visualizar os ductos intra-hepáticos, devido às estenoses. Em geral, existe envolvimento biliar intra e extra-hepático. Quando somente os ductos extra-hepáticos se mostram anormais, outros diagnósticos (outras causas para as estenoses) deverão ser devidamente considerados.

Tratamento:

- *Tratamento clínico de doença subjacente:* Não existe tratamento clínico efetivo para a PSC. O ácido ursodeoxicólico é amplamente utilizado, mas não apresenta evidência convincente de benefício. Essa droga parece melhorar os resultados das provas de função hepática, mas não altera a sobrevida nem reduz as complicações (Nejm 1997; 336:691). O metotrexato mostrou-se igualmente ineficaz em um estudo randomizado e controlado (GE 1994; 106:494). Azatioprina, colchicina, antibióticos, ciclosporina, nicotina, pentoxifilina e prednisona também são ineficazes. Atualmente está sendo defendido o tratamento combinado e em altas doses (Am J Gastroenterol 2000; 95:1861; Ann IM 1999; 131:943).
- *Tratamento das estenoses:* Alguns pacientes desenvolvem piora nas provas de função hepática ou na colangite decorrente de uma estenose "dominante" nos ductos biliares extra-hepáticos. Isso pode ser tratado com

dilatação e colocação de *stent* de curta duração (11 dias), com melhora nos resultados dos testes funcionais e dos sintomas. Não há necessidade de outra intervenção em mais de 80% dos pacientes após um ano e em 60% após três anos (Am J Gastroenterol 1999; 94:2403). Com a dilatação, existe o risco de perfuração do ducto. Para alguns pacientes esse procedimento de dilatação pode "ganhar tempo" antes do transplante, mas não se conhece o verdadeiro efeito sobre a evolução clínica da doença. Várias outras abordagens endoscópicas das estenoses podem ser usadas (Am J Gastroenterol 1999; 94:2235). O tratamento cirúrgico hoje é usado seletivamente. A cirurgia dificulta o transplante posterior e a maioria dos pacientes com cirrose será mais beneficiada com o transplante (Surgery 1995; 117:146).

- *Tratamento de prurido e de osteoporose:* O prurido é tratado da mesma maneira que na cirrose biliar primária (p. 307). A esteatorréia é um achado tardio, que pode estar associada à deficiência de vitaminas solúveis em água, podendo ser necessário um tratamento de reposição. Nenhum tratamento efetivo foi ainda identificado para a osteoporose. Suplementos de cálcio, vitamina D e bifosfonatos também podem ser usados.
- *Crises de colangite:* Há muito poucas publicações sobre o uso de antibióticos nas crises de dor no hipocôndrio direito e febre. Entretanto, os antibióticos são amplamente usados ao primeiro sinal de uma crise e parecem ser benéficos. As escolhas comuns são a ciprofloxacina e o sulfametoxazol-trimetoprim (Tm/S), que os pacientes mantêm à mão para ingerirem assim que a crise se manifesta. Em casos de crises freqüentes, alguns pacientes permanecem sob tratamento profilático com antibióticos em cursos rotatórios de 3-4 semanas (ex. alterando ciprofloxacina, sulfametoxazol-trimetoprim, cefalexina, ampicilina) (Hepatology 1999; 30:325). O tratamento endovenoso é usado em casos graves e, às vezes, em cursos prolongados.
- *Transplante hepático:* Este é o único tratamento efetivo para pacientes com a doença em estágio terminal, que podem desenvolver episódios refratários de colangite ou complicações da hipertensão portal, incluindo hemorragia de varizes e ascite. Relatos recentes descrevem sobrevida de até 94% em um ano e de 86% em cinco anos (Hepatology 1999; 30:1121). O melhor momento para o transplante (dada à escassez de órgãos e dos recursos necessários) ainda não foi determinado. Qualidade de vida, a presença de complicações, como a hemorragia varicial e o risco de colangiocarcinoma se o transplante for adiado por muito tempo (Hepatology 1996; 23:1105) são fatores importantes a considerar. A rejeição ao transplante é mais comum em portadores de PSC que em outras doenças pós-transplante, e o carcinoma colorretal é a maior causa de morte (Hepatology 1995; 22:451). A recorrência pode ocorrer em até 20% dos pacientes, mas não parece afetar a sobrevida (Hepatology 1999; 29:1050). O câncer colorretal representa um problema pós-operatório importante, mas a colectomia profilática não parece ser justificada (Hepatology 1998; 27: 685).

12.4 HEPATITE AUTO-IMUNE

Scand J Gastroenterol Suppl 1998; 225:66; Nejm 1996; 334:897

Causa: Auto-imunidade.

Epidemiologia: A hepatite auto-imune (AIH) é uma doença típica das mulheres na faixa etária entre 15 e 40 anos, mas a doença tipo I pode ocorrer em ambos os sexos em qualquer idade. A doença tipo II é quase exclusiva das mulheres jovens.

Fisiopatologia: A hepatite auto-imune é causada por um defeito na supressão de células T dos anticorpos produtores de células B. A predisposição genética é sugerida pela associação a *loci* B8, DR3 e DR4 de antígenos leucocitários humanos (HLA). Acredita-se que um episódio ambiental, como uma hepatite viral, desencadeia respostas de células B aos antígenos hepáticos de superfície em um paciente com essa predisposição. Células revestidas de anticorpos são então eliminadas pelas células *natural killer*, expondo mais auto-antígenos. As células T supressoras defeituosas falham no controle da resposta humoral e o processo continua, resultando em destruição dos hepatócitos e, por fim, na cirrose. Os ANA e ASMA circulantes são marcadores da doença e não afetam a patogênese.

A doença foi classificada de acordo com os auto-anticorpos produzidos (Am J Gastroenterol 1995; 90:1206). Na hepatite auto-imune tipo I (clássica) estão presentes: anticorpos antinucleares (ANA), anticorpos antimúsculo liso (ASMA), anticorpos citoplasmáticos antineutrófilos perinucleares (pANCA), anticorpos de assialoglicoproteína (ASGRP) e anticorpos antiactina (AAA). Testes para os dois últimos ainda não estão disponíveis. Os ASGRP podem despertar interesse especial, uma vez que são específicos do fígado e podem não constituir um epifenômeno. Na doença tipo II (representando menos de 5% do total) existem anticorpos ao microssomo 1 do fígado-rim (anti-LKM-1) e anticorpos anti citosol hepático. Uma AIH tipo III foi proposta com anticorpos contra "antígenos hepáticos solúveis" (SLA), mas essa classificação foi derrubada por muitos especialistas quando se determinou que os pacientes portadores de SLA não eram clinicamente diferenciáveis (Lancet 2000; 355:1475). O SLA já foi clonado e descobriu-se que ele é idêntico ao antígeno citosólico antifígado-pâncreas (Lancet 2000; 355:1510). É provável o aparecimento de um teste confiável e a doença tipo III pode ser ressuscitada como um subtipo mais patológico que clínico.

Sintomas: Muitos pacientes são assintomáticos e chamam a atenção por causa de provas de função hepática anormais. Outros apresentam sintomas não-específicos de fadiga, anorexia, dor abdominal, náuseas e artralgias. Um grupo menor manifesta icterícia ou achados de doença hepática avançada (p. 35).

Sinais: Os achados variam de normais para quadros de cirrose e de hipertensão portal (p. 35).

Evolução Clínica: A maioria dos pacientes responde bem ao tratamento. Mesmo aqueles com cirrose estabelecida apresentam 90% de sobrevida em 10 anos (GE 1996; 110:848). A fibrose e a cirrose podem ser reversíveis em alguns pacientes que respondam ao tratamento (Ann IM 1997; 127:981). A maioria exige tratamento clínico intermitente ou a longo prazo.

Complicações: Várias doenças auto-imunes concomitantes já foram descritas, incluindo a doença da tireóide, a púrpura trombocitopênica idiopática (ITP), a doença celíaca, a síndrome de Sjögren, a doença mista do tecido conjuntivo e outras (Postgrad Med 1998; 104:145). Como ocorre com outras causas de cirrose, pode haver risco de carcinoma hepatocelular na hepatite auto-imune, mas a incidência não parece ser elevada (Hepatology 1995; 22:718). Qualquer uma das complicações da doença hepática em estágio terminal pode se manifestar (p. 337).

Diagnóstico Diferencial: O diagnóstico de hepatite auto-imune é estabelecido pela combinação de transaminases anormais, globulinas elevadas (acima de 1,5 vezes o normal), títulos positivos de um dos anticorpos relacionados anteriormente (normalmente acima de 1:80), biópsia compatível e a ausência de outra causa de provas de função hepática anormais (p. 36). Critérios diagnósticos formais têm sido propostos (Hepatology 1993; 18:998). Já foram observadas variantes de hepatite auto-imune típica (Ann IM 1996; 125:588). Na chamada "síndrome de superposição" a sorologia é a mesma da cirrose biliar primária (PBC), mas a biópsia apresenta um quadro mais parecido com o da hepatite auto-imune. Na "colangite auto-imune" a biópsia parece-se com PBC, mas o AMA é negativo. Outro grupo problemático é aquele de pacientes com "hepatite criptogênica crônica ativa", que é clinicamente semelhante ao grupo de AIH, sem auto-anticorpos, mas que responde aos esteróides (GE 1993; 104:1755). As outras causas de cirrose também devem ser excluídas (p. 39).

Laboratório: Os títulos de auto-anticorpos ficam normalmente acima de 1:80. Em geral, obtêm-se os títulos de ANA e de ASMA, e pANCA é outro marcador comercialmente disponível. Os testes não estão disponíveis de imediato para todos os marcadores remanescentes, mas podem ser encontrados em laboratórios especializados. As provas de função hepática apresentam transaminases aumentadas, com elevações geralmente leves da fosfatase alcalina, porém o padrão de colestase pode surgir nos pacientes ictéricos. Na doença avançada, o tempo de protrombina pode ser anormal. O aumento nos níveis de gamaglobulina é característico e pode representar indicação de AIH em pacientes com testes negativos para os marcadores disponíveis.

Biópsia Hepática: A biópsia é usada para estadiar a doença e dar suporte ao diagnóstico, mas com freqüência não é específica. Observa-se um infiltrado portal de células mononucleares que infiltra das zonas portais, pela placa limitante dos hepatócitos, para o interior do lóbulo, onde provoca a necrose de hepatócitos. Esse processo foi denominado de "necrose em saca-bocados", tendo sido recentemente renomeado para hepatite de interface. Observa-se a presença de fibrose em vários graus.

Endoscopia: Deve-se considerar a execução de EDA (endoscopia digestiva alta) nos pacientes cirróticos, em busca de varizes (p. 337).

Tratamento: O tratamento com prednisona é altamente eficaz, mesmo nos quadros graves da doença, com taxa de resposta acima de 80%. Dependendo da gravidade da doença (e das preferências de tratamento do médico) os pacientes recebem uma dose inicial de 20-60 mg via oral diariamente. A remissão bioquímica, caracterizada pela melhora das bilirrubina, ALT, AST e imunoglobulinas, ocorre dentro de 1-3 meses, quando então se inicia a redução gradativa dos esteróides. A maioria dos pacientes exige um tratamento de manutenção. Para minimizar a exigência de prednisona, pode-se usar uma dose de 50-150 mg de azatioprina, ou no início do tratamento ou quando a prednisona for reduzida (consulte p. 147 sobre o uso de azatioprina). Esta é uma substância de manutenção isolada e eficaz em 80% dos pacientes quando usada em doses de 2 mg/kg (Nejm 1995; 333:958). A prednisona em dose baixa, mantendo as transaminases abaixo de cinco vezes o normal, tem sido defendida como atenuante das reações adversas dos esteróides, mas a abordagem ainda não foi adequadamente estudada (Hepatology 1990; 11:1044). A budesonida, como alternativa à prednisona, é ineficaz (GE 2000; 119:1312) e o tacrolimus apresenta algum resultado (Am J Gastroenterol 1995; 90:771), mas ainda faltam estudos controlados. A ciclosporina (Am J Gastroenterol 1999; 94:241) e o micofenolato mofetil (J hepatol 2000; 33:371) mostraram-se eficazes em estudos abertos de pacientes que não responderam ou não toleraram a prednisona e a azatioprina. O ácido ursodeoxicólico não traz nenhum benefício (Hepatology 1999; 30:1381). O transplante é eficaz, mas a rejeição (75%) e a recorrência da doença (25%) são freqüentes. Ainda não foi possível determinar qual o melhor regime de supressão imune para receptores de transplante (Hepatology 2000; 32:693).

12.5 HEMOCROMATOSE

Semin Hematol 1998; 35:55

Causa: Genética, secundária à expressão fenotípica de uma mutação no gene HFE. Esta seção discute a hemocromatose hereditária (HH), também chamada de hemocromatose genética ou primária. A sobrecarga secundária de ferro (ex., de transfusões) não é discutida.

Epidemiologia: O gene HFE (ver adiante) é encontrado em 3-8/1.000 indivíduos de descendência européia. Os heterozigotos são encontrados em 10-16% da população e a doença não atinge indivíduos sem ascendência caucasiana. Estados de excesso de ferro de causa desconhecida foram recentemente informados em afro-americanos (Am J Med 1996; 101:9). A mutação Cys282Tyr (ver adiante) é mais freqüente em populações de origem dos celtas ou dos vikings e a mutação His63Asp tem distribuição mais global. Pelo fato da doença clínica não ocorrer em todos os homozigotos, a taxa de HH clinicamente evidente é de 0,5-2,5/1.000 na população masculina. A doença fenotípica é quatro vezes mais freqüente nos homens.

Fisiopatologia: O gene responsável por mais de 85% dos casos de hemocromatose hereditária foi identificado e denominado HFE (Nat Gene 1996; 13:399). Ele codifica uma molécula semelhante ao HLA. Duas mutações foram descritas. A Cys282Tyr consiste na substituição de tirosina por cisteína no aminoácido 282. A His63Asp é a substituição de ácido aspártico por histidina no aminoácido 63. A maioria dos pacientes é homozigota para Cys282Tyr e alguns poucos (4%) são heterozigotos compostos por uma mutação Cys282Tyr e uma mutação His63Asp. A porcentagem de pacientes considerada para essas anormalidades genéticas varia com o *pedigree* estudado e fica na faixa de 87-100% (Nat Gent 1996; 14:249).

A sobrecarga de ferro na dieta não constitui o defeito primário, embora a expressão clínica seja rara em áreas nas quais a dieta se baseia em grãos (não em carne). Pacientes portadores de HH parecem ter absorção aumentada de ferro, cujo mecanismo ainda não está bem compreendido. A gravidez e a menstruação aumentam a perda de ferro nas mulheres e representam uma proteção parcial contra a doença.

Sintomas: Em uma grande coorte realizada durante décadas, os sintomas mais comuns foram: fraqueza/letargia (85%), dor abdominal (60%), artralgias (50%) e perda de libido (40%) (GE 1996; 110:1107). À medida que mais e mais pacientes vão sendo diagnosticados em estágios precoces, uma proporção maior se mostrará assintomática. Uma grande pesquisa de pacientes indicou um atraso de dez anos entre o aparecimento dos sintomas e o diagnóstico (Am J med 1999; 106:619). Atualmente, o sintoma mais comum identificável é a artrite.

Os sintomas clínicos são o resultado da sobrecarga de ferro em diferentes sistemas orgânicos. Icterícia, ascite e encefalopatia são achados tardios. A piora repentina de sintomas hepáticos deverá lembrar de carcinoma hepatocelular. A artropatia é um problema freqüente (40-75%) e pode ser uma queixa na apresentação. Lembra a doença articular degenerativa (DJD) e progride apesar da flebotomia. Na doença avançada a pele pode apresentar coloração metálica ou bronze e o diabetes resultante da sobrecarga de ferro ocorre em 30-60%. A insuficiência exócrina é rara; perda da libido, impotência, amenorréia e pêlos corporais esparsos são conseqüência do efeito da sobrecarga de ferro na hipófise. Em cerca de 20-30% dos pacientes com doença sintomática, pode-se identificar uma cardiopatia dilatada, com a possível ocorrência de arritmias.

Sinais: A hepatomegalia é comum em pacientes com sintomas clínicos. A ascite não é comum e pode indicar insuficiência cardíaca. Qualquer um dos achados da doença hepática avançada podem ser vistos (p. 35). Atrofia testicular e pêlos corporais esparsos indicam hipogonadismo. As articulações podem mostrar deformidade óssea e perda de movimento, especialmente nas articulações falangianas e interfalangianas proximais.

Evolução Clínica: Em pacientes tratados e não-cirróticos a expectativa de vida é normal (GE 1996; 110:1107). Nos pacientes com cirrose submetidos ao tratamento, a sobrevida é de 80% em dez anos. Na hemocromatose hereditária a hipertensão portal não resulta em tantas complicações como em outras doenças hepáticas (Hepatology 1995; 22:1127). Os pacientes tratados com flebotomia sentem-se melhor, com hepatomegalia reduzida, normalização das provas de função hepática e menor exigência de insulina. A artropatia e o hipogonadismo não melhoram substancialmente com a flebotomia. A análise dos atestados de óbito sugere uma quantidade significativa de casos de hemocromatose não informados. A ocorrência de neoplasias hepáticos (23 vezes) e de cardiomiopatias (5 vezes) como causas de morte é excessiva em pacientes com HH (Ann IM 1998; 129:946).

Complicações: O carcinoma hepatocelular (HCC) ocorre com risco relativo (RR) igual a 200 em pacientes cirróticos e acaba afetando 30% dessa população. A infecção por *Vibrio vulnificus* (proveniente de frutos do mar de água morna) tem mais probabilidade de causar doença grave em pacientes com hemocromatose devido ao ferro necessário ao metabolismo microbiano (Arch IM 1991; 151:1606). Qualquer uma das complicações da doença hepática em estágio terminal poderá manifestar-se (p. 337).

Diagnóstico Diferencial: A hemocromatose hereditária é considerada freqüentemente no diagnóstico diferencial de provas de função hepática anormais e cirrose (p. 36). A hepatite alcoólica pode imitar a HH, pois a saturação de transferrina pode estar muito elevada com a liberação de ferro dos hepatócitos mortos. Além disso, as elevações de ferritina são comuns na doença hepática alcoólica, pois a ferritina é um reagente da fase aguda. Estudos repetidos sobre o ferro devem ser solicitados a cada 2-3 meses de abstinência. A cirrose alcoólica é distinguível da hemocromatose hereditária por biópsia com determinação do índice de ferro. Um teste genético negativo não descarta a HH. Os heterozigotos para HFE causam confusão, pois tendem a apresentar saturações de transferrina bem acima da média. O índice de ferro no fígado e a verificação genética poderão esclarecer a biópsia. Há várias outras causas para a sobrecarga de ferro, incluindo aquelas associadas às transfusões múltiplas, as anemias com sobrecarga de ferro e a sobrecarga de ferro africana, mas essas condições não representam, em geral, armadilhas diagnósticas (Ann IM 1998; 129:925).

Laboratório: (Ann IM 1998; 129:925) A saturação da transferrina (a proporção entre ferro [sérico] e a capacidade total de ligação do ferro [Fe/TIBC] multiplicada por 100) normalmente estão elevadas, mas podem mostrar níveis normais em pacientes jovens homozigotos. Níveis acima de 45% devem ser investigados em rastreamento, pois deste modo se detecta 98% dos indivíduos afetados. Se um paciente apresentar saturação de transferrina acima de 45%, o teste deverá ser repetido após o jejum, e um teste de ferritina deverá ser executado. Se esse teste se mostrar dentro da normalidade, o reteste deverá ser repetido 2-3 anos depois, de modo a não permitir que um caso de HH passe despercebido. A ferritina reflete os estoques totais de ferro no corpo, estando geralmente > 1.000 μg/ml na doença sintomática. A HH será provável com níveis de ferritina > 300 μg/ml no homem, > 200 μg/ml na mulher ou se a saturação de transferrina estiver > 55% no reteste. Elevações falsas-positivas de ferritina (que é uma substância reagente de fase aguda) ocorrem na presença de inflamação, infecção ou malignidade. As provas de função hepática também podem estar dentro da normalidade na doença precoce, mas não descartam o diagnóstico de HH.

- *Biópsia do fígado:* Os achados precoces incluem grânulos de hemossiderina em hepatócitos periportais, que envolvem outros hepatócitos à medida que a doença progride. A fibrose resulta em cirrose micronodular ou mista (micronodular e macronodular). Os estoques de ferro podem ser estimados a partir de corantes de ferro, mas o teor ferroso é mais bem medido diretamente em amostras para biópsia por meio de técnicas de absorção atômica. Esse teor de ferro é mais bem expresso como o índice de ferro hepático e = (μm de ferro/g de peso simples/idade em anos). Esse valor é útil na distinção entre sobrecarga alcoólica de ferro e hemocromatose hereditária (GE 1997; 113:1270; Hepatology 1986; 6:24). A maioria dos médicos recomenda a biópsia hepática para confirmar o diagnóstico e estadiar a doença, uma vez que a biópsia sem cirrose significa expectativa normal de vida e ausência de risco de carcinoma hepatocelular. Os pacientes homozigotos sem hepatomegalia, com provas de função hepática normais e com nível de ferritina < 1.000 podem ser tratados sem biópsia. Nesse grupo a chance de fibrose é muito baixa (GE 1999; 116:193; GR 1998; 115:929).

- *Verificação genética:* Trata-se de um meio simples de confirmar o diagnóstico e permite a triagem da família. A maioria dos pacientes será homozigota para Cys282Tyr. Alguns poucos pacientes serão heterozigotos compostos e até 17% dessa população estará dentro da normalidade (GE 1999; 116:193). Taxas falsas-negativas na verificação genética podem estar mais elevadas em algumas populações, como entre italianos (GE 1998; 114:996).
- *Verificação familiar:* Se os probandos apresentarem resultados positivos nos testes de genes, os membros da família poderão obter informações precisas sobre sua condição (normal, heterozigoto ou homozigoto) por meio da verificação genética. Os membros da família considerados homozigotos serão acompanhados com determinações periódicas da saturação de transferrina e de ferritina para evidência de doença fenotípica. Os irmãos têm o resultado mais alto na verificação. As crianças também deverão ser examinadas, pois são comuns os pareamentos homozigotos/heterozigotos. Uma estratégia sensível para probandos com mais de um filho é verificar geneticamente o outro genitor (assumindo-se que o parentesco seja bem conhecido) e testar as crianças somente se o outro genitor for heterozigoto (Ann IM 2000; 132:261).
- *Rastreamento da população:* A saturação de transferrina é o mais eficaz entre os testes de verificação não-genética para rastreamento da população. Vários estudos sugerem que o rastreamento é custo efetivo (GE 1994; 107:453; Arch IM 1994; 154:769). Existem muitos problemas de execução, incluindo a formação médica e a conformidade da parte do paciente (Ann IM 1998; 129:962). Nem todos os especialistas sentem que o rastreamento em base populacional seja justificado até que se saiba mais sobre a penetração da doença e sua carga real sobre a população (Ann IM 1998; 129:971). Pode-se esperar por alterações quando a verificação genética é aplicada por rastreamento da população.

Radiografia: As radiografias das articulações podem detectar casos de condrocalcinose em 50% dos pacientes sintomáticos.

Endoscopia: A EDA deve ser considerada na busca por varizes nos pacientes com cirrose (p. 337).

Tratamento: (Ann IM 1998; 129:932).

- *Flebotomia:* A base do tratamento é a flebotomia. Cada unidade de sangue representa um volume de 500 cc e contém 250 mg de ferro. Um adulto típico normal do sexo masculino tem cerca de 1-2 g de estoques de ferro e na hemocromatose hereditária a carga total fica normalmente acima de 15 g. Os pacientes que recusam a biópsia e exigem mais de 4 g de flebotomia possuem sobrecarga de ferro definitiva. A flebotomia é normalmente bem tolerada se conduzida semanalmente. Em alguns pacientes jovens e grandes a flebotomia poderá ser feita duas vezes por semana. Alguns pacientes mais idosos não toleram o procedimento nessa freqüência. O tratamento continua até a ocorrência de anemia leve (Hbg perto de 11). Daí em diante a flebotomia passa a ser executada 2-6 vezes no ano (dependendo do sexo e da dieta) durante toda a vida do paciente. O objetivo é manter a ferritina abaixo do normal (geralmente $< 50\ \mu g/l$), mas o paciente não deverá ser mantido anêmico.

- *Outro tratamento:* Alterações dietéticas significativas não são muito benéficas. A carne vermelha pode ser consumida com moderação. Devem-se evitar os suplementos de ferro e a vitamina C (que reforça a absorção de ferro) deverá ficar limitada a 500 mg por dia. O consumo de álcool deverá ser restrito (ou eliminado se houver cirrose). Os frutos do mar deverão ser cozidos, por causa da maior suscetibilidade às infecções por *Vibrio.* A testosterona é usada para tratamento de hipogonadismo. A deferoxamina (um quelante de ferro) pode ser ocasionalmente necessária em pacientes que não toleram a flebotomia em virtude de cardiopatia.
- *Rastreamento para carcinoma hepatocelular:* Muitos especialistas examinam seus pacientes cirróticos quanto à presença de carcinoma hepatocelular usando determinações periódicas de alfa-fetoproteína e ultrasonografia. Ainda nao está esclarecido se o rastreamento nessas circunstâncias salva vidas e a freqüência ótima da solicitação dos exames (se houver) ainda precisa ser determinada (p. 326).

12.6 DOENÇA DE WILSON

Gastroenterol Clin North Am 1998; 27:655

Causa: Herança recessiva autossômica de mutações no gene da doença de Wilson, ATP7B, uma proteína transportadora de cobre.

Epidemiologia: A doença de Wilson (WD) é uma condição recessiva autossômica com prevalência de 1/30.000 (Hepatology 1990; 12:1234), sendo diagnosticada geralmente no início da adolescência. Pode-se apresentar em crianças mais novas e raramente em adultos com cerca de 50 anos (Gut 2000; 46:415).

Fisiopatologia: A doença de Wilson é uma doença de sobrecarga de cobre (Cu) que atinge vários sistemas. O cobre é absorvido no intestino proximal a partir de fontes da dieta (frutos do mar, amêndoas, chocolate, cogumelos e fígado) e transportado para os hepatócitos, onde é incorporado em enzimas, incluindo a ceruloplasmina. A sobrecarga de cobre é ligada em complexos de metalotioneína e excretada na bile. Na WD existe um defeito nessa incorporação do cobre em ceruloplasmina e excreção na bile. O gene da WD (ATP7B) parece codificar uma ATPase transportadora de cobre. Essa ATPase normalmente serve para o transporte intracelular do cobre para exportação para o plasma (anexo à ceruloplasmina) ou para a bile. Mais de 70 mutações do gene têm sido descritas, o que pode ser responsável por parte da heterogeneidade clínica da doença (Am J Hum Genet 1997; 61:317). Após anos de excreção defeituosa, o excesso de cobre aparece como grânulos passíveis de coloração nos hepatócitos e, eventualmente, hepatite e a fibrose. Os hepatócitos mortos liberam cobre na circulação, que se acumula nas hemácias, no cérebro e em outros órgãos.

Sintomas/Sinais: Várias apresentações clínicas são possíveis. Observa-se a manifestação hepática em 40% dos portadores de insuficiência hepática aguda ou hepatite crônica. A maioria dos pacientes apresenta-se com cirrose importante no diagnóstico. Às vezes, a doença hepática tem instalação abrupta. Esta forma fulminante é normalmente acompanhada de anemia hemolítica (que provoca níveis muito altos de bilirrubina), sendo mais freqüente nas mulheres. As manifestações neuropsiquiátricas são comuns e geralmente surgem em idade mais avançada. Os achados incluem sintomas ou sinais que lembram a doença de Parkinson, esclerose múltipla, distonia e movimentos coreoatetóides. Os anéis de Kayser-Fleischer resultam da deposição de cobre nos olhos e são mais bem detectados pelo exame com lâmpada de fenda. Tratam-se de estruturas anelares com 1-3 mm de diâmetro, verdes, amarelas ou marrom, situadas na periferia da córnea e raramente podem ser visualizadas em outras doenças hepáticas (Am J Med 1992; 92:643). Quase todos os pacientes são portadores de doença hepática ou neuropsiquiátrica. As manifestações adicionais incluem doença renal (síndrome de Fanconi, cálculos), cardiopatia (EKG anormal, arritmias), sintomas articulares (artrite e condrocalcinose visíveis nas radiografias) e anormalidades hematológicas.

Evolução Clínica: Antes do aparecimento dos quelantes a WD era uma doença fatal (Arch Neurol 2000; 57:276). Com a penicilamina, o prognóstico para pacientes portadores de hepatite crônica é excelente (GE 1991; 100:762). Os sintomas neurológicos melhoram em mais de dois terços dos pacientes. A sobrevida para aqueles que não se apresentam com insuficiência hepática fulminante é semelhante a dos controles pareados por idade e sexo (Ann IM 1991; 115:720).

Complicações: O carcinoma hepatocelular é raro na WD (J Clin Gastroenterol 1989; 11:220). Qualquer uma das complicações da doença hepática em fase terminal poderá manifestar-se (p. 337).

Diagnóstico Diferencial: A chave para o diagnóstico é a de, em primeiro lugar, cogitar a possibilidade da presença dessa doença rara. A doença de Wilson é considerada com mais freqüência na avaliação de hepatite crônica ou de provas de função hepática anormais (p. 36) em pacientes jovens. Em geral, o diagnóstico pode ser estabelecido por meio da verificação do teor de cobre na urina e nas ceruloplasminas e/ou por biópsia hepática. É mais difícil fazer o diagnóstico dessa doença na presença de insuficiência hepática fulminante, pois (1) o teor de cobre pode se mostrar baixo nas ceruloplasminas ou alto na urina em outras causas de insuficiência hepática fulminante, (2) a biópsia pode não ser viável em virtude de coagulopatia e (3) os anéis de Kayser-Fleischer podem estar ausentes. Nesses casos, a anemia hemolítica ou elevações relativamente pequenas nas transaminases podem ser um indício.

Laboratório: Na doença de Wilson os níveis de ceruloplasmina estão reduzidos por que o cobre não se incorpora à ceruloplasmina, sendo rapidamente degradado. O nível de ceruloplasmina fica abaixo de 20 em 90% dos pacientes (mais baixo em alguns estudos [GE 1997; 113:212]). Resultados falsos-negativos podem ocorrer com estrogênios ou inflamação hepática. Os níveis normais ficam entre 20 e 40 ng/ml e reduções são vistas em pacientes heterozigotos com WD, em pacientes com a doença de Menkes (uma doença ligada ao X envolvendo absorção insatisfatória de cobre), em pacientes com condições de perda protéica, como a síndrome nefrótica, em pacientes que sofrem de desnutrição e naqueles portadores de doença hepática grave. A excreção de cobre pela urina em 24 horas é quase sempre alta e a medição de tais níveis é o melhor teste não-invasivo. Pode-se usar a análise de ligação para verificação pré-sintomática de famílias se houver um probando disponível (J Lab Clin Med 1991; 118:458). A verificação diagnóstica inicial com um teste genético não é prática, pois existem muitas mutações possíveis. A biópsia hepática normalmente mostra evidência de cirrose, hepatite crônica e excesso de cobre passível de coloração. Na biópsia, o melhor teste é a determinação quantitativa dos níveis de cobre, cujos resultados podem mostrar-se falsamente baixos se a amostra possuir áreas de tecido fibroso ou se a amostra não for manuseada adequadamente. Esses níveis podem se mostrar elevados em outras doenças hepáticas colestáticas.

Endoscopia: Deve-se considerar a realização de uma EDA em busca de varizes nos pacientes cirróticos (p. 337).

Tratamento: As drogas quelantes de cobre são altamente eficazes. A penicilamina é a substância mais freqüentemente usada, o tratamento é vitalício e pode ser usada durante a gravidez (Hepatology 2000; 31:531). Os sintomas neurológicos resolvem-se em mais de dois terços dos pacientes, embora inicialmente possa ocorrer deterioração (às vezes irreversível) (Q J Med 1993; 86:197). As reações adversas, incluindo as reações de hipersensibilidade, são problemáticas em 20% dos pacientes. O trienteno é uma alternativa útil (Lancet 1982; 1:643). O tetratiomolibdato seguido de zinco pode ser uma alternativa que não causa a deterioração inicial vista com a penicilamina (Arch Neurol 1991; 48:42). Os quelantes são usados juntos com uma dieta pobre em cobre. O zinco tem sido usado como alternativa aos quelantes e funciona aumentando a síntese da metalotioneína, que garante a aderência segura do cobre às células, mas esse tratamento ainda não foi comparado adequadamente ao da penicilamina. O transplante hepático é exigido nos quadros de insuficiência hepática fulminante e "cura" a doença subjacente, pois fornece hepatócitos sem o defeito genético (Hepatology 1994; 19:583).

12.7 DEFICIÊNCIA DE ALFA$_1$-ANTITRIPSINA

Semin Liver Dis 1998; 18:217; J Inherit Metab Dis 1991; 14:512

Causa: Mutação no gene da α_1-antitripsina.

Epidemiologia: A freqüência do fenótipo α_1-AT PI*ZZ (descrita adiante) é de 0,3-0,6/1.000 indivíduos brancos de descendência européia. O fenótipo PI*ZZ quase nunca é encontrado em negros ou japoneses (Respir Med 2000; 94 Suppl C:S12).

Fisiopatologia: A α_1-antitripsina é um inibidor de protease e sua função principal é proteger os tecidos contra a destruição causada pelas elastases produzidas pelos neutrófilos. Sua deficiência é quase sempre um problema clínico, pois destruição do tecido pulmonar resulta em enfisema. A doença pulmonar é o problema clínico mais importante no adulto (Am Rev Respir Dir 1989; 140:1494) e não é discutida neste texto. A deficiência de α_1-antitripsina provoca doença hepática por um mecanismo relacionado com o acúmulo de altos níveis da molécula no retículo endoplasmático dos hepatócitos (Thorax 1998; 53:501). Pacientes com ausência completa de α_1-antitripsina desenvolvem doença pulmonar, mas não a doença hepática, uma vez que não existe α_1-antitripsina que se acumule nos hepatócitos. A deficiência de α_1-antitripsina é classificada de acordo com o sistema inibidor de protease (PI). Os alelos normais são conhecidos como M e um fenótipo normal é chamado de PI*MM. Mais de 90 variantes de alelos já foram descritas, a maioria das quais representa mutações pontuais simples (Am J Hum Genet 1994; 55:1113) e a mais comum dessas variantes é a Z. A maioria das doenças hepáticas está associada ao estado de PI*ZZ. Indivíduos heterozigotos (PI*MZ) também podem apresentar incidência mais alta de outras doenças hepáticas e estão super-representados na população que termina submetida ao transplante hepático, seja qual for a razão (Hepatology 1998; 28:1058).

Sintomas: Somente cerca de 15% dos pacientes PI*ZZ desenvolvem doença hepática clínica, que ocorre com mais freqüência na infância, com apresentações de hepatite neonatal. A doença também pode manifestar-se mais tarde na infância ou adolescência, com hipertensão portal ou insuficiência hepática. Provas de função hepática anormais e assintomáticas podem persistir em um subgrupo sem doença clínica. Estudos por autópsia sugerem que PI*ZZ esteja associado à cirrose e ao carcinoma hepatocelular em adultos e que esses pacientes podem não possuir história anterior de doença hepática na infância (Nejm 1986; 314:736).

Sinais: Nos adultos são raros os sinais de doença hepática em estágio terminal.

Evolução Clínica: A maioria dos pacientes nunca desenvolve doença hepática. A evolução clínica de doença hepática por PI*ZZ na vida adulta ainda não é bem conhecida. O estudos populacionais incluem somente crianças.

Complicações: Carcinoma hepatocelular (Nejm 1986; 314:736). Qualquer uma das complicações da doença hepática em estágio terminal poderá manifestar-se (p. 337).

Diagnóstico Diferencial: Nos adultos, o diagnóstico diferencial é normalmente o de provas de função hepática anormais ou cirrose (p. 36).

Laboratório: Os níveis séricos de α_1-antitripsina são baixos. Se esses níveis estiverem baixos ou no limite, deve-se executar fenotipagem. A biópsia hepática, se executada, mostrará inclusões intracitoplasmáticas em hepatócitos que podem ser acentuadamente coloridas com ácido para-aminossalicílico (PAS) e que resistem ao tratamento com diástase. O grau de fibrose e de inflamação varia muito.

Tratamento: Não existe tratamento específico para a doença hepática subjacente, a não ser o tratamento das complicações. O transplante "cura" a doença pois fornece fenótipos normais (Clin Exp Immunol 1986; 66:69).

12.8 PORFIRIA INTERMITENTE AGUDA

Semin Liver Dis 1998; 18:17; Lancet 1997; 349:1613

Epidemiologia: A prevalência é estimada em 1/100.000, mas a prevalência da mutação genética pode chegar a 1/1.700 em algumas regiões do mundo (Semin Liver Dis 1998; 18:17). As crises são raras antes da puberdade e o pico ocorre por volta dos 30 anos, com 80% de pacientes sendo do sexo feminino.

Fisiopatologia: (BMJ 2000; 320:1647) As porfirias constituem um grupo heterogêneo de doenças hereditárias da síntese do heme. A porfiria intermitente aguda (AIP) é a clinicamente mais relevante para o gastrenterologista, uma vez que é a mais comum entre as que se manifestam com crises inexplicadas de dor abdominal. Dependendo de qual enzima esteja com defeito na via sintética do heme, grupos diferentes de precursores do heme acumulam-se. Isso resulta em várias síndromes clínicas, incluindo as porfirias cutâneas (revisadas em [BMJ] 2000; 320:1647]). Na porfiria intermitente aguda, a deficiência da porfobilinogênio deaminase resulta no acúmulo dos precursores de heme 5-aminolevulinato (ALA) e porfobilinogênio (PBG). O fígado aumenta a síntese desses precursores em resposta à produção inadequada de heme, com excreção de volumes significativos pela urina. Essa é a causa presumível dos sintomas neurológicos e psiquiátricos da doença. Uma vez que os pacientes possuem níveis enzimáticos reduzidos, mas não ausentes, eles freqüentemente passam bem até a ocorrência de um evento estimulante. Somente cerca de 10-15% dos portadores do gene desenvolvem a doença clínica e muitos não possuem história familiar conhecida. As crises são freqüentemente precipitadas por (1) drogas (especialmente barbituratos e estrogênios, mas a lista é extensa), (2) jejum, (3) tabagismo, (4) álcool, (5) infecção, (6) estresses físico e emocional e (7) picos de estrogênio, como gestação e fase pré-menstrual do ciclo.

Sintomas: (Neurology 1997; 48:1678) Os pacientes apresentam-se com crises caracterizadas por dores abdominais (80%), náuseas e vômitos (50%), constipação (50%), taquicardia (40%), urina escura (25%) e febre (16%). As manifestações neuropsiquiátricas incluem fraqueza dos membros (40%) e delírio (22%). Com menos freqüência podem ocorrer anormalidades dos nervos cranianos, convulsões, depressão e psicose. A fraqueza muscular pode progredir para paresia franca das extremidades. O envolvimento dos nervos cranianos pode causar paralisia bulbar, insuficiência respiratória e morte.

Sinais: (Neurology 1997; 48:1678). O exame físico pode evidenciar fraqueza dos músculos proximais, neuropatia sensorial leve, hiporeflexia ou hipertensão durante crises agudas.

Evolução Clínica: Em uma pequena porcentagem de pacientes as crises podem ser fatais, especialmente quando o diagnóstico é retardado ou o tratamento não é apropriado. O risco de crises futuras correlaciona-se com níveis de remissão de porfobilinogênio na urina (Medicine 1992; 71:1). Entretanto, a evolução clínica não é previsível de imediato e alguns pacientes menos afortunados terão crises continuadas sem a presença de fatores estimulantes.

Diagnóstico Diferencial: Crises clinicamente idênticas podem ser vistas na porfiria intermitente aguda, na porfiria variegada, na coproporfiria hereditária e na plumboporfiria, que podem ser diferenciadas por seus padrões de porfirinas urinárias e fecais (BMJ 2000; 320:1647). As crises agudas podem ser erroneamente consideradas primeiramente como de doença psiquiátrica, e o diagnóstico incorreto é comum. A fraqueza muscular com envolvimento respiratório pode simular a síndrome de Guillain-Barré.

Laboratório: O diagnóstico é feito pela detecção de níveis elevados de ALA e de PBG na urina durante uma crise. Isso pode ser feito em um pouco de urina, mas o teste será mais bem executado por um laboratório de referência e experiente, em uma amostra de urina de 24 horas. Os níveis podem se normalizar entre as crises. Exames adicionais de urina e de fezes podem ser usados para se distinguir a porfiria intermitente aguda de outros tipos mais raros de porfiria com sintomas semelhantes (coproporfiria e porfiria variegada). A urina pode escurecer quando exposta à luz devido à precipitação de porfobilinogênios. Hiponatremia, leucocitose ou provas de função hepática anormais são observadas em cerca de 20% dos pacientes (Neurology 1997; 48:1678).

Tratamento: A causa precipitante deverá ser identificada e tratada. Uma lista abrangente de medicamentos proibidos deverá ser consultada (Medicine 1992; 71:1). Morfina e meperidina podem ser usadas para aliviar a dor. Fluidos com glicose a 10% também são administrados. O arginato de heme (hematina) (3 mg/kg/dia durante quatro dias) é a droga escolhida e deverá ser administrada logo no início da crise (Arch IM 1993; 153:2004). Essa droga reduz a síntese de ALA e é altamente eficaz para bloquear as crises, embora não reverta a neuropatia já estabelecida. A duração da remissão induzida pelo arginato de heme pode ser prolongada pelo complexo de zinco-protoporfirina (GE 1993; 105:500). Convulsões deverão ser tratadas com uma substância que não induza as porfirinas, como gabapentina (Neurology 1995; 45:1216). Os membros da família deverão ser examinados quanto à doença assintomática para permitir a tomada de medidas preventivas, que são postas em prática evitando-se os estimulantes conhecidos.

13 Doença Neoplásica Hepática

13.1 CARCINOMA HEPATOCELULAR

Postgrad Med j 2000; 76:4

Causa: (Nejm 1999; 340:798). A grande maioria dos casos de carcinoma hepatocelular é causada pela hepatite B crônica ou infecção crônica pela hepatite C (RR100-200). Nos EUA, onde as taxas de infecção são menores, a hepatite viral ainda é responsável por 71% dos casos de carcinoma hepatocelular (Hepatologia 1993; 18:1326). A cirrose de qualquer etiologia é um risco. A cirrose causada por hepatite B, hepatite C ou hemocromatose está associada a um risco relativo > 100. Outras causas de cirrose (por exemplo álcool, cirrose biliar primária, doença de Wilson, deficiência de α_1-AT, distúrbios auto-imunes) estão associadas a um RR inferior de 2-5. O armazenamento do glicogênio, a tirosinemia, e a porfiria cutânea tardia são agentes causais. A aflatoxina (uma toxina do *Aspergillus* encontrada em uma variedade de alimentos preservados, como amendoim, milho e arroz), esteróides anabólicos e dióxido de tório (Torotrast, um meio de contraste obsoleto) são causas consideradas tóxicas.

Epidemiologia: A incidência do carcinoma hepatocelular varia muito segundo a região e correlaciona-se com a infecção pela hepatite B crônica. As taxas mais elevadas se encontram na Ásia e na África (região subsaariana) onde 10-25% da população está infectada pela hepatite B e a incidência de carcinoma hepatocelular é de 30-120/100.000 por ano nos homens. No Japão, o carcinoma hepatocelular é a terceira principal causa de morte por câncer, principalmente devido à hepatite C (Nejm 1993; 328:1797). A incidência no sudeste da Europa é de 5-10/100.000 por ano (Br J Surg 1998; 85:1319). A incidência nos EUA subiu nas últimas três décadas de 1,4/100 000 para 2,4/100 000 por ano e a doença está ocorrendo em uma faixa etária mais jovem. Isto é provavelmente uma conseqüência do aumento da incidência da infecção pela hepatite C. Os negros são duas vezes mais acometidos do que os brancos e os homens três vezes mais que as mulheres (Nejm 1999; 340:745).

Fisiopatologia: Os mecanismos pelos quais a hepatite viral causa carcinoma hepatocelular são desconhecidos. A inflamação crônica e o aumento do *turnover* do hepatócito são provavelmente importantes. Também pode haver efeitos oncogênicos diretos dos vírus. A aflatoxina induz mutações p53, permitindo proliferação celular irrestrita (Lancet 1991; 338: 1356).

Sintomas: Perda de peso, dor no hipocôndrio direito, mal-estar, icterícia são os sintomas típicos da doença avançada. A descompensação clínica súbita em um paciente com cirrose estabelecida é uma segunda forma comum de apresentação. Com o advento da detecção precoce, por meio de rastreamento, muitos pacientes são assintomáticos.

Sinais: Massa no hipocôndrio direito, hepatomegalia, borda hepática irregular, murmúrio na topografia hepática, estigma de doença hepática crônica (p. 35), febre induzida pelo tumor.

Evolução Clínica: O tumor apresenta crescimento local, invade os vasos sangüíneos e dissemina-se para os pulmões e depois a distância. A sobrevida média sem tratamento é de 3-6 meses após o início dos sintomas. A sobrevida em cinco anos para os pacientes submetidos a transplante devido à lesões pequenas é semelhante à sobrevida dos pacientes submetidos a transplante por qualquer motivo. A sobrevida em cinco anos dos pacientes submetidos à ressecção bem-sucedida é de 20-40% (ver adiante). A sobrevida em cinco anos na variante fibrolamelar é melhor (66%).

Complicações: São freqüentes as síndromes paraneoplásicas. Entre elas incluem-se a hipercolesterolemia (11%), hipoglicemia (2,8%) hipercalcemia (1,8%) e eritrocitose (2,5%) (Cancer 1999; 86:799).

Diagnóstico Diferencial: É o de massa hepática (p. 329). Os pacientes com massa e níveis de α-fetoproteína > 10.000 ng/ml, sem evidências de um tumor germinativo podem ser diagnosticados sem biópsia. O restante vai precisar submeter-se a uma biópsia orientada por imagem. Alguns autores não aconselham a realização da biópsia devido ao risco de implante no trajeto (N Z Med J 1996; 109:469). Deve-se excluir hemangioma cavernoso antes da biópsia pela RNM ou pela cintilografia com hemácias marcadas se a imagem inicial for sugestiva desta possibilidade. O diagnóstico deve ser sempre considerado em um paciente com cirrose que apresenta deterioração clínica.

Laboratório: A α-fetoproteína está elevada em 80% dos pacientes portadores de carcinoma hepatocelular. Estas elevações podem ocorrer na hepatite B, hepatite C, tumores germinativos, gestação e em outras causas de cirrose. O diagnóstico de carcinoma hepatocelular pode ser estabelecido sem biópsia quando os níveis de AFP estão muito elevados (> 10.000 ng/ml) e um estudo de imagem mostrar uma massa hepática solitária. O aspecto macroscópico do carcinoma hepatocelular varia desde um nódulo discreto até uma lesão difusa. A variante fibrolamelar do carcinoma hepatocelular é um tumor grande, duro, com áreas de tecido fibroso que surgem em um fígado não-cirrótico. A variante fibrolamelar implica em um melhor prognóstico com cirurgia agressiva (Hepatology 1997; 26:877).

Radiografia: A ultra-sonografia é o teste inicial usado com maior freqüência para a detecção. Podemos realizar TC helicoidal ou RNM para avaliar a extensão do crescimento e do comprometimento vascular. Não existem evidências claras de que uma das modalidades seja consistentemente superior (Postgrad Med J 2000; 76:4). Lesões são freqüentemente não-detectadas nos estudos de imagem. Foi observada sensibilidade de 63% nos pacientes cuja TC foi comparada com a peça explantada após o transplante (Radiology 1994; 193:645).

Tratamento:

- *Ressecção e transplante:* (Ann IM 1998; 129:643). Apenas uma pequena proporção (10% nos países orientais) dos pacientes com carcinoma hepatocelular é elegível para um tratamento curativo com ressecção ou transplante. A ressecção é usada amplamente nos pacientes que não apresentam cirrose (já que eles suportam ressecções amplas) ou em pacientes cirróticos, selecionados, com pequenas lesões, classe A da Child-Pugh (p. 41). O achado de um gradiente de pressão da divisão da veia hepática ≤ 10 mmHg (uma medida do grau de hipertensão porta) identifica os pacientes passíveis de ressecção (GE 1996; 111:1018). A sobrevida após a ressecção curativa é de apenas 20-40% em cinco anos e a recidiva chega a 70%. Muitas das "recidivas" são provavelmente novas lesões primárias. Se a peça ressecada mostrar achados histológicos sugestivos de recidiva (Ann Surg 1993; 218:145), deve-se considerar o transplante. O transplante apresenta a vantagem de poder ser realizado em pacientes com cirrose avançada que não toleram uma ressecção ampla. O transplante livra o paciente de um fígado doente que muito provavelmente daria origem a novas lesões, mesmo que a primeira lesão esteja curada após a ressecção. A experiência inicial com transplante em pacientes não-selecionados sem tratamento adjuvante foi ruim, com apenas 9% dos pacientes livres de doença após dois anos; talvez porque o carcinoma hepatocelular tenha se implantado no fígado do doador (Surgery 1991; 110:726). No entanto, se o transplante for indicado para os pacientes com lesão única < 5 cm de diâmetro ou até três lesões com < 3 cm cada, a taxa de sobrevida livre de doença sobe então para 83% em quatro anos (Nejm 1996; 334:693). Cerca de 25% dos pacientes que se enquadram nesses critérios, apresentam doença bem mais avançada no fígado explantado.
- *Ablação para controle local:* Nos pacientes com doença inoperável, a quimioembolização reduz o crescimento do tumor com risco de insuficiência hepática aguda. Não há benefício na sobrevida (Nejm 1995;

332:1256). A quimioembolização é feita com cisplatina diluída num solvente oleoso, o Lipiodol, que permanece no tumor de modo seletivo. Diversos centros usam variações diferentes da quimioembolização como medida paliativa enquanto os pacientes esperam pelo transplante hepático (Ann IM 1988; 108:390). A injeção percutânea de etanol nas pequenas lesões (Cancer 1992; 69:925) e crioterapia (Brit J Surg 1998; 85:1171) foram tentados, mas faltam dados controlados.

- *Quimioterapia:* A quimioterapia após o transplante para os tumores pequenos, provavelmente não é muito benéfica porque estes pacientes evoluem bem apenas com a cirurgia. No caso de lesões mais avançadas, a quimioterapia não é útil, com taxas de respostas globais de 20% e uma sobrevida de 2-6 meses com diversos esquemas terapêuticos (Postgrad Med J 2000; 76:4). A quimioterapia intra-arterial tem sido utilizada, mas não foi estudada adequadamente até o momento.
- *Rastreamento:* O rastreamento de rotina de pacientes cirróticos na procura de carcinoma hepatocelular é controvertido. O rastreamento não é fortemente baseado em dados (Am J Gastroenterol 2000; 95:1535), mas é amplamente realizado (Am J Gastroenterol 1999; 94:2988). Alguns estudos sugerem que o rastreamento detecta lesões antes que se tornem irressecáveis (Hepatology 2000; 32:842; Ann Surg 1995; 222: 375). O rastreamento pode ser realizado por meio da determinação dos níveis da AFP, US ou TC. Estas modalidades podem ser utilizadas isoladamente ou associadas. Os estudos podem, com freqüência, ser repetidos de seis em seis meses. Não existem orientações práticas disponíveis.
- *Prevenção:* A vacinação universal das crianças tailandesas contra a hepatite B resultou em uma queda dramática na infecção crônica e na incidência do carcinoma hepatocelular (Nejm 1997; 336:1855). A redução na incidência no carcinoma hepatocelular foi vista em um estudo de interferon para a hepatite C (Lancet 1995; 346:1051), mas não em um estudo de coorte prospectivo (Hepatologia 1998; 28:1687). A eliminação da aflatoxina dos alimentos pode ser útil.

13.2 MASSAS HEPÁTICAS

Semin Liver Dis 1993; 13:423

Existem muitas lesões que podem apresentar-se como massas hepáticas e a abordagem diagnóstica e ao diagnóstico diferencial são revistos amplamente em outra seção (ver Semin Liver Dis 1993; 13:423). As considerações mais comuns incluem:

- *Adenoma hepático:* Na maioria das vezes esta lesão está associada ao uso de anticoncepcionais orais. Apresenta-se caracteristicamente como uma massa palpável ou radiograficamente detectável, nas mulheres. Devido ao risco de ruptura ou de transformação maligna, a ressecção cirúrgica está indicada e devemos evitar biópsia pré-operatória porque se trata de lesão vascular.
- *Hiperplasia nodular focal:* Tratam-se de massas com uma espessa cicatriz estrelada central, podem ser dolorosas, mas raramente se rompem e não há transformação maligna. Podem ser detectadas pela TC, RNM ou pela ultra-sonografia pela cicatriz característica que distingue esta lesão de tumores de maior gravidade. Deve-se evitar a biópsia devido ao risco de sangramento.
- *Hemangioma cavernoso:* Estas lesões são muito comuns (encontrados em até 20% das autopsias) e são em geral assintomáticas. Podem crescer e provocar dor, mas raramente há ruptura. Podem ser detectados por diversos estudos de imagem, mas a RNM é a mais sensível na distinção desta lesão dos tumores malignos. Apenas as lesões sintomáticas devem ser tratadas com cirurgia e devemos evitar sua biópsia.
- *Cistos*: (J Am Coll Surg 2000; 191:311) Os cistos simples são vistos freqüentemente nos estudos de imagem. São geralmente assintomáticos, mas podem aumentar e causar sintomas. Os cistos neoplásicos são geralmente detectados devido às projeções papilares e multiloculações nos estudos de imagem. São tratados cirurgicamente. Os cistos podem ser vistos após traumatismo. Os cistos hidáticos (de *Echinociccus*) devem ser considerados nas regiões endêmicas (Gastroenterol Clin North Am 1996; 25:655).
- *Outras lesões:* Os cistoadenomas hepatobiliares são detectados por suas septações e devem ser ressecados. Infiltração gordurosa focal, carcinoma hepatobiliar (ver anteriormente), doença metastática e abscessos podem se apresentar como massas.

14 Doença Hepática Induzida por Medicamentos e Toxinas

14.1 DOENÇA HEPÁTICA ALCOÓLICA

Postgrad Med J 2000; 76:280

Causa: Ingestão excessiva de etanol. Por motivos práticos, o álcool foi definido em "unidades". Uma unidade corresponde a 3 ml de bebida destilada, a 355 ml de cerveja ou 118 ml de vinho, e contém cerca de 10-12 g de álcool. A maioria das pessoas que desenvolve doença hepática alcoólica (DHA) consome acima de 35 unidades por semana. Tem sido proposto um "nível seguro" de 21 unidades/semana para os homens e 14 unidades/semana para as mulheres.

Epidemiologia: O álcool é a principal causa de cirrose nos países ocidentais. O risco de doença hepática alcoólica é superior nas pessoas que ingerem > 30 g/dia (Gut 1997; 41:845), apesar de que só 5% dos pacientes com este nível de consumo apresentam doença hepática instalada. O risco aumenta acentuadamente com o aumento do consumo. No sexo feminino, a ingestão de álcool sem alimentação, embriagar-se e beber bebidas concentradas ou diversos tipos de bebida aumentam o risco.

Fisiopatologia: São identificadas três formas de DHA. A esteatose **(esteatose hepática alcoólica)** ocorre entre 90-100% das pessoas com grande ingestão de álcool e é reversível com a abstinência. Contudo, entre os pacientes que bebem acima de 40 unidades por semana, 30% desenvolvem cirrose e 37%, fibrose (Lancet 1995; 346:987). Na **hepatite alcoólica aguda**, há balonização do hepatócito e necrose com colestase, sem evidências de cirrose. Isto ocorre em cerca de 10-35% dos grandes etilistas. A **cirrose alcoólica** é a forma mais grave de lesão e é encontrada em 8-20% dos grandes etilistas. Histologicamente existem pontes de fibrose que se desenvolvem entre as veias centrais e as regiões porta. Isto cria um padrão micronodular de nódulos de regeneração.

Existem diversos fatores que podem ser mediadores da lesão hepática alcoólica (Postgrad Med 1998; 103:261). O etanol é oxidado em acetaldeído pela álcool-desidrogenase e a seguir em acetato. As mudanças que ocorrem no potencial de redução da célula a partir desta oxidação têm efeitos nocivos sobre o metabolismo dos lipídios e carboidratos. O acetaldeído liga-se às proteínas, criando alvos antigênicos e iniciando uma cascata inflamatória. A deposição de ferro pode desempenhar algum papel.

Sintomas: Diversos pacientes são assintomáticos e vêm à avaliação porque apresentam níveis alterados nas provas de função hepática, detectados ao acaso em um *check-up* ou como parte de uma avaliação para desintoxicação do álcool. Os pacientes apresentam queixas inespecíficas de anorexia, mal-estar, ou dor abdominal que estão freqüentemente relacionadas com seu alcoolismo. O importante é descobrir a história relacionada com a ingestão de álcool. O questionário CAGE é utilizado amplamente. Consiste em quatro perguntas:

Cut: Alguma vez você já sentiu necessidade de **reduzir** sua ingestão de bebidas alcoólicas?

Annoyed: Alguma vez você já se **aborreceu** com as críticas à sua ingestão de bebidas alcoólicas?

Guilty: Alguma vez você já se sentiu **culpado** por beber?

Eye Opener: Alguma vez você já tomou uma bebida como a primeira coisa da manhã?

Quando obtemos **duas ou mais respostas positivas**, devemos pensar na presença de um problema com o álcool. Os pacientes com freqüência mentem com relação à ingestão de álcool, e a história colhida com os membros da família pode ser fundamental.

Sinais: Na esteatose vamos com freqüência encontrar hepatomegalia. Na hepatite alcoólica, o paciente tem o aspecto doentio, pode haver febre, icterícia, aranhas vasculares, hepatomegalia dolorosa, ascite ou encefalopatia. A cirrose alcoólica dá origem a sinais de doença hepática terminal (p. 35) que não podem ser distintos dos sinais causados por outras doenças hepáticas.

Evolução Clínica: A sobrevida em cinco anos na cirrose é de 35-50%. A sobrevida é muito melhor nos pacientes em abstinência do que nos pacientes que continuam a beber. O prognóstico na hepatite alcoólica aguda pode ser determinado a partir de parâmetros laboratoriais (ver adiante).

Complicações: A CHC é um risco nos pacientes cirróticos (p. 326). Podemos encontrar qualquer das complicações da doença hepática no estágio terminal (p. 337).

Diagnóstico Diferencial: Pode ser o de provas de função hepática anormais, de cirrose ou de icterícia (p. 36).

Laboratório: Devemos obter as provas de função hepática e um hemograma completo. As transaminases estão elevadas na hepatite alcoólica, geralmente em um padrão de TGO > TGP que não atinge níveis sete vezes superiores ao limite superior do normal. A GGT está freqüentemente elevada. Na doença avançada, a albumina cai e o TP aumenta. O volume corpuscular médio elevado pode ser a pista para o diagnóstico de alcoolismo, e o nível de álcool sérico ao acaso pode ser informativo. Na hepatite alcoólica, um nível de gravidade, chamado de função descriminante, é calculado como sendo 4,6 X (TP do paciente – TP controle) + bilirrubina (mg/dl) (GE 1978; 75:193). Um nível de 32 ou a encefalopatia espontânea estão associados a alta mortalidade (> 30%). A leucocitose é freqüente na hepatite alcoólica. A trombocitopenia pode ser encontrada na hipertensão portal ou como conseqüência dos efeitos tóxicos do álcool na medula óssea. Os pacientes devem realizar os exames apropriados para a exclusão de outras causas de provas de função hepática alteradas (p. 36), e todos devem realizar testes para hepatite C. A biópsia hepática é prognóstica e pode confirmar o diagnóstico. Geralmente não há necessidade de realizar biópsia.

Radiografia: A ultra-sonografia é importante para excluir a presença de tumor ou de obstrução. Os pacientes com cirrose alcoólica podem não apresentar dilatação dos ductos biliares em resposta a uma obstrução (pois a fibrose é grave), demandando cautela na interpretação deste exame.

Endoscopia: Considerar a possibilidade de endoscopia digestiva alta nos pacientes cirróticos (p. 337).

Tratamento: As orientações da ACG para o tratamento compreendem: (Am J Gastroenterol 1998; 93:2022).

- *Abstinência*: É o fator mais importante no tratamento bem-sucedido, mas é o mais difícil de conseguir. Aconselhamento individual, grupos de apoio, como os Alcoólicos Anônimos, e outros programas terapêuticos estruturados apresentam eficácia variável. Os tratamentos com medicamentos, como a naltrexona ou acamprosato, podem desempenhar um papel na redução do consumo (Jama 1999; 281:1318).
- *Suporte nutricional e suplementos*: Nos pacientes hospitalizados com doença grave, a alimentação enteral pode melhorar a evolução clínica da doença (GE 1992; 1002:200). Os pacientes portadores de cirrose recrutam, rapidamente, outras fontes de combustível, como o músculo esquelético e devemos evitar períodos de jejum prolongado. É importante fornecer um lanche à noite e uma alimentação no início da manhã. Geralmente não há necessidade de fórmulas caras com cadeias de aminoácidos ramificados (que podem reduzir a encefalopatia). Devemos administrar de rotina tiamina, folato e multivitaminas.
- *Corticosteróides para a hepatite alcoólica:* Dois estudos e controlados randomizados demonstraram que a administração de prednisolona 40 mg VO por dia (durante 4 semanas seguido pela sua redução) diminui a mortalidade nos pacientes com hepatite alcoólica grave (Nejm 1992; 326:507; Ann IM 1989; 110:685). Nestes estudos os pacientes com encefalopatia ou com uma função descriminante elevada (descrita anteriormente) foram tratados. Os pacientes com sangramento ativo, infecção ativa, in-

suficiência renal, pancreatite ou diabetes mal controlado devem ser excluídos. Não são conhecidos os benefícios em longo termo.

- *Outros tratamentos medicamentosos:* Propiltiouracil 300 mg, VO por dia por até dois anos reduziram a mortalidade de 25% para 13% em um estudo controlado randomizado de pacientes portadores de doença hepática alcoólica, mas estes dados não se repetiram e o medicamento não foi amplamente utilizado (Nejm 1987; 317:1421). A colchicina foi eficaz no prolongamento da sobrevida média em um estudo randomizado controlado, mas falhas metodológicas e a ausência de um estudo para confirmar estes dados suspenderam seu emprego habitual (Nejm 1988; 318:1709). Diversas terapias estão em investigação (Postgrad Med J 2000; 76:280). A pentoxifilina, na dose de 400 mg VO, 3 vezes ao dia melhorou a sobrevida a longo prazo em um estudo controlado, randomizado, isolado sobre a hepatite alcoólica grave (GE:2000; 119:1637).
- *Transplante hepático:* O transplante hepático é eficaz na doença hepática alcoólica e apresenta uma sobrevida comparável ao transplante realizado por outras doenças hepáticas (Surgery 1992; 112:694).

14.2. LESÃO HEPÁTICA PROVOCADA POR MEDICAMENTOS

Existem mais de 600 drogas prescritas, agentes químicos e da flora medicinal causadores de lesão hepática. Diversos padrões de lesões hepáticas podem ser vistos, inclusive lesão hepatocelular aguda, colestase, hepatite granulomatosa, hepatite crônica, lesão vascular, insuficiência hepática fulminante e neoplasia. Devemos suspeitar de medicamentos em todos os casos de alteração das provas de função hepática ou de lesão hepática franca. Uma relação metódica de todos os medicamentos em uso e os recentemente utilizados é a base do diagnóstico. Não devemos esquecer os medicamentos da flora medicinal (Jama 1995; 273:502). Uma referência atual (como a do American Hospital Formulary) deve ser feita para pesquisar cada medicamento e uma lista de agentes suspeitos. A revisão da literatura na pesquisa de cada relato de caso pode ser útil quando a fonte de referência fornecer informações escassas. Considerando a grande lista de agentes agressores, não é possível fornecer uma revisão significativa de agentes individuais em um texto deste tamanho. Revisões excelentes estão disponíveis (Med Clin North Am 200; 84:1275; Nejm 1995; 333:1118) inclusive um volume inteiro dedicado a este assunto (artigo principal [Gastroenterol Clin North Am 1995; 24:739)].

14.3. INTOXICAÇÃO DE PARACETAMOL

Postgrad Med 1999; 105:81; Lancet 1995; 346:547

Causa: Ingestão voluntária com intenção suicida, doses excessivas sem intenção suicida e doses terapêuticas em um paciente predisposto à toxicidade (geralmente devido ao álcool) (Hepatology, 1995; 22:767).

Epidemiologia: 50% da exposição às doses tóxicas são encontradas nas crianças e 63% dos envenenamentos são acidentais (Am Fam Phys 1996: 53:185). Um mau emprego acidental apresenta uma morbidade e mortalidade superiores e é freqüente nos etilistas (Nejm 1997; 337:112).

Fisiopatologia: Cerca de 5-10% do paracetamol ingerido transforma-se, via sistema da enzima P450, em um metabolito tóxico, N-acetil-p-benzoquinoneimina (NAPQI). Normalmente os grupos sulfidril da glutationa se ligam rapidamente a este metabolito e o inativam. Contudo, quando níveis elevados de NAPQI ultrapassam a glutationa disponível, a ligação faz-se com grupos sulfidril das proteínas hepáticas, causando necrose de hepatócitos (postgrad Med 1999; 105:81). A intoxicação intencional é a apresentação mais comum. No entanto, os pacientes com maior ativação dos sistemas de P450 (devido ao álcool e uma variedade de drogas) ou aqueles com reservas reduzidas de glutationa (cirrose, abstinência alcoólica ou distúrbios alimentares) podem desenvolver toxicidade sem intoxicação intencional.

Sinais e Sintomas: Após a ingestão de uma intoxicação intencional, ocorre anorexia, náuseas e vômitos nas primeiras 24 horas. Entre 24-48 horas o paciente melhora. Posteriormente o paciente apresenta sinais e sintomas de insuficiência hepática com dor no QSD, hepatomegalia, icterícia, sonolência, confusão, coma e oligúria. Por volta do sexto ou sétimo dia os pacientes que vão recuperar-se, começam a melhorar.

Evolução Clínica: Entre 1-2% dos pacientes não tratados com níveis na faixa tóxica morrem de insuficiência hepática.

Complicações: Insuficiência hepática fulminante, insuficiência renal, acidose.

Diagnóstico Diferencial: O diagnóstico diferencial pode ser estabelecido com a insuficiência hepática fulminante (p. 40) ou níveis anormais nas provas de função hepática (p. 36).

Laboratório: Devemos obter níveis seriados de paracetamol e registrá-los em um nomograma para determinar se atravessam o limiar tóxico que exige tratamento (Ann Emerg Med 1991; 20:1058). O TP/INR e as provas de função hepática são acompanhados seriadamente na pesquisa de evidências de lesão hepática. A creatinina é medida diariamente para avaliar a presença de insuficiência renal. O estado ácido-básico é avaliado a cada 24 horas porque a acidose é comum na toxicidade grave. É indicado investigar uma lista de outros agentes tóxicos que podem ter sido ingeridos (Dig Dis Sci 2000; 45:1553).

Tratamento: Administra-se carvão se o intervalo da intoxicação significativa for inferior a uma hora. Dependendo do nível de paracetamol, o tempo decorrido desde a ingestão, fatores do hospedeiro e estágio da doença, o tratamento é feito com N-acetilcisteína, que é uniformemente efetiva na prevenção do óbito se for administrada antes de decorridas 16 horas depois da ingestão (Nejm 1988; 319:1557). A fórmula endovenosa pode ser bem mais eficaz (devido a náuseas e vômitos), mas a fórmula oral é amplamente usada como tratamento de primeira linha nos EUA. A duração do tratamento depende da evolução clínica. A equipe que atender tais pacientes deve consultar uma fonte adequada (por exemplo, Lancet 1995; 346:547) para detalhes. Nos EUA, consultar o Rocky Mountain Poison & Drug Center (303-739-1123) pode ser útil para obter protocolos atuais. Um centro de transplante deve ser contactado para aconselhamento se houver evidências da instalação de lesão hepática grave (TGP/TGO > 1.000 U/l). O tratamento da insuficiência hepática fulminante é complexo e cabe aos centros especializados (Lancet 1997; 349:1081).

15 Complicações da Doença Hepática em Estágio Terminal

15.1 HIPERTENSÃO PORTAL E HEMORRAGIA DE VARIZES

Gastroenterol Clin North Am 2000; 29:337; Lancet 1997; 350:1235

Causa: Ruptura de varizes como conseqüência de hipertensão (HTN) portal, definida como pressão venosa portal acima de 5 mmHg.

Epidemiologia: Muitas varizes estão associadas à cirrose, e a epidemiologia dessas varizes é a mesma da causa subjacente da cirrose.

Fisiopatologia:

- *Hipertensão portal:* A veia porta é formada pela confluência das veias mesentéricas superior e esplênica. A pressão portal pode aumentar pela resistência maior do fluxo de saída ou do aumento do fluxo portal de entrada. O aumento dessa resistência pode ser provocado por (1) causas pré-hepáticas (trombose da veia porta), (2) causas hepáticas (cirrose, inflamação com congestão dos hepatócitos, massa, nódulos em regeneração) ou (3) causas pós-hepáticas (obstrução de veias hepáticas, consulte: síndrome de Budd-Chiari na p. 354). O aumento do fluxo portal de entrada resulta da vasodilatação periférica e da circulação hiperdinâmica da cirrose, em virtude do desequilíbrio entre vasodilatadores e vasoconstritores.
- *Varizes e risco de sangramento:* Na hipertensão portal o aumento na pressão provoca a abertura de vasos colaterais, cuja maioria se concentra na região retroperitoneal. As colaterais mais problemáticas são as veias intrínsecas ao esôfago distal e ao estômago proximal, que se tornam dilatadas e tortuosas (Lancet 1997; 350:1235). À medida que a pressão das varizes aumenta, também aumentam a tensão da parede do vaso e o risco de sangramento (Hepatology 2000; 32:842). Aferições diretas da pressão ainda não estão disponíveis de imediato para a maioria dos médicos e o risco deve ser estimado por outros critérios, dos quais três são os mais usados: (1) tamanho da variz (2) classificação de Child-Pugh (p. 41) e (3) presença de vincos vermelhos (vênulas longitudinais e dilatadas nas varizes, identificadas na endoscopia e que dão a aparência de

marcas de chicote) (Nejm 1988; 319:983). As varizes são classificadas em **F1** se forem pequenas e retas, **F2** quando dilatadas, tortuosas e ocupando menos de um terço da circunferência da luz esofágica e **F3** quando espiraladas e ocupando mais de um terço da circunferência da luz esofágica (Nejm 1988; 319:983).

- *Varizes não-comuns:* Varizes gástricas isoladas podem aparecer com a trombose da veia esplênica (Am J Gastroenterol 1984; 79:304). Varizes ectópicas podem se formar no duodeno, aderentes à parede abdominal, em anastomoses cirúrgicas e nas ostomias (Hepatology 1998; 28:1154).
- *Gastropatia hipertensiva portal (PHG):* Trata-se de uma lesão observada no estômago de pacientes portadores de hipertensão portal. Ao microscópio, ela representa uma área de ectasia microvascular e de fibrose perivascular. Ao endoscópio, ela é identificada como áreas eritematosas pequenas e múltiplas, delineadas por linhas sutis, dando a aparência de "mosaico" ou "pele de cobra" à mucosa. Nos casos mais graves, observam-se exsudação e lesões puntiformes vermelhas mais proeminentes e que podem ser notadas no corpo, fundo e antro. Em um estudo de grande porte de acompanhamento endoscópico durante três anos, o sangramento agudo foi raro (2,5% durante esse período) e o sangramento crônico foi observado em 11% dos pacientes (GE 2000; 119:181). Essa doença é tão grave quanto à hipertensão portal e pode piorar ou melhorar espontaneamente.

Sintomas: O paciente apresenta-se com sintomas de sangramento no trato gastrointestinal superior (UGI) (p. 28). Também são comuns a hematêmese e a melena.

Sinais: Melena e hematoquezia são típicas. Os pacientes podem se tornar encefalopáticos. Outros estigmas da hipertensão portal também podem estar presentes (ascite, esplenomegalia), assim como outros achados de doença hepática crônica (p. 35).

Evolução Clínica: Cerca de 50% dos pacientes cirróticos têm varizes e os demais desenvolvem a doença à taxa de 5-15% por ano. As varizes tornam-se dilatadas (e portanto com risco de sangramento) à taxa de 4-10% por ano. Somente cerca de um terço dos pacientes com varizes apresenta hemorragia, mas cada episódio acarreta em risco de 20-30% de morte. É freqüente que um sangramento inicial se repita após 48 horas, mas o risco permanece alto durante as seis semanas seguintes. Essa repetição é mais comum em pacientes portadores de insuficiência hepática grave, sangramento inicial intenso, etilismo, carcinoma hepatocelular, varizes grandes ou insuficiência renal (Gastroenterol Clin North Am 2000; 29:337). Os pacientes não tratados voltam a sangrar ou morrem dentro de um ano em cerca de 70% das vezes. As varizes gástricas isoladas apresentam alto risco de sangramento (Hepatology 1992; 16:1343). Pacientes com varizes pequenas apresentam risco baixo de hemorragia (18% em quatro anos), mas a piora da condição na classificação de Child-Pugh (p. 41) pode sugerir dilatação de varizes e aumento do risco de sangramento (Am J Gastroenterol 2000; 95:503).

Complicações: A hemorragia de varizes pode levar à morte, à peritonite bacteriana espontânea (SBP) (p. 347), à insuficiência renal e à pneumonia aspirativa.

Diagnóstico Diferencial: O diferencial para a hemorragia de varizes é o sangramento do trato gastrointestinal superior. O diferencial para hipertensão portal é representado pelas causas de cirrose (p. 39), as causas de trombose da veia porta ou de suas tributárias (p. 357) e a síndrome de Budd-Chiari (p. 354).

Laboratório: Consulte a seção Sangramento Gastrointestinal, p. 30. Em um paciente com evidência de sangramento no trato gastrointestinal superior, o tempo de protrombina elevado pode ser o indício de varizes como causa do problema.

Radiografia: As radiografias não são indicadas na avaliação de sangramento. As investigações por imagem podem ser necessárias para se avaliar a causa subjacente da hipertensão portal, especialmente para descartar malignidade e avaliar a patência da veia porta. A angiografia por ressonância magnética é melhor que a ultra-sonografia com Doppler para essa finalidade (AJR Am J Roentgenol 1993; 161:989).

Endoscopia: (Semin Liver Dis 1999; 19:439) As varizes são facilmente diagnosticadas na endoscopia como veias azuladas e o tamanho é mais bem estimado após insuflação de ar. A **escleroterapia endoscópica** (EST) é executada com a injeção de uma substância esclerosante (sotradecol, polidocanol ou etanolamina) dentro, ou ao redor dos canais das varizes. As sessões devem ser conduzidas semanalmente ou duas vezes por semana até que as varizes nos 5 cm distais sejam eliminadas. Uma endoscopia digestiva alta deve ser executada a cada três meses nos seis primeiros meses e então a cada 6-12 meses para acompanhar possível recorrência. As complicações incluem febre, dor retroesternal, derrame pleural, úlceras esofágicas (que podem apresentar até 20% de sangramento), estenose esofágica, perfuração resultante da necrose de toda a espessura da parede e mediastinite (Endoscopy 1992; 24:284). A **ligadura endoscópica de varizes** (EVL) é um substituto da escleroterapia. Nessa técnica, um cilindro de 1 cm é enrolado com elásticos de borracha em sua porção externa e é anexado à extremidade do endoscópio. A varize é sugada para a porção oca do cilindro. Um elástico é então liberado do cilindro e envolve-se por si mesmo ao redor da base da variz. O elástico e a variz coagulada são eliminados alguns dias depois, deixando uma pequena ulceração no local. Essa técnica tem menos complicações associadas que a escleroterapia (ver adiante).

Tratamento: Em virtude da freqüência e da alta taxa de mortalidade associadas ao sangramento de varizes, uma quantidade assombrosa de estudos clínicos e metanálises tem sido publicada. Esses trabalhos estão muito bem discutidos em (Brit J Surg 1995; 82:1023) e os "fundamentos" são:

- *Prevenção de um primeiro sangramento de varizes:* Os betabloqueadores não-seletivos (propranolol e nadolol) reduzem a incidência de um primeiro sangramento em cerca de 45% (para uma metanálise, consulte [Ann IM 1992; 117:59]). De maneira ideal, os pacientes teriam a dosagem ajustada baseando-se aos gradientes de pressão portal, mas na prática a dosagem é ajustada até que a freqüência cardíaca em repouso seja reduzida em 25% ou que a freqüência cardíaca fique entre 50 e 60. A escleroterapia como profilaxia primária não é recomendada. Um estudo randomizado e controlado e de grande porte mostrou que esse procedimento era eficaz para reduzir o sangramento, mas estava associado ao aumento da mortalidade, por razões não esclarecidas (Nejm 1991; 324:1779). Em outro estudo, a ligadura endoscópica de varizes mostrou-se mais eficaz que o propranolol na prevenção de um primeiro sangramento de varizes grandes (Nejm 1999; 340:988). Entretanto, esse estudo apresentou alta taxa de sangramento com o uso de propranolol e estudos adicionais são necessários antes de se considerar esse procedimento como abordagem de primeira linha (Nejm 1999; 340:1033).
- *Tratamento de sangramento agudo:* O controle endoscópico do sangramento é o tratamento de escolha para hemorragia aguda (Hepatology 1995; 22:332). A ligadura endoscópica das varizes é preferida sobre a escleroterapia porque a erradicação ocorre mais rapidamente, com mortalidade menor e menos complicações. (Estudo randomizado e controlado de grande porte [Nejm 1009; 326:1527], metanálise [Ann IM 1995; 123:280].) O octreotide, um análogo da somatostatina com meia-vida mais prolongada, tornou-se a droga de escolha para episódios de sangramento agudo. Essa substância parece ser tão eficaz quanto à escleroterapia (Gut 1997; 41:526). A adição de octreotide (bolo de 50 μg por via intravenosa e infusão contínua de 50 μg/hora durante cinco dias) à ligadura endoscópica das varizes reduz a repetição precoce do sangramento, quando comparada aos resultados obtidos apenas com a ligadura (Lancet 1995; 346:1666) ou só com a escleroterapia isolada (Nejm 1995; 333:555). A vasopressina é eficaz, mas deixou de ser usada pela vasoconstrição cardíaca. A profilaxia contra a peritonite bacteriana espontânea (p. 347) deverá ser fornecida aos pacientes. As varizes gástricas são mais difíceis de se controlar com a escleroterapia convencio-

nal e mais dados são necessários sobre o uso de substâncias, como as colas biológicas (Hepatology 1989; 10:488) e as minialças destacáveis (Gastrointest Endosc 1998; 47:400).

- *Prevenção de sangramento recidivante:* A escleroterapia tem demonstrado superioridade (em oito experiências) com relação ao placebo na prevenção de sangramento recidivante. A ligadura tem demonstrado ser superior à escleroterapia quanto à taxa de nova hemorragia, mortalidade e complicações (metanálise [Ann IM 1995; 123:280]). Os betabloqueadores são eficazes na prevenção de sangramento recidivante em comparação com o placebo (metanálise [Lancet 1990; 336:153]), mas na prática a maioria dos pacientes é submetida a tratamento endoscópico com ligadura elástica (EVL). Uma experiência de grande porte com betabloqueadores *vs* EVL é necessária, uma vez que as experiências de betabloqueadores *vs.* escleroterapia sugerem maior eficácia desta última, porém com mais complicações (Hepatology 1995; 22:332). Não existem dados convincentes de que a adição de betabloqueadores a um curso de obliteração endoscópica melhore a sobrevida. Pacientes com um episódio de sangramento de varizes deverão ser avaliados para transplante hepático.
- TIPS – "Transjugular Intrahepatic Portosystemic Shunt": (Gastroenterol Clin North Ame 2000; 29:387). O *shunt* portossistêmico intra-hepático transjugular (TIPS) é um *stent* colocado entre uma veia hepática e a porção intra-hepática da veia porta. Esse *stent* pode ser aplicado em 90% dos pacientes, com taxa de 10% de complicações e uma taxa de 2% de morte relacionada com o procedimento (Radiographics 1993; 13:1185). As complicações incluem eventos mecânicos durante a colocação do dispositivo (como sangramento, ruptura da cápsula), complicações do *shunt* (encefalopatia em 15% [Gut 1996; 39:479] e piora da função hepática) e complicações relacionadas com o *stent* (hemólise, infecção, estenose). As indicações estabelecidas para esse procedimento (TIPS) são: sangramento ativo de varizes, apesar do tratamento endoscópico (incluindo uma segunda tentativa) e prevenção de hemorragia recidivante de varizes em pacientes na fila de transplante do fígado (Jama 1995; 273:1824). O *shunt* também pode ser útil no tratamento de ascite refratária e na síndrome de Budd-Chiari (GE 1996; 111:1700). Inicialmente, o *shunt* comporta-se como um desvio cirúrgico com descompressão do sistema porta. O TIPS está muito mais suscetível à oclusão que um desvio cirúrgico. A oclusão por coágulo ou um *stent* dobrado angulado podem ocorrer em algumas semanas em cerca de 3-10% dos casos. A hipertensão portal recorrente da estenose em virtude de hiperplasia pseudo-intimal ocorre freqüentemente (cerca de 60%). Esse problema pode ser tratado com dilatações repetidas (GE 1997; 112:889). A insuficiência cardíaca direita será uma

catástrofe se evoluir em um paciente com TIPS, pois a pressão elevada no átrio direito será transmitida diretamente para o sistema porta, provocando varizes recorrentes. Enquanto o *stent* permanecer pérvio, as varizes esofágicas se resolverão, o que não acontecerá com as varizes fúndicas, pois as colaterais esplenorrenais ou a esplenomegalia intensa induzem fluxo excessivo para os pequenos vasos gástricos (GE 1997; 112:889). A monitorização com Doppler é feita regularmente, mas pode não identificar uma estenose significativa. Alguns centros executam a angiografia e/ou a endoscopia periodicamente.

- *Shunts cirúrgicos e descompressão:* (Gastroenterol Clin North Am 2000; 29:387). Vários *shunts cirúrgicos* têm sido descritos para a descompressão do sistema porta. Todos eles reduzem o sangramento, mas são acompanhados de vários graus de encefalopatia e piora da função hepática. A anastomose látero-lateral da veia cava inferior com a veia porta reduz o sangramento e a ascite, mas predispõe à formação de coágulos e dificulta a cirurgia de transplante. O *shunt* esplenorrenal distal (unindo a veia esplênica seccionada à veia renal esquerda) reduz a pressão nas varizes, mas não reduz o fluxo de entrada da porta, induzindo ascite, nessa operação altamente técnica. A transecção esofágica com um dispositivo de sutura automática e outros procedimentos de desvascularização não são muito utilizados, mas podem representar estratégias alternativas de resgate (Hepatology 1992; 15:403) para aqueles pacientes malsucedidos no tratamento endoscópico e no TIPS.
- *Tamponamento com balão:* Esse procedimento é eficaz no controle da hemorragia em 80-90% dos pacientes, mas as complicações e uma nova hemorragia precoce são comuns (Scand J Gastroenterol Suppl 1994; 207:11). A pneumonia aspirativa ocorre em 10% dos pacientes, sendo rotina a intubação orotraqueal. O tubo de quatro luzes de Sengstaken-Blakemore possui balões gástricos e esofágicos e uma porta de aspiração, sendo o mais usado. O tubo de Linton-Nachlas possui um balão gástrico maior e é usado para varizes gástricas. É importante certificar-se de que a posição do balão gástrico no estômago seja confirmada por radiografias, para prevenir insuflação acidental no esôfago. O tubo deverá ser desinflado durante 30 minutos a cada 4-6 horas, procurando-se minimizar a duração do uso. Em geral, os tubos representam uma medida temporária, para circunstâncias graves, quando os métodos endoscópicos e farmacológicos falham enquanto o paciente aguarda pela cirurgia com TIPS.
- *Gastropatia hipertensiva portal (PHG):* O tratamento é o mesmo da hipertensão portal subjacente, com terapia clínica, TIPS ou *shunt* (Dig Dis 1996; 14:258). Em uma pequena experiência, o propranolol mostrou-se eficaz na redução do sangramento (Lancet 1991; 337:1431).

15.2 ASCITE

Hepatology 1998; 27:264; Nejm 1994; 330:337

Causa: (Nejm 1994; 330:337). A ascite pode ser secundária à hipertensão portal ou resultar de várias condições nas quais as pressões portais estejam dentro da normalidade. As causas de ascite associadas à hipertensão portal são cirrose (a grande maioria), hepatite alcoólica, insuficiência cardíaca, metástases hepáticas, insuficiência hepática fulminante, síndrome de Budd-Chiari, doença venoclusiva, mixedema e esteatose hepática da gravidez. As causas da ascite sem hipertensão portal incluem a carcinomatose peritoneal, a tuberculose, ascite pancreática (resultante de um ducto pancreático roto), ascite biliar (extravasamento de bile na cavidade abdominal geralmente resultante de um acidente de cirurgia biliar), ascite quilosa (ascite leitosa resultante de linfáticos rompidos, geralmente associada à neoplasia maligna [Ann IM 1982; 96:358]), síndrome nefrótica, obstrução/infarto intestinal e serosite resultante de doença do tecido conjuntivo. O gradiente de albumina da ascite e do plasma é usado para separar esses dois grupos (consulte Laboratório).

Epidemiologia: Varizes com causa subjacente.

Fisiopatologia: (Lancet 1997; 350:1309). A patogênese da ascite decorrente da cirrose é complexa e ainda não está completamente esclarecida. Os pacientes cirróticos desenvolvem aumento do débito cardíaco, redução da resistência vascular periférica e vasodilatação esplâncnica. Esse quadro é provavelmente o resultado de um desequilíbrio entre substâncias vasodilatadoras e vasoconstritoras, levando o sistema neuro-humoral a "ver" uma redução do volume efetivo em circulação. Isso provoca: (1) aumento na atividade do sistema renina-angiotensina-aldosterona, (2) redução nos níveis de hormônio antidiurético (ADH), (3) aumento na atividade do sistema nervoso simpático e (4) alterações em fatores intra-renais como calicreína e endotelina. Esses quatro fatores resultam em redução no fluxo sangüíneo renal e na retenção de sódio e de água.

Sintomas: Os pacientes podem se apresentar com timpanismo ou dor se a ascite se desenvolver rapidamente.

Sinais: A ascite pode ser detectada por flancos abaulados, macicez à percussão abdominal ou por ondas de líquido (p. 36). O exame físico pode ser desorientador. Neoplasia maligna associada ou outras doenças subjacentes (como a doença hepática em estágio terminal) podem estar presentes.

Evolução Clínica: Cerca de 50% dos pacientes cirróticos desenvolverão ascite dentro de dez anos. A ascite cirrótica representa um sinal prognóstico ruim com 50% de sobrevida em dois anos. O percentual surpreendente de 40% dos pacientes com ascite mostra que desenvolverão síndrome hepatorrenal (HRS) dentro de quatro anos (GE 1993; 105:229). A evolução clínica da ascite não-cirrótica depende da doença subjacente.

Complicações: Peritonite bacteriana espontânea (SBP) (p. 347) e síndrome hepatorrenal (HRS) (p. 351).

Diagnóstico Diferencial: A análise do líquido ascítico e a investigação do abdome por imagens são em geral suficientes para se determinar a causa da doença.

Laboratório: O líquido ascítico é obtido por paracentese, para determinação da causa subjacente e para buscar evidência de peritonite em pacientes com piora clínica. A paracentese é segura mesmo com alterações leves a moderadas na coagulação (PT $< 2 \times$ o valor normal, contagem de plaquetas 50/100.000). O FFP ou as plaquetas não são necessários antes do procedimento com essas alterações hemostáticas moderadas (Transfusion 1991; 31:164). Os riscos são hematoma, infecção ou, raramente, sangramento intenso. Citologia, albumina, proteína total, cultura (em frascos de cultura de sangue, para melhorar a sensibilidade [Arch IM 1987; 147:73]) e coloração de Gram são úteis na maior parte dos casos. O **gradiente de albumina da ascite e do plasma** é calculado subtraindo-se a albumina da ascite (em mg/dl) em uma paracentese inicial da albumina sérica obtida no mesmo dia. Um gradiente de $\geq 1{,}1$ g/dl é indicativo de hipertensão portal como a causa da ascite (Ann IM 1992; 117:215). Proteína total $< 1{,}0$ g/dl prognostica risco futuro elevado de peritonite bacteriana espontânea. A citologia será obtida se o paciente não for sabidamente cirrótico, tiver outros achados a sugerir neoplasia maligna ou for portador de contagem de células na ascite acima de 500 linfócitos. A cultura para tuberculose e o esfregaço para bacilos álcool-ácido-resistentes (BAAR) serão considerados se a contagem de células mostrar um grande número de linfócitos e o gradiente de albumina estiver abaixo de 1,1. Os triglicerídeos serão obtidos se a amostra parecer leitosa, para comprovar a presença de ascite quilosa. A contagem de neutrófilos > 250 células/mm^3 indica infecção (consulte SBP, p. 347). A maioria dos pacientes com ascite infectada é portadora de peritonite bacteriana espontânea, mas alguns contraem a peritonite após uma infecção intra-abdominal, como na perfuração de víscera oca. Em muitos desses casos, observam-se a proteína total $> 1{,}0$ g/dl, LDH $>$ que o LDH sérico e a glicose < 50 mg/dl (GE 1990; 98:127). A ascite pancreática (resultante de um ducto pancreático rompido) é identificada por níveis elevados de amilase no fluido ascítico.

Radiografia: A ultra-sonografia é muito sensível para a detecção de ascite e todos os pacientes com suspeita da doença deverão ser submetidos a estudo de imagens para confirmar a ascite e buscar evidência de neoplasia maligna. O ecocardiograma pode ser necessário para a avaliação de causa cardíaca.

Tratamento: (Hepatology 1998; 27:264).

- *Dieta:* A ascite desaparece quando a excreção de sódio (Na) exceder a absorção. O primeiro passo no tratamento será limitar o consumo. Pode-se esperar, realisticamente, uma quantidade de 2 g na dieta (= 88 mEq de Na). É necessário que o paciente e a pessoa encarregada da alimentação pessoal sejam exaustivamente instruídos. A restrição de fluidos é necessária somente se houver hiponatremia significativa. Essa restrição a 1.500 ml será prudente se o nível de sódio cair para menos de 130. Não há necessidade de repouso no leito.
- *Diuréticos* (Nejm 1994; 330:337). A combinação de furosemida 40 mg via oral e espironolactona 100 mg via oral diariamente é o ponto de partida do tratamento, o que apressa a diurese sem hipocalemia. A espironolactona pode ser administrada em uma dose pela manhã, uma vez que a meia-vida da droga é muito extensa na cirrose (GE 1992; 102:1680). Se não houver resposta na excreção de Na pela urina ou na redução do peso, então a dose deverá ser dobrada. O paciente que ainda assim não responder poderá ser tratado com até 160 mg de furosemida e 400 mg de espironolactona. A amilorida poderá ser usada no lugar da espironolactona (começando com 10 mg e aumentando até 40 mg). Isso evitará o aparecimento da ginecomastia, pela espironolactona, além da ação da amitonida ser mais rápida (Adv Intern Med 1990; 35:365).
- *Monitorização do tratamento:* O paciente deve controlar o peso, visando perder cerca de 450 g por dia (ou mais se houver edema periférico). Se a perda de peso não for adequada, o volume da urina e o sódio urinário serão medidos para estimar o equilíbrio sódico. Se o paciente apresenta resposta satisfatória aos diuréticos, espera-se excreção alta de Na. O balanço do sódio pode ser calculado se o sódio presente na urina e o volume de urina forem medidos. Por exemplo, se um paciente sob tratamento com diuréticos produz dois litros de urina com uma concentração de sódio de 80 mEq Na/l, a excreção de sódio será de 160 mEq/ dia. Se o paciente mantiver uma dieta de 2 g de sódio, o consumo será de 88 mEq (um grama de NaCl tem 44 mEq de Na). Portanto, a perda líquida de sódio para esse paciente será calculada como **88 mEq** (ingerido em uma dieta de 2 g de Na) – **160 mEq** (sódio excretado em dois litros de urina a 80 mEq/L) = **72 mEq** de perda líquida de Na por dia. Uma vez que um litro de ascite tem em média 128 mEq de Na (Adv Inter Med 1990; 35:365), o paciente perderia 72/128 = 0,56 litros de ascite por dia. Se o paciente produzir urina com volume e teor de sódio elevados, mas falhar em perder ascite, então é provável que ele não esteja obedecendo à dieta. Se o volume e o Na da urina forem baixos, então a resposta aos diuréticos não foi adequada e as doses deverão ser aumentadas, se possível. O tratamento é monitorizado com eletrólitos, uréia e creatinina

para avaliar a azotemia excessiva ou os distúrbios de eletrólitos. Nos pacientes com resposta satisfatória é preciso, com freqüência, reduzir as doses de diuréticos.

- *Ascite de tensão:* A paracentese total deverá ser realizada no início da ascite de tensão para alívio mais rápido dos sintomas.
- *Ascite refratária:* Cerca de 10% dos pacientes resistem aos diuréticos. A paracentese terapêutica repetida é eficaz para esse grupo. O uso de expansores de volume para proteção contra a azotemia é controverso. Um estudo controlado e randomizado comparou o uso de 40 g de albumina após cada paracentese *vs*. placebo e demonstrou que a albumina preveniu a azotemia e a hiponatremia (GE 1992; 102:1680). Entretanto, a mortalidade não foi afetada. Vários estudos menores indicam que a azotemia clinicamente importante não é comum e muitos especialistas questionam a importância da albumina, em virtude do alto custo associado (GE 1991; 101:1455). O uso do expansor de plasma dextran 70 é uma alternativa menos dispendiosa (Dig Dis Sci 1992; 37:79), mas sua aplicação não tem o apoio de um estudo randomizado e controlado como é o caso da albumina. Dada à segurança desta última, tem sido recomendado o uso de 8 g de albumina para cada litro de ascite removido (Lancet 1997; 350:1309). O TIPS pode ser colocado para controlar a ascite refratária, mas em um estudo randomizado e controlado o TIPS foi associado à mortalidade mais alta que aquela da paracentese repetida de alto volume (J Hepatol 1996; 25:135). O transplante hepático é o tratamento ideal para pacientes com ascite refratária, uma vez que essa é a única intervenção possível para melhorar um prognóstico de outra forma desolador.
- *Shunts:* Os *shunts* peritoneovenosos (como o de LeVeen ou de Denver) foram desenvolvidos na década de 1970 com o tratamento fisiológico para a ascite. O valor desses procedimentos é significativamente limitado pela patência insatisfatória a longo prazo e pelas complicações, incluindo a formação de aderências que podem dificultar o transplante. O uso desses *shunts* deverá ser restrito aos pacientes portadores de ascite refratária, que não sejam candidatos a transplante e que não possam ser submetidos à paracentese repetida (Hepatology 1998; 27:264).
- *Ascite maligna:* A paracentese repetida é o tratamento usual. Alguns pacientes com ascite resultante de metástases intra-hepáticas volumosas podem responder aos diuréticos (GE 1992; 103:1302).
- *Hidrotórax hepático:* É definido como derrame pleural em um paciente com cirrose e sem evidência de doença cardiopulmonar. A doença é provocada pelo movimento da ascite através dos defeitos do diafragma, sendo encontrada em 4-10% dos pacientes com ascite. Ela pode ser debilitante e o tratamento inclui toracentese, diuréticos, TIPS ou transplante (Am J Med 1999; 107:262).

15.3 PERITONITE BACTERIANA ESPONTÂNEA

Hosp Pract 2000; 35:87; J Hepatol 2000; 32:142; Semin Liver Dis 1997; 17:203

Causa: Infecção bacteriana. Os organismos mais comuns são as bactérias aeróbias Gram-negativas e o *Streptococcus* não-enterocóccico.

Epidemiologia: A prevalência de peritonite bacteriana espontânea (SBP) em pacientes cirróticos quando da internação no hospital é de 10-30%.

Fisiopatologia: Acredita-se que a maioria dos episódios de SBP ocorra pela translocação das bactérias do tubo digestivo para os linfonodos mesentéricos (J Hepatol 1994; 21:792). A translocação implica em bactérias pelo tubo digestivo intacto. Alguns casos podem ocorrer como resultado da contaminação de outra fonte (pulmões, trato urinário).

Sintomas e Sinais: Alguns pacientes apresentam-se com peritonite evidente e dor intensa, febre, dor abdominal, hipotensão e leucocitose. Outros apresentam sintomas mais moderados de dor ou sintomas não-específicos, como piora da encefalopatia e azotemia. Cerca de um terço dos pacientes pode-se mostrar inicialmente assintomático (Hosp Pract 2000; 35:87).

Evolução Clínica: A sobrevida após uma peritonite bacteriana espontânea é de apenas 30-50% após um ano.

Complicações: Encefalopatia, insuficiência renal e morte.

Diagnóstico Diferencial: A SBP deve ser considerada em pacientes com ascite que desenvolvam sintomas de dor, infecção ou piora clínica. O principal ponto diferencial é a peritonite secundária a um processo intra-abdominal. Pacientes com peritonite secundária são freqüentemente infectados com mais de um organismo e não respondem aos antibióticos. Eles podem ter ascite com glicose < 50 mg/dl, LDH $>$ LDH sérico ou nível de proteína $> 1{,}0$ g/dl (GE 1990; 98:127).

Laboratório: A paracentese diagnóstica deverá ser executada na internação hospitalar ou se durante a hospitalização o paciente desenvolver dor abdominal, febre, leucocitose, insuficiência renal ou encefalopatia sem razão aparente. A peritonite bacteriana espontânea é diagnosticada quando a contagem de leucócitos polimorfonucleares (PMN) estiver acima de 250/mm^3, embora as contagens fiquem geralmente acima de 500/mm^3. Caso a punção seja sanguinolenta, subtraia 1 PNM para cada 250 hemácias presentes. A cultura é obtida diretamente em frascos de cultura de sangue, no leito. A cultura será negativa na metade dos pacientes com sintomas sugestivos e contagens elevadas de PMN. Os pacientes com contagens acima de 250/mm^3 e cultura negativa serão diagnosticados como portadores de *ascite neutrocítica* e terão evolução clínica e prognóstico não-distinguíveis do quadro de SBP positivo na cultura

(Dig Dis Sci 1992; 37:1499). Aqueles com contagens < 250/mm^3 e cultura positiva de ascite terão *bacterascite* (Dig Dis Sci 1995; 40:561). A punção de repetição é feita para se determinar quais pacientes tiveram SBP precoce e quais apresentavam contaminação transitória de ascite, talvez de outra fonte, como pneumonia ou infecção do trato urinário.

Tratamento:

- *Infecção aguda:* Inicia-se a antibioticoterapia quando a paracentese mostrar contagens de PMN > 250/mm^3. Cefotaxima 2 g intravenosa a cada 8 horas é a escolha mais estudada. Os aminoglicossídeos devem ser evitados. Várias outras substâncias incluindo ceftriaxona, ceftazidima, amoxicilina-ácido clavulânico, ciprofloxacina, norfloxacina e ofloxacina também são eficazes. Se o paciente desenvolver SBP enquanto em profilaxia com quinolona, a cefotaxima deverá ser usada, embora a resistência à quinolona não seja comum (J Hepatol 1997; 26:88). A punção de seguimento deverá ser feita dois dias depois, esperando-se uma redução de 25% na contagem de PMN. Se o tratamento não apresentar sucesso, os antibióticos serão trocados e a possibilidade de uma segunda peritonite deverá ser considerada. A adição de albumina intravenosa (1,5 g por kg no diagnóstico e 1 g/kg no dia 3) à cefotaxima melhora a função renal e a sobrevida (10% de mortalidade em um grupo tratado com albumina e antibióticos e 29% no grupo tratado somente com antibióticos, em estudo randomizado e controlado) (Nejm 1999; 341:403). A albumina deverá ser considerada especialmente em pacientes com função renal prejudicada, mas é muito dispendiosa (US$ 5 – 25 dólares por grama). Pacientes com peritonite bacteriana espontânea deverão ser avaliados para transplante, pelo prognóstico desfavorável.
- *Profilaxia:* O painel de especialistas do International Ascites Club desenvolveu as seguintes diretrizes (J Hepatol 2000; 32:142): a profilaxia com antibióticos deverá ser administrada a pacientes cirróticos com sangramento gastrointestinal alto (metanálise [Hepatology 1999; 29:1655]). A norfloxacina oral 400 mg a cada 12 horas durante 7 dias é um regime eficaz (Ge 1992; 103:1267), mas a combinação de outras substâncias (amoxicilina-ácido clavulânico com quinolonas) também tem sido usada. Em pacientes com episódio anterior de SBP recomenda-se a norfloxacina 400 mg/dia, pelo risco de recorrência entre 40-70% (GE 1992; 103:1267). Se a proteína da ascite estiver > 1,0 g/dl, a profilaxia antibiótica apenas será necessária durante os sangramentos agudos. Se a proteína estiver < 1,0 g/dl, o risco de SBT é maior, mas ainda não está esclarecido que a profilaxia seja apropriada e os especialistas não conseguem chegar a um consenso. Um regime com ciprofloxacina 750 mg via oral por semana é econômico e reduz o risco da peritonite de 22% para 4% em um período de seis meses na presença de baixo nível de proteína ascítica (Hepatology 1995; 22:1171).

15.4 ENCEFALOPATIA HEPÁTICA

Nejm 1997; 337:473; Am J Gastroenterol 1997; 92:1429; Aliment Pharmacol Ther 1996; 10:681

Fisiopatologia: A patogênese da encefalopatia hepática (HE) ainda não está bem esclarecida. As elevações na amônia do sangue são importantes e as terapias mais eficazes visam reduzir esses níveis. A amônia piora a função cerebral por inibir a neurotransmissão e a regulação sináptica. Níveis aumentados de serotonina (sintetizada dos altos níveis de triptofano encontrados na HE) e em seus metabólitos podem contribuir para os distúrbios do sono e a depressão (The Neurologist 1995; 1:95). Já se criou a hipótese de que as benzodiazepinas endógenas, atuando em sítios de ligação de benzodiazepina-GABA, contribuem para a encefalopatia hepática. As alterações na barreira hematencefálica, a deficiência de zinco, a deposição de manganês e a função alterada da ATPase também podem exercer alguma influência (Mayo Clin Proc 2000; 75:501).

Precipitadores: Existem vários eventos clínicos comuns que podem precipitar a encefalopatia hepática por vários mecanismos. O aumento da produção de amônia pode resultar do excesso de proteínas na dieta, sangue digerido em *hemorragia digestiva alta,* constipação ou infecção. A amônia pode cruzar a barreira hematencefálica com mais facilidade na presença de hipocalemia, azotemia e alcalose. A redução na liberação *(clearance)* de toxinas hepáticas pode resultar de uma função hepática comprometida, de carcinoma hepatocelular, de TIPS, de *shunt* cirúrgico ou de hipotensão. As benzodiazepinas ou outras drogas psicoativas podem potencializar as anormalidades da HE. A insuficiência hepática fulminante (p. 40) provoca uma encefalopatia associada a edema cerebral grave e não é discutida neste texto.

Sintomas: A encefalopatia hepática em estágio precoce (chamada de HE subclínica) é sutil e provoca prejuízo de atividades complexas como dirigir um veículo ou acompanhar o saldo de um talão de cheques. À medida que a doença piora, pode haver aumento nos níveis de confusão, desorientação e mudança de personalidade, progredindo para torpor e finalmente para o coma.

Sinais: A HE em estágio inicial pode só ficar evidente em testes psicométricos (como os pontos de ligação). No início, os pacientes podem apresentar tremor leve que progride para um quadro de asterixe. O asterixe representa uma perda momentânea de tônus que resulta em um movimento semelhante ao de asas [(adejamento hepático)]. Ele é mais bem demonstrado solicitando-se ao paciente que estenda os punhos enquanto mantém os braços estirados para fora. À medida que a doença evolui, os reflexos tornam-se hiperativos, com possibilidade de desenvolvimento de rigidez. Quando o coma aparece, o asterixe pode não ser detectável.

Evolução Clínica: Geralmente, a evolução clínica é a mesma que o da doença hepática subjacente. Alguns pacientes apresentam encefalopatia aguda por um precipitador reversível e outros apresentam sintomas crônicos na ausência desses precipitadores.

Diagnóstico Diferencial: O diferencial é amplo. Considerações importantes são hematoma subdural (especialmente nos alcoólatras com coagulopatia), trauma intracraniano, meningite, derrame, tumor, abscesso e a encefalopatia de Wernicke. Deverão também ser consideradas as anormalidades metabólicas, como hipoglicemia, hipóxia, uremia, anormalidades eletrolíticas e encefalopatia induzida por drogas.

Laboratório: Na avaliação de outras causas de alteração do estado mental e dos possíveis precipitadores da encefalopatia hepática geralmente são solicitados hemograma, saturação de oxigênio, triagem toxicológica, urinálise e paracentese. As anormalidades do EEG são bem descritas, mas não patognomônicas. O EEG nem sempre é útil ou necessário. Seletivamente, pode ser indicada uma punção lombar.

Radiografia: A TC ou RNM do cérebro podem ser necessárias para descartar doenças estruturais.

Tratamento: Todos os precipitadores deverão ser identificados e tratados. Nos estágios iniciais do tratamento o teor protéico da dieta poderá ser reduzido, se necessário (para somente 20 g/dia, aumentando à medida que o paciente melhora). A longo prazo, o consumo de proteínas deve ser aumentado para a quantidade diária necessária de 1,0-1,5 g/kg/dia (BMJ 1999; 318:1364). A lactulose é a base do tratamento, reduzindo os níveis de amônia (e potencialmente os níveis das outras toxinas) através de catarse e reduzindo o pH colônico. A redução do pH diminui a produção de urease pelas bactérias e aprisiona a amônia no lúmen, convertendo-a em íon de hidrônio. A **lactulose** é administrada em doses fracionadas, totalizando 30-100 g (ou 45-150 ml) por dia. A dose é ajustada para produzir 3-4 evacuações de fezes moles por dia. Se os sintomas forem graves, administra-se 30 g a cada duas horas até que o paciente evacue vigorosamente. Os enemas de lactulose podem ser administrados se o tratamento oral não for possível. Pacientes portadores de encefalopatia subclínica podem se beneficiar da lactulose, sendo necessário haver um limiar baixo para tratar empiricamente quaisquer pacientes com sintoma sugestivo (Hepatology 1997; 26:1410). O lactiol é uma alternativa de paladar mais agradável, mas não está disponível nos EUA.

A **neomicina** (4-6 g por dia em doses fracionadas) pode ser usada para matar as bactérias produtoras de urease. Trata-se de uma substância efetiva como agente isolado, mas que pode ser adicionada à lactulose em casos refratários. A ototoxidade e a nefrotoxicidade podem resultar do uso prolongado da neomicina, pois certa quantidade dela é absorvida sistemicamente. O **metronidazol** (Gut 1982; 23:1) é uma alternativa antibiótica à neomicina. O metabolismo da amônia com relação à uréia depende do zinco e a reposição de zinco pode ser importante para pacientes com falta dessa substância. O **benzoato de sódio** reduz a produção de amônia e é uma alternativa econômica (Hepatology 1992; 16:138).

Os aminoácidos aromáticos podem produzir neurotransmissores falsos que pioram a encefalopatia. Uma dieta rica em **aminoácidos da cadeia ramificada** pode ser útil em pacientes cirróticos e desnutridos que não tolerem proteína por via oral (Hepatology 1984; 4:279). O uso de preparações da cadeia ramificada em formulações parenterais em geral é desnecessário (Hepatology 1994; 19:518).

15.5 SÍNDROME HEPATORRENAL

Gastroenterologist 1998; 6:122

Fisiopatologia: O diagnóstico da síndrome hepatorrenal (HRS) exige: (1) doença hepática aguda ou crônica com hipertensão portal, (2) Creatinina > 1,5 ou *clearance* de creatinina < 40 cc/min, (3) ausência de evidência de choque, infecção bacteriana, perda excessiva de líquidos ou uso recente de drogas nefrotóxicas, (4) ausência de resposta sustentada a 1,5 litro de soro fisiológico como desafio, (5) proteinúria < 500 mg/dia e (6) ausência de evidência de obstrução na ultra-sonografia. As características variáveis incluem volume urinário < 500 ml/dia, sódio na urina < 10 mEq/l, osmolalidade da urina < osmolalidade do plasma, Na sérico < 130 e ausência de hematúria (Liver Transpl 2000; 6:287). Na presença de progressão rápida da insuficiência renal (50% de piora em menos de duas semanas) a doença será chamada de HRS tipo 1. Na HRS tipo 2 observa-se deterioração uniforme durante semanas ou meses.

A HRS será funcional porque os rins dos pacientes que morrem podem ser usados para transplante com sucesso e normalização da função renal. O desequilíbrio de vasoconstritores e de vasodilatadores como resultado da cirrose parece crucial. Foi formulada a hipótese de que alguma outra mensagem direta é enviada do fígado ao rim, resultando em vasoconstrição intensa, mas a natureza dessa mensagem ainda não foi determinada. Os eventos precipitadores são depleção de volume, paracentese, diurese excessiva, sangramento, infecção, contraste, uso de drogas antiinflamatórias não-esteróides (AINEs) e deterioração da função renal.

Sintomas: Os pacientes com HRS tipo 1 geralmente apresentam cirrose classe C (Child-Pugh) (p. 41) e os achados clínicos de doença hepática avançada com icterícia. Os pacientes com HRS tipo 2 têm probabilidade de doença hepática menos grave e normalmente apresentam ascite resistente a diuréticos.

Sinais: Aqueles com doença hepática em estágio terminal (p. 35).

Evolução Clínica: A maioria dos pacientes com HRS tipo 1 morre em duas semanas, enquanto os portadores da doença tipo 2 sobrevivem mais alguns meses.

Diagnóstico Diferencial: A síndrome hepatorrenal representa um diagnóstico de exclusão feito quando ocorre insuficiência renal em doença hepática avançada. Quase todos os pacientes têm ascite. Outras causas da insuficiência renal devem ser excluídas, incluindo-se a depleção de volume, drogas nefrotóxicas, doença renal intrínseca, sepse e obstrução.

Laboratório: Consulte a definição de HRS anteriormente.

Radiografia: A ultra-sonografia é recomendada para descartar qualquer obstrução.

Tratamento: O volume central inadequado é excluído pela monitorização da pressão venosa central, de preferência com um cateter de Swan-Ganz. Os diuréticos e os agentes nefrotóxicos são suspensos e a infecção é tratada. Se o paciente se sentir melhor com essas medidas, não será portadores da síndrome. Várias terapias clínicas têm sido tentadas sem sucesso. Evidências preliminares dão suporte ao uso de terlipressina (um análogo de hormônio antidiurético (ADH) que é um vasoconstritor esplâncnico) e de albumina (J Hepatol 2000; 33:43). A N-acetilcisteína tem sido benéfica, conforme uma pequena experiência não controlada (Lancet 1999; 353:294). O uso de midodrina (um vasoconstritor) com octreotide (que inibe a liberação de vasodilatadores endógenos) foi eficaz em um pequeno número de pacientes com HRS tipo 1 (Hepatology 1999; 29:1690). O TIPS foi eficaz ao melhorar a função renal em uma pequena população de pacientes (Hepatology 1998; 28:416). A diálise e o desvio peritoneovenoso não melhoram o resultado, a menos que sirvam como ponte para o transplante. O transplante hepático é eficaz, mas a sobrevida é menor, comparada a do transplante em pacientes sem HRS (Transplantation 1995; 59:361).

15.6 SÍNDROME HEPATOPULMONAR

Ann IM 1995; 122:521

Esta síndrome é a combinação de anormalidades vasculares dos pulmões com hipoxemia na doença hepática avançada. Os pacientes apresentam dilatações vasculares intrapulmonares e *shunts* arteriovenosos diretos. A hipóxia freqüentemente piora na posição ereta. O diagnóstico é confirmado por ecocardiografia e varredura do pulmão. O transplante hepático é especialmente benéfico para os pacientes cuja hipoxemia responda a oxigênio a 100% (e presumivelmente possuam menos *shunts*) (Mayo Clin Proc 1997; 72:44).

15.7 HIPERTENSÃO PORTOPULMONAR

Clin Chest Med 1996; 17:17

Um pequeno número de pacientes com doença hepática avançada desenvolve hipertensão pulmonar em virtude de um processo de vasoconstrição/obliteração dos vasos pulmonares. Esses pacientes apresentam-se com dispnéia ou quase síncope. O diagnóstico é confirmado pela cateterização cardíaca direita. A prostaciclina (um vasodilatador pulmonar) melhora a hemodinâmica e pode constituir uma ponte até o transplante do fígado (Hepatology 1999; 30:641). A mortalidade por causa do transplante é alta se a hipertensão estiver entre moderada a grave.

16 Doença Vascular Hepática

16.1 SÍNDROME DE BUDD-CHIARI

J.Clin Gastroenterol 2000; 30:155; Brit J Sur 1995; 82:1023; Semin Liver Dis 1993; 13:352

Causa: A síndrome de Budd-Chiari é provocada pela obstrução do débito hepático venoso normal. Isto pode ocorrer no nível das veias hepáticas ou na veia cava. Muitas doenças podem resultar em obstrução venosa. As causas **mecânicas** compreendem obstrução membranosa congênita da veia cava inferior (comum na Ásia), pós-traumática, pós-cirúrgica ou neoplasia maligna invasiva, como o carcinoma hepatocelular. As causas **hipercoaguláveis** compreendem a hemoglobinúria paroxística noturna; policitemia vera; outros distúrbios mieloproliferativos; deficiências da proteína C, S ou antitrombina III; estrogênios ou outros estados hipercoaguláveis. Em torno de 30% das causas são idiopáticas.

Epidemiologia: Em uma grande série nos EUA, 83% dos pacientes foram do sexo feminino e a idade média foi 37 anos (média 14-68) (Ann Surg 1990; 212:144).

Fisiopatologia: Existem três veias hepáticas que drenam o fígado. A evolução clínica da síndrome de Budd-Chiari é determinada pelo grau de obstrução destas veias e da intensidade do início. Quando ocorre a obstrução pode haver aumento no fluxo direto do lobo caudado, para a veia cava inferior resultando na hipertrofia do lobo caudado que pode ser vista nos estudos de imagens. A obstrução venosa causa hipóxia e aumento da pressão sinusoidal com hepatomegalia e diversos graus de insuficiência hepática. Quando o início é súbito e maciço, pode ocorrer uma insuficiência hepática fulminante (p. 40). Quando a obstrução é gradual ou limitada, a hipertensão porta (ascite e varizes) é um problema maior do que a insuficiência hepática.

Sintomas: Os sintomas podem variar muito, como indicado. Pode haver evidências de dor no quadrante superior direito devido à distensão da cápsula de Glisson, distensão por ascite e uma queixa de fraqueza generalizada (Lancet 1993;342:718).

Sinais: A ascite é um achado quase universal. Nas apresentações agudas, é comum encontrarmos uma hepatomegalia dolorosa. Podemos encontrar veias proeminentes na parede abdominal ou no dorso. Os pacientes com formas agudas também podem apresentar uma encefalopatia hepática ou síndrome hepatorrenal. Os pacientes com quadros crônicos apresentam fundamentalmente achados de hipertensão portal e cirrose. Na obstrução da veia cava inferior é comum haver edema de membros inferiores.

Evolução Clínica: A mortalidade é quase universal se a doença não for tratada. A evolução clínica varia muito dependendo da extensão e intensidade da obstrução e as condições predisponentes subjacentes. Se for possível a restauração da drenagem venosa hepática, a maioria dos pacientes sobrevive a longo prazo(Gut 1999; 44:568)

Complicações: Insuficiência hepática, hemorragia pelas varizes, encefalopatia.

Diagnóstico Diferencial: A doença deve ser considerada em qualquer paciente que se apresente com ascite ou fígado doloroso. Alguns pacientes apresentam-se com evidência de hipertensão portal ou cirrose. A armadilha usual no diagnóstico é deixar de considerar esta hipótese incomum. Quando esta síndrome é considerada, o diagnóstico pode ser em geral estabelecido com estudos de imagens. O espectro do diagnóstico diferencial é o da icterícia e da cirrose (p. 35).

Laboratório: A biópsia hepática, que é característica, mostra congestão centrilobular e necrose com sinusóides dilatados. As provas de função hepática variam muito, dependendo da gravidade da doença. As transaminases estão tipicamente oito vezes acima do normal e a fosfatase alcalina três vezes acima do normal. É freqüente achar hipoalbuminemia e um tempo de protrombina elevado.

Radiografia: O ecodoppler das veias hepáticas é o estudo inicial. Os exames positivos são confirmados pela angiografia. A TC e a RNM podem mostrar evidências de coágulo. A hipertrofia do lobo caudado pode ser encontrada em qualquer estudo de imagens.

Tratamento: Os pacientes cuja obstrução é causada por neolasia maligna devem receber um tratamento paliativo. Aqueles com um grau reversível de insuficiência hepática e obstrução focal (por exemplo, rede da veia cava inferior, ou oclusão de pequenos segmentos da veia hepática) podem ser tratados com angioplastia (Lancet 1993; 342:718) com ou sem colocação de *stent*. Usamos a anticoagulação depois da angioplastia (Gut 1999; 44:568). Se o coágulo for muito extenso, mas a disfunção hepática não for muito grave, devemos usar um *shunt* cirúrgico. Os *shunts* podem funcionar bem, mesmo na presença de cirrose (Am J Surg 1996; 171:176).

No caso de disfunção hepática grave, o transplante hepático é a melhor opção com um *shunt* transjugular intra-hepático portossistêmico (TIPS) (Am J Gastroenterol 1999; 94:603). Devemos pesquisar e tratar um distúrbio hematológico subjacente, caso este exista.

16.2 DOENÇA VENOCLUSIVA

A doença venoclusiva (VOD) é uma obliteração não-trombótica das veias intra-hepáticas por tecido conjuntivo frouxo (Am J Med 1986; 81:297). Provoca icterícia, dor no quadrante superior direito, ascite, ganho de peso e hepatomegalia. É encontrada quase exclusivamente nos pacientes submetidos a transplante de medula óssea. Não existe um tratamento isolado de alta eficácia, e a morbidade e mortalidade são elevadas (Br J Haematol 1999; 107:485).

16.3 HEPATITE ISQUÊMICA (FÍGADO DE CHOQUE)

Am J Med 2000;109:109; J Clin Gastroenterol 1996; 22:126

Epidemiologia: A epidemiologia é a da doença cardíaca subjacente que predispõe à patologia.

Fisiopatologia: O mecanismo exato da lesão hepática na hepatite isquêmica é desconhecido. A hipotensão é a agressão típica desencadeante. Contudo, a hipotensão isolada não explica a síndrome. Os pacientes de trauma são hipotensos, mas raramente desenvolvem hepatite isquêmica. A principal diferença entre os pacientes com trauma e hepatite isquêmica é que este último grupo quase sempre apresenta uma insuficiência cardíaca (Am J Med 2000; 109:109). A insuficiência cardíaca congestiva provoca uma congestão passiva do fígado, resultando em necrose, e nos casos graves, pode provocar uma "cirrose cardíaca" (Sherlock S and Dooley J. Diseases of the liver and biliary system. 10th ed. Boston: Blackwell Science, 1997:196-199). Possivelmente uma isquemia súbita provoca uma lesão hepatocelular abrupta, em um paciente predisposto por uma congestão passiva subjacente, provocada pela insuficiência cardíaca congestiva.

Sinais e Sintomas: Os pacientes em geral estão gravemente enfermos e podem apresentar diversos sinais e sintomas associados à insuficiência cardíaca congestiva.

Evolução Clínica: A evolução clínica é determinada pela doença subjacente.

Complicações: Não existem dados convincentes sugestivos de seqüela hepática.

Diagnóstico Diferencial: Os principais pontos no diagnóstico diferencial são a hepatite viral e a hepatite tóxica por medicamentos. No entanto, estas doenças em geral não estão associadas à elevação tão súbita e maciça e queda rápida das transaminases.

Laboratório: Os pacientes com insuficiência cardíaca congestiva em geral apresentam bilirrubinas elevadas (> 2 mg/dl em um terço dos pacientes e eventualmente, muito superiores) com fosfatase alcalina normal e alterações leves das transaminases. Em uma crise de hepatite isquêmica aguda, o quadro laboratorial é tão distinto que o diagnóstico é fácil de estabelecer. Após uma agressão clínica em um paciente portador de insuficiência cardíaca congestiva, tipicamente com hipotensão, há uma elevação rápida das transaminases para > 20-200 vezes o valor normal (Am J Gastroenterol 1992; 87:831). Os valores então caem constantemente nas semanas seguintes para níveis normais ou quase. O tempo de protrombina/INR está freqüentemente elevado (J Clin Gastroenterol 1998; 26:183). Encontramos hipoglicemia em um terço dos pacientes em uma série com adultos (J Clin Gastroenterol 1998; 26:183). Não há necessidade de biópsia, mas se for realizada (em autópsia), mostra necrose da zona média (GE 1984; 86:627) ou necrose centrolobular (Dig Dis Sci 1979; 24:129).

Tratamento: Consiste no tratamento da hipotensão subjacente e da doença cardíaca.

16.4 TROMBOSE DA VEIA PORTA

Am J Med 1992; 92:173

A trombose da veia porta é uma causa rara de hipertensão portal. Ocorre em crianças pequenas (em geral provocada por uma infecção intra-abdominal) e em adultos de meia-idade. As causas compreendem a cirrose, neoplasia (câncer pancreático e carcinoma hepatocelular), infecção, pancreatite, distúrbios mieloproliferativos e estados hipercoaguláveis. Muitas outras causas raras foram descritas. O diagnóstico é estabelecido pelo ecodoppler da veia porta. Se o estudo for de qualidade limitada, realizamos uma angiografia por RM. O tratamento é geralmente voltado para a hemorragia de varizes com ligadura das mesmas ou cirurgia do *shunt*.

17 Doença Hepática na Gestação

Nejm 1996; 335:569; Med Clin North Am 1996; 80:1167

A doença hepática na gestação pode representar uma enfermidade presente na concepção, uma doença adquirida somente na gestação, ou uma doença adquirida coincidente, mas não própria da gestação. A gestação resulta em diversas alterações nas provas de função hepática que podem ser interpretadas como patológicas. A albumina cai de 10-60% no segundo trimestre e a fosfatase alcalina sobe para 2-4 vezes o valor normal no terceiro trimestre. As transaminases permanecem normais. Existem diversos distúrbios hepáticos próprios da gestação:

Hiperêmese gravídica, vômitos intratáveis vistos no primeiro trimestre da gestação podem estar associados à discreta elevação de transaminases (geralmente menor que duas vezes o normal).

Colestase intra-hepática da gravidez apresenta-se com prurido, geralmente no terceiro trimestre. A icterícia ocorre após prurido em 20-60% das mulheres. A bilirrubina está geralmente < 6 mg/dl, a fosfatase alcalina é quatro vezes o normal, e as transaminases estão de 2-10 vezes o valor normal. Os ácidos biliares séricos estão acentuadamente elevados. Existe um maior risco de parto prematuro ou de natimortos. Administramos vitamina K de modo profilático para prevenir a deficiência causada pela disabsorção. A colestiramina ou o ácido ursodesoxicólico podem ser empregados para tratar o prurido (Hepatologia 1992; 15:1403).

Eclâmpsia/pré-eclâmpsia trata-se de um distúrbio em que o fígado é um dos diversos órgãos-alvo. As transaminases anormais são freqüentes na doença grave ou moderada, mas estão geralmente abaixo de 500 U/l. **Ruptura hepática** é um evento raro, catastrófico tipicamente associado à pré-eclâmpsia/eclâmpsia.

A **síndrome HELLP** e **esteatose hepática aguda da gestação** são discutidas nas seções adiante.

17.1 SÍNDROME HELLP

J Perinatol 1999; 19:138; Am Fam Phys 1999; 60:829; Jama 1998; 280:559

Causa: Desconhecida.

Epidemiologia: O HELLP é um acrônimo para lembrar, em inglês, ***h**emolysis* (hemólise), ***el**evated **l**iver enzymes* (enzimas hepáticas elevadas) e ***l**ow **p**latelets* (plaquetopenia). É um subgrupo dos pacientes com distúrbios hipertensivos da gestação em risco de uma evolução clínica mais grave. A HELLP apresenta uma incidência em torno de 2-6/1.000 gestações e é encontrada em torno de 4-12% dos pacientes com eclâmpsia ou pré-eclâmpsia (Am Phys 1999; 60:829). Inicia em geral no terceiro trimestre.

Fisiopatologia: (Jama 1998; 280:559). A fisiopatologia deste distúrbio, como a da pré-eclâmpsia não é bem compreendida. A lesão endotelial a partir de uma toxina da placenta e de uma maior tendência trombótica pode ser importante. As plaquetas são ativadas, resultando em vasoespasmo, agregação plaquetária e outras lesões mais. No fígado, a lesão no endotélio resulta na deposição de fibrina nos sinusóides hepáticos com hemorragia e necrose de hepatócitos. O distúrbio ocorre em geral com a pré-eclâmpsia, mas pode ocorrer por si só.

Sintomas: A dor no quadrante superior direito é uma pista importante. A presença de mal-estar, náuseas, vômitos e cefaléia são típicas. Pode haver convulsão.

Sinais: Hipertensão (> 30/15 acima da linha de base ou > 140/90) está presente em 85%. A dor à palpação no quadrante superior direito e edema são freqüentes. Podemos encontrar hiper-reflexia.

Evolução Clínica: A mortalidade materna é 1-4% por diversas razões, inclusive ruptura hepática, embolia pulmonar e encefalopatia hipóxica. A mortalidade perinatal é de 5-20% e depende muito da idade gestacional e do peso ao nascer.

Complicações: A ruptura hepática é uma complicação temida que ocorre em 1% dos casos. Pode haver ascite, derrame pleural, edema pulmonar ou insuficiência de órgãos múltiplos.

Diagnóstico Diferencial: Os achados podem ser sugestivos de doença viral, dor musculoesquelética, colecistite, hepatite, doença ulcerosa péptica, pielonefrite, nefrolitíase, púrpura trombocitopênica idiopática, outras anemias microangiopáticas e esteatose hepática aguda da gestação (Jama 1998; 280:559).

Laboratório: A hemólise é demonstrada por uma haptoglobina baixa e ocorre às vezes com evidências de um processo microangiopático (esquizócitos). A TGO e TGP estão elevadas e as plaquetas em < 100.000 μl. A proteinúria é típica.

Tratamento: A maior parte dos autores (mas não todos [Br J Obstet Gynaecol 1995; 102:111]) aconselha a realização do parto logo que exista uma chance razoável de sobrevida fetal. Como tratamento adjuvante aconselhamos repouso no leito, sulfato de magnésio para prevenir convulsões e controle da pressão arterial. Os esteróides são administrados para o amadurecimento do pulmão fetal e também podem ter um efeito benéfico sobre as plaquetas e provas de função hepática (Am J Obstet Gynecol 1999; 181:304).

17.2 ESTEATOSE HEPÁTICA AGUDA DA GESTAÇÃO

Semin Perinatol 1998; 22:134; Nejm 1996; 335:569

Causa: Ignorada.

Epidemiologia: Trata-se de um distúrbio raro que ocorre em 1/13.000 partos. É mais comum em uma primeira gestação ou quando a mãe gera fetos múltiplos.

Fisiopatologia: A patogênese é desconhecida. A característica do distúrbio é a infiltração gordurosa microvesicular dos hepatócitos. O distúrbio pode representar uma anormalidade da função mitocondrial.

Sinais e Sintomas: As pacientes apresentam-se no terceiro trimestre. Os sintomas iniciais mais comuns são náuseas e vômitos (76%), dor abdominal (43%), anorexia (21%), e icterícia (16%). O prurido é raro. Os achados tardios podem incluir asterixe ou coma, e pode haver uma deterioração rápida. Metade das pacientes apresenta pré-eclâmpsia. O fígado está geralmente normal ou pequeno.

Diagnóstico Diferencial: As considerações incluem a HELLP, hepatite viral ou medicamentosa e doença do trato biliar. Na HELLP, a bilirrubina está em geral < 5 mg/dl e a hipoglicemia é rara. Na prática, não é essencial distinguir a síndrome HELLP da esteatose hepática aguda da gestação por meio de biópsia hepática já que o tratamento é idêntico para ambos.

Evolução Clínica: A mortalidade materna é menor que 10% com a identificação e tratamento da doença (Semin Perinatol 1998; 22:134). A mortalidade fetal é < 20% (Nejm 1996; 335:569). A recidiva é rara em uma gestação subseqüente, mas pode ocorrer. A doença cede rapidamente com o parto.

Laboratório: A TGP está elevada, mas tipicamente abaixo de <1.000U/l. A bilirrubina está geralmente elevada, exceto nos casos moderados. Na doença grave é comum o achado de hipoglicemia e de um tempo de protrombina elevados. A trombocitopenia é comum, mas a coagulação intravascular disseminada só é encontrada nos casos mais graves.

Radiografia: A ultra-sonografia pode mostrar gordura e excluir a obstrução biliar como causa da icterícia.

Tratamento: O tratamento é o parto imediato e o tratamento de suporte para hipoglicemia, coagulopatia e encefalopatia. O transplante hepático foi realizado em casos raros (Hepatologia 1990; 11:59).

18 Procedimentos

Comentário: É importante que um profissional de atendimento primário seja capaz de descrever para o paciente a experiência e as complicações mais comuns da endoscopia antes do encaminhamento para este procedimento. Isto é especialmente freqüente nos sistemas de "acesso aberto" onde o endoscopista pode não encontrar o paciente até minutos antes do procedimento. A lista de complicações relacionadas aqui não é abrangente, mas é razoável para utilizar nas discussões com os pacientes.

18.1 ENDOSCOPIA DIGESTIVA ALTA

Descrição: O paciente fica em dieta zero, é levado para a unidade e é providenciado um acesso venoso. O paciente fica deitado em decúbito lateral esquerdo e é sedado. Um bocal é utilizado para proteção dos dentes. O endoscópio é passado e o trato gastrointestinal superior é examinado. Pode haver eructação e esforço para vomitar, mas em geral não são episódios importantes. A respiração não é afetada significativamente pelo aparelho. Em geral não é um procedimento doloroso e leva de 10-15 minutos após a sedação. Amnésia é freqüente, mas não é universal. Se houver anormalidades, podem-se realizar biópsias (que são indolores) e dilatar as estenoses (p. 58). Os pacientes não devem dirigir ou trabalhar por 24 horas após o exame devido à sedação.

Complicações: (Gastrointest Endosc Clin N Am 1996; 6:287):

Perfuração (< 1/5.000 sem dilatação, < 1/500 se houver necessidade de dilatação esofágica) sangramento, infecção, reação adversa à sedação, incapacidade em detectar anormalidades importantes. Os problemas menores incluem dor de garganta (raramente) e flebite no local do acesso venoso.

18.2 COLONOSCOPIA

Descrição: O paciente é submetido a um preparo intestinal com solução de polietilenoglicol ou fosfosoda. O paciente fica em dieta zero, é levado para a unidade e tem um acesso venoso puncionado. O paciente fica deitado em decúbito lateral esquerdo e é sedado. O colonoscópio é avançado até o ceco em > 19/20 casos. As cólicas são comuns durante a progressão, mas a sedação torna o procedimento muito tolerável para a maioria dos pacientes. Às vezes o paciente muda de posição ou o assistente palpa o abdome para ajudar a progressão do aparelho. Os pólipos são removidos e a biópsias são realizadas, procedimentos em geral indolores. O exame dura de 15-60 minutos, dependendo da qualidade da preparação, da facilidade do exame e da necessidade de tratamento. O paciente pode-se sentir cheio de gases, em plenitude ou com cólicas devido ao ar insuflado até diversas horas após o procedimento. Os pacientes não devem dirigir nem trabalhar por 24 horas após o exame devido à sedação.

Complicações: (Gastrointest Endosc Clin N Am 1996; 6:343): Os riscos compreendem perfuração (< 1/1.000 se não houver polipectomia, superior com polipectomia) que pode exigir uma cirurgia de urgência, possivelmente com colostomia temporária. O sangramento é raro e ocorre em 0,07% dos estudos diagnósticos e em 1,2% dos procedimentos com polipectomia. O sangramento é mais comum depois da remoção de pólipos grandes. Pode haver necessidade de transfusão devido ao sangramento, de um segundo procedimento (para controle endoscópico do sangramento) ou de cirurgia. Podem ocorrer infecção, uma reação adversa à sedação, e a não-detecção de anormalidades importantes. Os problemas menores incluem flebite no local do acesso venoso e irritação perianal pelo preparo e pelo exame.

18.3 SIGMOIDOSCOPIA

Descrição: Semelhante à colonoscopia, apesar de o exame ser geralmente realizado sem sedação, e dura normalmente menos de 10 minutos.

Complicações (Gastrointest Endosc Clin N Am 1996; 6:343): Mesmas que a colonoscopia apesar de a taxa de perfuração ser muito menor (1-2/10.000).

18.4 COLANGIOPANCREATOGRAFIA ENDOSCÓPICA RETRÓGRADA

Descrição: A experiência do paciente é a mesma da endoscopia, a sua posição na mesa é em semipronação. O exame leva de 10-60 minutos, dependendo de sua complexidade. Cálculos podem ser removidos ou *stents* posicionados, dependendo dos achados.

Complicações: (Gastrointest Endosc Clin N Am 1996; 6:379). A pancreatite é a complicação mais freqüente e ocorre em 3-7% dos pacientes. Pode ser grave, mas em geral não é. Pode haver perfuração ou sangramento entre 1-2% dos pacientes depois de uma esfincterectomia. Estes episódios são geralmente tratados sem cirurgia. A colangite pode ocorrer se houver obstrução das vias biliares e normalmente são administrados antibióticos profiláticos. As outras complicações são as da endoscopia.

18.5 GASTROSTOMIA PERCUTÂNEA ENDOSCÓPICA

Descrição: A endoscopia para diagnóstico é realizada, e o paciente é colocado na posição supina com o aparelho no estômago. Uma área, em torno de dois terços a partir do umbigo para o rebordo costal esquerdo, é preparada, protegida por campos e injetada com lidocaína. Um cateter com um estilete é passado no estômago e através do cateter. Um fio de sutura longo é passado e retirado pela boca, quando o endoscópio é retirado. A sonda de alimentação é ligada ao fio de sutura (existem diversas técnicas) e a sonda é posicionada no estômago. É comum haver um leve desconforto no local por 2-3 dias. Quando a sonda não for mais necessária, é geralmente retirada com tração pelo abdome e o seu orifício cicatriza rapidamente. A ingestão oral é possível com a sonda no lugar.

Complicações: (Gastrointest Endosc Clin N Am 1996; 6:409): Como a maioria dos pacientes submetidos a este procedimento está enferma, são freqüentes as complicações. As complicações de maior porte ocorrem em 2,7% e incluem aspiração, peritonite, perfuração, fístula gastrocólica, fasceíte necrotizante, implante tumoral no estoma, migração da sonda ou remoção acidental. As complicações menores compreendem infecção de ferida e vazamentos que ocorrem entre 6-7% dos casos. O óbito relacionado com o procedimento ocorre em 0,7%.

18.6 BIÓPSIA HEPÁTICA

Descrição: O paciente é deitado em posição supina e, em uma área na linha axilar média sobre o fígado, é identificada para biópsia, geralmente com auxílio da ultra-sonografia. A área é preparada e protegida por campos, e lidocaína é injetada. Pede-se ao paciente para inalar, exalar e parar de respirar, que é o momento da biópsia. A biópsia acarreta uma sensação ímpar, que muitos pacientes descrevem como um soco, mas a dor imediata é geralmente mínima. Nos minutos seguintes à biópsia, a dor aumenta com freqüência e por vezes é sentida no ombro. A dor é tratada com analgésicos em alguns pacientes. Apenas em uma pequena porcentagem de pacientes a dor é muito grave. O paciente fica em observação por 2-6 horas e então é liberado. Em torno de 3% dos pacientes submetidos a este procedimento precisam de internação.

Complicações: (Ann IM 1993; 118:96) As complicações ocorrem em até 3% dos pacientes e incluem dor intensa, sangramento, peritonite biliar, hemotórax (raramente) e perfuração intestinal. A taxa de óbito é de 0,01%.

18.7 TRANSPLANTE HEPÁTICO

Dis Mo 1999; 45:150; Int Surg 1999; 84:297

Descrição: O transplante hepático é o tratamento mais útil para a doença hepática terminal. Foram desenvolvidas orientações práticas (Liver Transpl 2000; 6:122). As indicações mais comuns são a hepatite viral crônica terminal, doença hepática alcoólica, cirrose criptogênica, cirrose biliar primária, colangite esclerosante primária e insuficiência hepática fulminante. Os pacientes devem ser avaliados para transplante quando sua sobrevida sem transplante se torna pior do que seria com o procedimento. Isto compreende os pacientes com cirrose segundo a Child-Pugh classes B ou C (p. 41), ascite resistente aos diuréticos, síndrome hepatorrenal, encefalopatia grave e hemorragia pelas varizes. A qualidade de vida, no lugar da expectativa de vida, pode ser a principal questão para os pacientes com prurido, episódios recorrentes de colangite ou sintomas de síndrome portopulmonar. As principais contra-indicações são positividade para o HIV, uso ativo de álcool ou de drogas ilícitas, neoplasia maligna extra-hepática, colangiocarcinoma, infecção sistêmica, falta de fluxo venoso portal e doença cardiopulmonar avançada. Os pacientes precisam de apoio social e familiar apropriados para lidar eficazmente com as complexidades do tratamento pós-transplante. Os pacientes são submetidos a uma avaliação abrangente do estado cardiopulmonar, da função renal, da permeabilidade da veia porta e das circunstâncias psicossociais, psiquiátricas e financeiras.

A principal limitação ao procedimento é a escassez de órgãos. Nos EUA, o United Network for Organ Sharing (UNOS) desenvolveu um sistema para alocação de órgãos baseado na gravidade da doença. Devido à escassez de órgãos, a espera é grande e varia com a localização geográfica. O transplante parcial de fígado permite o transplante com doadores vivos e duplica a quantidade de órgãos disponíveis para o transplante de cadáver. Seu papel está evoluindo (Ann Surg 1999; 229:313).

O fígado é retirado do doador e pode durar até 12 horas em uma solução de preservação. Através de uma grande incisão subcostal bilateral com extensão para o xifóide, o fígado nativo é retirado após o paciente ser colocado em *bypass* venoso. As anastomoses são feitas a partir da veia cava, seguida pela veia porta para permitir a reperfusão. O ducto biliar é feito com uma anastomose término-terminal, exceto na colangite primária esclerosante, situação em que é realizada uma coledocojejunostomia em Y de Roux.

Complicações: Dentro dos primeiros três dias, hemorragia, não-funcionamento do enxerto e trombose da artéria hepática podem ocorrer. Nas primeiras semanas, pode haver rejeição celular aguda, complicações neurológicas e complicações biliares. Entre as complicações tardias, há infecções oportunistas e rejeição dutopênica. As doenças linfoproliferativas são as principais doenças malignas encontradas nos pacientes transplantados. Muitas doenças podem reincidir nos transplantes, especialmente as hepatites B e C.

Tratamento a Longo Prazo: A imunossupressão é geralmente obtida com ciclosporina ou *tacrolimus* associados à azatioprina e prednisona. Este tratamento com diversas drogas resulta em diversos problemas, inclusive hipertensão, azotemia, obesidade, diabetes, infecção e doenças ósseas. As complicações da imunossupressão vão ser abordadas com novos esquemas (Q J Med 1999; 92:547).

18.8 NUTRIÇÃO ENTERAL

Dis Mo 1997; 43:349;GE 1995; 108:1280

Descrição: A nutrição enteral através de sondas para alimentação é usada amplamente nos pacientes hospitalizados. A alimentação pela sonda é indicada em todos os pacientes que passam 1-2 semanas sem nutrição, que não podem ingerir quantidades adequadas de calorias via oral, e nos quais é possível posicionar uma sonda para alimentação. Se for possível progredir a sonda além da terceira porção do duodeno, existe um menor risco de aspiração; logo, é válido tentar realizar este procedimento. A maioria dos pacientes pode ser alimentada com infusão em bolo, mas as infusões contínuas estão indicadas para a nutrição jejunal ou para os pacientes com refluxo. As gastrostomias percutâneas endoscópicas estão indicadas quando há previsão de nutrição prolongada pela sonda. As fórmulas isotônicas poliméricas são quase sempre suficientes para atender às necessidades nutricionais. Há necessidade de adicionar água livre. As fórmulas elementares são reservadas para os pacientes com síndrome do intestino curto.

Complicações: Pode ocorrer aspiração após a alimentação gástrica. O risco pode ser minimizado com a elevação da cabeceira da cama com alimentação contínua e não em bolo, para os pacientes em risco, com a verificação dos resíduos gástricos e monitorização dos sintomas. A diarréia é comum e pode ter diversas causas que devem ser avaliadas e tratadas. Muitas complicações incomuns da sonda nasoentérica podem ocorrer e deve-se ter cuidado para evitar a alimentação pulmonar.

18.9 NUTRIÇÃO PARENTERAL

Dis Mo 1997; 43:349

Descrição: A nutrição parenteral (NPT) pode salvar a vida de pacientes gravemente desnutridos que não podem ser alimentados pela via enteral. Sua eficácia foi estabelecida em um número limitado de condições. No entanto, não existe um benefício claro da NPT em muitas das condições em que é utilizada (Jama 1998; 280:2013). Deve ser usada apenas nos casos em que não se dispõe da via enteral. As indicações específicas ultrapassam as intenções deste resumo. A NPT pode ser administrada através de uma veia periférica em grandes volumes de solução ou através de uma veia central, no caso de soluções mais concentradas. A formulação da NPT é baseada na avaliação do estado nutricional e da doença de base.

Os elementos da fórmula da NPT incluem (1) proteína sob a forma de aminoácidos (0,8-1,5 mg/kg por dia, dependendo do estado clínico); (2) glicose, para fornecer cerca de 50-60% das necessidades calóricas; (3) emulsão de lipídios, para fornecer em torno de 25-30% das necessidades calóricas; (4) eletrólitos (inclusive Na, K, fosfato, Cl e acetato, se houver necessidade de uma fonte de bicarbonato); (5) vitaminas; e (6) oligoelementos (zinco, cobre, cromo e manganês). Podem-se incluir antagonistas dos receptores da histamina 2 e heparina. Outros oligoelementos podem ser necessários (iodo, selênio, molibdênio) na NPT prolongada. A vitamina K não é incluída nos preparados multivitamínicos e é administrada separadamente.

Complicações: Diversas complicações podem ocorrer pelo cateter venoso central. Entre elas encontram-se o pneumotórax, embolia gasosa, hemotórax, sepse do cateter e trombose venosa. As anormalidades metabólicas que resultam da alimentação parenteral compreendem a hiperglicemia e as alterações eletrolíticas. São comuns elevações das transaminases no início do tratamento, que em geral cedem. Pode haver colestase, esteatose, esteato-hepatite (GE 1993; 104:286) e insuficiência hepática, que foi encontrada com uma nutrição prolongada. Nos pacientes gravemente desnutridos, pode ocorrer a síndrome da realimentação.

19 Pérolas em Gastrenterologia

- As pérolas de hoje são os fecalitos de amanhã.
- O National Institute of Diabetes and Digestive and Kidney Diseases (NIDDK) é uma fonte valiosa de materiais educativos para os pacientes. A informação é distribuída pelo National Digestive Diseases Information Clearinghouse (NDDIC). As publicações estão disponíveis *online* e é possível encomendar cópias para distribuição para os pacientes em seu *website*: http://www.niddk.nih.gov/health/digest.htm.
- A DRGE é uma doença freqüentemente mal conduzida. Os médicos tendem a subestimar o impacto que a DRGE tem sobre a qualidade de vida e desconsiderá-la como um problema de menor importância, que não merece um tratamento agressivo (p. 43).
- O *H. pylori* não contribui muito para a fisiopatologia da DRGE. Na verdade, os sintomas de refluxo podem piorar após a erradicação do *H. pylori* (p. 45).
- Os inibidores da bomba de prótons devem ser administrados de 30 min a uma hora antes do café da manhã para um efeito ótimo, porque eles necessitam da queda do pH nas células parietais estimuladas pela refeição para obter um efeito ótimo e uma ligaçao eficaz. Os antagonistas dos receptores da histamina 2 não devem ser administrados antes dos inibidores da bomba de prótons porque bloqueiam sua ligação (p. 49).
- Diversos pacientes com disfagia e episódios recorrentes de impactação com alimentos não vão referir estes eventos, a menos que sejam especificamente questionados. Como a maior parte dos casos de disfagia é imediatamente tratável, estes sintomas não devem ser negligenciados (p. 7).
- Muitos pacientes com estenoses relacionadas com o refluxo devem permanecer com inibidores da bomba de prótons (não com os antagonistas) dos receptores da histamina 2 para reduzir o risco de recidiva (p. 60).
- Apesar de ser possível, nos EUA, encontrar um rastreamento amplamente difundido para o esôfago de Barrett, seus benefícios ainda não estão estabelecidos, e os custos são elevados, com resultados modestos, e da melhor estratégia de rastreamento não ter sido, ainda, determinada (p. 54).

- A gastrite é mais bem considerada como sendo um termo histológico. Não existem sintomas consistentes ou achados endoscópicos que se correlacionem com o aparecimento microscópico da gastrite (p. 84).
- Nos pacientes com úlceras pépticas refratárias, o uso continuado de antiinflamatórios não-esteróides deve ser excluído por meio da dosagem ao acaso de níveis de salicilato, de níveis dos AINES e perguntando aos familiares. Os pacientes que continuam a usar os AINES com doença ulcerosa, têm uma elevada incidência de estenoses e de operações múltiplas (p. 95).
- Considerar a possibilidade de abuso físico ou sexual passado ou presente nos pacientes com queixas que parecem funcionais e não respondem prontamente às medidas de rotina e nos pacientes que aparentemente têm diversos motivos para a mesma queixa (p. 128).
- O câncer de cólon e reto é a segunda principal causa de morte por câncer nos EUA com uma incidência de 6% na vida toda (p. 173).
- A maioria dos casos de câncer de cólon associada à síndrome do câncer de cólon hereditário sem polipomatose (HNPCC) não é diagnosticada porque os clínicos ignoram a existência desta síndrome (p. 192).
- O sangramento diverticular é arterial. Assim, costuma ser ligeiramente de grande volume e de início abrupto (p. 132).
- A incontinência fecal é freqüente, mas os pacientes relutam em discutir este sintoma. Eles vão em geral referir flatulência excessiva, diarréia e urgência, em vez de identificar a incontinência como a causa dos sintomas (p. 235).
- A isquemia mesentérica aguda (p. 242), a isquemia mesentérica crônica (p. 243) e a colite isquêmica (p. 244) são três síndromes distintas, com diferentes sinais e sintomas. Freqüentemente seu diagnóstico não é estabelecido.
- Com muita freqüência, os pacientes sofrem de fecaloma não-diagnosticado ou são tratados de modo não-agressivo e imediato depois que o diagnóstico é estabelecido (p. 238).
- Ao contrário do ensinamento geral, não existem evidências de que a intolerância à comida gordurosa, eructação ou sensação de plenitude sejam sintomas de doença da vesícula biliar (p. 268).
- A síndrome do arco costal dolorido é uma causa freqüentemente negligenciada de dor no quadrante superior direito, para a qual existe uma história característica e exame (p. 283).
- Os pacientes portadores de hemocromatose genética vão ser encontrados em quase todos os serviços de atendimento primário, mas o início dos sintomas ocorre caracteristicamente dez anos antes do momento do diagnóstico (p. 315).

- A incidência de carcinoma hepatocelular está crescendo no oriente e vai continuar crescendo devido à hepatite C (p. 326).
- Os pacientes com cirrose devem realizar endoscopia na pesquisa de varizes porque o tratamento clínico profilático reduz a taxa de sangramento (p. 337).
- A hepatite isquêmica (fígado de choque) apresenta um padrão de transaminases em espícula que é diagnóstico no quadro clínico apropriado (p. 356).
- Um tempo de protrombina elevado em um paciente com evidências de sangramento digestivo alto pode ocorrer como conseqüência de varizes (p. 337).
- Uma lista abrangente de *websites* GI, inclusive *links* para as orientações clínicas e informações para os pacientes, pode ser encontrada no endereço http://www.medmark.org/gastro/.
- Uma lista, menos abrangente de *links*, mas que apresenta avaliações de cada *site*, é encontrada no endereço http://www.medmatrix.org/spages/gastroenterology.asp.
- Melhores nomes na literatura GI: Butt (Medicine 1987; 66:472), Terdimann (Am J Gastroenterol 1999; 94:2344), e Neugut (Am J Gastroenterol 1993; 88:1179).

Índice Remissivo

D

Índice Remissivo

E

I

L

M

N

O

P

R

S

T

V

W

Y

Z